U0865943

"十二五"职业教育国家规划教材
经全国职业教育教材审定委员会审定

供高等职业教育药学类、药品制造类、食品药品管理类等相关专业使用

药 剂 学

（第三版）

主　编　祁秀玲　贾　雷
副主编　王芝春　孙振国　韩永红
编　者　（按姓氏汉语拼音排序）
韩永红　江苏护理职业学院
贾　雷　淄博职业学院
李　鹏　沧州医学高等专科学校
刘利军　长沙卫生职业学院
祁秀玲　沧州医学高等专科学校
宋碧辉　四川卫生康复职业学院
孙　萌　济南护理职业学院
孙振国　南阳医学高等专科学校
陶　娟　江苏护理职业学院
王丽梅　淄博职业学院
王晓芸　山东药品食品职业学院
王芝春　济南护理职业学院
吴明凯　黔东南民族职业技术学院
于宗琴　山东医学高等专科学校
张海松　江苏省徐州医药高等职业学校
张柯萍　常州卫生高等职业技术学校
张彦焘　广州卫生职业技术学院
郑　丽　邢台医学高等专科学校

科 学 出 版 社

北　京

内 容 简 介

本教材是“十二五”职业教育国家规划教材之一。《药剂学》（第三版）内容依据《中华人民共和国药品管理法》（2019 年修订）和《中国药典》（2020 年版），对药剂学相关概念、法律规定、药品质量要求等进行了调整。本版教材与前版教材相比，吸收了医药行业最新成果，增加了药物制剂配伍变化与静脉用药集中调配、仿制药质量和疗效一致性评价简介，教材内容更加精练，并根据高职高专学生的认知规律和内容的难易程度对教材内容重新序化。在编排方式上增加了“考点”栏目，在教材内容的呈现形式方面实现重点内容、抽象内容的“纸数”融合。

本教材供高等职业教育药学类、药品制造类、食品药品管理类等相关专业使用。

图书在版编目（CIP）数据

药剂学 / 祁秀玲，贾雷主编. —3 版. —北京：科学出版社，2021.3
“十二五”职业教育国家规划教材
ISBN 978-7-03-066960-5
Ⅰ. 药… Ⅱ. ①祁… ②贾… Ⅲ. 药剂学-高等职业教育-教材 Ⅳ. R94
中国版本图书馆 CIP 数据核字（2020）第 229404 号

责任编辑：段婷婷 / 责任校对：杨 赛
责任印制：赵 博 / 封面设计：涿州锦晖

科学出版社 出版
北京东黄城根北街 16 号
邮政编码：100717
http://www.sciencep.com
保定市中画美凯印刷有限公司印刷
科学出版社发行 各地新华书店经销
*
2010 年 6 月第 一 版 开本：850×1168 1/16
2021 年 3 月第 三 版 印张：21 1/2
2024 年 2 月第十五次印刷 字数：651 000
定价：79.80 元
（如有印装质量问题，我社负责调换）

前 言

Preface

党的二十大报告指出："人民健康是民族昌盛和国家强盛的重要标志。把保障人民健康放在优先发展的战略位置，完善人民健康促进政策。"贯彻落实党的二十大决策部署，积极推动健康事业发展，离不开人才队伍建设。党的二十大报告指出："培养造就大批德才兼备的高素质人才，是国家和民族长远发展大计。"教材是教学内容的重要载体，是教学的重要依据、培养人才的重要保障。本次教材修订旨在贯彻党的二十大报告精神和党的教育方针，落实立德树人根本任务，坚持为党育人、为国育才。

任何一种药物在临床使用前都必须制成适当的剂型。药剂学是以剂型为载体研究其基本理论、处方设计、制备工艺、质量控制与合理应用等内容的综合性技术学科，是药学专业的一门重要的专业核心课程，也是药品制造类、食品药品管理类等相关专业的必修课程。

随着我国高职高专教育教学改革的不断深入，专科层次的药学专业教育课程体系正在发生深刻的变革。近年来国家出台了药学专业教学标准，为相关课程选取教学内容提供了参考依据。

本教材本着由浅入深、基础在先的原则对教学内容进行合理序化，增加了教材的系统性，便于学生理解和学习。在内容的选取上，吸收了医药行业最新成果，剔除陈旧知识，并根据《中华人民共和国药典》(2020年版)、《中华人民共和国药品管理法》(2019年修订)对相关概念和标准要求进行了调整。教材内容有以下特点：强化了常规剂型的工艺流程、制备方法和设备的介绍，使制剂制备过程更贴近药品生产实际；增加了常用剂型的临床应用和使用注意事项，满足学生对药品使用知识的需求；重视实训教学项目的教学改革，实训内容更加新颖并具有更强的实用性。

在教材内容的呈现形式上，增加了"考点"，删除了学习目标。另外，本教材是纸质数字同步教材，每章设有PPT课件和习题，抽象及难点内容还制作了动画、视频、图片、微课，使教学内容更加生动、形象、直观。

自测题选择题答题说明：【A型题】(最佳选择题)，题干在前，选项在后。每道题的备选项中，只有一个最佳答案。【B型题】(配伍选择题)，一组试题共用一组备选项，备选项在前，题干在后。备选项可重复选用，也可不选用，每道题只有一个最佳答案。【X型题】(多项选择题)，题干在前，选项在后。每道题的备选项中有两个或多个答案。

本教材编写组既有常年从事教学的一线教师，也有实践经验丰富的来自药品生产及药学服务的药学专业技术人员。但药剂学涉及的基础知识及技术领域非常广泛，专业性与经验性很强，有许多方面尚处于探索阶段，加之编者水平有限，教材若存在不当和疏漏之处，恳请广大师生和读者批评指正。

祁秀玲

2023年7月

配套资源

欢迎登录“中科云教育”平台，**免费**数字化课程等你来！

本教材配有图片、视频、音频、动画、题库、PPT 课件等数字化资源，持续更新，欢迎选用！

“中科云教育”平台数字化课程登录路径

电脑端

- 第一步：打开网址 http://www.coursegate.cn/short/9S87F.action
- 第二步：注册、登录
- 第三步：点击上方导航栏“课程”，在右侧搜索栏搜索对应课程，开始学习

手机端

- 第一步：打开微信“扫一扫”，扫描下方二维码
- 第二步：注册、登录
- 第三步：用微信扫描上方二维码，进入课程，开始学习

PPT课件：请在数字化课程各章节里下载！

目　录

Contents

第1章
绪　论

第1节　概　　述

一、药剂学的概念与性质

药剂学是研究药物制剂的基本理论、处方设计、制备工艺、质量控制与合理应用等内容的综合性应用技术科学。原料药物不能直接用于临床，必须根据给药途径及药物的性质制成一定的给药形式，以利于充分发挥药物的治疗效果、减少毒副作用并便于运输、贮藏和使用。

药剂学的研究内容包括制剂学和调剂学两部分，制剂学是研究制剂生产工艺技术及相关理论的科学，属于工业药剂学的范畴，也是药剂学的主要研究内容；调剂学是研究按医师处方和临床需要，合理调配药物，并指导患者正确用药的有关技术和理论的科学，属于医院药剂学的范畴。因此药剂学既具有工艺学的性质，同时又密切联系临床医疗实践。一方面药剂学以药物剂型和药物制剂为研究对象，研究制备工艺过程，同时制备的药物制剂又要能满足临床预防、治疗和诊断疾病的需要。

二、药剂学相关术语

（一）药物与药品

1. 药物　是指用于治疗、预防或诊断人类和动物疾病及对机体的生理功能产生影响的物质。根据来源分为中药与天然药物、化学药物和生物技术药物。中药是指在中医理论指导下应用的药物，包括中药材、中药饮片和中成药等。天然药物是指没有经过加工的有药用价值的天然动物、植物、矿物。化学药物是通过化学合成途径而得到的化合物。生物技术药物是指通过基因重组、发酵、核酸合成等生物技术手段获得的药物，如细胞因子药物、核酸疫苗、反义核酸、单克隆抗体等。

2. 药品　是指用于预防、治疗、诊断人的疾病，有目的地调节人的生理功能并规定有适应证或者功能主治、用法和用量的物质，包括中药、化学药和生物制品等。

药物和药品都具备一定的生物活性，但是药物的含义更加宽泛：①药物的使用对象不单指人体，也包括动物；②药物不一定具备药品的商品特征；③药物在适应证或者功能主治、用法和用量等方面规定得不一定十分准确；④药物包含了处于研制阶段的药品。因此药品一定是药物，而药物不一定是药品。

（二）药物剂型与药物制剂

1. 药物剂型　是指为适应治疗或预防的需要而制备的不同给药形式，简称剂型，如注射剂、片剂、胶囊剂、糖浆剂等。药物必须制成适宜的剂型才能最终在临床上使用。为了达到临床最佳治疗效果，根据药物的使用目的不同，同一药物可以制成不同的剂型，如对乙酰氨基酚有注射剂、片剂、胶囊剂、颗粒剂、滴剂、凝胶剂、栓剂等多种剂型。

2. 药物制剂　是指根据《中华人民共和国药典》、药品监督管理部门批准的标准或其他规定的处方，将原料药物按某种剂型制成具有一定规格的药物制品，简称制剂。制剂是剂型确定以后的具体药物品种，如非洛地平缓释片、磷酸奥司他韦胶囊、注射用青霉素钠。

课堂互动

1. 如何理解“药品一定是药物，而药物不一定是药品”？
2. 药物剂型与药物制剂有什么区别？

（三）原料药与辅料

1. 原料药 指用于制剂制备的活性物质，包括中药、化学药、生物制品等原料药物。

2. 辅料 指生产药品和调配处方时所用的赋形剂和附加剂。

（四）传统药与现代药

1. 传统药 是指在传统医药理论指导下应用的药物。我国的传统药主要为中药和民族药等，中药包括中药材、中药饮片、中成药等。

2. 现代药 是指近代发展起来的用现代医学的理论和方法筛选确定，并按照现代医学理论指导应用的药物。现代药是相对于传统药而言的，一般是指19世纪以来发展起来的化学药品、抗生素、生化药品、放射性药品、血清、疫苗、血液制品等。

（五）新药与仿制药

1. 新药 是指未在中国境内外上市销售的药品。根据物质基础的原创性和新颖性，分为创新型新药和改良型新药。

2. 仿制药 是指仿制已上市原研药的药品，分为两类，一是仿制境外已上市境内未上市原研药的药品；二是仿制境内已上市原研药的药品。仿制药要求与原研药质量和疗效一致。

链 接 仿制药质量和疗效一致性评价

仿制药一致性评价是指对已经批准上市的仿制药，按与原研药品质量和疗效一致的原则，分期分批进行一致性评价。在开展一致性评价过程中，药品生产企业须以参比制剂为对照，全面深入地开展比对研究，包括处方、质量标准、晶型、粒度和杂质等主要药学指标比较研究，固体制剂溶出曲线的比较研究，以及体内生物等效性试验。开展仿制药一致性评价，可以使仿制药在质量和疗效上与原研药一致，在临床上可替代原研药，这不仅可以节约医疗费用，同时也可提升我国的仿制药质量和制药行业的整体发展水平，保证公众用药安全有效。

（六）特殊药品与医疗机构制剂

1. 特殊药品 国家对麻醉药品、精神药品、医疗用毒性药品、放射性药品实行特殊管理，这四类药品被称为特殊药品。疫苗、血液制品、麻醉药品、精神药品、医疗用毒性药品、放射性药品及药品类易制毒化学品等国家实行特殊管理的药品不得在网络上销售。

2. 医疗机构制剂 是指医疗机构根据本单位临床需要经批准而配制、自用的固定处方制剂。医疗机构配制的制剂，应当是本单位临床需要而市场上没有供应的品种，并应当经所在地省、自治区、直辖市人民政府药品监督管理部门批准；但是，法律对配制中药制剂另有规定的除外。

（七）方剂与处方

1. 方剂 按照医师处方为某一位患者专门调配调制，并且明确指出用法、用量的药剂。在中医药学中，方剂是指在辨证、辨病，确定立法的基础上，根据组方原则和结构，选择适宜药物组合而成的药方和制剂。

2. 处方 是指医疗和生产中关于药剂调制的一项重要书面文件。处方分为医师处方、协定处方、法定处方。

（1）医师处方：是由注册的执业医师和执业助理医师在诊疗活动中为患者开具的、由取得药学专业技术任职资格的药学专业技术人员审核、调配、核对，并作为患者用药凭证的医疗文书。它具有法律上、技术上、经济上的意义。

（2）协定处方：由药师和医师根据临床需要协商，经药事管理与药物治疗学委员会批准所制定的处方。可事先大量制备或分装，方便临床使用和缩短患者取药等候时间。

（3）法定处方：国家药品标准和地方药品标准中收载的处方，它具有法律的约束力，在制造或医师开写法定制剂时，均需遵照其规定。

（八）处方药与非处方药

1. 处方药 是指凭执业医师和执业助理医师处方方可购买、调配和使用的药品。

2. 非处方药 是指由国务院药品监督管理部门公布的，不需要凭执业医师和执业助理医师处方，消费者可以自行判断、购买和使用的药品。

三、药剂学的任务

药剂学的基本任务是为预防和临床治疗疾病提供安全、有效、稳定、经济合理、质量可控、使用方便的药物制剂。

（一）研究药剂学基本理论

药剂学基本理论的研究，为药物制剂的处方设计、制备方法、质量控制、合理应用提供理论支撑，并进一步促进了药剂学的发展。例如，利用表面活性剂形成胶束理论增加难溶性药物的溶解度，以提高药物生物利用度的研究；利用粉体学相关理论提高固体物料的混合均匀性，以解决固体制剂的含量均匀性问题；利用片剂的压缩成型理论，解决片剂制备过程中因处方设计或操作过程不当造成的裂片、松片等问题；利用流变学相关理论评价乳剂、混悬剂、软膏剂等的质量。

（二）研究基本药物剂型

原料药物制成适当的剂型以后才能应用于临床，药剂学的核心是药物剂型。药剂工作者必须首先掌握各种剂型的外观要求、应用特点、制备工艺、质量控制等方面的基本知识。在设计药物制剂生产工艺时，应充分考虑药物的理化性质和生物药剂学特点，选择适宜的剂型、辅料、工艺路线、工艺参数，保证药品的质量。

（三）研发新剂型与新技术

随着科学技术的进步和生活水平的提高，人们对药物的安全性、有效性、依从性提出更高要求，普通的片剂、胶囊剂、注射剂等剂型已经不能满足高效、长效、低毒、缓释、控释和靶向释放等临床要求，新剂型的研发成为药剂研究的重要任务。新剂型的研发离不开新技术的应用，包合技术、固体分散技术、微囊化技术、脂质体技术、纳米技术为新剂型的研发和制剂质量的提高奠定了坚实的技术基础。

（四）研发新型药用辅料

药用辅料作为剂型的基础，是药物制剂生产必不可少的重要组成部分，对提高制剂质量、降低生产成本、研发新技术与新剂型具有重要意义。例如，微晶纤维素、可压性淀粉等辅料的开发使粉末直接压片成为可能；泊洛沙姆、磷脂、聚氧乙烯蓖麻油等的出现，为静脉乳的制备提供了更好的选择；乙基纤维素、丙烯酸树脂系列等高分子材料的使用，促进了缓控释制剂的发展；体内可降解的辅料聚乳酸和乳酸-乙醇共聚物等的发展，促使了 1～3 个月内缓慢释放药物注射微球的开创。为适应现代药物剂型和制剂的发展，药用辅料将继续向安全性、功能性、适应性、高效性等方向发展。

（五）研发新型制药机械和设备

制药机械和设备是制剂生产的重要工具，研究和开发新型制药机械和设备，对改进制备工艺，稳定、批量、经济地生产药物制剂具有重要意义。为确保药品质量和用药安全，制药机械和设备正向着密闭、高效、多功能、连续化、自动化、智能化、节能化方向发展。

（六）研发中药新剂型

中医、中药是中华民族的宝贵遗产，在继承和发扬中医、中药理论和中药传统剂型的同时，运用现代科学技术和方法研究开发现代化的中药新剂型，是中医、中药走向世界的重要途径。颗粒剂、胶囊剂、片剂、注射剂、滴丸剂、栓剂、软膏剂、气雾剂多个中药新剂型的上市，对提高中药药效、扩大中药临床应用范围具有重要意义。近年来，研究人员也在不断地对缓控释制剂和中药靶向给药的微球制剂等中药新剂型和新品种进行研究和开发。但由于中药成分复杂、有效成分不明确、质量稳定性差，研究与开发中药新剂型和新品种仍然是药剂学的一项长期而艰巨的任务。

（七）研发生物技术药物制剂

21世纪生物技术的发展为新药的研发开创了一条崭新的道路。生物技术药物包括基因、酶、蛋白质、多肽、核糖核酸等，其优点是活性强、剂量小、对各种疑难病症有独特的治疗作用，但又存在分子量大、稳定性差、体内吸收差及生物半衰期短等问题。目前临床上应用的生物技术药物制剂大多为注射用冻干粉末，患者用药的顺应性差，存在一定的安全风险。因此研究与开发既能克服生物技术药物自身不足，又使用方便的非注射给药途径生物技术新剂型和新品种是药剂学研究领域的又一艰巨任务。

四、药剂学的分支学科

药剂学是以多门学科理论为基础的综合性学科，在其不断发展过程中，各学科相互影响、相互渗透，形成了药剂学的分支学科。

1. 工业药剂学 是研究药物制剂工业化生产的基本理论、工艺技术、生产设备、质量控制和生产管理的学科。工业药剂学是药剂学的核心，其基本任务是研究和设计如何将药物制成适宜的剂型，并能批量生产出质量合格的药物制剂，以满足医疗用途的需要。

2. 物理药剂学 是运用物理化学原理、方法和手段，研究药剂学中有关处方设计、制备工艺、剂型特点、质量控制等内容的学科。物理药剂学是剂型和制剂设计的基础，其内容包括化学动力学、界面化学、胶体化学、流变学、结晶化学等。

3. 生物药剂学 是研究药物及其制剂在体内的吸收、分布、代谢和排泄过程，阐明药物的剂型因素、机体的生物因素与药物效应三者之间相互关系的学科。生物药剂学的研究对药物制剂的给药途径、剂型设计具有重要的指导意义。

4. 药物动力学 是应用动力学原理与数学处理方法，研究药物在体内的吸收、分布、代谢与排泄过程量变规律的学科。药物动力学的研究对指导安全合理用药、剂型和剂量设计具有重要指导意义。

5. 临床药剂学 是以患者为对象，研究安全、有效、合理用药等与临床治疗学紧密联系的学科。其主要研究内容包括：临床用制剂和处方的研究；药物制剂的临床研究与评价；药物制剂的生物利用度研究；药物剂量的临床监控；药物配伍变化及相互作用研究等。

6. 药用高分子材料学 是研究各种药用高分子材料的合成、结构和性能的学科。主要为药物制剂的制备提供新型药用辅料，对创造新剂型、新制剂和提高制剂质量起着重要的支持和推动作用。

考点：药剂学、药物剂型及药物制剂的概念，药剂学的研究任务

第2节 药物剂型与传递系统

任何药物在供临床使用前，均必须制成适合于医疗需要的药物剂型或药物传递系统。根据用药目的的不同，可将同一药物加工制成不同的剂型或药物传递系统，以最大限度地发挥药物的作用，提高患者用药的依从性。

一、药 物 剂 型

（一）药物剂型的重要性

药物剂型作为传递药物的载体，其重要性主要体现在以下几个方面。

1. 不同剂型可能产生不同的治疗作用 大多数药物改变剂型后作用性质不变，但有些药物制成不同剂型后呈现不同的作用性质。例如，硫酸镁制成口服剂型具有泻下和利胆作用，但注射给药具有抗惊厥和降血压作用。

2. 剂型可以影响药物的生物利用度和疗效 剂型虽然不可以改变药物的疗效，但可以影响疗效的发挥。不同剂型对药物的生物利用度和疗效有显著影响。例如，硝酸甘油的首过效应明显，口服给药

生物利用度低，制成舌下片、注射剂、贴剂或吸入性气雾剂可以提高生物利用度和疗效；在酸性的胃液中容易失活的药物制成肠溶制剂给药可以增加机体对药物的吸收，提高疗效。

3. 剂型可以改变药物的作用速度 注射剂、吸入气雾剂起效快，常用于急救；普通口服制剂如片剂、胶囊剂口服后需要经过崩解、溶出以后再吸收，因而起效慢；缓释制剂、植入剂属于长效制剂。

4. 剂型可以降低或消除药物的毒副作用 氨茶碱是治疗哮喘的常用药物，但口服给药可引起心率增快，如制成栓剂直肠给药，可减轻或消除这一副作用；缓控释制剂可控制药物的释放速度，使血药浓度更加平稳，可避免血药浓度的峰谷现象引起的毒副作用；将抗癌药制成靶向制剂以后，可以减少药物对机体非病变组织器官的毒副作用。

5. 剂型可以改善患者用药的依从性 油性液体药物制成水包油型乳剂，并加入矫味剂后口服给药，便于患者使用；将治疗慢性病的药物制成缓控释制剂，可以减少患者的用药次数，尤其适合于身患多种疾病并需长期治疗的老年患者。

6. 剂型可使药物产生靶向作用 微乳、脂质体、微囊、微球等含药微粒分散体系静脉注射后，可被单核/吞噬细胞系统内富含的吞噬细胞吞噬，从而使药物浓集于肝、脾等器官，发挥对肝、脾疾病的靶向治疗作用。

7. 剂型可以提高药物制剂的稳定性 将对湿不稳定的药物制成固体剂型或粉针，将光敏性药物制成片剂后进行包衣并加入遮光剂，均可提高药物制剂的稳定性。

（二）药物剂型的分类

1. 按形态分类 药物剂型按形态可分为液体剂型、固体剂型、半固体剂型和气体剂型。由于剂型的形态不同，其发挥作用的速度及稳定性也不同。

（1）液体剂型：如溶液剂、糖浆剂、洗剂、搽剂、输液等。

（2）固体剂型：如散剂、颗粒剂、片剂、胶囊剂、膜剂等。

（3）半固体剂型：如软膏剂、乳膏剂、凝胶剂等。

（4）气体剂型：如气雾剂、喷雾剂等。

形态相同的剂型，制备过程大多相近。例如，液体剂型生产中多需采用溶解或分散方法；固体剂型生产中多需采用粉碎、筛分、混合技术；半固体剂型多需采用熔合与研合方法。按形态分类对药品生产和储运有一定指导意义，但缺少剂型间的内在联系，过于简单。

2. 按分散系统分类

（1）溶液型：是指药物以分子或离子状态（质点直径小于 1nm）分散在分散介质中所形成的均匀分散体系，也称为低分子溶液。如溶液剂、芳香水剂、糖浆剂、酯剂、甘油剂等。

（2）胶体型：包括高分子溶液剂和溶胶剂两类，分散相质点的直径一般在 1～100nm。高分子溶液剂是由高分子物质以分子形式分散在液体分散介质中形成的均匀分散体系，如胶浆剂、涂膜剂等；溶胶剂是由不溶性纳米粒子分散于液体分散介质中形成的非均匀分散体系，如氧化银溶胶。

（3）乳剂型：指两种互不相溶的液体混合，其中一种液体以细小液滴（液滴直径在 0.1～50.0μm）的形式分散在分散介质中形成的非均匀分散体系，如口服乳剂、部分搽剂、静脉注射乳剂。

（4）混悬型：固体药物以微粒状态（微粒直径在 0.1～100.0μm）分散于分散介质中形成的非均匀分散体系，如混悬剂、洗剂、部分合剂等。

（5）气体分散型：液体或固体药物以微粒状态分散于气体分散介质中形成的分散体系，如气雾剂、喷雾剂、粉雾剂。

（6）微粒分散型：药物以不同大小微粒呈液体或固体状态分散，如微球制剂、微囊制剂、纳米囊制剂等。

（7）固体分散型：固体药物与辅料以聚集体状态存在的分散体系，如散剂、片剂、丸剂、颗粒剂等。

该分类方法便于应用物理化学的原理来阐明各种剂型的特征，但不能体现用药部位和用药方法对剂型的要求，甚至还会出现一种剂型由于辅料和制法的不同而必须划分到几个分散系统中的情况，如注射剂就会分为溶液型、混悬型、乳剂型等。

3. 按给药途径分类

（1）经胃肠道给药的剂型：药物制剂经口服后通过胃肠道，在胃肠道发挥局部作用，或者经胃肠道吸收发挥全身作用。如溶液剂、片剂、混悬剂、丸剂及胶囊剂等。

（2）非经胃肠道给药的剂型：指除经口服给药以外的其他所有剂型，这些剂型可在给药部位发挥局部作用或被吸收后发挥全身作用。包括各种注射给药剂型、呼吸道给药剂型（如粉雾剂、气雾剂等）、皮肤给药剂型（如外用溶液剂、洗剂、软膏剂、贴剂等）、黏膜给药剂型（如滴鼻剂、滴眼剂、舌下片、粘贴片、口腔膜剂）和腔道给药剂型（如气雾剂、栓剂）。

该分类方法能反映给药途径与应用方法对剂型制备的特殊要求，但因一种剂型可有多种给药途径，因此，分类的界限不是很清楚。

4. 按制法分类

（1）浸出制剂：是采用浸出方法制成的剂型，如流浸膏剂、酒剂、酊剂等。

（2）无菌制剂：是用灭菌方法或无菌技术制成的剂型，如注射剂、滴眼剂等。

这种分类方法有利于研究药物制剂制备的主要工序，但不包含全部剂型，有一定局限性。

上述分类方法各有特点，但均不完善。本教材根据生产实践和教学等方面长期沿用的习惯，采用综合分类的方法。

二、药物传递系统

药剂学是关于如何将活性药物成分递送到靶部位以产生所需药理作用的学问。随着科学技术的进步，剂型的概念已远远不能涵盖给药形式的全部，原来由药物与辅料制成的各种剂型已不能完全代表现代新型给药系统的特点和含义，需要用药物传递系统来完善和丰富剂型对药物的载体功能。

药物传递系统（drug delivery system，DDS）是指在防治疾病的过程中所采用的药物的不同给药形式，是具有某种功能的药物新剂型。通过药物传递系统，可将必要量的药物在必要的时间内递送到必要的部位，从而提高药物的生物利用度和治疗指数、降低副作用及提高患者用药的依从性。目前有关药物传递系统的研究主要有以下几个方面，其中缓控释给药系统、靶向给药系统和经皮给药系统是DDS 发展的主流。

（一）缓控释给药系统

缓控释给药系统主要包括口服缓控释递药系统、注射缓控释递药系统、在体成型递药系统。其中口服缓控释递药系统是现代药剂学中发展最快的一类新型递药系统，分择速、择位、择时控制释药，与常规剂型相比，血药浓度更加平稳，给药间隔延长，患者用药依从性和治疗效果提高，毒副作用降低。

（二）靶向给药系统

靶向给药系统是指经过某种途径给药后，药物通过特殊载体或弹头的作用特异性地浓集于靶部位的给药系统。它可将药物最大限度地运送到靶区，减少其他部位的药物浓度，因此可以减少药物的剂量，提高药物的治疗效果，降低药物的不良反应，对于癌症的治疗具有重要意义。常用的载体有脂质体、微囊、微球、微乳、纳米囊、纳米球等。

（三）经皮给药系统

经皮给药系统是经皮肤敷贴的方式给药，药物透过皮肤吸收进入血液循环达到有效血药浓度，实现疾病预防或治疗作用的一类给药系统。它可避免口服给药可能发生的肝脏首过效应及胃肠灭活，维持较为恒定的血药浓度，且患者可以自主用药和随时停止给药，患者用药的依从性好。但经皮吸收起效较慢，经皮吸收药量有限，应选择适宜的药物、适宜的透皮吸收促进剂和适宜的制备技术。常用的有贴剂、乳膏剂、液体制剂。

（四）黏膜给药系统

黏膜给药系统是指通过人体各腔道的黏膜作为用药部位，使药物吸收进入血液循环而发挥全身治疗作用的给药系统。利用人体腔道的可吸收黏膜（如肺黏膜、直肠黏膜、眼黏膜、口腔黏膜、鼻黏膜、阴道黏膜）递药，可有效避免药物的首过效应，在减少药物剂量、降低药物副作用的同时，可显著提高药物的治疗效果。大分子的多肽、蛋白质及核酸类生物技术药物是目前黏膜递药系统研究的热点。黏膜递药系统的主要剂型有膜剂、喷雾剂、口腔贴片、栓剂、滴鼻剂。

（五）智能型给药系统

智能型给药系统是一种依据病理变化信息，实现药物在体内的择时、择位释放的给药系统。目前研究较多的是脉冲式释药技术，该技术是利用外界变化因素如磁场、光、温度、电场及特定的化学物质的变化来调节药物的释放，也可利用体内的环境因素（如pH、酶、细菌等）来控制药物的释放。例如，用葡萄糖敏感纳米载体控制胰岛素的释放。

考点：药物剂型的重要性及分类方法，药物传递系统的概念

第3节 药 用 辅 料

一、药用辅料的概念

药用辅料是指生产药品和调配处方时使用的赋形剂和附加剂，是除活性成分或前体以外，在安全性方面已进行了合理评估，一般包含在药物制剂中的物质。

药用辅料是药物制剂存在的基础，药物制剂处方设计过程实质上是依据药物特性与剂型要求，筛选与应用药用辅料的过程。药用辅料除了赋形、充当载体、提高稳定性外，还具有增溶、助溶、调节释放等重要功能，是可能会影响到制剂的质量、安全性和有效性的重要成分。新型药用辅料的开发和应用已成为不断改进和提高制剂质量的关键。

二、药用辅料的分类

药用辅料可从来源、用途、给药途径等进行分类。

（一）按来源分类

药用辅料按来源分为天然物、半合成物和全合成物。

（二）按用途分类

药用辅料按用途可分为溶剂、抛射剂、增溶剂、助溶剂、乳化剂、着色剂、黏合剂、崩解剂、填充剂、润滑剂、润湿剂、渗透压调节剂、稳定剂、助流剂、抗结块剂、矫味剂、抑菌剂、助悬剂、包衣剂、成膜剂、芳香剂、增黏剂、抗黏着剂、抗氧剂、抗氧增效剂、螯合剂、皮肤渗透促进剂、空气置换剂、pH调节剂、吸附剂、增塑剂、表面活性剂、发泡剂、消泡剂、增稠剂、包合剂、保护剂、保湿剂、柔软剂、吸收剂、稀释剂、絮凝剂与反絮凝剂、助滤剂、冷凝剂、络合剂、释放调节剂、压敏胶黏剂、硬化剂、空心胶囊、基质、载体材料等。

药用辅料按用途分为多个类别，为保证药用辅料在制剂中发挥其赋形和保证质量的作用，有些药用辅料应设置适宜的功能性指标。同一辅料按功能性指标不同可以分为不同的规格，使用时可根据用途选择适宜规格的药用辅料以保证制剂的质量。

（三）按给药途径分类

药用辅料可分为口服、注射、黏膜、经皮或局部给药、经鼻或口腔吸入给药和眼部给药等辅料。

三、药用辅料在药剂学中的作用

辅料是制剂生产中必不可少的重要组成部分，药用辅料在药剂学中的作用有：

1. 赋予剂型一定的形态特征 如液体制剂中加入分散介质；片剂中加入填充剂、黏合剂；软膏剂、栓剂中加入基质；膜剂中加入成膜材料。

2. 使制剂制备过程顺利进行 如制备中药颗粒剂时加入高浓度乙醇以破坏浸膏的黏性，便于制粒顺利进行；胶囊剂、片剂制备过程中为改善物料的粉体性质加入助流剂、润滑剂，便于胶囊剂的填充和片剂压片过程的顺利进行。

3. 提高药物制剂的稳定性 包括化学稳定剂（如抗氧剂、金属螯合剂）、物理稳定剂（如助悬剂、保湿剂）和生物稳定剂（如抑菌剂）。

4. 调节有效成分的作用部位、作用时间 如能使制剂具有速释性、缓释性、控释性、肠溶性、靶向性、生物黏附性、体内可降解性的各种辅料。

5. 改善生理要求 如渗透压调节剂、pH 调节剂、局部止痛剂、矫味剂、着色剂的加入，使患者更易于接受药物制剂。

四、药用辅料的安全性

药用辅料的品种众多，成分复杂，影响药用辅料安全性的因素也较为复杂。因此在使用药用辅料时，应考虑制备制剂的给药途径、制剂用途、配方组成、使用剂量等因素对其安全性的影响，根据制剂的安全风险程度，选择相应等级的药用辅料，特别是对注射剂、眼用制剂等高风险制剂应选择符合注射剂或眼用制剂要求的药用辅料。

链 接 药用辅料的质量要求

生产药品所用的辅料必须符合药用要求，即经论证确认生产用原料符合要求、符合药用辅料生产质量管理规范和供应链安全。同一药用辅料可用于不同给药途径、不同剂型，且有不同用途，但用量和质量要求也有所不同。药用辅料应在使用途径和使用量下经合理评估后，对人体无毒害作用；化学性质稳定，不易受温度、pH、光线、保存时间等的影响；与主药无配伍禁忌，一般情况下不影响主药的剂量、疗效和制剂主成分的检验，尤其不影响安全性；且应选择功能性符合要求的辅料，经筛选尽可能用较小的用量发挥较大的作用。

考点：药用辅料的概念及在药剂学中的作用

第 4 节 药品标准与药品质量管理规范

一、药 品 标 准

药品标准是指对药品的质量、规格及检验方法所做的技术规定，是药品的生产、经营、使用及检验、监督管理部门共同遵循的依据。药品标准分为法定标准和企业内控标准两种。法定药品标准包括国务院药品监督管理部门颁布的国家药品标准及由省级药品监督管理部门制定、报国家药品监督管理部门备案的《中药饮片炮制规范》。

《中华人民共和国药品管理法》规定，药品应当符合国家药品标准。经国务院药品监督管理部门核准的药品质量标准高于国家药品标准的，按照经核准的药品质量标准执行；没有国家药品标准的，应当符合经核准的药品质量标准。国务院药品监督管理部门颁布的《中华人民共和国药典》和药品标准为国家药品标准。国务院药品监督管理部门会同国务院卫生健康主管部门组织国家药典委员会，负责国家药品标准的制定和修订。

（一）国家药品标准

1.《中华人民共和国药典》 简称《中国药典》。药典是一个国家记载药品标准、规格的法典，由国家药典委员会组织编纂，并由政府部门颁布、执行，具有法律效力。药典是国家药品标准的核心，收载的是疗效确切、副作用小、质量较为稳定的药物及其制剂。一个国家的药典在一定程度上反映这个国家的药品生产、医疗保健和科技水平。随着科学技术的不断发展，新的药物、制剂和适用性更强的检验方法不断涌现，药典出版后需要不断地修订、更新和完善。

《中国药典》现行版本是 2020 年版，是第 11 版药典，自 2020 年 12 月 30 日起实施。《中国药典》（2020 年版）由一部、二部、三部、四部组成，共收载品种 5911 种。一部收载药材和饮片、植物油脂和提取物、成方制剂和单味制剂等，品种共计 2711 种。二部收载化学药品、抗生素、生化药品以及放射性药品等，品种共计2712种。三部收载生物制品共计153种。四部收载通用技术要求361个，其中制剂通则38个、检测方法及其他通则281个、指导原则42个；药用辅料收载335种。我国药典除经过一段时间改版外，还不定期地出版增补本。

《中国药典》(2020年版)各部都包含有凡例、正文、索引，三部、四部还包含有通则。

(1)凡例：是正确使用《中国药典》进行药品质量检定的基本原则，是对《中国药典》正文、通则及与质量检定有关的共性问题的统一规定。

(2)正文：系根据药物自身的理化与生物学特性，按照批准的处方、生产工艺、贮藏运输条件等所制定的，用以检测药品质量是否达到用药要求并衡量其质量是否稳定均一的技术规定。根据品种和剂型的不同，正文包括的内容也不相同。为了能迅速查找正文内容，各部正文前面均列有目次。

(3)索引：为便于使用时查找所需内容，在各部药典的最后均设有索引。各部索引均包括中文索引(按汉语拼音顺序排列)，除此之外一部还包括汉语拼音索引、拉丁名索引和拉丁学名索引，二、三、四部还包括英文索引。

(4)通则：主要收载制剂通则、通用检测方法和指导原则。制剂通则系按照药物剂型分类，针对剂型特点所规定的基本技术要求；通用检测方法系各正文品种进行相同检查项目的检测时所应采用的统一的设备、程序、方法及限度等；指导原则系为执行药典、考察药品质量、起草与复核药品标准等所制定的指导性规定。

链 接 药典的历史沿革

药典是从本草学、药物学及处方集的编著演化而来的，其发展历史源远流长。《神农本草经》是目前我国现存最早的医学专著。唐显庆四年(公元659年)颁行的《新修本草》是我国历史上第一部官修本草，堪称世界上最早的国家药典。

中华人民共和国成立以后，党和政府高度重视医药卫生事业，建国伊始即着手启动药品标准体系建设。1950年成立第一届药典委员会，并于1953年颁布第一版《中国药典》。此后陆续颁布了1963年版、1977年版、1985年版、1990年版、1995年版、2000年版、2005年版、2010年版、2015年版、2020年版共11版。历版《中国药典》均客观地反映了我国不同历史时期医药产业和临床用药水平，对提升我国药品质量控制水平发挥着不可替代的重要作用。

链 接 外 国 药 典

世界上大约有近40个国家有自己的药典，此外还有国际和区域性药典。这些药典无疑对世界医药科学技术交流和国际贸易有极大促进作用。例如，《美国药典/国家处方集》(英文简称USP-NF)，《英国药典》(英文简称BP)，日本药典(又称日本药局方，英文简称JP)，《欧洲药典》(英文简称EP)，《国际药典》(英文简称Ph.Int)。其中《国际药典》由世界卫生组织出版，对各国无法律的约束力，仅供各国编撰药典时作为参考标准。

2. 药品的药典外标准 对于不符合药典收载要求的其他药品，或未及时录入药典的新药物和新剂型，一般都作为药典外标准加以编订，作为国家药典的补充。如1998年之前由卫生部颁布的国家药品标准:《中华人民共和国卫生部药品标准-中药成方制剂》第1～21册、《中华人民共和国卫生部药品标准-化学药品、生化药品、抗生素药品》第1分册、《中华人民共和国卫生部药品标准》(二部)1～6册、《中华人民共和国卫生部药品标准-藏药》第1册、《中华人民共和国卫生部药品标准-蒙药分册》、《中华人民共和国卫生部药品标准-维吾尔药分册》。

国家药品监督管理局成立以后颁布的药品标准多以药品注册标准的形式颁布。药品注册标准是国家药品监督管理部门批准给注册申请人特定药品的标准，生产该药品的生产企业必须执行。“药品注册标准”不得低于《中国药典》的规定，其项目和检验方法的设定应当符合《中国药典》的基本要求。国家药品监督管理部门对所颁布的药品注册标准分阶段进行整理、分类汇总、装订成册并不断更新，如《国家药品标准-新药转正标准》第1～104册（正在更新）、《国家药品西药标准（化学药品地标升国标）》第1～16册、《国家中成药标准汇编》及进口药品标准等。

（二）《中药饮片炮制规范》

《中华人民共和国药品管理法》规定，中药饮片应当按照国家药品标准炮制；国家药品标准没有规定的，应当按照省、自治区、直辖市人民政府药品监督管理部门制定的炮制规范炮制。省、自治区、直辖市人民政府药品监督管理部门制定的炮制规范应当报国务院药品监督管理部门备案。不符合国家药品标准或者不按照省、自治区、直辖市人民政府药品监督管理部门制定的炮制规范炮制的，不得出厂、销售。

（三）企业内控标准

各个药品生产企业，还有自己制定的企业内控标准，供企业内部严格执行。企业内控标准一般是按照《中国药典》或者药典外标准等法定标准制定，但是检验指标比法定标准要求更加严格，主要考虑到药品在运输、贮藏、销售过程中可能引起的药品质量的变化，以确保药品安全有效。如颗粒剂粒度内控标准一般比法定标准要严格，防止在运输过程中产生一定的细粉而导致粒度检查不符合规定。

课堂互动

1. 企业标准为什么应高于国家标准？
2. 对《中国药典》（2020年版）不再收载的历版收载品种（因安全性、有效性问题撤市的除外），应该执行何种药品标准？
3. 医疗机构制剂是执行国家标准还是执行地方标准？

二、药品质量管理规范

（一）药物非临床研究质量管理规范

药物非临床研究质量管理规范（non-clinical good laboratory practice），是指有关非临床安全性评价研究机构运行管理和非临床安全性评价研究项目试验方案设计、组织实施、执行、检查、记录、存档和报告等全过程的质量管理要求。非临床安全性评价研究，是指为评价药物安全性，在实验室条件下用实验系统进行的试验，包括安全药理学试验、单次给药毒性试验、重复给药毒性试验、生殖毒性试验、遗传毒性试验、致癌性试验、局部毒性试验、免疫原性试验、依赖性试验、毒代动力学试验以及与评价药物安全性有关的其他试验。在药品研制过程中执行本规范的目的是保证药物非临床安全性评价研究的质量，保障公众用药安全。

（二）药物临床试验质量管理规范

药物临床试验质量管理规范（good clinical practice，GCP），是对临床试验全过程的标准规定，包括方案设计、组织实施、监查、稽查、记录、分析总结和报告。实施GCP的目的是为了保证药物临床试验过程规范，结果科学可靠，保护受试者的权益并保障其安全。在药品研制过程中，凡进行各期临床试验、人体生物利用度或生物等效性试验，均须按本规范执行。

（三）药品生产质量管理规范

药品生产质量管理规范（good manufacturing practice，GMP），是在药品生产全过程中，用科学、合理、规范化的条件和方法来保证生产优质药品的一整套科学管理方法，适用于药物制剂生产的全过程和原料药生产中影响成品质量的关键因素。本规范作为质量管理体系的一部分，是药品生产管理和质量控制的基本要求，旨在最大限度地降低药品生产过程中污染、交叉污染以及混淆、差错等风险，确保持续稳定地生产出符合预定用途和注册要求的药品。

1963年美国率先实行GMP，此后各国积极响应，陆续制定并实施了符合各国国情的GMP。我国自1988年第一次颁布国家级的GMP以来，其间经历了1992年和1998年两次修订和补充，截至2004

年6月30日，实现了药品生产必须符合GMP要求的目标。2011年1月17日，在总结1998版GMP的基础上，发布了《药品生产质量管理规范（2010年修订）》，自2011年3月1日起施行。

《药品生产质量管理规范（2010年修订）》涉及药品生产的全过程，包括总则、质量管理、机构与人员、厂房与设施、设备、物料与产品、确认与验证、文件管理、生产管理、质量控制与质量保证、委托生产与委托检验、产品发运与召回、自检与附则等14章313条，还包括无菌药品、原料药、生物制品、血液制品及中药制剂5个附录。

考点：药品标准的概念，国家药品标准的组成，《中国药典》（2020年版）的结构，GMP的概念及实施目的

自测题

一、选择题

【A型题】

1. 研究药物制剂的基本理论、处方设计、制备工艺、质量控制和合理应用的综合性技术科学，被称为（　　）
   A. 制剂学　B. 调剂学
   C. 方剂学　D. 药剂学
   E. 药理学
2. 以下不属于经胃肠道给药剂型的是（　　）
   A. 颗粒剂　B. 泡腾散剂
   C. 舌下片　D. 胶囊剂
   E. 丸剂
3. 为适应治疗或预防的需要而制备的不同给药形式称为（　　）
   A. 药物制剂　B. 药品
   C. 药物剂型　D. 药物
   E. 成药
4. 以下属于按分散系统分类的剂型是（　　）
   A. 固体剂型　B. 注射剂
   C. 混悬剂型　D. 半固体剂型
   E. 液体剂型
5. 药物剂型进行分类的方法不包括（　　）
   A. 按形态分类　B. 按制法分类
   C. 按给药途径分类　D. 按分散系统分类
   E. 按药物种类分类
6. 关于药用辅料的叙述错误的是（　　）
   A. 药用辅料应进行安全性评估，对人体无毒害作用
   B. 为保证制剂安全药用辅料必须符合化工生产要求
   C. 性质稳定，不与主药或其他辅料发生作用
   D. 使用辅料时应考虑制备制剂的给药途径、制剂用途、配方组成、使用剂量等要求
   E. 为保证药用辅料在制剂中的作用，有些药用辅料应设置功能性指标
7. 《中国药典》（2020年版）制剂通则包括在（　　）
   A. 凡例　B. 正文
   C. 药典一部　D. 药典四部
   E. 药典二部
8. 关于GMP的叙述错误的是（　　）
   A. 现行版GMP是2010年修订的
   B. 实施GMP可以降低药品生产过程中污染、交叉污染以及混淆、差错等风险
   C. GMP的指导思想是药品质量的形成是设计和生产出来的
   D. 不再实施GMP认证后，在药品生产企业实施GMP的重要性大大降低
   E. GMP是药品生产管理和质量控制的基本要求
9. 药典中收载的处方为（　　）
   A. 验方　B. 医师处方
   C. 法定处方　D. 协定处方
   E. 秘方
10. 关于药典及药品标准的叙述，错误的是（　　）
    A. 我国药品标准有《中国药典》和局（部）颁标准
    B. 药品标准是药品生产、供应、使用、检验和管理的法定依据
    C. 《新修本草》是世界上最早的一部全国性药典
    D. U.S.P和B.P分别为美国药典和英国药典的英文缩写
    E. 企业内控标准的检验指标一般比法定标准要求更低

【B型题】

（第11～13题共用备选答案）

A. GSP　B. GMP　C. GAP
D. GCP　E. GLP

11. 药物非临床研究质量管理规范的英文缩写是（　　）
12. 药物临床试验质量管理规范的英文缩写是（　　）
13. 药品生产质量管理规范的英文缩写是（　　）

（第14～17题共用备选答案）

A. 药用辅料　B. 中药
C. 化学药　D. 生物制品
E. 医疗机构制剂

14. 收载于《中国药典》（2020年版）一部的是（　　）
15. 收载于《中国药典》（2020年版）二部的是（　　）
16. 收载于《中国药典》（2020年版）三部的是（　　）
17. 收载于《中国药典》（2020年版）四部的是（　　）

【X型题】

18. 属于国家药品标准的是（　　）
    A. 《中国药典》

B. 部颁标准
C. 河北省中药饮片炮制规范
D. 天津市医疗机构制剂规范
E. 药品注册标准

19. 关于剂型的叙述正确的是（　　）
A. 剂型是指为适应治疗或预防的需要而制备的不同给药形式
B. 剂型是指某一药物的具体品种
C. 二甲双胍片、对乙酰氨基酚片、尼莫地平片均为片剂剂型
D. 同一种剂型可以有不同的药物
E. 同一药物也可制成多种剂型

20. 药用辅料的作用包括（　　）
A. 赋予剂型一定的形态特征
B. 使制剂制备过程顺利进行
C. 提高药物制剂的稳定性
D. 调节有效成分的作用部位、作用时间
E. 改善生理需求

二、名词解释

1. 药物剂型
2. 药用辅料
3. 药典
4. 药物传递系统
5. 药物制剂
6. 药品标准

三、简答题

1. 简述药品标准的类型。
2. 简述药剂学的任务。
3. 简述药物剂型的重要性。

（祁秀玲）

第2章

液体制剂基础知识

第1节 制 药 卫 生

制药卫生是药品生产管理的一项重要内容，涉及药品生产的全过程。制药卫生主要论述药物制剂在微生物方面的要求及达到要求所采取的措施与方法。因为药品不仅要有确切的疗效，而且还必须安全可靠、质量稳定。所以在药品生产的各个环节，强化制药卫生管理，落实各项制药卫生措施，是确保药品质量的重要手段，也是实施GMP制度的具体要求。

一、灭 菌 参 数

（一）*D*值

1. 定义 *D*值（decimal reduction time）也称为九成杀灭时间，是指在一定的灭菌温度下，含有活微生物的样品中的微生物杀灭90%所需的时间，此时微生物残存数量为原始数量的10%，故*D*值也相当于细菌数减少一个对数单位所需的时间。*D*值是反映微生物耐热性的参数。

对于加热或辐射灭菌，在一定温度下，微生物的死亡速率符合一级动力学过程，表达式为

$$\lg N_t = \lg N_0 - \frac{k}{2.303}t \tag{2-1}$$

式中，N_t为灭菌时间t后残存的微生物数量；N_0为灭菌开始时的微生物数量；k为灭菌速率常数。根据定义可知，*D*值的表达式为

$$D = \frac{2.303}{k}(\lg 100 - \lg 10) = \frac{2.303}{k} \tag{2-2}$$

2. 影响因素 不同微生物具有不同的*D*值。*D*值越小，证明微生物耐热性越弱。反之，*D*值越大，证明微生物耐热性越强。*D*值也与环境条件（介质）密切相关，如当灭菌温度为121℃时，嗜热脂肪芽孢杆菌在葡萄糖溶液及注射用水中的*D*值分别为2.4min、3.0min。

（二）*Z*值

1. 定义 *Z*值是指将灭菌时间减少到原来的1/10时所需要升高的温度，也称为灭菌温度系数。即某种微生物的*D*值降低一个对数单位值（lg*D*）所需升高的温度。*Z*值反映微生物对温度变化的敏感性。如*Z*=10℃，表示灭菌时间减少到原来的1/10，若要具有相同的灭菌效果，需要升高的温度为10℃。表达式为

$$Z = \frac{T_2 - T_1}{\lg D_1 - \lg D_2} \tag{2-3}$$

2. 影响因素 不同微生物具有不同的*Z*值。*Z*值越大，说明此微生物对温度变化的敏感性越弱，企图通过升高温度来加速杀灭微生物的效果就不明显。反之，*Z*值越小，说明此微生物对温度变化敏感，通过升高温度的方法容易完成微生物的杀灭。*Z*值也与环境条件（介质）密切相关，如嗜热脂肪芽孢杆菌在葡萄糖溶液及注射用水中的*Z*值分别为10.3℃、8.4℃。

（三）*F*值

1. 定义 *F*值是指在一定的灭菌温度（*T*）下给定的*Z*值所产生的灭菌效果与在参比温度（T_0）

下给定的 Z 值所产生的灭菌效果相同时所相当的时间。即在给定的 Z 值下，一个灭菌程序赋予被灭菌物品在参比温度（T_0）下的等效灭菌时间。F 值常用于干热灭菌，参比温度为 170℃。

2. 影响因素 由于 D 值随温度的变化而变化，所以要在不同的温度下达到相同的灭菌效果，F 值也将随 D 值的变化而变化。灭菌温度高时，F 值就小。

（四）F_0 值

1. 定义 F_0 值也称为标准灭菌时间，是指一定灭菌温度下 Z 值为 10℃所产生的灭菌效果与 121℃，Z 值为 10℃所产生的灭菌效果相同时的等效灭菌时间。F_0 值目前仅限于热压灭菌的验证。物理 F_0 值的表达式为

$$F_0 = \Delta t \sum 10^{\frac{T-121}{Z}} \tag{2-4}$$

式中，Δt 为测定温度的时间间隔；T 为 Δt 时间内测得的被灭菌物品的温度。生物 F_0 值数学表达式为

$$F_0=D_{121}\times(\lg N_0-\lg N_t) \tag{2-5}$$

式中，N_t 为灭菌后预期达到的微生物残存数。F_0 值更加精确和实用，体现了灭菌温度与灭菌时间对灭菌效果的统一，可作为灭菌过程的比较参数。一般规定 F_0 值不低于 8min，为了确保灭菌效果，实际生产中应控制 F_0 为 12min。

2. 影响因素 影响 F_0 值的因素包括：①容器在灭菌柜内的数量和排列；②灭菌溶液的黏度、灭菌溶液在容器中的充填量；③盛装灭菌溶液所用容器的大小、形状及热穿透系数。

（五）无菌保证水平

无菌保证水平（SAL）是指一个灭菌程序赋予产品无菌保证的程度，用灭菌后非无菌单元出现的概率表示。湿热灭菌法的 SAL 值不得低于 10^{-6}，即 10^6 个灭菌产品中存在活菌的产品不超过 1 个，也可以理解为灭菌后微生物存活的概率不得大于百万分之一。

考点：F_0 值的意义及影响因素

二、灭 菌 方 法

灭菌是药物制剂生产制备的一个重要工艺操作，是灭菌与无菌制剂质量的重要保证。不同的剂型、制剂和生产环境对微生物限定的要求不同。根据人体对环境微生物的耐受程度，《中国药典》将制剂大体分为：①限菌制剂，如对口服制剂、软膏剂等进行微生物限度检查，即活的微生物数量及种类在规定限度以下；②无菌制剂，如对注射剂、滴眼剂、植入制剂等要求无菌。

灭菌是指用物理或化学方法将所有致病和非致病微生物及细菌的芽孢全部杀灭的操作。

灭菌法是指用适当的物理或化学手段将物品中活的微生物去除或杀灭，从而使物品残存活微生物的概率下降至预期的无菌保证水平的方法。微生物包括细菌、真菌、病毒等。细菌的芽孢具有较强的耐热性，不易杀灭，因此灭菌效果以杀死芽孢为准。

无菌是指在指定的物体、介质或环境中不存在任何活的微生物。

灭菌法包括物理灭菌法、化学灭菌法，此外还有无菌操作法。实际生产中，可根据被灭菌物品的性质选用一种方法进行灭菌或多种方法进行组合灭菌。

（一）物理灭菌法

物理灭菌法的原理是采用加热、辐射和过滤等手段，杀灭或除去微生物的方法。物理灭菌法包括加热（干热、湿热）灭菌法、过滤除菌法、辐射灭菌法、紫外灭菌法及微波灭菌法等。

1. 湿热灭菌法 是指将物品置于灭菌柜内利用高压饱和蒸汽、过热水喷淋等手段使微生物菌体中的蛋白质、核酸发生变性而杀灭微生物的方法。由于蒸汽潜热大，热穿透力强，容易使蛋白质变性或凝固，故湿热灭菌法具有灭菌时间短、效果可靠、操作简便、易于控制的优点，是药物制剂生产过程中最常用的灭菌方法。缺点是不适用于对湿热敏感的药物。同一温度下，湿热灭菌的效果优于干热灭菌，其原因是：①湿热的穿透力比干热强，热量易于穿透至菌体内；②湿热灭菌时，有水分存在，可加速蛋白质的变性和凝固；③湿热灭菌时，蒸汽不断凝结成水而释放潜热，加速细菌死亡。

（1）热压灭菌法：是指利用高压饱和蒸汽或过热水喷淋进行灭菌的方法。热压灭菌法具有灭菌温度高、灭菌效果强的优点，能杀灭所有细菌繁殖体和芽孢，是最可靠的湿热灭菌法，也是目前应用最为广泛的灭菌法。对于能够耐受高温和高压蒸汽的药物制剂、玻璃器械、金属容器、胶塞等，均可采用热压灭菌法。但热压灭菌法不适用于不能耐高温和高压灭菌的药物、密度较高的固体及半固体产品（如不允许湿气穿透的脂肪、植物油等）。热压灭菌条件的选择应综合考虑灭菌品的热稳定性、热穿透力及微生物污染程度等因素。一般热压灭菌法所需的温度、压力及相对应的时间，见表 2-1。

表 2-1　热压灭菌温度、压力与时间表

温度（℃）	绝对压力（kPa）	表压（kPa）	时间（min）
115.5	166.72	68.65	30
121.5	196.14	98.07	20
126.5	235.37	137.0	15

1）热压灭菌的设备：常见的热压灭菌设备包括手提式热压灭菌器、水浴式灭菌柜、卧式热压灭菌柜、隧道式热压灭菌柜、快速冷却灭菌柜等。所有热压灭菌器均需密封耐压，包括安全阀、压力表、排气口、温度计等部件。

卧式热压灭菌柜：全部用坚固的合金制成，柜壁为双层夹套，柜内备有带轨道的多层格车，格车上有活动的铁丝网格架，格架上可摆放输液瓶或其他待灭菌的物品。灭菌柜顶部装有压力及温度指示表。压力表为 2 个，一个指示柜内的蒸汽压力，另一个指示蒸汽夹套的压力。安全阀安装在灭菌柜上方，进气阀、排气阀及放水阀分布在灭菌柜侧方及上方。具体结构见图 2-1。

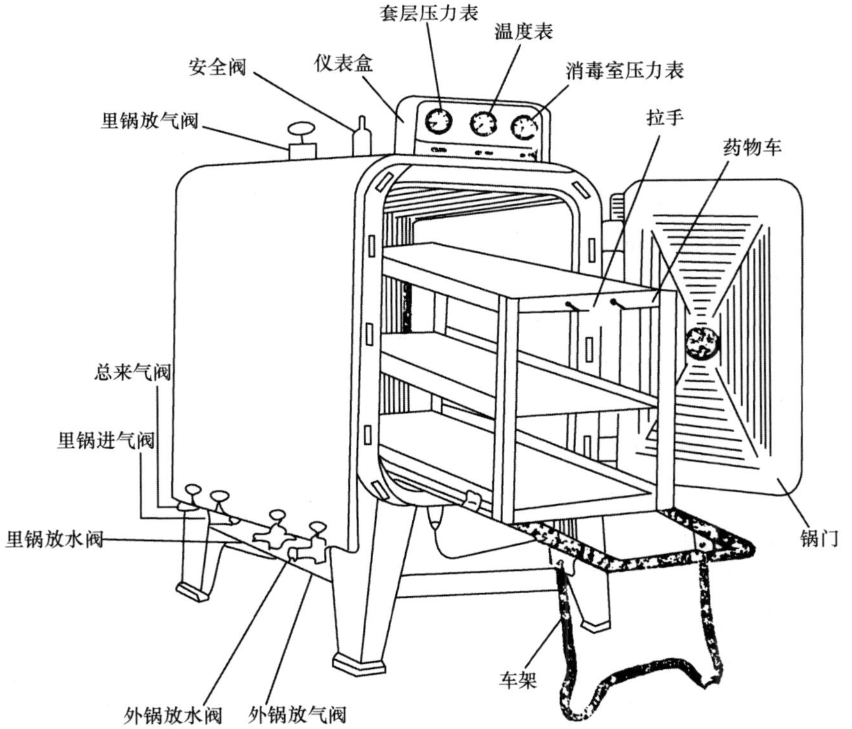

图 2-1　卧式热压灭菌柜

卧式热压灭菌柜操作步骤如下：①将待灭菌物品装在格车上，然后通过搬运车推入灭菌柜内；②关闭柜门，打开进气阀，同时打开排气阀，预热 10～15min 排净冷空气，当灭菌柜下部温度达 100～101℃（排气孔没有雾状水滴）时，关闭排气阀，保持进气阀打开直至柜内温度上升至比规定温度低 1～2℃，调节进气阀维持规定的灭菌温度；③完成规定灭菌时间后，关闭进气阀，渐开排气阀，等排气阀中没有余气排出，压力表降到零时，稍稍打开柜门，等待 10～15min 后，再全部打开柜门；④稍冷却后可将药物取出。

2）热压灭菌操作注意事项：热压灭菌柜为高温高压设备，为保证生产安全，使用时必须严格执行操作规程。使用热压灭菌柜的注意事项如下：

A. 灭菌柜的结构，被灭菌物品的体积、数量及物品在柜内排布均能影响灭菌效果，故应先进行灭菌条件实验及方法可靠性验证，以确保灭菌效果。

B. 灭菌前应先检查压力表、温度计、安全阀、进气阀、排气阀，确保压力表、温度计指示灵敏，安全阀正常，进气排气管道畅通。如有故障必须及时处理，否则可能造成灭菌不完全，也可能因压力过高引起灭菌柜爆炸。

C. 必须排尽灭菌柜内的冷空气。如果灭菌柜内残留有空气则压力表所指示的压力是柜内蒸汽和空气两者压力之和，此时压力虽然能达到预定的水平，但柜内的实际温度并未达到灭菌所要求的温度，致使灭菌不彻底。同时由于蒸汽被空气稀释，妨碍了蒸汽与灭菌物品的接触，也会降低蒸汽的灭菌效果。实际生产中，若压力表与温度表指示不一致时，应找出空气未排尽的原因，加以解决。

D. 灭菌时间必须从全部灭菌物品的温度真正达到所要求的温度算起，以确保灭菌效果。

E. 灭菌完毕后停止加热，但此时不可直接打开柜门，以免因压力骤降而引起冲开瓶塞，甚至玻瓶爆炸。安全操作为待压力表指针降至零或温度下降到 40～50℃时，再缓缓开启灭菌柜的柜门。

F. 为确保灭菌效果，应定期对灭菌柜内温度进行检查。常用的检查方法有生物指示剂、自动记录热电偶、化学药品指示剂等。

（2）流通蒸汽灭菌法：是指在常压的条件下利用 100℃流通蒸汽进行灭菌的方法。该方法灭菌时间通常为 30min 或 60min，但不能保证杀灭所有芽孢，一般作为不耐热无菌产品的辅助灭菌手段。

（3）煮沸灭菌法：是指将待灭菌物品置于沸水中加热以进行灭菌的方法。煮沸灭菌法的灭菌温度也是 100℃，时间通常为 30min 或 60min，灭菌效果较差，不能保证杀灭所有芽孢。

（4）低温间歇灭菌法：是指将待灭菌制剂在 60～80℃加热 1h，杀灭微生物繁殖体，然后在室温静置 24h，让制剂中的芽孢发育为繁殖体，再次加热灭菌，如此反复 3 次以上，直至全部芽孢杀灭为止。此法灭菌时间长，杀灭芽孢的效果不够完全，灭菌效果差，适用于不耐高温但必须用加热法灭菌的制剂。为提高灭菌效果，应用本法时，可考虑加入适量抑菌剂。

（5）影响湿热灭菌的因素

1）微生物的种类与密度：微生物种类不同，微生物所处生长期不同，均可影响微生物的耐热与耐压能力，微生物耐热、耐压能力的强弱顺序为芽孢＞繁殖体＞衰老体。微生物数量越少，所需灭菌时间越短。

2）药液的性质：药液中含有糖类、蛋白质等营养性物质时，营养性物质对微生物可能产生一定的保护作用，增强其抗热性。一般微生物在中性溶液中耐热性最强，在碱性溶液中次之，酸性溶液则最不利于微生物的发育生长。所以，pH 较低的制剂如生物碱盐类注射剂，用流通蒸汽灭菌法即可完成灭菌。

3）药物的性质：灭菌温度越高，时间越长，越有利于提高灭菌效果。但同时药物降解的程度也越大，因此在实际生产中，在保证灭菌效果的前提下，应尽量降低灭菌温度和缩短灭菌时间。

4）蒸汽的性质：湿热灭菌效果与蒸汽性质有关。饱和蒸汽的热含量高，潜热大，热穿透力强，具有最高的灭菌效率。而湿饱和蒸汽、过饱和蒸汽、过热蒸汽存在含热量较低、穿透力较差等问题，灭菌效果较低。

5）其他：灭菌物品在灭菌器内排列的数量、方向、位置及操作是否得当都可影响灭菌效果。

2. 干热灭菌法 是指在干燥环境中加热灭菌的方法。干热灭菌法的原理为通过加热破坏蛋白质及核酸中的氢键，引起蛋白质变性或凝固、核酸破坏、酶失去活性，从而引起微生物死亡。

（1）火焰灭菌法：是指通过火焰直接烧灼以达到灭菌的方法。常用于手术刀、剪刀、研钵、玻璃及搪瓷盘或桶的灭菌，不适合药品的灭菌。

（2）干热空气灭菌法：是指在灭菌器内用高温干热空气进行灭菌的方法。由于空气是一种不良的传热物质，其热穿透力弱，且热量分布不太均匀，故所需灭菌温度较高，时间较长，且容易影响药物的理化性质。本法适用于能够耐受高温的玻璃、金属器具、搪瓷容器及不允许湿气穿透的油脂类，如液状石蜡、油脂类、滑石粉、活性炭等物品的灭菌。对于能够耐受高温的无机化学药品亦可采用此法，但大部分有机药物、橡胶及塑料制品，存在高温降解或破坏，均不能采用此法。

干热空气灭菌法通常采用的参数为 160～170℃ 2h 以上、170～180℃ 1h 以上、250℃ 45min 以上。250℃ 45min 也可达到除去包装容器及设备用具中的热原。

干热灭菌法的主要设备：常见的干热灭菌设备有干热烘箱、隧道烘箱等。其中干热烘箱属于批量式干热空气灭菌设备，可用于内毒素检验用玻璃或金属器皿、生产设备部件及生产器具的灭菌及除热原；隧道烘箱属于连续式干热空气灭菌设备，可用于小容量注射剂的生产。

3. 过滤除菌法 是指利用细菌不能通过致密具孔滤材的原理以除去液体或气体中微生物的方法。过滤除菌法属于机械除菌法，适用于对热不稳定、不能进行加热灭菌的药液及气体的除菌。药厂生产中常采用 0.22μm 的微孔滤膜过滤器或 6 号垂熔玻璃滤器进行过滤除菌。为确保产品无菌，过滤后须进行无菌检查。

4. 辐射灭菌法 是指将物品置于由适宜放射源辐射的 γ 射线或适宜的电子加速器发生的电子束中，利用辐射作用而达到除去微生物的灭菌方法。

辐射灭菌法的优点是灭菌过程中不升高灭菌产品温度，特别适用于一些不耐热药物的灭菌。亦适用于厚度较大的固体或液体药物的灭菌，对于已包装好的药品也可进行辐射灭菌。缺点是设备造价高，另外某些药物经辐射灭菌后，效力可能降低，甚至产生毒性物质或发热性物质，应注意区别选用。

5. 紫外线灭菌法 是指利用紫外线（能量）照射进行灭菌的方法。紫外线由汞蒸汽灯产生，用于灭菌的紫外线波长范围为 200～300nm，其中波长 254nm 的紫外线杀菌力最强。紫外线灭菌的原理是紫外线可直接作用于核酸、蛋白引起其变性，同时空气受紫外线照射后可产生微量臭氧，臭氧起到协同杀菌的作用。紫外线以直线方式传播，其强度与距离平方成比例地减弱，穿透作用微弱，但易穿透纯净的水及洁净空气，故适用于纯净水、空气的灭菌及表面灭菌，不适合于药液的灭菌及固体物料深部的灭菌。

链 接 应用紫外线灭菌的注意事项

（1）人体照射紫外线时间过久，可引起结膜炎、红斑及皮肤烧灼等现象，因此必须在操作前开启紫外灯 1～2h，关闭后再进行操作。操作时如需继续照射，应有劳动保护措施。

（2）各种规格的紫外灯都有规定的有效使用时限，一般为 2000h。故每次使用时应登记使用时间。

（3）紫外灯管应保持无尘、无油垢，否则辐射强度将大为降低。

（4）普通玻璃可吸收紫外线，故装在玻璃容器中的药物不宜用紫外线进行灭菌。

（5）紫外线能促使易氧化的药物或油脂等氧化变质，故生产此类药物时应避免与紫外线接触。

6. 微波灭菌法 是采用微波（频率为 300MHz～300kMHz）照射进行灭菌的方法。微波主要依靠热效应发挥干燥、灭菌的作用。微波灭菌法加热均匀，升温迅速，且微波能穿透到介质的深部，使介质表里一致地加热。故该法适用于固体药物的干燥、灭菌及水溶性注射液的灭菌。

（二）化学灭菌法

化学灭菌法是指使用化学药品杀灭微生物的方法。对微生物具有杀灭作用的化学药品称杀菌剂，可分为液体杀菌剂与气体杀菌剂。但杀菌剂仅对微生物繁殖体有效，不能杀死芽孢。杀菌剂的杀灭效果与微生物的种类与数量、物体表面光洁度或多孔性及杀菌剂本身性质有关。化学灭菌的目的是减少微生物的数目，以控制一定的无菌状态。

1. 气体灭菌法 是指利用化学消毒剂形成的气体杀灭微生物的方法。该法适合于环境消毒及不能耐受加热灭菌的医用器具、设备设施的消毒。常用化学杀菌剂包括环氧乙烷、气态过氧化氢、臭氧、甲醛等。

链接 环氧乙烷

环氧乙烷室温下为无色无味的气体，沸点为10.8℃，具有较强的穿透能力，易穿透塑料、纸板等物质并易从这些物品上移除。室温条件下，很容易挥发成气体，浓度过高时可引起爆炸。环氧乙烷具有灭菌作用快的优点，且对真菌、病毒及细菌芽孢等均有杀灭作用，是一种广谱灭菌剂，目前广泛应用于医疗器械、内镜、透析器和一次性诊疗用品等医疗器械的灭菌。由于环氧乙烷易燃、易爆，且对人有毒，所以使用时必须在密闭的灭菌器内进行。

2. 药液灭菌法 指将杀菌剂溶液直接作用于微生物进行灭菌的方法。该法适用于皮肤、无菌器具、设备的消毒，而在药品生产中常作为其他灭菌法的辅助措施。常用的化学杀菌剂包括75%乙醇、0.1%～0.2%苯扎溴铵（新洁尔灭）溶液、1%聚维酮碘溶液、2%甲酚皂溶液、3%酚溶液等。由于化学杀菌剂常施用于物体表面，要注意其浓度不要过高，以防止强烈化学腐蚀作用的发生。杀菌剂与抑菌剂（防腐剂）之间并没有严格界限，同一化学药品在低浓度时呈现抑菌作用，而在高浓度时则能起杀菌作用。

考点：灭菌法的分类，影响湿热灭菌的因素

三、无菌操作法

无菌操作法是指整个过程控制在无菌条件下进行的一种生产和操作方法。无菌操作法在技术上并非灭菌操作，但因其与灭菌操作有密切联系，而于本节内讨论。无菌操作所用的一切用具、材料及环境均需按照前述的灭菌方法进行灭菌，整个操作也必须在无菌柜内或无菌室中进行。

在药物制剂生产中，对于一些不耐热的药物，如果需要将其制成注射剂、眼用制剂等，往往需要采用无菌操作法制备。某些药品加热灭菌后若发生变质、变色或降低含量者也可采用无菌操作法制备。按无菌操作法制备的产品，最后一般不再灭菌，故无菌操作法对于保证不耐热产品的质量至关重要。

（一）无菌操作室的灭菌

无菌操作室的灭菌常需采用多种灭菌方法。对于流动空气可采用过滤除菌法，对于静止环境的空气可采用气体灭菌法。气体灭菌法包括甲醛溶液加热熏蒸法和臭氧气体灭菌法，其中甲醛溶液加热熏蒸法最为常用，其装置见图2-2。将甲醛溶液放入气体发生装置瓶内，然后逐渐吸入至蒸汽夹层加热锅中，甲醛溶液被加热，产生的甲醛蒸汽经蒸汽出口送入总送风道，由鼓风机送至无菌操作室，连续3h后关闭鼓风机。无菌操作室室温应保持在25℃以上，相对湿度保持在60%以上，保持甲醛蒸汽密闭熏蒸12～24h，然后将25%氨水加热（8～10ml/m^3），从总风道送入氨气约15min，以充分吸收甲醛蒸汽，最后开启总出口排风，并通入经处理过的无菌空气直至室内无臭气为止。

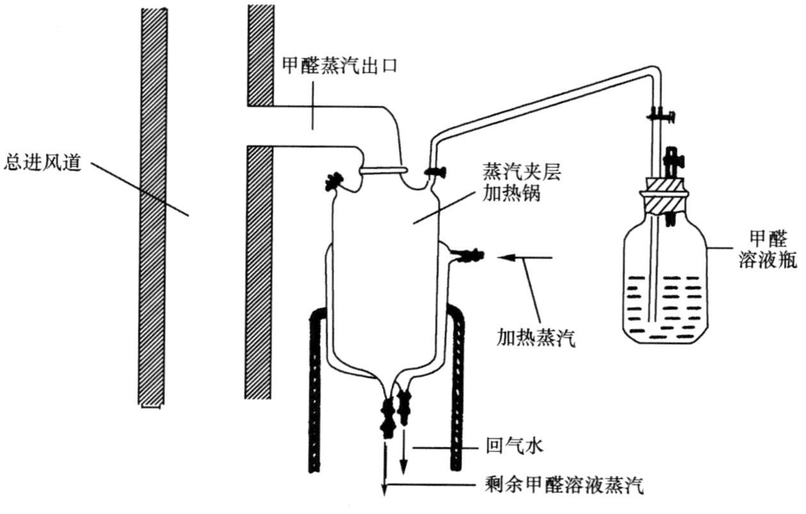

图2-2 甲醛气体发生装置

除定期用甲醛熏蒸进行较彻底灭菌外，对室内的用具（桌椅等）、地面、墙壁等，也应采用 3%苯酚溶液、2%甲酚皂溶液、0.2%苯扎溴铵或 75%乙醇喷洒或擦拭的方法进行灭菌。其他用具尽量采用热压灭菌法或干热灭菌法进行灭菌。每天使用前开启紫外线 1h，中午休息时间也要开启 0.5～1.0h，以保证操作环境的无菌状态。无菌室所用消毒剂必须在层流工作台中，用 0.22μm 的滤膜过滤后方能使用。同时应定期进行菌落试验，以测试无菌操作室的灭菌效果。

（二）无菌操作

操作人员进入洁净室之前要换上与生产操作及空气洁净度级别要求相适应的服装，无菌操作人员的工作服装需要严密穿戴，不得漏出头发及口鼻，双手应按规定方法洗净消毒后方可进行操作。小批量无菌制剂的制备，可采用层流洁净台进行无菌操作。而大量无菌制剂的工业生产则应在 A 级洁净级别的洁净室中进行。

（三）无菌检查法

无菌检查法是指用于检查物品是否无菌的方法，检查对象包括药典要求无菌的药品、生物制品、医疗器具、原料辅料及其他品种。若供试品符合无菌检查法的规定，仅表明供试品在该检验条件下未发生微生物污染。无菌检查应在无菌条件下进行，试验环境必须达到无菌检查的要求，检验全过程严格遵守无菌操作，以防止微生物的污染，且防止微生物污染的措施不得影响供试品中微生物的检出。

考点： 无菌操作法的概念

第 2 节　制 药 用 水

一、概　　述

水是药品生产中使用量最大的一种辅料，主要用于生产过程和药物制剂的制备。《中国药典》（2020 年版）中所收载的制药用水，根据使用的范围不同而分为饮用水、纯化水、注射用水及灭菌注射用水。制药用水的制备从系统设计、材质选择、制备过程、贮存、分配和使用均应符合 GMP 的要求。制水系统应经过验证，并建立日常监控、检测和报告制度，有完善的原始记录备查。制药用水系统应定期清洗与消毒，消毒可以采用热处理和化学处理等方法。采用的消毒方法及化学处理后消毒剂的去除经过验证后方可确认。制药用水的选用应考虑各生产工序或使用目的与要求。药品生产企业应确保制药用水的质量符合预期用途的要求。各种制药用水的定义、性状及用途见表 2-2。

表 2-2　制药用水的定义、性状及用途

定　义		用　途
饮用水	为天然水经净化处理所得的水	药材净制时的漂洗、制药用具的粗洗用水及饮片的提取溶剂
纯化水	为饮用水经蒸馏法、离子交换法、反渗透法或其他适宜方法制得的制药用水	配制普通药物制剂用的溶剂或试验用水；中药注射剂、滴眼剂等灭菌制剂所用饮片的提取溶剂；非灭菌制剂所用饮片的提取溶剂；口服、外用制剂配制用溶剂或稀释剂；非灭菌制剂用器具的精洗用水。不得用于注射剂的配制与稀释
注射用水	为纯化水经蒸馏所得的水	配制注射剂、滴眼剂等的溶剂或稀释剂及容器的精洗
灭菌注射用水	为注射用水按照注射剂生产工艺制备所得的水	注射用无菌粉末的溶剂或注射剂的稀释剂

考点： 制药用水的定义、分类及用途

二、制药用水分类

（一）饮用水

饮用水为天然水经净化处理所得的水，其质量须符合现行中华人民共和国国家标准《生活饮用水卫生标准》。经净化、消毒的自来水比较洁净。而来源于江、河、湖、塘、井、泉的天然水，往往含有悬浮物、无机盐、有机物、细菌、热原等杂质，故应根据原水的色、臭、味、浑浊度、硬度及 pH 等，

采取相应的预处理措施。常用方法有以下几种。

1. 滤过澄清法 是指利用一种或几种过滤介质在一定压力下，使水通过该介质以除去杂质的方法，该法主要用于截留除去水中的悬浮物、有机物、胶质颗粒、微生物等。滤过澄清常作为反渗透、超滤及离子交换除盐系统的预处理部分。过滤器内装填料一般为石英砂、颗粒多孔陶瓷、无烟煤、磁铁矿、细砂、木炭等。具体选用应根据实际情况进行，为保证水质要求，还可选用单层滤料、双层滤料或多层滤料。

2. 明矾凝聚法 明矾化学名称为十二水硫酸铝钾［$KAl(SO_4)_2 \cdot 12H_2O$］。其作用原理为：明矾在天然水中经水解作用或与水中的碳酸盐、碳酸氢盐起反应生成氢氧化铝胶体，此种胶体吸附力强，可将水中混浮物、微生物等吸附凝聚在一起而以沉淀形式除去。

3. 硫酸铝［$Al_2(SO_4)_3 \cdot 18H_2O$］法 其作用原理与明矾相同。但在应用时应以石灰水或氢氧化钠液调整 pH 至中性，以利于氢氧化铝凝胶的形成。

4. 碱式氯化铝凝聚法 在水中铝离子形成带有大量正电荷的羟基多核络合物，通过电荷吸附作用，可使水中带负电荷的颗粒、微生物及热原等被吸附凝聚而以沉淀形式除去。

5. 石灰高锰酸钾法 本法的原理是：

$$CaO+H_2O \rightarrow Ca(OH)_2$$

$$Ca(OH)_2+Ca(HCO_3)_2 \rightarrow 2CaCO_3\downarrow+2H_2O$$

$$Ca(OH)_2+Mg(HCO_3)_2 \rightarrow MgCO_3\downarrow+CaCO_3+2H_2O$$

反应式说明石灰可除去水中的钙离子、镁离子及碳酸氢根离子，降低水的硬度，实现原水的软化。而高锰酸钾可在水中发生化学反应，生产新生态氧及水合二氧化锰，能够对有机物、细菌及热原起到氧化破坏和吸附作用。

（二）纯化水

1. 纯化水的质量要求 纯化水的质量必须符合《中国药典》（2020 年版）规定，应为无色澄清液体；无臭；氨含量不超过 0.00003%，硝酸盐含量不超过 0.000006%，亚硝酸盐含量不超过 0.000002%，总有机碳不得超过 0.50mg/L，不挥发物不得超过 1 mg/100ml，重金属含量不得超过 0.00001%；微生物限度检查中，需氧菌菌落数不得超过 100 个/ml，酸碱度、电导率均应符合规定。

2. 纯化水的制备方法

（1）离子交换法：离子交换法处理原水是通过离子交换树脂进行的。离子交换树脂是一种球形、多孔性网状结构的固体高分子共聚物，不溶于水、酸和碱，但可吸水膨胀。离子交换树脂最常用的有两类：一类是能与阳离子交换的树脂称为阳离子交换树脂，另一类是能与阴离子交换的树脂称为阴离子交换树脂。离子交换法制备纯化水的原理就是利用阳、阴离子交换树脂分别同水中存在的阳离子（如 K^+、Na^+、Ca^{2+}、Mg^{2+}等）和阴离子（HCO_3^-、$HSiO_3^-$、SO_4^{2-}、Cl^-等）交换，除去这些离子，达到纯化水的目的。

国内常用的制备纯化水的树脂是 732 型苯乙烯强酸性阳离子交换树脂和 717 型苯乙烯强碱性阴离子交换树脂。

离子交换法处理原水一般采用阳床、阴床、混合床串联的组合形式。原水先进入阳离子交换树脂，树脂上的 H^+与水中阳离子交换，水中阳离子被交换而除去，H^+被置换到水中并与水中的阴离子生成相应的无机酸（主要为碳酸）。大生产中，为减轻阴离子交换床的负担，常在阳床后加脱气塔，以除去二氧化碳。然后再通过 OH^-型阴离子交换树脂，水中的阴离子又被交换而除去，树脂上的 OH^-被置换到水中并与水中的 H^+结合生成水。

（2）电渗析法：电渗析是依据在电场作用下离子定向迁移及交换膜的选择透过性而设计的。电渗析法纯化水的原理：在外加电场的作用之下，水中的阴、阳离子发生定向迁移，分别通过具有选择透过性的阴离子交换膜和阳离子交换膜。阳离子交换膜显示强烈的负电场，排斥阴离子，只允许阳离子透过，并使阳离子向阴极运动。同理，阴离子交换膜只允许阴离子透过，并使阴离子向阳极运动，这样隔离室中阴阳离子逐渐减少，从而使水得到纯化（图 2-3）。

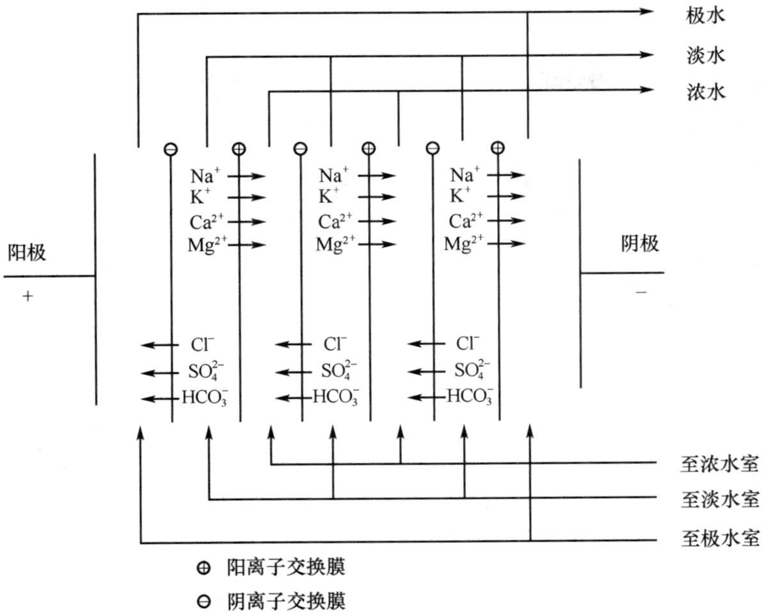

图 2-3　电渗析原理示意图

（3）反渗透法：又称逆渗透，是指以压力差为推动力，从溶液中分离出溶剂的膜分离操作。如果在一“U”形管内用一半透膜将纯水和盐溶液隔开，则纯水就透过半透膜扩散到盐溶液一侧，称为渗透。两侧液柱产生的压力差，即为此盐溶液所具有的渗透压。但若开始时就在盐溶液上施加一个大于此盐溶液渗透压的压力，则盐溶液中的水将向纯水扩散，结果水就从盐溶液中分离出来，这一过程称为反渗透（图 2-4）。

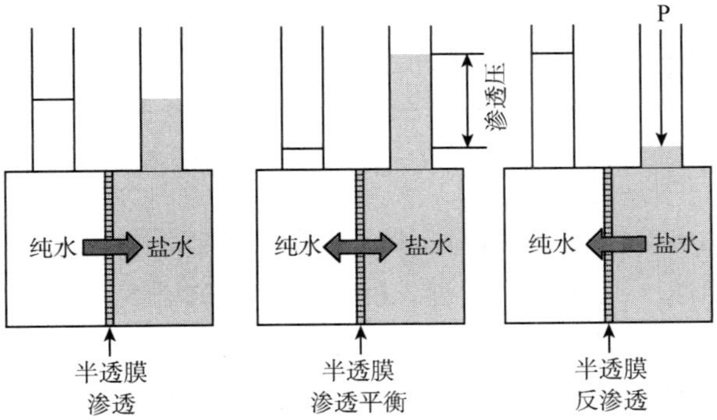

图 2-4　反渗透基本原理示意图

反渗透法是 20 世纪 60 年代发展起来的新技术，具有能耗较低、杂质去除范围广及脱盐率高等优点，国内目前主要用于原水处理。根据反渗透系统膜组件排列方式的不同，分为一级反渗透系统和二级反渗透系统。所谓二级反渗透是指当一级反渗透的产水水质无法达到要求时，可将一级反渗透的产水作为二级反渗透的进水。生产中一般采用二级反渗透进行纯化水的制备，具体流程：进水→膜过滤（5μm）→一级泵→一级渗透器→二级泵→二级渗透器→纯化水。

（4）电去离子法：电去离子（electrodeionization，EDI）是一种将离子交换技术、离子电迁移技术和离子交换膜技术相结合的纯水制造技术。电去离子法将电渗析和离子交换技术巧妙结合，利用高压直流电场使水中所含离子定向移动，通过离子交换树脂及选择性树脂膜加速离子的移动去除，从而实现水的纯化。在 EDI 中，离子迁移、离子交换和离子交换树脂的再生过程是同步进行的。当进水离子浓度一定时，在电场作用下，离子迁移、离子交换和离子交换树脂的再生过程达到动态平衡，实现离子的分离。

与离子交换技术相比，EDI 技术具有如下优点：①运行费用低；②厂房面积小；③连续不间断制水，不因再生而停机；④产水水质高而稳定；⑤容易实现全自动控制；⑥不需化学药剂再生；⑦无污水排放。

（三）注射用水

1. 注射用水的质量要求 注射用水为纯化水经蒸馏所得的水。注射用水的质量要求在《中国药典》（2020 年版）中有严格规定。除 pH、氨、硝酸盐与亚硝酸盐、电导率、总有机碳、不挥发物与重金属、微生物限度等一般纯化水的检查项目外，注射用水还应进行细菌内毒素检查。

2. 蒸馏法制备注射用水 蒸馏法是制备注射用水最常用的方法，蒸馏水器有多种样式及规格，如塔式与亭式蒸馏水器、汽压式蒸馏水器及多效蒸馏水器。塔式与亭式蒸馏水器存在生产能力不大的缺点，是过去应用较多的蒸馏水器。多效蒸馏水器具有能耗低、质量优、产量高的优点，并可实现自动控制，是近年来发展起来的制备注射用水的常用设备。汽压式蒸馏水器的结构及原理与多效蒸馏水器类似，但存在电能消耗大的缺点。多效蒸馏水器的效数不同但工作原理相同（图 2-5），实际使用时应考虑出水质量、能源消耗、维修能力及占地面积等因素，常选用四效以上蒸馏水器。

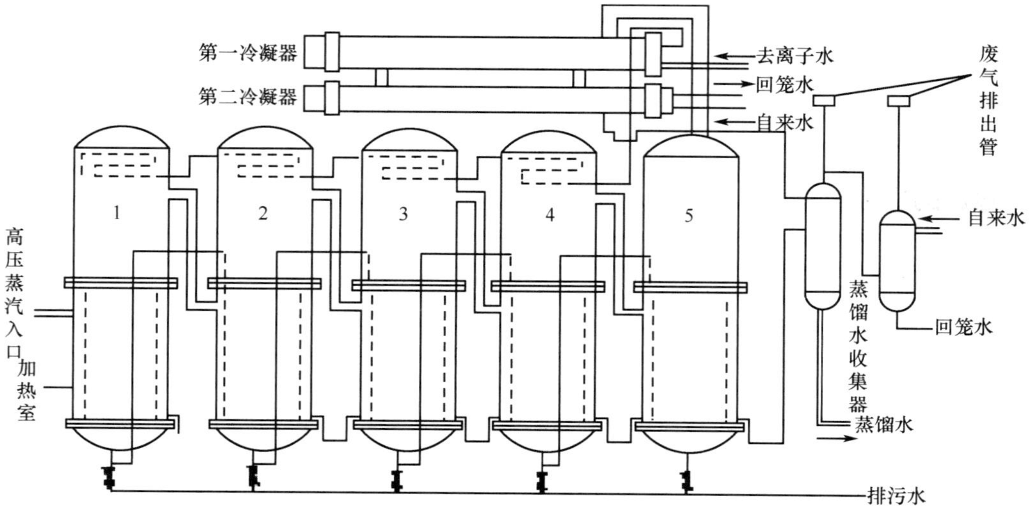

图 2-5 多效蒸馏水器工作原理示意图

常见的五效蒸馏水器由 5 个圆柱形蒸馏塔和冷凝器及控制元件组成。在前 4 塔的上半部装有互相串联的盘管。蒸馏时，进料水（纯化水）先进入冷凝器，被由塔 5 进来的蒸汽进行预热。然后依次通过 4 级塔、3 级塔、2 级塔，最后进入 1 级塔，此时进料水温度可达 130℃或更高。在 1 级塔内，进料水在加热室内受到高压蒸汽加热，进料水迅速蒸发，蒸发的蒸汽进入 2 级塔加热室，作为 2 级塔的热源，并在 2 级塔底部冷凝为蒸馏水。而 2 级塔的进料水由 1 级塔底部在压力作用下进入。同样的方法供给 3 级、4 级、5 级塔。由 2 级、3 级、4 级、5 级塔生成的蒸馏水加上 5 级塔蒸汽被第一、第二冷凝器冷凝后产生的蒸馏水，最后都汇集于蒸馏水收集器。废气由废气排出管排出，此种蒸馏水机出水温度可达 80℃以上，有利于蒸馏水的保存。

3. 注射用水的收集和贮存 接收蒸馏水时，应将初馏液弃去一部分，检查合格后方可收集。为防止空气中灰尘及其他污染物进入，收集时应采用带有无菌过滤装置的密闭收集系统。注射用水的贮存方式和静态贮存期限应经过验证，以确保水质符合质量要求。例如，可以 80℃以上保温或 70℃以上保温循环或 4℃以下的状态下存放。

4. 注射用水的检查 生产过程中主要检查 pH、硝酸盐、氯化物、重金属、电导率和总有机碳等几个主要项目，微生物限度和细菌内毒素一般做定期检查。此外，可采用简单快速的比电阻测定法进行检查。

链 接　灭菌注射用水

灭菌注射用水为注射用水按照注射剂生产工艺制备所得，不含任何添加剂。主要作为注射用无菌粉末的溶剂或注射剂的稀释剂。灭菌注射用水的质量必须符合《中国药典》（2020 年版）灭菌注射用水项下的规定：应为无色的澄明液体，无臭；pH 要求 5.0～7.0，氨含量不超过 0.000 02%，亚硝酸盐含量不超过 0.000 002%，硝酸盐含量不超过 0.000 006%，总有机碳不得超过 0.50mg/L，不挥发物不得超过 1mg/100ml，重金属含量不得超过 0.000 01%，细菌内毒素含量应小于 0.25EU/ml；微生物限度检查中，需氧菌菌落总数不得过 10 个/100ml，电导率、硫酸盐与钙盐、二氧化碳、氯化物、易氧化物均应符合规定。灭菌注射用水的灌装规格应适应临床需要，避免大规格、多次使用造成的污染风险。

考点：纯化水的制备方法

第 3 节　液体的过滤

一、过滤的机制及影响因素

过滤是指将固-液混合物强制通过多孔性介质，使固体沉积或被截留在多孔性介质上，而使液体通过，从而实现固-液分离的操作。通常，截留于滤过介质上的固体称为滤饼，通过滤过介质的液体称为滤液，多孔性介质称为滤过介质或滤材。过滤是药品生产中的重要单元操作。

（一）过滤的机制

1. 介质滤过　是指药液通过滤过介质时固体粒子被滤过介质截留而达到固-液分离的目的。介质滤过的机制如下。

（1）表面（筛析）截留作用：因固体粒子的粒径大于滤过介质的孔径，滤过时固体粒子被截留在滤过介质表面，此时滤过介质起到一种筛网的作用。常用的微孔滤膜、超滤膜和反渗透膜等均属于筛析作用的介质，因此这种过滤也称为膜滤过或表面滤过（图 2-6A）。

（2）深层截留作用：此时分离过程发生在介质的“内部”，粒径小于滤过介质孔径的粒子在滤过过程中进入到介质的一定深度，并被截留在介质的深部而实现固-液的分离。当固体粒子通过滤过介质内部弯曲而不规则的孔道时，由于惯性、重力、扩散等作用可使固体粒子沉积，可在空隙内部搭桥形成所谓“架桥”或滤渣层，也可由静电作用或范德瓦耳斯力而被吸附于空隙内部（图 2-6B）。这种过滤称为深层过滤，如砂滤棒、多孔陶瓷、石棉滤过板、垂熔玻璃漏斗等均属于深层截留过滤机制。

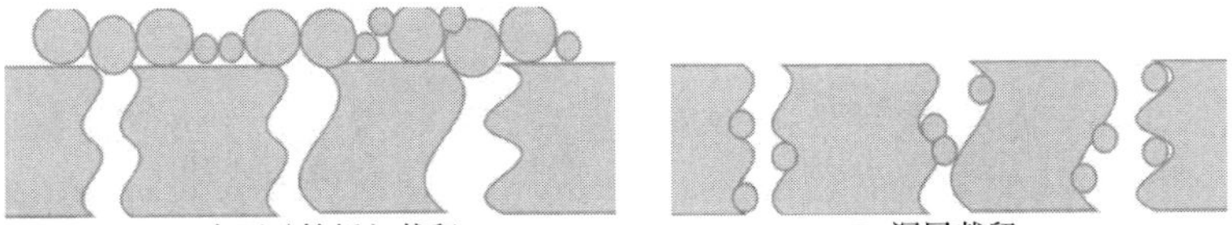

A. 表面（筛析）截留　　B. 深层截留

图 2-6　过滤机制示意图

2. 滤饼滤过　是指过滤时固体粒子聚集在滤过介质表面，滤过的拦截作用主要由所沉积的滤饼承担。若药液中固体含量超过 1%时，由于滤过介质的架桥作用，滤过开始时固体粒子即可在滤过介质上形成初始滤饼层。在继续过滤过程中，拦截作用主要由逐渐增厚的滤饼层承担。

（二）过滤的影响因素

假定过滤时液体流过的致密滤饼渣层的间隙为均匀毛细管，那么液体流动遵循 Poiseuille 公式：

$$V=\frac{P\pi r^4 t}{8\eta L} \tag{2-6}$$

式中，V 表示液体的滤过容量，P 表示滤过时的操作压力，r 表示毛细管的半径，L 表示滤层的厚度，η 表示滤液黏度，t 表示滤过时间。根据式（2.6）可知，影响滤过的因素为：①孔隙大小，设法增大颗粒粒径可减小滤饼阻力，利于过滤；②操作压力，通过加压或减压的方式以提高滤床上下面压力差，利于过滤；③滤液黏度，升高温度可降低滤液黏度，利于过滤；④毛细管长度，通过预滤的方法，可减少滤饼厚度，利于过滤。

为提高过滤效率，防止孔隙堵塞，减少过滤阻力，可使用助滤剂。助滤剂是一种具有多孔性、不可压缩性的特殊过滤介质，在其表面可形成微细的表面沉淀物，从而阻止滤过介质的堵塞而起到助滤作用。常见的助滤剂有纸浆、硅藻土、活性炭、滑石粉等。

二、过滤器与过滤方式

（一）过滤器

1. 砂滤棒 国内主要有两种产品，分别是苏州产的硅藻土砂滤棒（简称苏州滤棒）及唐山产的多孔素瓷滤棒（简称唐山滤棒）。苏州滤棒主要成分为 SiO_2，根据过滤速度的不同，又分为细号、中号、粗号，其对应的滤速分别为＜300ml/min、300～500ml/min、＞500ml/min。苏州滤棒质地松散，适用于黏度高、浓度较大液体的过滤。唐山滤棒由白陶土烧结而成，质地致密、滤速慢，适用于低黏度液体的滤过。

2. 钛滤器 是钛金属粉末烧结而成，适用于较细微粒的过滤，在生产中常作为较好的预滤设备，可用于脱碳过滤。钛滤器具有抗热性能好、重量轻、强度大、不易破碎、过滤阻力小、滤速大的优点。

3. 板框压滤机 由多个中空滤框和实心滤板交替排列在支架上组成，适用于加压条件下的间歇过滤操作。常用于黏性、颗粒较大的浸出液的滤过。板框压滤机滤过面积大、截留固体多、滤材可任意选择，经济耐用，适用于大生产，缺点是清洗麻烦。

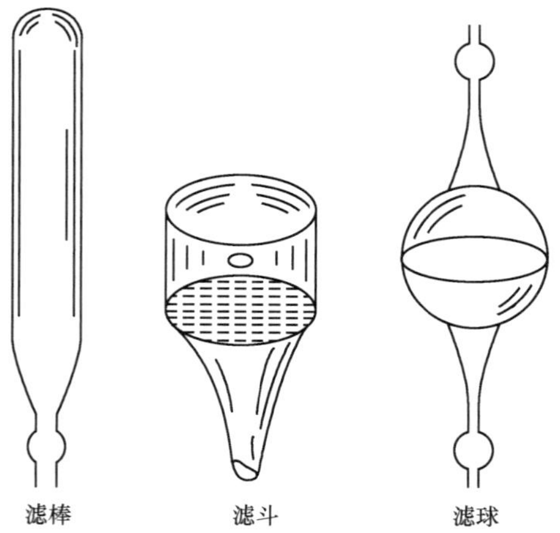

图 2-7 垂熔玻璃滤器

4. 垂熔玻璃滤器 分为垂熔玻璃漏斗、垂熔玻璃滤球和垂熔玻璃滤棒，均由硬质玻璃细粉烧结而成（图 2-7）。根据孔径的不同，分为 1～6 号，3 号多用于常压过滤，4 号可用于加压或减压过滤，6 号可用于除菌过滤。

垂熔玻璃滤器的优点是性质稳定，除强碱及氢氟酸外几乎不受化学药品的腐蚀，滤过时无介质脱落，一般不影响药液的 pH，对药物无吸附作用，且易于清洗。

5. 微孔滤膜过滤器 是以微孔滤膜为过滤介质，目前常用的有圆盘形（图 2-8）、圆筒形（图 2-9）两种。微孔滤膜是由高分子材料制成的薄膜滤过介质，孔径范围为 0.025～14μm。微孔滤膜过滤器主要用于注射剂的精滤和除菌过滤（0.22μm）。

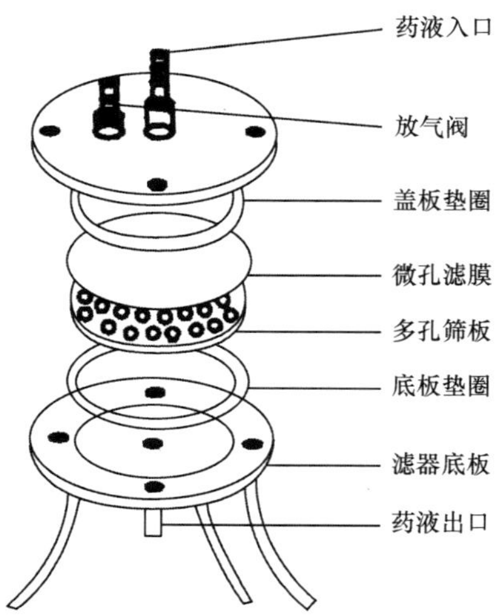

图 2-8 圆盘形微孔滤膜滤器

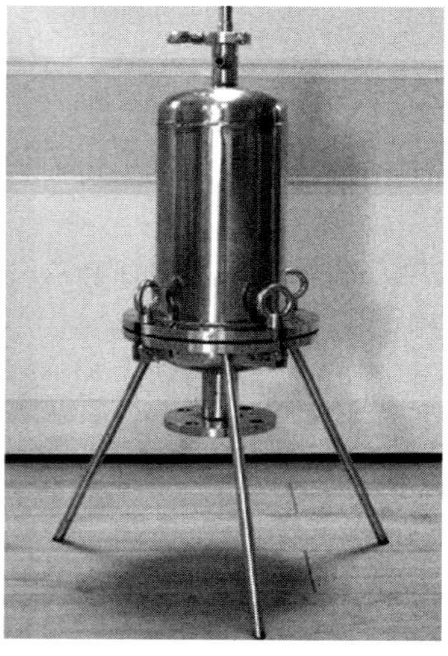
图 2-9 圆筒形微孔滤膜滤器

微孔滤膜的特点：①质地轻而薄且孔隙率大，滤速快；②孔径小而均匀、截留能力强，不受压力及液体流速的影响；③不影响药液 pH；④滤膜用后弃去，避免药液之间的交叉污染；⑤吸附性小，不滞留药液；⑥缺点是容易堵塞，药液温差变化大时会引起滤膜破裂。

微孔滤膜在医药方面应用举例：①在需要热压灭菌的水针剂、大输液的生产中，微孔滤膜过滤器可用于滤除药液中的少量微粒，提高制剂的澄明度合格率。如葡萄糖、维生素 C 注射液等，常用的微孔滤膜孔径为 0.65～0.8μm；②对于胰岛素、辅酶 A、血清蛋白、丙种球蛋白等热敏性药物，可采用 0.22μm 或 0.3μm 孔径的微孔滤膜进行除菌过滤；③微孔滤膜针头滤过器用于静脉注射，可防止细菌及微粒注入人体而产生不良反应。

（二）过滤方式

1. 高位静压过滤 是指利用液位差产生的静压，使药液自然流入滤器进行过滤的方法，也称为重力过滤。此法压力稳定，质量好，但滤速慢，适用于小批量生产使用。

2. 减压过滤 是指利用真空泵抽真空形成负压，从而促进药液滤过的方法。但此法压力不够稳定，操作不当易使滤层松动，影响过滤质量。

3. 加压过滤 是指利用离心泵输送药液通过滤器进行过滤的方法。该法具有压力稳定、滤速快、产量高的优点。并可使全部装置处于正压，密封性好，滤过质量好，实际生产中常采用此法。

考点：常见过滤器的分类及特点

第 4 节 液体制剂的溶剂和附加剂

一、液体制剂的常用溶剂

液体制剂的分散介质一般称为溶剂，对药物的溶解和分散起着重要作用，对液体制剂的性质和质量影响很大。液体药剂常用的溶剂应具有以下几个条件：化学性质稳定，对药物有较好的溶解性和分散性，毒副作用小，成本低，无臭味，具抑菌性，不影响主药的含量测定。同时符合这些条件的溶剂很少，所以实际生产中需要在掌握常用溶剂性质的基础上，依据“相似相溶”的原理综合选择。

药物的溶解或分散状态与溶剂的极性有密切的关系，溶剂按介电常数的大小可分为极性溶剂、半极性溶剂和非极性溶剂。

（一）极性溶剂

1. 水 常用的极性溶剂，本身无任何药理作用，可与乙醇、甘油、丙二醇等溶剂以任意比例混合。水可以溶解大多数无机盐和极性有机物、生物碱类、苷类、糖类、树胶、黏液质、鞣质、蛋白质、酸类、某些合成药物及色素等。但有些药物在水中不稳定，容易发生霉变，不宜久储。配制水性液体药剂一般选用纯化水，不宜使用饮用水。

2. 甘油（glycerin） 无色黏稠液体，味甜，毒性小，能与水、乙醇、丙二醇等以任意比例混溶，能溶解许多不易溶于水的药物，如硼酸、鞣质、苯酚等。无水甘油有吸水性，对皮肤黏膜有刺激性，但含水 10%的甘油无刺激性，且对一些刺激性药物可起到缓和作用。甘油可内服，也可外用，在外用液体制剂中应用较多，常作为黏膜用药物、皮肤用药物的溶剂，起保湿、增加黏滞度、延长药效等作用。甘油含量在 30%以上有防腐作用，但成本较高。

3. 二甲基亚砜（DMSO） 高极性溶剂，溶解范围很广，许多难溶于水、甘油、乙醇、丙二醇的药物，在本品中往往可以溶解，故有“万能溶剂”之称。本品对皮肤和黏膜的穿透能力很强，可促进药物的透皮吸收，常用作皮肤用制剂的溶剂。本品对皮肤有轻度刺激性，孕妇禁用。

（二）半极性溶剂

1. 乙醇（alcohol） 常用的半极性溶剂，可与水、甘油、丙二醇等以任意比例混合。乙醇的溶解范围较广，可以溶解大部分的有机物质和植物中成分，如生物碱及其盐类、苷类、挥发油类、树脂、鞣质及某些有机酸和色素，毒副作用较小，浓度在 20%以上具有防腐作用，浓度在 40%以上可延缓一些药物的水解。但乙醇和水相比较，成本较高，本身有一定的药理作用，易挥发、易燃烧，故其制剂应密闭保存。

2. 丙二醇（propylene glycol） 药用品是1, 2-丙二醇，性质和甘油相似，但黏度较甘油小，可作为内服和肌内注射用药的溶剂，毒性及刺激性小。本品可与水、乙醇、甘油任意混合，能溶解很多有机药物，如磺胺类，维生素A、维生素D及性激素等。一定比例的丙二醇与水的混合溶剂能延缓某些药物的水解，增加药物的稳定性。

3. 聚乙二醇类（PEG） 低聚合度的聚乙二醇，如PEG 300～400，为透明液体，能与水任意混合，并能够溶解许多水溶性无机盐和水不溶性有机物，本品对易溶解的药物具有一定的稳定作用。在外用洗剂中，本品能增加皮肤的柔韧性，并具有一定的保湿作用。

（三）非极性溶剂

1. 脂肪油 常用的非极性溶剂，如麻油、豆油、花生油、橄榄油等植物油。本品能溶解油溶性药物，如激素、挥发油、游离生物碱及许多芳香族化合物，多用作洗剂、搽剂、滴鼻剂等外用制剂的溶剂。本品易酸败，也易与碱性物质起皂化反应从而影响制剂的质量。

2. 液状石蜡 无色透明液体，是从石油中提炼所得的液状烃的混合物。化学性质稳定，但接触空气易发生氧化，产生臭味，能够溶解生物碱、挥发油等非极性物质，与水不能混溶。本品在肠道中不分解也不吸收，有润肠通便作用。可作口服制剂和搽剂的溶剂。

3. 乙酸乙酯 无色或淡黄色流动性油状液体，可作为脂肪油的代用品，微臭。有挥发性和可燃性。在空气中容易氧化、变色，需加入抗氧剂。本品能溶解挥发油、甾体药物和其他脂溶性药物，常作为搽剂的溶剂。

4. 肉豆蔻酸异丙酯 本品为无色的澄清油状液体。化学性质稳定，不酸败，不易氧化和水解。可与液体烃类、蜡、脂肪及脂肪醇等混合，不溶于水、甘油和丙二醇，但溶于乙醇、丙酮、乙酸乙酯和矿物油中。常用作外用制剂的溶剂，尤其药物需要与患部直接接触或渗透时更为理想。本品刺激性极低，无过敏性，可忍受性优于麻油和橄榄油。

考点：液体制剂的常用溶剂类别和名称

二、液体制剂的常用附加剂

（一）抑菌剂

1. 抑菌目的 药物的水溶液易被微生物污染，尤其是在含有营养性物质如糖、蛋白质及中草药的液体制剂中。即使有些具抑菌作用的药物如磺胺类药物制剂，由于对其抗菌谱以外的微生物不起抗菌作用，也可能滋长微生物。而液体药剂一旦染菌长霉，就不能再供临床应用。《中国药典》（2020年版）对各种液体药剂的微生物限度和检查方法均有明确规定。按微生物限度标准，对液体制剂进行微生物限度检查，对提高液体制剂的质量，保证用药安全有效具有重要意义。

2. 抑菌措施 为使液体药剂符合微生物限度标准，必须严格实施药品GMP制度，减少或防止微生物的污染。一般采取如下抑菌措施：

（1）加强内外界环境的卫生管理：包括厂区、车间及机械的清洁。

（2）加强对职工的卫生教育：包括人员的健康状况要求、工作服的清洗制度、个人卫生的具体标准、操作中的卫生限制事项等。

（3）加强生产中的卫生监督：包括各种设备、用具、材料、管道等的洗涤、灭菌；尽量缩短生产周期，避免与空气接触过久；减少暴露面积，容器中少留空隙；废弃物品妥善处理；贮存时的防霉措施等。

链 接 《中国药典》（2020年版）关于液体药剂的微生物限度规定

液体制剂规定的染菌数的限量要求为：口服液体制剂每1g、每1ml或每10cm^{2}含需氧菌总数不得超过100个，霉菌和酵母菌总数不得超过10个，不得检出大肠埃希菌；口腔黏膜给药制剂每1g、每1ml或每10cm^{2}含需氧菌总数不得超过100个，霉菌和酵母菌总数不得超过10个，不得检出大肠埃希菌、金黄色葡萄球菌、铜绿假单胞菌；耳用制剂、皮肤给药制剂每 1g、每 1ml 或每 $10cm^2$ 含需氧菌总数不得超过 100 个，霉菌和酵母菌总数不得超过 10 个，不得检出金黄色葡萄球菌、铜绿假单胞菌；阴道、尿道给药制剂每 1g、每 1ml 或每 $10cm^2$ 含需氧菌总数不得超过 100 个，霉菌和酵母菌总数不得超过 10 个，不得检出金黄色葡萄球菌、铜绿假单胞菌、白色念珠菌（白假丝酵母菌）。直肠给药液体制剂每 1g、每 1ml 或每 $10cm^2$ 含需氧菌总数不得超过 100 个，霉菌和酵母菌总数不得超过 100 个，不得检出金黄色葡萄球菌、铜绿假单胞菌。

（4）添加抑菌剂：液体药剂常采用多剂量包装，用药时多次开启瓶塞可能造成污染，所以往往从处方设计上采取添加抑菌剂的方法。

3. 常用抑菌剂 又称防腐剂，是指能抑制微生物生长、繁殖的物质。大多数抑菌剂都有一定的毒性和异臭味，选用时应慎重，使用浓度要适当。如果抑菌剂浓度太低，微生物仍可繁殖生长，使制剂发霉变质；如浓度过大，虽有杀菌作用，但毒性增加。理想的抑菌剂应符合以下要求：用量很小、无毒、无刺激性；在溶液中的溶解度能达到有效的抑菌浓度；性质稳定，贮存期不发生变化，也不与制剂中的成分发生反应；对大多数微生物有较强的抑菌能力；不影响制剂的色、香、味等。

（1）对羟基苯甲酸酯类：又称尼泊金类，是一类优良的抑菌剂，无毒、无味，无臭、不挥发，化学性质稳定，在酸性、中性、碱性溶液中均有效，以酸性溶液中作用最好，碱性溶液中作用减弱。本类抑菌剂的抑菌作用随烃基碳原子数的增加而增强，但其溶解度则减小。几种酯的合并应用有协同作用，以乙酯和丙酯（1∶1）或乙酯和丁酯（4∶1）合用者为最多。各种酯类在不同溶媒中的溶解度及抑菌浓度不同（表 2-3）。

表 2-3 对羟基苯甲酸酯类的溶解度及抑菌浓度

酯类	溶解度，g/100ml					抑菌浓度（%）
	水	乙醇	甘油	丙二醇	脂肪油	
甲酯	0.25	52	1.3	22	2.5	0.05～0.25
乙酯	0.16	70		25		0.05～0.15
丙酯	0.40	95	0.35	26	2.5	0.02～0.075
丁酯	0.02	210		110		0.01

在含有吐温类表面活性剂的药液中不宜采用本类作为抑菌剂，如吐温 20、吐温 60 及聚乙二醇 6000 等，虽能增加尼泊金类在水中的溶解度，但因其络合作用，使抑菌能力降低。

（2）苯甲酸与苯甲酸钠：为常用抑菌剂，常用量为 0.1%～0.25%。本品的抑菌作用主要是靠未解离的分子，因此，溶液的 pH 对其抑菌作用影响很大。降低 pH 对抑菌作用有利，通常在 pH 4 以下作用较好。苯甲酸的防霉作用较尼泊金类弱，而防发酵能力则较尼泊金类强，0.25%的苯甲酸和 0.05%～0.1%的羟苯乙酯（尼泊金乙酯）联合应用对防止发霉和发酵最为理想。苯甲酸钠必须解离成苯甲酸后才有抑菌作用，故其抑菌能力不如苯甲酸。

（3）山梨酸：微溶于水，可溶于乙醇，常用浓度为 0.15%～0.2%，对真菌和细菌均有较强的抑制作用。本品起抑菌作用的是未解离的分子，在 pH4 的酸性水溶液中效果较好。山梨酸钾、山梨酸钙的作用与山梨酸相同，在水中溶解度更大，需在酸性溶液中使用。

（4）其他抑菌剂：0.05%薄荷油、0.01%桂皮醛、0.5%三氯叔丁醇等均有一定抑菌作用。浓度为 0.01%的苯扎溴铵、苯扎氯铵（洁尔灭）具有较好的抑菌作用，可用于外用液体制剂的抑菌。

（二）矫味剂

为掩盖或矫正药剂的不良气味而加入药剂中的物质称为矫味剂。常用的矫味剂有甜味剂、芳香剂、胶浆剂及泡腾剂。使用矫味剂时应注意其与制剂质量之间的相互影响关系，避免产生配伍变化或影响药效、制剂的稳定性。

1. 甜味剂 可掩盖药物的咸、涩和苦味，包括天然品和合成品两大类。天然甜味剂有蔗糖，常以单糖浆或果汁糖、枸橼糖浆（如橙皮糖浆、樱桃糖浆）形式应用。合成的甜味剂如糖精钠，适用于不能食用蔗糖的糖尿病患者，常用量为 0.03%，其甜味是蔗糖的 200～700 倍。甜菊苷是从植物甜叶菊中提取精制而得的微黄色粉末，甜度比蔗糖大 300 倍，常用量 0.025%～0.05%。甜菊苷甜味持久且易吸收，但甜中带苦，常与蔗糖或糖精钠合用。阿司帕坦是由天冬氨酸和苯基丙氨酸这两种氨基酸和甲醇缩合的一种氨基酸甜味剂，其甜味是蔗糖甜度的 180～200 倍，无后苦味，不致龋齿，可有效降低热量，适用于糖尿病、肥胖症患者。

2. 芳香剂 多为食用香精，如香蕉香精、菠萝香精、橘子香精、柠檬香精，樱桃香精、玫瑰香精等。各种芳香性挥发油也可用作芳香剂，如薄荷油、桂皮油、橙皮油、枸橼油、茴香油、留兰香油等。芳香剂可掩盖药物的不良嗅味，液体制剂中通常用 0.06%的芳香剂，即能达到要求。

3. 胶浆剂 胶浆具黏稠、缓和性质，能干扰味蕾而矫味。常用阿拉伯胶、西黄蓍胶、羧甲纤维素钠、甲基纤维素、琼脂胶浆、海藻酸钠等。常于胶浆剂中加入适量糖精钠或甜菊苷等甜味剂，增加其矫味作用。

4. 泡腾剂 利用碳酸氢钠和有机酸（如酒石酸或枸橼酸等）混合遇水产生二氧化碳，而二氧化碳溶于水呈酸性，能麻痹味蕾而矫味。对盐类的苦味、涩味、咸味有所改善，使患者乐于服用，常用于含苦味的盐类泻药的矫味。

（三）着色剂

着色剂又称色素和染料，可分为天然色素和人工合成色素两大类。应用着色剂能改善制剂的外观颜色，可用来识别制剂品种、区分应用方法和减少患者对服药的厌恶感。

1. 天然色素 有植物性和矿物性色素，如焦糖、叶绿素是我国传统采用的无毒天然植物性色素，氧化铁（外用呈肤色）、氧化锌、氧化铁红等属矿物性色素。

2. 合成色素 人工合成色素的特点是色泽鲜艳，价格低廉，大多数毒性比较大，用量不宜过多。我国批准的内服合成色素有苋菜红（又称杨梅红二）、柠檬黄（又称肼黄或枸橼黄二）、胭脂红（又称大红）、胭脂蓝和日落黄，通常配成 1%贮备液使用，用量不得超过万分之一。外用色素有伊红（亦称曙红，适用于中性或弱碱性溶液）、品红（适用于中性、弱酸性溶液）及亚甲蓝（亦称美蓝，适用于中性溶液）等。

使用着色剂时应注意制剂所用的溶剂、pH 均对色调产生影响。大多数色素往往由于光线、氧化剂、还原剂的作用而褪色，不同色素相互配色可产生多样化的着色剂。

考点：常用抑菌剂

第 5 节 表面活性剂

表面活性剂在液体制剂乃至药物制剂的制备中被广泛应用，其作用是显著降低分散系统的表面张力，用作乳化剂、助悬剂、增溶剂、润湿剂、起泡剂与消泡剂、去污剂等，是药用乳剂、混悬剂、脂质体等的重要辅料。

一、表面活性剂的概念和结构

一定条件下的任何液体都具有表面张力。例如，20℃时，水的表面张力为 72.75mN · m^{-1}，苯的表面张力为 28.88mN · m^{-1}。水溶液表面张力的大小因溶质不同而改变。例如，糖类、非挥发性的酸和碱、无机盐可使水的表面张力略有增加，一些有机酸和低级醇则使水的表面张力略有下降，但肥皂和洗衣粉可使水的表面张力显著下降。使液体表面张力降低的性质称为表面活性。

表面活性剂是指那些具有很强的表面活性，能使液体的表面张力显著下降的物质。此外，表面活性剂还应具有增溶、乳化、润湿、去污、杀菌、消泡和起泡等应用性质，这是其和乙醇、甘油等低级醇及无机盐等表面活性物质的重要区别。

表面活性剂分子一般由非极性烃链（疏水基）和极性基团（亲水基）组成。这种具有两亲性的物质溶解后，分子以一定方式定向排列并吸附在液体和固体的界面上，能明显降低表面张力。如肥皂是脂肪酸类（R—COO^-）表面活性剂，其结构中的脂肪酸碳链（R^-）为亲油基团，解离的脂肪酸根（COO^-）为亲水基团。

二、表面活性剂的分类

表面活性剂按其分子能否解离成离子，分为离子型表面活性剂和非离子型表面活性剂两大类。离子型表面活性剂又可根据解离后活性部分离子所带电荷的性质分为阴离子型表面活性剂、阳离子型表面活性剂和两性离子型表面活性剂（表 2-4）。

表 2-4　表面活性剂的分类、特点及应用

类型	种类	组成	举例	特点及应用
阴离子型表面活性剂	肥皂类	$(RCOO^-)_nM^{n+}$	一价金属皂（如钾皂、钠皂）、二价或多价金属皂（如钙皂、铝皂、铅皂等）及有机胺皂（如三乙醇胺皂）	良好的乳化能力，有一定刺激性，常用作外用制剂的乳化剂
	硫酸化物	$ROSO_3^- M^+$	硫酸化蓖麻油（土耳其红油）、十二烷基硫酸钠（月桂醇硫酸钠）、十六烷基硫酸钠（鲸蜡醇硫酸钠）、十八烷基硫酸钠（硬脂醇硫酸钠）	乳化能力很强，主要用作外用软膏的乳化剂
	磺酸化物	$RSO_3^- M^+$	二辛基琥珀酸磺酸钠（阿洛索-OT）、十二烷基苯磺酸钠	酸性介质中稳定，去污力强，优良的洗涤剂
阳离子型表面活性剂	季铵盐类		苯扎氯铵（洁尔灭）、苯扎溴铵（新洁尔灭）	杀菌力强，但毒性大，用作消毒杀菌剂
两性离子型表面活性剂	天然品	阴离子：羧酸盐	卵磷脂	杀菌作用强，毒性小
	合成品	阳离子：胺盐（氨基酸型），季铵盐（甜菜碱型）	Tego MHG（十二烷基双氨乙基甘氨酸盐）	
非离子型表面活性剂	司盘类	脱水山梨醇脂肪酸酯	司盘 20、司盘 40、司盘 60、司盘 65、司盘 80 和司盘 85 等	常用的 W/O 型乳化剂
	吐温类	聚氧乙烯脱水山梨醇脂肪酸酯	吐温 20、吐温 40、吐温 60、吐温 65、吐温 80 和吐温 85 等	亲水性强，作增溶剂、润湿剂及 O/W 型乳化剂
	卖泽（Myrij）	$RCOOCH_2(CH_2OCH_2)_nCH_2OH$	卖泽 45、卖泽 49、卖泽 51 等	水溶性强，乳化能力强，为 O/W 型乳化剂
	苄泽（Brij）	$RO(CH_2OCH_2)_nH$	苄泽 30、苄泽 35	亲水性强，常用作增溶剂及 O/W 型乳化剂

（一）阴离子型表面活性剂

阴离子型表面活性剂起表面活性作用的部分是阴离子。

1. 高级脂肪酸盐　系肥皂类，通式为（$RCOO^-$）$_nM^{n+}$，所用的脂肪酸烃链 R 一般在 C_{11}～C_{17}，M 为碱金属、碱土金属或有机胺。根据 M 的不同，可分为一价金属皂（如钾皂、钠皂）、二价或多价金属皂（如钙皂、铝皂、铅皂等）及有机胺皂（如三乙醇胺皂）。这类表面活性剂都具有良好的乳化能力，但遇酸或多价阳离子易被破坏，并有一定刺激性，常用作外用制剂的乳化剂。

2. 硫酸化物　主要有硫酸化油和高级脂肪醇硫酸酯类，通式为 $ROSO_3^- M^+$，其中脂肪烃链 R 在 C_{12}～C_{18}。如硫酸化蓖麻油，俗称土耳其红油，在硫酸化油类中应用较为广泛；高级脂肪醇硫酸酯类中常用的有十二烷基硫酸钠（SDS，又称月桂醇硫酸钠）、十六烷基硫酸钠（又称鲸蜡醇硫酸钠）、十八烷基硫酸钠（又称硬脂醇硫酸钠）等。它们的乳化能力也很强，且比肥皂类稳定，但能与一些高分

子阳离子药物发生作用而产生沉淀。在低浓度时对黏膜有一定刺激作用，所以应用受到一定限制，主要用作外用软膏的乳化剂，有时也用于固体制剂的润湿剂或增溶剂，但不宜用于注射剂。

3. 磺酸化物 是脂肪酸或脂肪醇经磺酸化后，用碱中和所得的化合物，通式为$RSO_3^-M^+$。常用的有二辛基琥珀酸磺酸钠（商品名阿洛索 OT）、十二烷基苯磺酸钠等。磺酸化物在酸性介质中不水解，对热较稳定，去污力强，是优良的洗涤剂。

（二）阳离子型表面活性剂

该类表面活性剂起表面活性作用的部分是阳离子，因此又称阳性皂。其分子结构的主要部分是一个五价的氮原子，所以也称季铵化物。其特点是水溶性大，有良好的表面活性，在酸性和碱性溶液中均较稳定，杀菌力强，但毒性大，所以广泛用作消毒杀菌剂。常用品种有苯扎氯铵和苯扎溴铵等。

（三）两性离子型表面活性剂

分子结构中同时具有正、负电荷基团，在不同溶液 pH 介质中表现出不同性质，在碱性水溶液中呈阴离子型表面活性剂的性质，具有很好的起泡、去污作用，在酸性溶液中则呈阳离子型表面活性剂的性质，具有很强的杀菌能力。

卵磷脂是天然的两性离子型表面活性剂，主要来源于大豆和蛋黄，外观为半透明黄褐色油脂状物质，对油脂的乳化作用很强，可制成稳定的乳剂，是制备注射用乳剂及脂质微粒制剂的主要辅料。

氨基酸型和甜菜碱型两性离子型表面活性剂为合成化合物，其阴离子部分主要是羧酸盐，其阳离子部分为胺盐的即为氨基酸型，为季铵盐的则是甜菜碱型。常用的 Tego MHG（十二烷基双氨乙基甘氨酸盐）为氨基酸型两性离子型表面活性剂，有很强的杀菌作用，其 1%溶液的喷雾消毒能力比相同浓度的苯扎溴铵强，且毒性小。

（四）非离子型表面活性剂

在水中不解离，亲水基团一般为甘油、聚乙二醇和山梨醇等多元醇，亲油基团是长链脂肪酸或长链脂肪醇及烷基或芳基等。因其毒性及溶血作用较小，能与大多数药物配伍，故广泛应用于外用制剂、口服制剂，某些品种也可用于静脉注射剂。

1. 脂肪酸甘油酯 主要是脂肪酸单甘油酯和脂肪酸二甘油酯。表面活性不强，HLB 值为 3～4，主要用作 W/O 型辅助乳化剂。

2. 脂肪酸山梨坦 系脱水山梨醇脂肪酸酯，由山梨醇与各种不同的脂肪酸反应而成的酯类化合物，商品名为司盘（Span）。根据脂肪酸的不同，可分为司盘 20、司盘 40、司盘 60、司盘 65、司盘 80 和司盘 85 等多个品种。脂肪酸山梨坦是黏稠状、白色至黄色的油状液体或蜡状固体，不溶于水，易溶于乙醇，在酸、碱和酶的作用下容易水解，其 HLB 值从 1.8～3.8，是常用的 W/O 型乳化剂，亦可与聚山梨酯配合用作 O/W 型乳剂的辅助乳化剂。

3. 聚山梨酯 系聚氧乙烯脱水山梨醇脂肪酸酯，是由脱水山梨醇脂肪酸酯与环氧乙烷反应生成的亲水性化合物。其结构与前者相比，增加了亲水性的聚氧乙烯基，使亲水性大大提高，HLB 值通常在 8 以上，可用作增溶剂、润湿剂及 O/W 型乳化剂。商品名为吐温（Tween），根据脂肪酸不同，有吐温 20、吐温 40、吐温 60、吐温 65、吐温 80 和吐温 85 等多个品种。聚山梨酯是黏稠的黄色液体，对热稳定，但在酸、碱和酶作用下也会水解。在水和乙醇及多种有机溶剂中易溶，不溶于油，低浓度时在水中形成胶束，其增溶作用不受溶液 pH 影响。

4. 聚氧乙烯脂肪酸酯 是由聚乙二醇与长链脂肪酸缩合而成的酯，通式为 $RCOOCH_2(CH_2OCH_2)_nCH_2OH$，商品名为卖泽（Myrij）。根据聚乙二醇部分的分子量和脂肪酸品种不同而有不同品种，如卖泽 45、卖泽 49、卖泽 51 等。该类表面活性剂有较强水溶性，乳化能力强，为 O/W 型乳化剂。

5. 聚氧乙烯脂肪醇醚 是由聚乙二醇与脂肪醇缩合而成的醚，通式为 $RO(CH_2OCH_2)_nH$，商品名为苄泽（Brij）。根据聚氧乙烯基聚合度和脂肪醇的不同，产品有苄泽 30 和苄泽 35 等。该类表面活性剂均具有较强的亲水性，常用作增溶剂及 O/W 型乳化剂。

6. 聚氧乙烯-聚氧丙烯共聚物 系聚氧乙烯与聚氧丙烯聚合而成，又称泊洛沙姆（poloxamer），商品名为普流罗尼克（Pluronic）。根据共聚比例的不同，有各种不同分子量的产品。若聚氧乙烯基比例增加，亲水性增加；反之，聚氧丙烯基比例增加，亲油性增加。本品具良好的乳化、润湿、分散、起泡和消泡等性能，但增溶能力较弱。Poloxamer 188（分子量约为 7500）作为一种 O/W 型乳化剂，是目前可用于静脉乳剂的极少数合成乳化剂之一，用本品制备的乳剂能够耐受热压灭菌和低温冰冻而不改变其物理稳定性。

考点：表面活性剂的分类

三、表面活性剂的性质

（一）形成胶束

表面活性剂在水中低浓度时以单分子分散或被吸附在溶液的表面，当其浓度增加到溶液表面已饱和时，表面活性剂分子自身依赖范德瓦耳斯力开始相互聚集，形成亲水基向外、疏水基向内的多分子聚合体，这种聚合体称为胶束（micelle）。表面活性剂分子缔合形成胶束的最低浓度即为临界胶束浓度（critical micell concentration，CMC）。

每一种表面活性剂都有自己特定的临界胶束浓度，并受溶液温度、pH、电解质的影响。当表面活性剂的溶液浓度达到临界胶束浓度时，溶液的多种物理性质发生急剧变化，如表面张力降低、增溶作用增强、起泡性能及去污力增大，渗透压、导电性、黏度等也都以此浓度为转折点而发生突变。

在一定浓度范围的表面活性剂水溶液中，胶束呈球状结构，亲水基团分布在球状胶束的表面，亲油基团上一些与亲水基团相邻的次甲基形成整齐排列的栅状层，而亲油基团则紊乱缠绕形成内核，具非极性液态性质。若在非极性溶剂中则形成相似的反向胶束。随着表面活性剂浓度增加及类型不同，胶束结构逐渐从球状至棒状、束状，直至板状、层状等（图 2-10）。

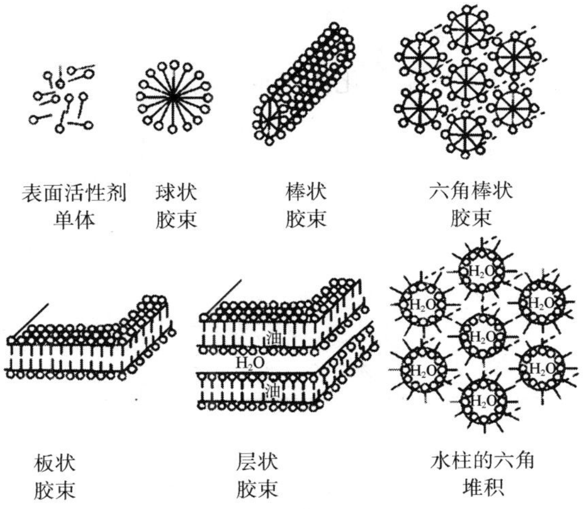

图 2-10　胶束的结构

（二）亲水亲油平衡值

1. 亲水亲油平衡值的概念　表面活性剂分子中亲水和亲油基团对油或水的综合亲和力称为亲水亲油平衡值（hydrophile lipophile balance），简称为 HLB 值，表示表面活性剂亲水亲油性的强弱。表面活性剂的 HLB 值越小，亲油性越强；HLB 值越大，亲水性越强。不同 HLB 值的表面活性剂具有不同的用途，HLB 值在 3～6 的表面活性剂适合用作 W/O 型乳化剂，HLB 值在 8～18 的表面活性剂，适合用作 O/W 型乳化剂，如表 2-5 所示，但实际应用并无严格界限。

表 2-5　表面活性剂的 HLB 值与应用的关系

HLB 值	应　用	HLB 值	应　用	HLB 值	应　用
3～6	W/O 型乳化剂	8～18	O/W 型乳化剂	1～3	消泡剂
7～9	作润湿剂与铺展剂	15～18	增溶剂	13～15	去污剂

2. HLB 值的计算　非离子表面活性剂的 HLB 值具有加和性，如简单的二组分非离子表面活性剂体系的 HLB 值可按式（2-7）计算：

$$HLB_{AB}=\frac{HLB_A \times W_A + HLB_B \times W_B}{W_A + W_B} \qquad (2\text{-}7)$$

式中，HLB_A、HLB_B 分别代表 A、B 两种表面活性剂的 HLB 值；W_A、W_B 分别代表 A、B 两种表面活性剂的量。

例 2-1 将司盘 80（HLB 4.3）与聚山梨酯 80（HLB 15.0）等量混合，问混合物的 HLB 值应为多少？

$$HLB_{AB}=\frac{4.3\times1+15\times1}{1+1}=9.65$$

例 2-2 用聚山梨酯 20（HLB 16.7）和司盘 80（HLB 4.3）制备 HLB 为 9.5 的混合乳化剂 100g，问两者应各用多少克？

设聚山梨酯 20 为 A，司盘 80 为 B，则：

$$9.5=\frac{16.7\times W_A+4.3\times(100-W_A)}{100}$$

$$W_A=42g，W_B=100-42=58g$$

一些常用表面活性剂的 HLB 值见表 2-6。

表 2-6 常用表面活性剂的 HLB 值

表面活性剂	HLB 值	表面活性剂	HLB 值	表面活性剂	HLB 值
司盘 20	8.6	西黄蓍胶	13.0	吐温 85	11.0
司盘 40	6.7	油酸钠	18.0	卖泽 45	11.1
司盘 60	4.7	油酸钾（软皂）	20.0	卖泽 49	15.0
司盘 65	2.1	十二烷基硫酸钠	40.0	卖泽 51	16.0
司盘 80	4.3	吐温 20	16.7	苄泽 35	16.9
司盘 85	1.8	吐温 40	15.6	苄泽 30	9.5
卵磷脂	3.0	吐温 60	14.9	乳化剂 OP	15.0
明 胶	9.8	吐温 65	10.5	泊洛沙姆 188	16.0
阿拉伯胶	8.0	吐温 80	15.0		

考点：HLB 值的定义及计算

（三）Krafft 点与昙点

表面活性剂的溶解度与温度有关。

当温度升高至某一温度时，离子型表面活性剂在水中的溶解度急剧升高，该温度称为 Krafft 点，相对应的溶解度即为该离子表面活性剂的临界胶束浓度（CMC）。Krafft 点是离子型表面活性剂的特征值，Krafft 点越高，则 CMC 越小。Krafft 点亦是离子表面活性剂应用温度的下限，即只有高于 Krafft 点，表面活性剂才能更好地发挥作用。

某些含聚氧乙烯基的非离子型表面活性剂的溶解度，开始时随温度升高而增大，当上升到某一温度后，其溶解度急剧下降，使制得的澄明溶液变为浑浊，甚至分层，可是冷却后又恢复为澄明。这种因温度升高而使含表面活性剂的溶液由澄明变为浑浊的现象称为起昙，又称起浊。出现起昙时的温度称为昙点（cloud point）或浊点。

产生起昙的原因，主要是由于这些表面活性剂因其亲水基团聚氧乙烯链在水中与水形成氢键而呈溶解状态。这种氢键很不稳定，当温度升高到某一点时，氢键断裂使表面活性剂溶解度突然下降，出现浑浊或沉淀。在温度降到昙点以下氢键重新形成，溶液又变澄明。

表面活性剂不同，其昙点也不同。聚氧乙烯基聚合度较低的表面活性剂与水的亲和力小，所形成的氢键也不稳定，故其昙点较低；反之，则昙点较高。通常昙点在 30～100℃。某些表面活性剂的溶液具有双重昙点，是因为表面活性剂不纯。也有的表面活性剂如聚氧乙烯聚氧丙烯共聚物（如泊洛沙姆 188），极易溶于水，甚至达到沸点时也不产生浑浊，没有起昙现象。含有可能产生起昙现象的表面活性剂的制剂，由于加热灭菌等影响而导致表面活性剂的增溶或者乳化能力下降，可能会使被增溶物质析出。因此，含有表面活性剂的制剂应注意灭菌温度的影响。

（四）表面活性剂的毒性

一般而言，阳离子型表面活性剂的毒性最大，其次是阴离子表面活性剂，非离子型表面活性剂的毒性相对较小。两性离子表面活性剂的毒性，则由于该类型表面活性剂的不同 pH 环境中的存在状态不同而显示出不同的毒性强度。表面活性剂用于静脉给药的毒性大于口服给药的毒性。

阴离子及阳离子型表面活性剂不仅毒性较大，而且还有较强的溶血作用。非离子型表面活性剂的溶血作用较轻微，吐温类的溶血作用通常比含聚氧乙烯基的其他表面活性剂小，其溶血作用的顺序为：吐温 20＞吐温 60＞吐温 40＞吐温 80。因此，吐温类表面活性剂仅用于某些肌内注射液中。

长期应用含表面活性剂的外用制剂，可能出现皮肤或黏膜损害。阳离子型表面活性剂对皮肤的刺激最大，1%的浓度即可对皮肤产生损伤。阴离子型表面活性剂对皮肤的刺激明显小于阳离子型，而非离子型的刺激性与其浓度及品种有关。在同类品种中，浓度越大，刺激性越强。而在相同浓度时，聚氧乙烯基的聚合度越大，亲水性越强，其刺激性越小。

考点：昙点的定义

四、表面活性剂的应用

（一）增溶剂

表面活性剂在水溶液中达到临界胶束浓度后，一些水不溶性或微溶性物质在胶束溶液中的溶解度可显著增加，形成透明胶体溶液，这种作用称为增溶。例如，甲酚在水中的溶解度仅 2%左右，但在肥皂溶液中，却能增加到 50%。具有增溶能力的表面活性剂称为增溶剂，被增溶的物质称为增溶质。在实际增溶时，增溶剂的增溶能力可因各组分的加入顺序不同出现差别。一般认为，将增溶质与增溶剂先行混合要比增溶剂先与水混合的效果好。

用于增溶的表面活性剂最合适的 HLB 值为 15～18，如聚山梨酯类、卖泽类等亲水性较强的表面活性剂。

（二）乳化剂

具有乳化作用的物质称为乳化剂。许多表面活性剂和一些天然的两亲性物质，如阿拉伯胶、西黄蓍胶等均可作为乳化剂。乳化剂的作用是降低两种不相混溶液体的界面张力，同时，它在分散相液滴的周围形成一层保护膜，防止液滴碰撞时聚合，使乳剂易于形成并保持稳定。

表面活性剂的 HLB 值可决定乳剂的类型。通常选用 HLB 值 3～6 的表面活性剂作为 W/O 型乳化剂，选用 HLB 值 8～18 的表面活性剂作为 O/W 型乳化剂。

（三）其他应用

1. 起泡剂和消泡剂　泡沫是一层很薄的液膜包围着气体，是气体分散在液体中的分散体系。一些含有表面活性剂的溶液在搅拌时，产生稳定的泡沫，这些物质称为“起泡剂”（foaming agent）。起泡剂通常有较强的亲水性和较高的 HLB 值。在产生稳定泡沫的情况下，加入一些 HLB 值为 1～3 的亲油性较强的表面活性剂，则可与泡沫液层争夺液膜表面而吸附在泡沫表面上，代替原来的起泡剂，而其本身并不能形成稳定的液膜，故使泡沫破坏，这种用来消除泡沫的表面活性剂称为“消泡剂”（antifoaming agent）。

表面活性剂作为起泡剂主要应用于腔道及皮肤用药，可使泡腾产生的气泡持久充满腔道，增加治疗效果。消泡剂常用于微生物发酵生产和中药提取液的浓缩，比用机械破泡的办法消泡效率高。

链 接　起泡和消泡

表面活性剂既可以起泡，又可以消泡，这是一个十分有趣的现象。起泡常见于肥皂或洗衣粉加水搅拌、啤酒冲入酒杯等情况；面包、馒头等食物中也要起泡；日常用的泡沫塑料，就是使用起泡剂发泡后凝固而成；化妆用的摩丝就是一种泡沫；妇科用的泡沫药剂可以有效地利用泡沫的巨大表面积和扩散力而抗菌、杀虫。在制药领域更多地用到消泡，如以后学到的膜剂、栓剂、滴丸剂、软膏剂、片剂包衣液等都要消泡，内镜插入胃内时，会因为胃内大量泡沫的存在而影响视线，需加入硅油等消泡剂。

2. 去污剂 也称洗涤剂，是用于除去污垢的表面活性剂，HLB 值一般为 13～15。常用的去污剂有油酸钠和其他脂肪酸的钠皂、钾皂、十二烷基硫酸钠等阴离子型表面活性剂。

3. 消毒剂和杀菌剂 大多数阳离子型表面活性剂和两性离子型表面活性剂都可用作消毒剂，少数阴离子型表面活性剂也有类似作用，如苯扎溴铵为一种常用广谱杀菌剂，可用于器械消毒和环境消毒等。

表面活性剂除用于增溶剂、乳化剂、起泡剂和消泡剂、去污剂、消毒剂和杀菌剂等外，还常用作助悬剂和润湿剂等。

考点：表面活性剂的应用

第 6 节 药物的溶解度

一、药物的溶解与稀释

（一）药物的溶解

固体、液体或气体以分子或离子状态均匀分散在溶剂中形成溶液的过程，称为溶解。溶解的一般规律为相似者相溶，即溶质与溶剂极性程度相似的可以相溶。

溶解度（solubility）指在一定温度（气体在一定压力）一定量的饱和溶液中溶解的溶质的量，一般以一份溶质（lg 或 1ml）溶于若干毫升溶剂中表示，也可用物质的量浓度来表示。《中国药典》（2020 年版）用极易溶解、易溶、溶解、略溶、微溶、极微溶解、几乎不溶或不溶等表示药品的近似溶解度。

溶解速度指在一定温度下单位时间内溶出溶质的量。溶解速度取决于溶剂与溶质分子之间的引力，以及溶质分子在溶剂中的扩散速度。

（二）溶液的稀释

溶液浓度是指一定量溶液或溶剂中所含溶质的量，其表示方法有多种。《中国药典》采用的滴定液和试液的浓度为物质的量浓度，表示方法是 mol/L（摩尔/升）药物溶液的百分浓度，除另有规定外，指溶液 100ml 中含有溶质若干克。

链 接 《中国药典》（2020 年版）关于溶液百分比的规定

溶液的百分比，除另有规定外，是指溶液 100ml 中含有溶质×克。此外根据需要可采用下列符号；×%（g/g）表示溶液 100g 中含有溶质×g；×%（ml/ml）表示溶液 100ml 中含有溶质×ml；×%（ml/g）；表示溶液 100g 中含有溶质×ml；×%（g/ml）表示溶液 100ml 中含有溶质×g。

在浓溶液中加入一定量的溶剂得到所需浓度的溶液，称为溶液的稀释。根据稀释前后溶液中所含溶质的量不变，稀释公式应为

$$C_1V_1=C_2V_2 \tag{2-8}$$

式中，C_1、V_1 分别为浓溶液的浓度和体积，C_2、V_2 分别为稀释后溶液的浓度和体积。使用本公式时，应注意等式两边的单位须一致。

课堂互动

浓溶液的稀释

用浓度为 38.0%（g/g）、相对密度为 1.18 的浓盐酸配制浓度为 10%（g/ml）的稀盐酸 1000ml，问需浓盐酸多少毫升？

二、影响药物溶解度与溶出速度的因素

（一）影响药物溶解度的因素

1. 药物的性质　药物极性的大小对溶解度有很大的影响，而极性取决于药物自身的结构。当药物的极性程度与溶剂的极性相似或相近时才能相溶，即相似者相溶。此外，药物的晶格引力也能影响药物的溶解性能。

2. 溶剂的极性　对溶质的影响很大。物质的极性可用其介电常数来表示，介电常数越大则极性越大。极性溶剂可溶解离子型或其他极性溶质。水是极性最强的溶剂，25℃时的介电常数为 78.5。此外水可与多种物质形成氢键缔合。

3. 温度　温度对固体药物溶解度的影响取决于溶解过程是吸热（$\Delta H_f > 0$）还是放热（$\Delta H_f < 0$）。溶解度与温度的关系可表示为

$$\ln C = \frac{\Delta H_f}{R}\left(\frac{1}{T_f} - \frac{1}{T}\right) \tag{2-9}$$

式中，C 为溶质的溶解度（摩尔分数），T 为溶解时的温度，T_f 为药物的熔点，ΔH_f 为摩尔溶解热，R 为气体常数。由式可见，当 $\Delta H_f > 0$ 时，溶解度随温度升高而增加；当 $\Delta H_f < 0$ 时，温度升高，溶解度反而下降。一般来说药物的溶解度是一个吸热过程，所以升高温度有利于增大药物的溶解度。

4. pH 的影响　难溶性弱酸、弱碱及其盐在水中的溶解度受 pH 影响很大。例如，磺胺嘧啶钠在水中的溶解度为 50%，10%磺胺嘧啶钠水溶液 pH 约为 10，若使 pH 下降至 9.56 则会析出磺胺嘧啶。

5. 同离子效应和溶液离子强度的影响　对于电解质类药物，当溶液中含有与其自身解离相同的离子时，溶解度会下降；当无相同离子存在时，则溶液的离子强度增加使药物的溶解度略有增大。

6. 晶型与粒子大小的影响　同一化学结构的药物因结晶条件不同，形成结晶时分子排列与晶格结构不同，形成多种晶型称为多晶型。多晶型药物因晶格能不同，使药物的溶解度、溶解速度、熔点等均不同。稳定型溶解度小，亚稳定型溶解度大。例如，氯霉素棕榈酸酯有 A 型、B 型和无定形，其中 B 型、无定形溶解度大于 A 型，为有效型。一般情况下粒子大小与溶解度无关，但当难溶性药物的粒子大小在 0.1～100nm 时，溶解度随粒径减小而增加。

7. 其他　如助溶剂、增溶剂等的影响。

（二）影响药物溶解速度的因素

药物的溶解过程可分两步进行。首先溶质分子经溶解离开固体粒子表面并在其表面上形成饱和溶液层，然后溶质分子由饱和溶液层向溶液内部扩散。溶解过程符合 Noyes-Whitney 方程：

$$\frac{\mathrm{d}C}{\mathrm{d}t} = \frac{DA}{Vh}(C\mathrm{s} - C) \tag{2-10}$$

式中，$\frac{\mathrm{d}C}{\mathrm{d}t}$ 为溶解速度，D 为扩散系数，A 为药物粒子的表面积，Cs、C 分别为扩散层内、溶出介质中的药物浓度，V 为溶出介质体积，h 为扩散层厚度。

由式（2-10）可知，影响溶解速度的主要因素有以下几种。

1. 温度　温度升高药物的溶解度增大，同时药物分子的扩散速度亦增加，从而提高溶解速度。但对热不稳定的药物，温度不宜过高。

2. 搅拌　适当搅拌可以提高扩散速率，从而加速药物的溶解。

3. 粒子大小　固体药物粒子越细，比表面积越大，其表面形成饱和溶液的速率越大。所以对溶解速度慢的药物应先粉碎，再溶解。

三、增加药物溶解度的方法

（一）制成可溶性盐

一些难溶性弱酸和弱碱性药物，可加入适量的碱或酸制成盐而增加其溶解度。羧基、磺酰胺基、亚氨基等酸性基团的药物，可用碱（氢氧化钠、碳酸氢钠、氢氧化钾、氢氧化氨、乙二胺、二乙醇胺

等）与其作用生成溶解度较大的盐。天然及合成的有机碱，一般用盐酸、硫酸、硝酸、磷酸或枸橼酸、水杨酸、马来酸、酒石酸、醋酸等制成盐类。

（二）使用增溶剂

许多难溶性药物如挥发油、脂溶性维生素、甾体激素类等均可通过加入适宜增溶剂而增大其在水中的溶解度。增溶剂主要是表面活性剂，有关内容见本章第 5 节。

（三）加入助溶剂

一些难溶性药物，当加入第三种物质时，能使其在水中的溶解度增加而不降低其活性的现象，称为助溶，加入的第三种物质称为助溶剂。助溶剂多为低分子化合物，与难溶性药物形成可溶性络合物或复盐。例如，咖啡因在水中的溶解度为 1∶50，用苯甲酸钠助溶，形成安钠咖（苯甲酸钠咖啡因），溶解度可增大到 1∶1.2；茶碱在水中的溶解度为 1∶120，用乙二胺助溶形成氨茶碱，溶解度增大为 1∶5。

常用的助溶剂可分为三类：①无机化合物，如碘化钾、氯化钠等；②某些有机酸及其钠盐，如苯甲酸钠、水杨酸钠、对氨基苯甲酸钠等；③酰胺类化合物，如乌拉坦、尿素、烟酰胺、乙酰胺、乙二胺等。其应用情况见表 2-7。

表 2-7 常用助溶剂的应用

难溶性药物	助溶剂	难溶性药物	助溶剂
茶碱	乙二胺、水杨酸钠、苯甲酸钠、水杨酸钠	氢化可的松	苯甲酸钠、羟基苯甲酸钠
咖啡因	苯甲酸钠、水杨酸钠、枸橼酸钠、烟酰胺、乙酰胺、对氨基苯甲酸钠	维生素 B_2	烟酰胺、水杨酸钠、乙酰胺
氯霉素	二甲基甲酰胺、二甲基乙酰胺	葡萄糖酸钙	乳酸钙、氯化钠、枸橼酸钠
安络血	水杨酸钠、烟酰胺、乙酰胺	碘	碘化钾

（四）使用潜溶剂

某些药物在单一溶剂中溶解性能差，但在混合溶剂中各溶剂达到某一比例时，药物的溶解度可出现极大值，此现象称潜溶，这种混合溶剂称为潜溶剂。可与水形成潜溶剂的有乙醇、丙二醇、甘油、聚乙二醇等。例如，氯霉素在水中的溶解度仅 0.25%，若用水中含有 25%乙醇、55%甘油的混合溶剂，则可制成 12.5%氯霉素溶液；又例如，甲硝唑在水中的溶解度为 10%（*W/V*），如果使用水-乙醇混合溶剂，则溶解度提高 5 倍。

考点：增加药物溶解度的方法

自测题

一、选择题

【A 型题】

1. 不属于物理灭菌法的是（ ）
   A. 气体灭菌法 B. 火焰灭菌法
   C. 干热空气灭菌法 D. 流通蒸汽灭菌法
   E. 热压灭菌法
2. 与热压灭菌有关的数值是（ ）
   A. F 值 B. Z 值
   C. D 值 D. F_0 值
   E. T 值
3. 注射用水和纯化水检查项目的主要区别是（ ）
   A. 酸碱度 B. 氯化物
   C. 氨 D. 硫酸盐
   E. 细菌内毒素
4. 注射用青霉素粉针，临用前应加入（ ）
   A. 纯化水 B. 注射用水
   C. 灭菌注射用水 D. 灭菌蒸馏水
   E. 去离子水
5. 当流体流过间隙为均匀毛细管的过滤介质时，流体流动遵循的公式为（ ）
   A. Poiseuile 公式 B. Noyes-Whitney 方程
   C. Noyes 方程 D. Arrhenius 指数定律
   E. Stock’s 方程
6. 特别适合于含吐温类药液的抑菌剂是（ ）
   A. 尼泊金乙酯 B. 苯甲酸
   C. 山梨酸 D. 洁尔灭

E. 新洁尔灭

7. 有“万能溶媒”之称的是（　　）

A. 乙醇　　B. 甘油

C. 液状石蜡　　D. 二甲基亚砜

E. 乙酸乙酯

8. 对酚、鞣质等有较大溶解度的是（　　）

A. 乙醇　　B. 甘油

C. 液状石蜡　　D. 二甲基亚砜

E. 石油醚

9. 具有起浊现象的表面活性剂是（　　）

A. 卵磷脂　　B. 肥皂

C. 吐温 80　　D. 司盘 80

E. 洁尔灭

10. 复方碘溶液中的 KI 主要作为（　　）

A. 增溶剂　　B. 防腐剂

C. 助溶剂　　D. 润湿剂

E. 助悬剂

【B 型题】

（第 11～14 题备选答案）

A. 纯化水　　B. 灭菌蒸馏水

C. 注射用水　　D. 灭菌注射用水

E. 制药用水

11. 作为配制普通药物制剂的溶剂或试验用水的是（　　）

12. 经蒸馏所得的无热原水，为配制注射剂用的溶剂是（　　）

13. 主要用于注射用灭菌粉末的溶剂或注射液的稀释剂是（　　）

14. 包括纯化水、注射用水与灭菌注射用水的是（　　）

（第 15～19 题备选答案）

A. 15～18　　B. 13～15

C. 8～16　　D. 7～11

E. 3～8

15. W/O 型乳化剂的 HLB 值范围是（　　）

16. 湿润剂的 HLB 值范围是（　　）

17. 增溶剂的 HLB 值范围是（　　）

18. O/W 型乳化剂 HLB 值范围是（　　）

19. 去污剂的 HLB 值范围是（　　）

【X 型题】

20. 关于注射用水的说法正确的有（　　）

A. 注射用水指蒸馏水或去离子水再经蒸馏而制得的无热原水

B. 注射用水应在 80℃以上或灭菌后密封保存

C. 为经过灭菌的蒸馏水

D. 蒸馏的目的是除去细菌

E. 应使用新鲜的注射用水，最好随蒸随用

21. 注射液除菌过滤可采用（　　）

A. 细号砂滤棒

B. 6 号垂熔玻璃滤器

C. 0.22μm 微孔滤膜

D. 醋酸纤维素微孔滤膜

E. 钛滤器

22. 表面活性剂在药剂上可作为（　　）

A. 湿润剂　　B. 乳化剂

C. 防腐剂　　D. 洗涤剂

E. 助溶剂

23. 液体药剂常用的矫味剂有（　　）

A. 阿司帕坦　　B. 香精

C. 薄荷油　　D. 碳酸氢钠

E. 苯甲酸钠

二、名词解释

1. 热压灭菌法
2. 注射用水
3. 表面活性剂
4. HLB 值
5. 昙点
6. 临界胶束浓度

三、简答题

1. 简述热压灭菌法的特点及应用。
2. 简述制药用水的分类及各自的用途。
3. 表面活性剂分子结构有何特点？分哪几类？ 肥皂、月桂醇硫酸钠、阿洛索 OT、新洁尔灭、卵磷脂、吐温 80、泊洛沙姆 188 分别属于哪一类？
4. 增加药物溶解度的方法有哪些？

四、计算题

1. 欲配制 100gHLB 值为 6.8 的乳化剂，需吐温 80（HLB 值 15.0）和司盘 65（HLB 值 2.1）各多少？
2. 某处方中有单硬脂酸甘油酯 15g（HLB 值 3.8），西黄蓍胶 6g（HLB 值 13.2），问二者混合后的 HLB 值为多少？

（张彦燾　张柯萍）

第3章

液 体 制 剂

第1节 概 述

液体制剂是指药物以一定的形式分散于液体介质中所制成的供内服和外用的液体分散体系。液体制剂的分散相可以是固体、液体或气体药物，在一定条件下以不同的分散方法分别以颗粒、液滴、胶粒、分子、离子等形式存在于液体分散介质中。药物粒子分散度的大小与药剂的稳定性、理化性质、药效等密切相关。（由浸出法或经灭菌法制备的液体制剂将分别在浸出制剂、注射剂与滴眼剂等章节中介绍）

一、液体制剂的特点

液体制剂具有以下优点：

（1）药物分散度大，吸收快，能迅速发挥药效。

（2）便于分剂量，易于服用，特别适用于婴幼儿与老年患者。

（3）给药途径广泛，可内服，也可用于皮肤、黏膜和腔道给药。

（4）某些固体药物如溴化物、碘化物等制成液体制剂后可通过调整浓度而减少刺激性。

但液体制剂也存在一些问题，如化学或物理稳定性较差，以水为溶剂的液体制剂易水解或霉败，非均匀性液体制剂易发生药物沉降、聚结等，制剂体积一般较大，携带、贮存不便等。

二、液体制剂的分类

液体制剂的分类方法主要有按分散系统分类和按给药途径分类两种。

（一）按分散系统分类

液体制剂按分散系统，可分成均相液体制剂和非均相液体制剂。

1. 均相液体制剂 为单相分散体系，包括以下几类：

（1）低分子溶液剂：又称真溶液，是由小分子药物以离子或分子状态分散在分散介质中形成的液体制剂。

（2）高分子溶液剂：又称亲水胶体溶液，是由高分子药物以分子状态分散在分散介质中形成的液体制剂。

2. 非均相液体制剂 为不稳定的多相分散体系，包括以下几类：

（1）溶胶剂：又称疏水胶体溶液，为不溶性成分以胶粒形式分散在液体分散介质中而成。

（2）乳剂：不溶性液体药物以液滴形式分散在分散介质中形成的非均匀分散体系。

（3）混悬剂：难溶性固体药物以微粒状态分散在分散介质中形成的非均匀分散体系。

由于分散相粒径的大小决定了分散体系的特征，液体制剂在性质上有许多不同之处，见表3-1。

表3-1 不同液体制剂的特征

	类型	分散相粒径（nm）	特征与制备方法	举例
均相	低分子溶液剂	＜1	以离子或分子分散，澄明溶液，体系稳定，溶解法制备	氯化钠溶液 葡萄糖溶液
	高分子溶液剂	1～100	以分子分散，澄明溶液，体系稳定，溶解法制备（有限溶胀和无限溶胀）	明胶溶液 淀粉溶液

续表

类型		分散相粒径（nm）	特征与制备方法	举例
非均相	溶胶剂	1～100	以胶粒分散，形成多相体系，聚结不稳定性，胶溶法、凝聚法制备	硫溶胶 氢氧化铁溶胶
	乳剂	＞100	以液滴分散，形成多相体系，重力和聚结不稳定性，分散法制备	鱼肝油乳剂
	混悬剂	＞500	以固体微粒分散，形成多相体系，重力和聚结不稳定性，分散法、凝聚法制备	布洛芬混悬剂

（二）按给药途径分类

1. 内服液体制剂 如合剂、芳香水剂、糖浆剂、滴剂等。

2. 外用液体制剂 如皮肤用（如洗剂、搽剂等），五官科用（如洗耳剂、滴鼻剂、含漱剂等），直肠、阴道、尿道用（如灌肠剂、灌洗剂等）。

三、液体制剂的质量要求

均相液体制剂应澄明，非均相液体制剂应保证其分散相粒子细小而均匀，混悬剂振摇后能均匀分散；口服液体制剂的浓度应准确，口感适宜，外用液体制剂应无刺激性，易于涂展；液体制剂应有一定的防腐能力。

考点：液体制剂的特点，液体制剂按照分散系统的分类

第2节 低分子溶液剂

低分子溶液剂是指小分子药物以离子或分子状态分散在溶剂中形成的供内服或外用的液体制剂。包括溶液剂、芳香水剂、糖浆剂等，大多采用溶解法制备。低分子溶液剂为澄明液体，药物在溶液中分散度大，口服后药物易吸收。但是，药物化学活性也随之增高，导致某些药物的水溶液不稳定。此外，多数药物的水溶液在贮存过程中易发生变质，所以应注意药物稳定性和防腐问题。

一、溶 液 剂

溶液剂（solution）是指非挥发性药物溶解于溶剂中形成的均相澄明溶液（浓氨溶液除外）。溶剂大多为水，也可用乙醇或油，如维生素 D_2。

制备方法有溶解法、稀释法和化学反应法。

1. 溶解法 用于较稳定的化学药物，多数溶液剂都采用此法制备。一般包括称量、溶解、过滤、定容、质量检查、包装等步骤（图 3-1）。

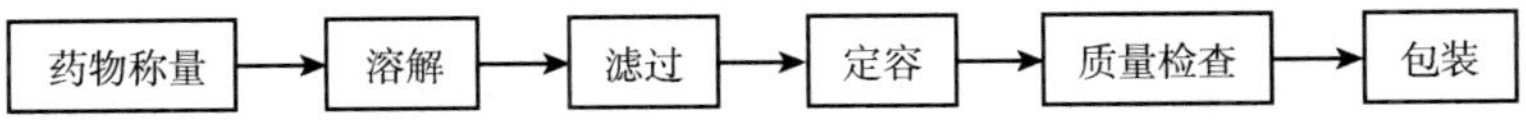

图 3-1 溶解法制备溶液剂工艺流程

制备注意事项：①取处方总量 1/2～3/4 的溶剂，加入药物，搅拌使其溶解，过滤，溶剂最后须通过滤器加至全量；②小量药物（如毒性药物）或附加剂（如助溶剂、抗氧剂等）或溶解度小的药物应先溶解；③难溶性药物采用适当方法增加溶解度，溶解缓慢的药物采用粉碎、搅拌或加热等措施加快溶解；④液体药物及挥发性药物应最后加入。

例 3-1 碘化钾溶液

【处方】 碘化钾 100g 硫代硫酸钠 0.5g 纯化水加至 1000ml

【制法】 取碘化钾与硫代硫酸钠，加适量新鲜纯化水溶解，滤过，自滤器上添加纯化水至 1000ml 搅匀，即得。

【分析】 本品口服用于视神经萎缩，可促进玻璃体浑浊的吸收，并可防治地方性甲状腺肿及祛痰。

久储遇光或露置空气中易分解，加硫代硫酸钠作稳定剂。

2. 稀释法 先将药物制成高浓度溶液或易溶性药物制成储备液，临用前再用溶剂稀释至所需的浓度。稀释法制备溶液剂的原理是稀释前后溶液中所含溶质的量不变，制备时应注意浓度换算。对有较大挥发性和腐蚀性的浓溶液如浓氨水，稀释操作要迅速，操作完毕应立即密塞，以免过多挥发损失，影响浓度的准确性。

二、芳香水剂与露剂

芳香水剂（aromatic water）是指芳香挥发性药物的饱和或近饱和水溶液。用水与乙醇的混合液作溶剂可制成挥发油含量较高的溶液，称为浓芳香水剂。含挥发性成分的饮片用水蒸气蒸馏法制成的芳香水剂，在中药制剂中称为露剂或药露。芳香水剂除要求澄明外，还需具有与原料药物相同的气味，不得有异臭、沉淀或杂质。

芳香水剂制法因原料不同而异，纯净的挥发油或化学药物多用溶解法或稀释法制备，含芳香挥发性成分的药材多用水蒸气蒸馏法制备。由于芳香水剂中的挥发性成分多半容易分解或变质，易霉败，故不宜大量配制和久储。

例 3-2 浓薄荷水

【处方】 薄荷油 20ml 95%乙醇 600ml 纯化水加至 1000ml

【制法】 先将薄荷油溶于乙醇，少量多次加入纯化水至足量（每次加入纯化水后用力振摇），再加滑石粉 50g，经常振摇，数小时后过滤，自滤器上添加适量纯化水至全量，即得。

【分析】 加入滑石粉作为分散剂，目的是使挥发性药物薄荷油被分散剂吸附，增加药物表面积，促进其分散与溶解；此外，滤过时分散剂在滤过介质上形成滤床吸附杂质和未溶解的溶质，起助滤作用，利于溶液的澄清。所用的滑石粉不宜过细，以免通过滤材使溶液浑浊。

例 3-3 金银花露

【处方】 金银花 500g

【制法】 将金银花用水蒸气蒸馏法蒸取馏液，至金银花气味较淡为度（约 2000ml），取馏液在避菌条件下分装于清洁玻璃瓶（250ml/瓶或 500ml/瓶）中，瓶口密闭，流通蒸汽灭菌 100℃、20min 即得。

三、糖 浆 剂

1. 概述 糖浆剂（syrup）是指含有原料药物的浓蔗糖水溶液。除另有规定外，糖浆剂含蔗糖量应不低于 45%（g/ml）。蔗糖的近饱和水溶液称为单糖浆，浓度为 85%（g/ml）或 64.7%（g/g）。糖浆剂的特点是能掩盖某些药物的苦、咸及其他不适气味，改善口感易于服用；高浓度糖浆剂因渗透压大，自身有一定抑菌作用；低浓度糖浆剂易染菌，需添加抑菌剂。

糖浆剂根据用途不同可分为单糖浆、芳香糖浆和药用糖浆三类（表 3-2）。

表 3-2 糖浆剂的分类与用途

分类	特点和用途
单糖浆	不含药物，供制备含药糖浆及作为矫味剂、助悬剂使用
芳香糖浆	含芳香挥发性物质，用作矫味剂。如橙皮糖浆、姜糖浆
药用糖浆	含药物，主要用作治疗。如枸橼酸哌嗪糖浆、硫酸亚铁糖浆等

2. 制备方法

（1）溶解法

1）热溶法：将药用蔗糖置沸水中，继续加热至全溶，趁热过滤，加入可溶性药物（对热不够稳定的药物可在适当降温后加入），搅拌、溶解、过滤，并通过滤器加纯化水至全量，分装即得。本法优点是蔗糖溶解速度快，过滤速度快；加热过程易杀死微生物，糖内含有的某些高分子杂质可凝聚滤除。但加热过久或超过 100℃，使转化糖含量增加，制品的颜色容易变深。适用于对热稳定的药物和有色糖浆的制备。

2）冷溶法：室温下将蔗糖溶于纯化水或含药溶液中制备糖浆剂的方法。制备的糖浆剂颜色较浅，适用于对热不稳定或易挥发的药物。缺点是生产周期长，易染菌。

（2）混合法：将含药溶液与单糖浆均匀混合制备糖浆剂的方法，适合制备含药糖浆。优点是操作简便、质量稳定、可大量配制。一般含药糖浆的含糖量较低，应注意防腐。

《中国药典》（2020年版）制剂通则中，糖浆剂的制备方法为将原料药物（饮片应按各品种项下规定的方法提取、纯化、浓缩至一定体积）用水溶解后加入单糖浆（即混合法）；如直接加入蔗糖配制，则需煮沸，必要时滤过，自滤器上添加适量新煮沸过的水至处方规定量（即热熔法）。

3. 制备注意事项

（1）药物的加入方法：水溶性固体药物可先用少量纯化水溶解再与单糖浆混合；水中溶解度小的药物可酌加少量其他的适宜溶剂使其溶解，然后加入单糖浆中；可溶性药物及药物的液体制剂可直接加入单糖浆中，必要时过滤；药物的醇性制剂与单糖浆混合时常出现浑浊，可加入适量乙醇助溶；若药物为水性浸出制剂，应将其纯化除去杂质后再加入单糖浆中。

（2）其他注意事项：应选择无色、无异臭的药用蔗糖；所用器具应洁净或灭菌处理并避菌操作、及时灌装；热溶法宜用蒸汽夹层锅加热，温度和时间应严格控制，注意调整pH等。

4. 常见质量问题及产生原因 糖浆剂的质量要求除另有规定外，一般要求澄清，含糖量符合要求，贮存中不得有发霉、酸败、产生气体或其他变质现象。糖浆剂常见的质量问题及原因，见表3-3。

表3-3 糖浆剂常见质量问题及产生原因

质量问题	产生原因
霉败	原料不洁净，用具、容器处理不当及生产环境不卫生
沉淀	蔗糖质量差，高浓度的糖浆剂在贮存过程中可因温度降低而析出蔗糖结晶
变色	蔗糖加热时间长，特别在酸性环境下加热，可生成转化糖使糖浆剂颜色变深；有色糖浆剂，在光线或还原性物质等作用下也会逐渐褪色
其他	糖与药物之间存在竞争溶解现象，导致药物的溶解度下降，处方设计中应予以考虑

5. 举例

例3-4 单糖浆

【处方】 蔗糖850g 纯化水加至1000ml

【制法】 取纯化水450ml煮沸，加蔗糖搅拌溶解后，继续加热至100℃，趁热保温滤过，自滤器上添加适量纯化水，使其冷却至室温成1000ml，搅匀即得。

例3-5 磷酸可待因糖浆

【处方】 磷酸可待因5g 纯化水15ml 单糖浆加至1000ml

【制法】 取磷酸可待因溶于纯化水中，加单糖浆至1000ml，搅匀，即得。

四、醑 剂

醑剂（spiritus）是指挥发性药物的浓乙醇溶液，可供内服与外用。用于制备芳香水剂的药物一般均可制成醑剂。醑剂中药物浓度可达到5%～10%，乙醇浓度一般为60%～90%，醑剂除用作治疗（如樟脑醑、芳香氨醑）外，也可用来作芳香矫味剂（如复方橙皮醑、薄荷醑等）。醑剂应密闭贮存且不宜时间过长。

醑剂的制备方法有溶解法和蒸馏法两种，制备过程中应注意防水。

例3-6 樟脑醑的制备

【处方】 樟脑100g 95%乙醇 加至1000ml

【制法】 取樟脑溶于约800ml乙醇中，充分溶解后再添加乙醇至全量，搅匀即得。必要时可用干燥滤器和滤材过滤。

【分析】 本品为无色液体，樟脑特臭，含醇量应为80%～87%。常温下易挥发，应密闭置阴凉处保存。本品遇水易析出结晶，所用器材及包装材料应干燥。

课堂互动

讨论酊剂和芳香水剂有哪些异同点?

五、甘 油 剂

甘油剂(glycerin)是指药物溶于甘油中制成的专供外用的溶液剂。甘油具有黏稠性、防腐性和吸湿性，对皮肤黏膜有滋润作用，能使药物滞留于患处而延长药物局部疗效，并能缓和某些药物的刺激性；同时，对碘、苯酚、鞣质和硼酸等有较大的溶解度。甘油剂常用于耳鼻喉科疾病。需要注意，因甘油吸湿性较大，应密闭保存。

甘油剂的制备可用溶解法，如碘甘油；化学反应法，如硼酸甘油。

考点：溶液剂的概念与制备方法，芳香水剂的概念与制法，糖浆剂的概念、分类及制备方法，酊剂的概念、与芳香水剂的异同，甘油剂的概念与制法

第3节 高分子溶液剂

一、概 述

高分子溶液剂是指高分子化合物以分子状态溶解在溶剂中制成的均匀分散的液体制剂。

高分子溶液剂属于热力学及动力学稳定系统，在制剂生产中应用广泛。几乎所有的剂型都与高分子溶液有关。如液体制剂中的胃蛋白酶合剂，血浆代用品中的右旋糖酐注射液，滴眼剂中的荧光素钠滴眼剂；作助悬剂的如明胶溶液、甲基纤维素溶液、羧甲纤维素钠溶液等，片剂辅料如黏合剂淀粉浆、包衣材料(薄膜衣、肠溶衣)，栓剂、软膏剂、胶囊剂、缓释与控释制剂、膜剂等剂型的制备等亦需应用高分子溶液。

二、高分子溶液剂的性质

1. 带电性 很多高分子化合物在溶液中带有电荷，主要是由于高分子化合物结构中的某些基团解离所致。由于高分子化合物种类不同，溶液中所带的电荷也不一样，如带正电的壳聚糖，带负电的阿拉伯胶、海藻酸钠，带两性电荷的蛋白质等。带两性电荷的蛋白质分子随溶液 pH 不同，可带正电或负电。当溶液的 pH 等于等电点时其分子呈中性，此时溶液的黏度、渗透压、溶解度、导电性等都变得最小。当溶液的 pH 大于等电点时，则蛋白质带负电荷；若溶液的 pH 小于等电点时，则蛋白质带正电荷。由于高分子化合物在溶液中带电，所以具有电泳现象。利用电泳法可测定高分子化合物所带电荷的种类。

2. 溶解性 一些水溶性高分子物质如树胶、淀粉、纤维素及其衍生物等能与水发生水合作用，溶解在水中形成黏稠性的液体，常称为胶浆剂，又称亲水胶。一些水不溶性高分子物质，能较好地分散在半极性或非极性溶剂中，常称为非水性高分子溶液，如玉米朊的乙醇溶液常作为片剂包衣时的隔离层材料。

3. 胶凝性 一些亲水性高分子溶液如明胶和琼脂的水溶液，在温热条件下为黏稠性流动液体。但当温度降低时，高分子溶液形成网状结构，水被全部包含在网状结构中，形成了不流动的半固体状物，称为凝胶，如软胶囊的囊壳就是这种凝胶。形成凝胶的过程称为胶凝。凝胶失去网状结构中的水分，体积缩小，形成干燥固体称为干胶。如硬胶囊的囊壳、阿胶、龟板胶等都是干胶的存在形式。

4. 稳定性 主要由高分子化合物水化作用和荷电两方面决定。

高分子化合物含有大量亲水基如—NH_2、—OH、—COOH 等，能与水形成一层牢固的水化膜，阻碍高分子化合物分子之间的相互凝聚，这是高分子化合物稳定的主要原因。如果向亲水胶体溶液中加入大量脱水剂(如乙醇、丙酮等)，可使胶粒失去水化层而沉淀。高分子代血浆右旋糖酐的制备，就是利用这一方法，通过控制所加乙醇的浓度，而将适宜分子量的制品分离出来。如果向高分子溶液中加入大量电解质，由于电解质强烈的水化作用，结合了大量水分而破坏了水化膜，则会使高分子化合物

发生凝聚而引起沉淀，这一过程称为盐析。高分子溶液在放置过程中会自发地凝结而沉淀，这一过程称为陈化。高分子溶液由于其他因素如盐类、pH、光线、絮凝剂、射线等的影响，使高分子化合物先聚集成大粒子后沉淀的现象，称为絮凝。

高分子所带电荷也影响其稳定性，如带相反电荷的两种高分子溶液混合时，由于相反电荷中和而产生凝结沉淀。如带负电荷的阿拉伯胶和带正电荷的明胶，在明胶的等电点以下混合时，形成高分子复合物而沉淀，这是复凝聚法制备微囊的基本原理。

三、高分子溶液剂的制备

高分子溶液剂的制备要经过一个溶胀过程。溶胀过程一般分为两个阶段，首先是高分子化合物吸收溶剂（水）使体积膨胀，这一过程称有限溶胀；然后是溶剂分子不断进入高分子的链段空隙间发生水化作用，降低了高分子分子间的作用力，导致高分子化合物完全分散在水中形成高分子溶液。这一过程称为无限溶胀。无限溶胀过程，通常需要以搅拌或加热等步骤才能完成。

溶胀过程的快慢取决于高分子的性质及工艺条件。制备明胶溶液时，先将明胶碎成小块，放于水中浸泡3～4h，使其吸水膨胀（这是有限溶胀过程），然后加热并搅拌使其形成明胶溶液（这是无限溶胀过程）。琼脂、阿拉伯胶、西黄蓍胶、羧甲纤维素钠等在水中均属于这一过程。甲基纤维素则需溶于冷水中完成这一制备过程。胃蛋白酶等高分子药物，其有限溶胀和无限溶胀过程都很快，只需将其撒于水面，待其自然溶胀后再搅拌就可形成溶液，如果将它们撒于水面后立即搅拌则形成团块，给制备过程带来困难。

例3-7 羧甲纤维素钠胶浆

【处方】 羧甲纤维素钠5g 琼脂5g 糖精钠0.5g 纯化水适量 共制1000ml

【制法】 取羧甲纤维素钠分次加入热纯化水400ml中，轻轻搅拌使其溶解；另取剪碎的琼脂加纯化水400ml浸泡使其溶胀，煮沸数分钟使琼脂溶解，两液合并，趁热过滤，再加入糖精钠、热纯化水使成1000ml，搅匀，即得。

【分析】 本品为助悬剂、矫味剂。供外用时不加糖精钠。因羧甲纤维素钠于60℃以下稳定，超过80℃长时间加热则黏度降低，故需注意热纯化水温度及与混合琼脂液时温度均不宜超过60℃；制备时羧甲纤维素钠如先用少量乙醇润湿，再按上法溶解更佳。

考点： 高分子溶液剂的概念，高分子溶液剂的性质，胶凝、盐析、陈化、絮凝的概念，高分子溶液剂的制备方法，有限溶胀与无限溶胀

第4节 溶 胶 剂

一、概 述

溶胶剂是指固体药物微细粒子分散在水中形成的非均匀分散的液体制剂，又称疏水胶体溶液，如氧化银溶胶、氢氧化铁溶胶等。溶胶剂中的胶粒为多分子聚集体，大小在1～100nm。溶胶剂外观与溶液剂相似，为透明液体，但具有乳光。

溶胶剂属于热力学不稳定体系，将药物分散成溶胶状态，其药效会出现显著的变化。该制剂目前很少使用，但溶胶微粒的特殊性质对于纳米制剂的发展等具有十分重要的意义。

二、溶胶剂的性质

1. 动力学性质 溶胶剂的质点小，分散度大，在分散介质中有不规则的运动，这种运动称为布朗运动。布朗运动是由于胶粒受溶剂水分子不规则地撞击产生的。溶胶粒子的扩散速度、沉降速度及分散介质的黏度等都与溶胶的动力学性质有关。

2. 光学性质 当强光线通过溶胶剂时从侧面可见到圆锥形光束，称为丁铎尔现象。这一光学性质在高分子溶液中表现不明显，可用于两者的鉴别。产生丁铎尔现象的原因是由于胶粒粒度小于自然光

波长引起光散射所产生的。溶胶剂的浑浊程度用浊度表示，浊度越大表明散射光越强。

3. 电学性质 溶胶剂由于双电层结构而荷电，可以荷正电，也可以荷负电。双电层之间的电位差称 ζ-电位。在电场的作用下胶粒或分散介质产生移动，在移动过程中产生电位差，这种现象称为界面动电现象。溶胶的电泳现象就是界面动电现象所引起的。

三、溶胶剂的稳定性

溶胶剂属热力学不稳定系统，主要表现为聚结不稳定性和动力不稳定性。但由于胶粒表面电荷产生静电斥力，以及胶粒荷电所形成的水化膜，都增加了溶胶剂的聚结稳定性。因重力作用胶粒产生沉降，但由于胶粒的布朗运动又使其沉降速度变得极慢，增加了动力稳定性。

溶胶剂对带相反电荷的溶胶及电解质极其敏感，将带相反电荷的溶胶或电解质加入溶胶剂中，由于电荷被中和使 ζ-电位降低，同时又减少了水化层，使溶胶剂产生聚结进而产生沉降。向溶胶剂中加入天然的或合成的亲水性高分子溶液，使溶胶剂具有亲水胶体的性质而增加稳定性，这种胶体称为保护胶体。

四、溶胶剂的制备

1. 分散法

（1）机械分散法：常采用胶体磨进行制备。药物、分散介质及稳定剂从加料口处加入胶体磨中，胶体磨以 10 000r/min 高速旋转将药物粉碎到胶体粒子范围。本法可制成质量很高的溶胶剂。

（2）胶溶法：又称解胶法，系使新生的粗粒子重新分散成溶胶粒子的方法。例如，新生成的 AgCl 粗分散粒子加稳定剂，经再分散可制得 AgCl 溶胶剂。

（3）超声分散法：用 20 000Hz 以上超声波所产生的能量使粗分散相粒子分散成溶胶剂的方法。

2. 凝聚法

（1）物理凝聚法：通过改变分散介质的性质使溶解的药物凝聚成为溶胶的方法。例如，将硫黄溶于乙醇制成饱和溶液，过滤，将滤液细流加入水中，硫黄在水中的溶解度突然降低，迅速析出的硫黄凝聚成胶粒而分散于水中。

（2）化学凝聚法：借助氧化、还原、水解、复分解等化学反应制备溶胶的方法。例如，用硫代硫酸钠与稀盐酸作用，生成新生态硫分散于水中，形成溶胶。

考点：溶胶剂的概念、性质，溶胶剂的稳定性与保护胶体，溶胶剂的制法

第5节 混 悬 剂

课堂互动

炎炎夏日，小王因日晒伤去皮肤科看病，医生为她开具了炉甘石洗剂，还特别嘱咐她“别忘了，用时摇一摇！”当她拿到这种上层为粉红色液体、下层沉积着厚厚的粉红色泥土样物质的药剂时，很疑惑：这究竟是一种什么药呢？使用时为什么要摇一摇？

一、概 述

混悬剂（suspension）是指难溶性固体药物以微粒状态分散在分散介质中形成的非均相液体制剂。药物微粒直径一般在 0.1～50μm，分散介质大多为水，也有植物油。混悬剂可口服，亦可外用。

下列情况可考虑制成混悬剂：难溶性药物需制成液体剂型应用时；药物的剂量超过了溶解度而不能制成溶液剂时；两种溶液混合时药物的溶解度降低或产生难溶性化合物时；为了使药物缓释产生长效作用时。为安全起见，剧毒药物或剂量小的药物，不应制成混悬剂使用。

混悬剂属于热力学和动力学均不稳定的粗分散体系，药物微粒受重力作用易沉降，影响剂量的准确性。因此混悬剂标签上要求注明“用前摇匀”。混悬剂的质量要求包括：

（1）混悬微粒细微均匀，沉降缓慢，剂量准确。

（2）微粒沉降后不结块，稍加振摇又能迅速分散。

（3）黏稠度适宜，便于倾倒且不沾瓶壁。

（4）外用混悬剂应易于涂展，不易流散，干后能形成保护膜。

混悬剂一般为液体制剂，可加入适宜的助悬剂、抑菌剂等附加剂，但仍然存在贮存过程中的稳定性问题。《中国药典》（2020年版）收载了干混悬剂，它是按混悬剂的要求将药物用适当方法制成粉末状或颗粒状制剂，使用时加水分散成混悬剂，其优点是提高了制剂稳定性，便于贮存和携带。

二、混悬剂的稳定性

混悬剂中混悬的药物粒子分散度大，微粒具有较高的表面自由能，使混悬剂处于不稳定的状态。疏水性药物的混悬剂比亲水性药物混悬剂更不稳定。混悬剂的稳定性主要与混悬微粒的沉降、荷电、絮凝及润湿等有关。

（一）混悬微粒的沉降

混悬剂静置时，其中的微粒在重力作用下会自然沉降，沉降速率服从 Stoke's 定律：

$$V=\frac{2r^2(\rho_1-\rho_2)g}{9\eta} \quad (3\text{-}1)$$

式中，V 为沉降速度（cm/s）；r 为微粒半径（cm）；ρ_1 和 ρ_2 分别为微粒和介质的密度（g/ml）；g 为重力加速度（cm/s^2）；η 为分散介质的黏度（Pa·s）。

由式（3-1）可知，混悬微粒的沉降速度与混悬微粒半径的平方、微粒与分散介质的密度差成正比，与分散介质的黏度成反比。所以，增加混悬剂的动力稳定性可采取下列方法：尽量减小混悬微粒半径，以延缓微粒的沉降速度；增加分散介质的黏度，减小微粒与分散介质之间的密度差。

（二）混悬微粒的荷电

混悬剂中的微粒可因吸附介质中的离子而荷电，也可因自身解离而荷电。由于微粒表面的电荷与介质中相反离子之间可构成双电层，产生ζ-电位，加之水分子在微粒周围定向排列形成水化层等因素，阻止了微粒间的相互聚结，使混悬剂趋向稳定。但电解质可以改变疏水性微粒双电层的厚度，从而影响混悬剂的稳定性。

（三）混悬微粒的絮凝与反絮凝

混悬剂中的微粒由于分散度大而具有很大的总表面积，所以，微粒具有很高的表面自由能，存在着表面自由能降低、微粒相互聚结的趋势。但由于微粒荷电，电荷的排斥力阻碍了微粒的聚结。当向溶液中加入电解质时，使微粒双电层的ζ-电位降低，减小微粒间的电荷排斥力，当ζ-电位降到一定程度后，混悬剂中的微粒形成疏松状的絮状聚结体，使混悬剂处于稳定状态。形成絮状聚结体的过程称为絮凝，加入的电解质称为絮凝剂。制备混悬剂时，一般应控制絮凝剂用量使ζ-电位在20～25mV范围内，以达到疏松的絮凝状态。絮凝剂主要是具有不同价数的电解质，其中阴离子比阳离子絮凝作用强，同时，离子价数增加1，絮凝作用增加10倍。

向絮凝状态的混悬剂中加入电解质，使混悬剂从絮凝状态变为非絮凝状态的过程称为反絮凝，加入的电解质称为反絮凝剂。反絮凝剂可增加混悬剂流动性，使之易于倾倒。反絮凝剂所用的电解质与絮凝剂相同，只是用量不同。

（四）混悬微粒的润湿

固体药物能否被润湿，与混悬剂制备的难易、质量的好坏及稳定性大小关系很大。混悬微粒若为亲水性药物，即能被水所润湿。与胶粒相似，润湿的混悬微粒可与水形成水化层，阻碍微粒的合并、凝聚、沉降。而疏水性药物不能被水所润湿，故不能均匀地分散在水中。但若加入润湿剂（如表面活性剂）后，降低固-液相间的界面张力，增加了疏水性药物的润湿性，则可增加混悬剂的稳定性。

（五）结晶增大和转型

混悬剂中固体药物微粒大小并不一致，在放置过程中存在溶质不断溶解与结晶的动态过程。小微粒由于表面积大，溶解速度快而不断溶解；大微粒则因过饱和而不断结晶而变大，结果使得微粒的大小与数量不断变化，混悬微粒的沉降速度加快，这必然影响混悬剂的稳定性。因此必须加入抑制剂以阻止结晶的溶解和增大，保持混悬剂的物理稳定性。

具有同质多晶型性质的药物，如制备时使用了亚稳定型结晶药物，在制备和贮存过程中亚稳定型可转化为稳定型，可能改变药物微粒沉降速度或结块。

（六）分散相的浓度和温度

在同一分散介质中分散相的浓度增加，微粒碰撞聚集概率增大，混悬剂的稳定性降低。温度对混悬剂的影响更大，温度变化不仅改变药物的溶解度和溶解速度，还能改变微粒的沉降速度、絮凝速度、沉降容积，从而改变混悬剂的稳定性。冷冻可破坏混悬剂的网状结构，也使其稳定性降低。

三、混悬剂的稳定剂

为了提高混悬剂的稳定性，在制备时可加入适当的稳定剂。常用的稳定剂有助悬剂（suspending agent）、润湿剂、絮凝剂与反絮凝剂（表 3-4）。

表 3-4 混悬剂的稳定剂

类型	作用	品种及其他
助悬剂	①增加分散介质的黏度，降低微粒的沉降速度 ②吸附在微粒表面，增加微粒亲水性，形成保护膜，阻碍微粒合并和絮凝，并能防止结晶转型 ③触变胶具有触变性，可维持微粒均匀分散	①高分子助悬剂，如阿拉伯胶、西黄蓍胶、桃胶等（天然品）；纤维素类如甲基纤维素、羧甲纤维素钠、羟丙纤维素及卡波普、聚维酮、葡聚糖等（合成或半合成品） ②低分子助悬剂，如甘油、糖浆剂等 ③触变胶，如单硬脂酸铝溶解在植物油中形成的典型触变胶
润湿剂	降低药物微粒与分散介质之间的界面张力，增加疏水性药物的亲水性，促使疏水微粒被水湿润	常用的多为表面活性剂，如洗剂、搽剂中常用肥皂类及月桂硫酸钠等；内服混悬剂中常用聚山梨酯类等
絮凝剂与反絮凝剂	絮凝剂的加入，使混悬剂处于絮凝状态，以增加混悬剂的稳定性；反絮凝剂可增加混悬剂流动性，使之易于倾倒，方便使用	不同价数的电解质，常用枸橼酸盐、酒石酸盐、磷酸盐及一些氯化物等。同一电解质因用量不同，可以是絮凝剂或反絮凝剂，应在试验基础上选择使用

链 接 触变胶

某些胶体溶液在一定温度下静置时，逐渐变为凝胶，当搅拌或振摇时，又复变为溶胶。胶体溶液的这种可逆的变化性质称为触变性。具有触变性的胶体称为触变胶。利用触变胶作助悬剂，使静置时形成凝胶，可防止微粒沉降。

四、混悬剂的制备方法

（一）分散法

分散法是指将固体药物粉碎至符合混悬微粒分散度要求后，再混悬于分散介质中的方法。分散法制备混悬剂与药物的亲水性有关，亲水性药物制备时一般不加润湿剂，疏水性药物制备时应酌情添加润湿剂和助悬剂。分散法制备混悬剂工艺流程见图 3-2。

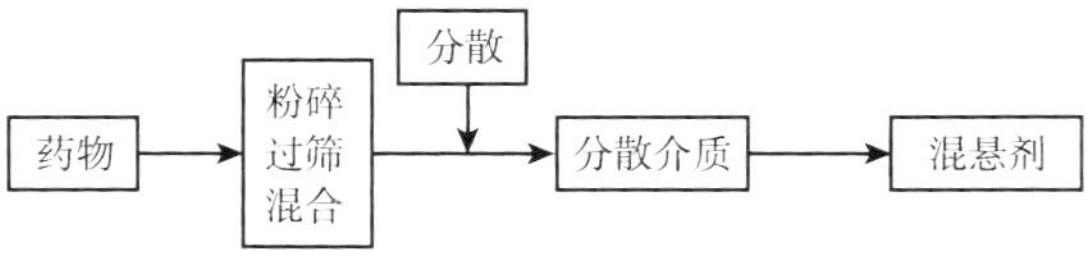

图 3-2 分散法制备混悬剂工艺流程

操作注意事项：

（1）亲水性药物如氧化锌、炉甘石、碳酸钙、碳酸镁、某些磺胺药等，由于能被水润湿，故可直接用加液研磨法制备。一般应先将药物粉碎到一定细度，再加处方中的液体适量研磨到适宜的分散度，最后加入其余的液体至全量。加液研磨时，药物与液体量应有适当比例。一般一份药物需加 0.4～0.6 份液体，即能产生良好的分散效果。加入的液体通常是处方中所含的液体，如水、芳香水、糖浆、甘油等。

（2）疏水性药物如硫黄等，不易被水润湿，必须先加一定量的润湿剂与药物共研后再加其他液体研磨混匀，最后加其余液体稀释至全量。

（3）对于质重、硬度大的药物，可采用中药制剂常用的水飞法。水飞法可使药物粉碎到极细的程度。

混悬剂小量制备可用乳钵，大量生产可用乳匀机、胶体磨等机械。

链接 水飞法

某些不溶于水的矿物药，利用粗细粉末在水中悬浮性不同，将不溶于水的矿物、贝壳类药物经反复研磨，而分离制备成极细腻粉末的方法，称为水飞法。

操作方法：将药物适当破碎，置乳钵中或其他适宜容器内，加入适量清水，研磨成糊状，再加较多量水搅拌，粗粉下沉，倾出上层液，稍加静置，对下沉的粗粒再加水研磨。如此反复操作，至完全研细，达到要求的分散度为止。将前后倾出的混悬液合并静置，待沉淀后，倾去上面的清液，将干燥沉淀物研磨成极细粉末。

例 3-8 氢氧化铝凝胶

【处方】	氢氧化铝	40g
	三硅酸镁	80g
	羧甲纤维素钠	1.6g
	苯甲酸钠	2.0g
	羟苯甲酯	1.5g
	柠檬香精	4ml
	纯化水	加至 1000ml

【制法】 将苯甲酸钠、羟苯甲酯溶于纯化水，与羧甲纤维素钠制成胶浆，将氢氧化铝、三硅酸镁用羧甲纤维素钠胶浆研磨，加柠檬香精混匀即得。

【分析】

（1）羧甲纤维素钠可增加分散介质的黏度，并能吸附在微粒周围形成保护膜，起助悬和分散作用。

（2）处方中，氢氧化铝和三硅酸镁为主药，羧甲纤维素钠为助悬剂，苯甲酸钠、羟苯甲酯为防腐剂，柠檬香精为矫味剂。

（二）凝聚法

1. 物理凝聚法 采用改变溶剂性质使药物快速结晶并絮凝形成混悬液的方法。一般将药物制成热饱和溶液，在急速搅拌下加至另一种不同性质的液体中，使药物快速结晶，可制得 10μm 以下微粒，再将微粒分散于适宜介质中制成混悬液。醋酸可的松滴眼剂即是采用本法制备的。

例 3-9 醋酸可的松滴眼剂

【处方】	醋酸可的松（微晶）	5g
	硼酸	20g
	聚山梨酯 80	1.5g
	羧甲纤维素钠	2g
	注射用水	加至 1000ml

【制法】 取硼酸、羧甲纤维素钠，溶于适量热注射用水中，过滤；另取醋酸可的松置乳钵内，加聚山梨酯 80 研匀，然后加入少量上述溶液，研成糊状；再逐渐加入上液研匀，加注射用水至全量，通过 200～250 目筛，在搅拌下分装，经 100℃，30 分钟灭菌即得。

【分析】

（1）微晶醋酸可的松的制备方法：取醋酸可的松溶于氯仿中，过滤至澄明，在不断搅拌下加至汽油中，继续搅拌 5 分钟，过滤，用少量无水乙醇洗涤，80℃真空干燥，可得 10～20μm 的细微结晶。

（2）聚山梨酯 80 为分散剂，羧甲纤维素钠为助悬剂。

2. 化学凝聚法 用化学反应法使两种药物生成难溶性的药物微粒，再混悬于分散介质中制备混悬剂的方法，如胃肠道透视用硫酸钡的制备。为使微粒细小均匀，化学反应在稀溶液中及尽量低的温度下进行并应急速搅拌。此法现已少用。

五、混悬剂的质量评价

混悬剂的质量主要考查其物理稳定性。

（一）微粒大小

混悬剂中微粒的大小与混悬剂的质量、稳定性、药效和生物利用度密切相关，故微粒大小及其分布是评价混悬剂质量的重要指标。《中国药典》（2020 年版）规定用显微镜法和筛分法测定药物制剂的粒子大小，混悬剂中微粒大小测定常用前者。

（二）微粒的沉降稳定性

评价混悬剂沉降稳定性的方法有沉降体积比和重新分散试验。

1. 沉降体积比 是指沉降物的体积与沉降前混悬剂的体积之比。检查方法为：用具塞量筒量取 50ml 混悬剂样品，密塞，用力振摇 1min，记录混悬物的原始高度 H_0，静置 3h，记录混悬物沉降后的最终高度 H，则其沉降体积比 F 为

$$F = \frac{H}{H_0} \tag{3-2}$$

F 值在 0～1。F 值越大，表示沉降物的高度越接近混悬物的原始高度，混悬剂越稳定。口服混悬剂（包括干混悬剂）沉降体积比应不低于 0.90。

2. 重新分散试验 优良的混悬剂经过贮存后再振摇，沉降物应能很快重新分散，以保证服用时的均匀性和分剂量的准确性。试验方法是将混悬剂置于 100ml 具塞刻度量筒内，以 20r/min 的速度转动，经过一定时间，量筒底部的沉降物应重新均匀分散。重新分散所需旋转次数越少，说明混悬剂再分散性越好。

此外，混悬剂的质量评价还包括絮凝度的测定、流变学测定等。

考点：混悬剂的概念与质量要求、适宜与不宜制成混悬剂的情形，混悬剂稳定性的影响因素、絮凝剂与反絮凝剂的概念，混悬剂的稳定剂与作用

第 6 节 乳 剂

一、概 述

乳剂（emulsion）是指一种液体以微小液滴的形式分散于另一种互不相溶的液体中形成的非均相液体分散体系。两种互不相溶的液体，通常是油和水。形成液滴的液体称为分散相、内相或非连续相，而包在液滴外面的一相则称为分散介质、外相或连续相。

乳剂属于热力学不稳定体系，加入乳化剂可使其容易形成和稳定，故乳剂是由水相、油相和乳化剂三者组成的液体制剂。乳剂可供内服和外用，经灭菌或无菌操作法制备的还可供注射用。

（一）乳剂的类型

1. 根据分散相不同分类 可分为水包油型乳剂、油包水型乳剂和复合型乳剂。水包油型乳剂简写为油/水型或 O/W 型，其中油为分散相，水为分散介质；外观多为乳白色，用水稀释不致析出油滴，外相能被水溶性染料着色。油包水型乳剂简写为水/油型或 W/O 型，其中水为分散相，油为分散介质；外观多为淡黄色半透明蜡状，可用油稀释而不能用水稀释，外相能被油溶性染料着色。复合型乳剂是将水包油或油包水的初乳进一步分散在油相或水相中，经过二次乳化所形成的一类复合型乳剂，分 O/W/O 型和 W/O/W 型。

乳剂类型的鉴别方法见表 3-5。

表 3-5 乳剂的类型与鉴别

鉴别方法	O/W 型乳剂	W/O 型乳剂	鉴别方法	O/W 型乳剂	W/O 型乳剂
外观	一般为乳白色	接近油的颜色	水溶性染料	外相染色	内相染色
稀释性	可用水稀释	可用油稀释	油溶性染料	内相染色	外相染色
导电性	导电	不导电或几乎不导电			

2. 根据分散相粒子大小分类 可分为普通乳、亚微乳和纳米乳。普通乳液滴直径一般在 1～100μm，为乳白色不透明的液体；亚微乳粒径大小一般在 0.1～1.0μm，常作为胃肠外给药的载体，静脉注射乳剂应为亚微乳，粒径一般控制在 0.25～0.40μm；当液滴直径小于 0.1μm 时为透明液体，称为纳米乳，此时乳剂处于胶体分散范围。

（二）乳剂的特点

1. 药物制成乳剂后分散度大，总表面积大，药物吸收快，生物利用度提高。
2. 油类药物制成乳剂，能保证分剂量准确，应用也方便。
3. 水包油型乳剂能遮盖油的不良嗅味，并可添加芳香矫味剂，易于服用。
4. 外用乳剂能改善药物对皮肤、黏膜的渗透性及刺激性。
5. 静脉注射乳剂后分布较快、药效高，具有靶向性，静脉营养乳剂是高能营养输液的重要组成部分。

二、乳剂的形成条件

乳剂的形成包括分散过程和稳定过程。分散过程必须提供足够的能量使分散相能够分散成微小的乳滴，稳定过程是提供使乳剂稳定的必要条件。

（一）降低两相的界面张力

当水相和油相混合时，用力搅拌或振摇即可形成液滴大小不同的乳剂，但很快会合并分层。这是因为形成乳剂的两种液体之间存在界面张力。

两种液体形成乳剂的过程，实际上也是两相液体间新界面形成的过程。乳剂的分散度越大，新界面增加就越多，液滴的表面自由能也就越大，因此，已分散的液滴又趋向于重新聚集合并，促使液滴变大甚至分层。为保持乳剂一定的分散状态，必须降低分散体系的界面张力。降低界面张力的有效措施是加入适宜的乳化剂。

（二）加入适宜的乳化剂

决定乳剂类型的因素有多种，最主要的是乳化剂的性质和 HLB 值（亲水亲油性大小）。乳化剂分子结构中有亲水基和亲油基，形成乳剂时，亲水基伸向水相，亲油基伸向油相，若亲水基大于亲油基，乳化剂伸向水相的部分较大，使水的表面张力降低较多，界面膜自动向油相一侧弯曲，可形成 O/W 型乳剂；相反，若亲油基大于亲水基，则可形成 W/O 型乳剂。高分子乳化剂亲水基团特别大，降低水的表面张力大，可形成 O/W 型乳剂；固体微粒乳化剂若亲水性大可形成 O/W 型乳剂，若亲油性大，则形成 W/O 型乳剂。

（三）形成牢固的乳化膜

乳化剂的重要作用之一是降低油、水之间界面张力，与此同时乳化剂能被吸附于液滴周围，有规律地定向排列形成一层乳化膜，形成的乳化膜越牢固，乳剂越稳定。表面活性剂类乳化剂可形成单分子层乳化膜，亲水性高分子化合物类乳化剂可形成多分子层乳化膜。某些固体微粒对水相和油相有不同的亲和力，在液滴的表面排列形成固体微粒乳化膜，通过阻止液滴的合并，增加了乳剂的稳定性。

（四）有适宜的相比

乳剂中油、水两相的容积比简称相比。制备乳剂时，分散相浓度一般在 10%～50%，若分散相的浓度超过 50%，乳滴之间的距离很近，乳滴易发生碰撞而合并或引起转相，可能使乳剂不稳定。所以，制备乳剂时应有适宜的相比。

三、乳　化　剂

乳化剂的种类很多，优良的乳化剂应具备较强的乳化能力，能在液滴周围形成稳定的界面膜，增加乳剂的黏度，且性质稳定、无毒、无刺激性等。

（一）乳化剂的种类

1. 天然乳化剂 一般亲水性较强，多属于 O/W 型乳化剂。大多数具有较大的黏度，能增加乳剂的稳定性。天然乳化剂易被微生物污染变质，故应新鲜配制或添加适当的防腐剂。常用品种有阿拉伯胶、西黄蓍胶、明胶、卵磷脂等。其中阿拉伯胶、西黄蓍胶、明胶由于乳化能力较弱，往往混合使用；

卵磷脂的乳化能力较强，精制品可用作制备静脉用乳剂的乳化剂。

2. 表面活性剂类乳化剂 这类乳化剂分子中有较强的亲水基和亲油基，乳化能力强，性质稳定，混合使用效果更好。常用品种有十二烷基硫酸钠、硬脂酸钠等阴离子型表面活性剂，脂肪酸山梨坦类（W/O 型）、聚山梨酯类（O/W 型）、卖泽、苄泽、泊洛沙姆等非离子型表面活性剂。其中脂肪酸山梨坦类、聚山梨酯类毒性低，刺激性小，性质稳定，应用较广泛。

3. 固体微粒乳化剂 一些溶解度小、颗粒细微的固体粉末，乳化时可被吸附于油水界面，形成乳剂。形成乳剂的类型，是由这些乳化剂的亲水性决定的，一般易被水润湿的形成 O/W 型乳剂，易被油润湿的形成 W/O 型乳剂。O/W 型乳化剂有氢氧化镁、氢氧化铝、二氧化硅、皂土等，W/O 型乳化剂有氢氧化钙、氢氧化锌、硬脂酸镁等。

4. 辅助乳化剂 辅助乳化剂一般乳化能力很弱或无乳化能力，但能提高乳剂黏度，并能使乳化膜强度增大，防止乳剂合并，提高稳定性。

（1）增加水相黏度的辅助乳化剂，如甲基纤维素、羧甲纤维素钠、羟丙纤维素、海藻酸钠、琼脂、西黄蓍胶、阿拉伯胶、果胶、黄原胶等。

（2）增加油相黏度的辅助乳化剂，如鲸蜡醇、蜂蜡、单硬脂酸甘油酯、硬脂酸、硬脂醇等。

（二）乳化剂的选择

应根据制备乳剂的类型、乳化方法、使用目的、药物及乳化剂的性质综合考虑选择适宜的乳化剂。

1. 根据乳剂的类型选择 如制备乳剂类型已经确定，O/W 型乳剂应选择 O/W 型乳化剂，W/O 型乳剂则应选择 W/O 型乳化剂。乳化剂的 HLB 值可作为选择的主要依据。

2. 根据乳剂给药途径选择 口服乳剂应选择无毒的天然乳化剂或某些亲水性高分子乳化剂。外用乳剂应选择局部无刺激性的乳化剂。注射用乳剂应选择卵磷脂、泊洛沙姆等乳化剂。

3. 根据乳化剂性能选择 应选择乳化性能强、性质稳定、受外界因素如酸、碱、盐等影响小、无毒、无刺激性的乳化剂。

4. 混合乳化剂的选择 原则上是同一类型的乳化剂可以合并使用。合并使用乳化剂的 HLB 值可用混合乳化剂 HLB 值的计算方法求得，所得数据可以预测混合乳化剂亲水性（或亲油性）的强弱。

四、乳剂的制备

（一）乳剂的制备方法

1. 干胶法 又称油中乳化剂法。制备时，先将乳化剂与油混匀，加一定量水，同一方向研磨制成初乳，再逐渐加水稀释至全量。本法的特点是先制备初乳。若乳化植物油，初乳中油、水、乳化剂的比例为 4∶2∶1；若乳化挥发油，其比例为 2∶2∶1；若乳化液状石蜡，其比例为 3∶2∶1。本法一般选用阿拉伯胶或阿拉伯胶与西黄蓍胶的混合胶作乳化剂。干胶法制备乳剂工艺流程见图 3-3。

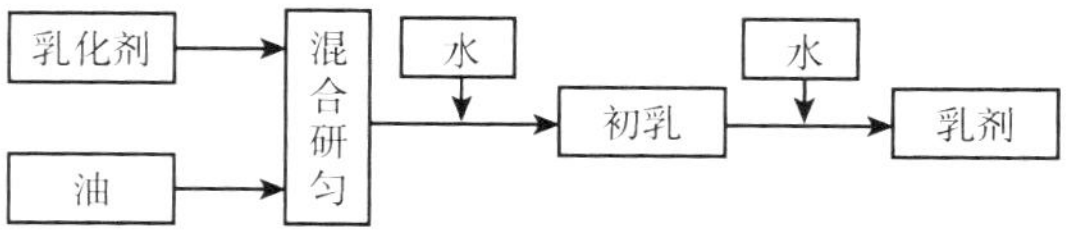

图 3-3 干胶法制备乳剂工艺流程

2. 湿胶法 又称水中乳化剂法。制备时，先将乳化剂分散于水中，再将油分次加入，同一方向研磨制成初乳，再加水至全量。本法也需制备初乳，初乳中油、水、乳化剂的比例与上法相同。湿胶法制备乳剂工艺流程见图 3-4。

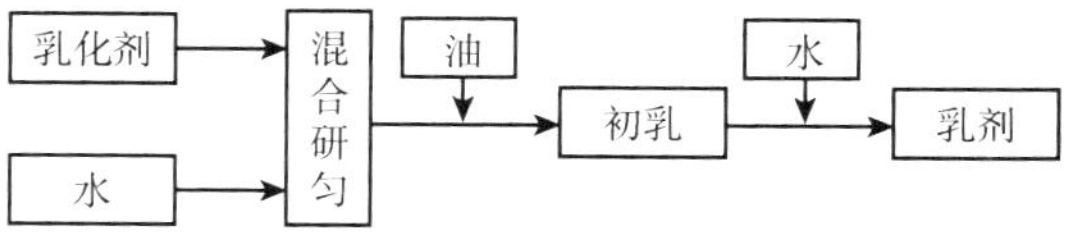

图 3-4 湿胶法制备乳剂工艺流程

干胶法和湿胶法主要用于乳剂的小量制备。

3. 新生皂法 利用植物油所含的硬脂酸、油酸等有机酸与加入的碱如氢氧化钠、氢氧化钙、三乙醇胺等，生成新生皂作为乳化剂，经搅拌或振摇制成乳剂。若生成钠皂、有机胺皂为 O/W 乳化剂，生成钙皂则为 W/O 型乳化剂。多用于乳膏剂的制备。新生皂法制备乳剂工艺流程见图 3-5。

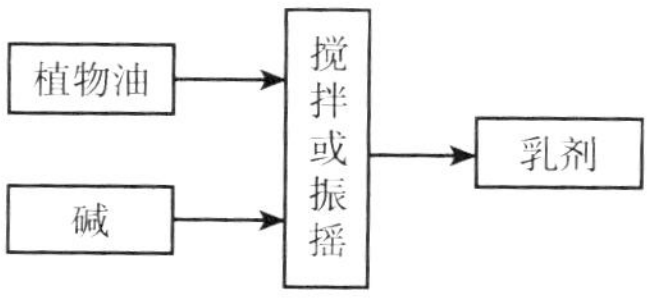

图 3-5 新生皂法制备乳剂工艺流程

应注意，当油与氢氧化钙的比例为1∶1时，油中游离脂肪酸的量可能不够。为保证制得质量好而均匀的乳剂，一般需要稍微过量的油，否则制剂表面可能会形成小水滴。由于此种乳剂外相为油相，可理想地用于封闭和皮肤软化，如可用于发痒、干燥或阳光灼伤的皮肤。

4. 两相交替加入法 向乳化剂中少量多次交替地加入水或油，边加边搅拌，即可形成乳剂。天然胶类、固体微粒乳化剂等可用本法制备乳剂，尤其适用于乳化剂用量较多时。

5. 机械法 将油相、水相、乳化剂混合后用乳化机械制备乳剂的方法。本法可不考虑混合顺序，而是借助机械提供的强大能量制成质量较好的乳剂。制备时，将油及油相成分加在一起，加热至40～60℃；将水及水溶性成分加在一起，加热至与油相同样的温度，与乳化剂混合后用乳化机械直接制成乳剂。乳化机械主要有真空乳化搅拌机、乳匀机、高压乳匀机、胶体磨、超声波乳化器等。含有不溶性固体药物的乳剂常选用胶体磨制备。机械法制备乳剂工艺流程见图3-6。

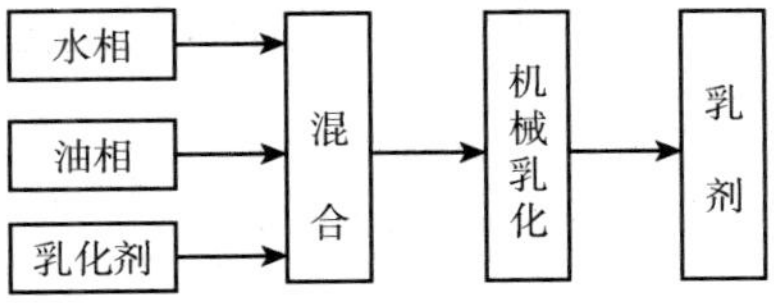

图3-6 机械法制备乳剂工艺流程

6. 微乳的制备 很多油如薄荷油、丁香油及维生素A、维生素D、维生素E等均可制成微乳。微乳除含有油相、水相和乳化剂外，还含有辅助成分。乳化剂和辅助成分应占乳剂的12%～25%。微乳的乳化剂主要是表面活性剂，不同的油对乳化剂的HLB值有不同的要求，制备O/W型微乳时，其HLB值应在15～18的范围内，通常选用聚山梨酯60和聚山梨酯80等。

7. 复合乳剂的制备 采用二步乳化法制备，即先将水、油、乳化剂制成一级乳，再以一级乳为分散相与含有乳化剂的水或油再乳化制成二级乳。例如，制备O/W/O型复合乳剂，先选择亲水性乳化剂制成O/W型一级乳，再选择亲油性乳化剂分散于油相中，在搅拌下将一级乳加于油相中，充分分散即得O/W/O型乳剂。

（二）乳剂中添加药物的方法

1. 若药物溶于水相，可先将药物溶于水后再制成乳剂。

2. 若药物溶于油相，可先将药物溶于油，乳化时尚需适当补充乳化剂用量。

3. 在油、水中均不溶解的药物，可用亲和力大的液相研磨药物，再将其制成乳剂，也可将药物先用已制成的少量乳剂研磨至细，再与乳剂混合均匀。

4. 大量生产时，药物能溶于油的先溶于油，可溶于水的先溶于水，然后将乳化剂、及油、水两相混合进行乳化。

（三）举例

例3-10 鱼肝油乳剂

【处方】	鱼肝油	368ml
	吐温80	12.5g
	西黄蓍胶	9g
	甘油	19g
	苯甲酸	1.5g
	糖精	0.3g
	杏仁油香精	2.8g
	香蕉油香精	0.9g
	纯化水	适量
	共制	1000ml

【制法】 将甘油、糖精、纯化水混合，投入粗乳机搅拌5min，用少量的鱼肝油润匀苯甲酸、西黄蓍胶投入粗乳机，搅拌5min，投入吐温80，搅拌20min，缓慢均匀地投入剩余鱼肝油，搅拌80min，将杏仁油香精、香蕉油香精投入搅拌10min后粗乳液即成。将粗乳液缓慢均匀地投入胶体磨中研磨，重复研磨2～3次，用二层纱布过滤，并静置脱泡，即得。

【分析】

（1）本品为 O/W 型乳剂，也可用阿拉伯胶为乳化剂采用干胶法或湿胶法制得。

（2）处方中吐温 80 为乳化剂，西黄蓍胶是辅助乳化剂，苯甲酸为抑菌剂，糖精是甜味剂，杏仁油香精、香蕉油香精为芳香矫味剂。

（3）因本法采用机械法制备，成品液滴细小而均匀，较为稳定。

五、乳剂的稳定性

课堂互动　巧辨农药是否有效

对于乳剂型农药，农民常常通过振荡法判断其是否有效，即：先看上下是否分层，如果没有分层证明有效；如果分层，可上下用力振荡药瓶，静置 1h 后观察，如未分层则可再用，如仍出现分层，说明药液已变质失效。

讨论：这种判断方法是否可靠？为什么？

乳剂属于热力学不稳定的非均相分散体系，其分散相有趋于合并而使体系不稳定的性质。影响乳剂稳定性的因素包括乳化剂的性质和 HLB 值，内外相的相对密度差，相体积比，分散相的浓度及其液滴大小，分散介质的黏度，温度（过热、过冷），外加物质如电解质、反型乳化剂、pH、脱水剂及微生物的污染等。

乳剂的不稳定现象主要表现在以下几个方面：

（一）分层

分层又称乳析，指乳剂放置过程中出现分散相液滴上浮或下沉的现象。分层的主要原因是由于分散相和分散介质之间的密度差造成。液滴上浮或下沉的速度符合 Stoke's 定律。减小液滴半径，减少分散相与分散介质之间的密度差，增加分散介质的黏度，均可减少乳剂分层的速率。乳剂分层也与分散相的相容积有关，通常分层速度与相容积成反比，相容积低于 25%乳剂很快分层，达 50%时就能明显减慢分层速度。分层现象是可逆的，分层的乳剂经振摇后仍能恢复成均匀的乳剂。但分层后的乳剂外观较粗糙，容易引起絮凝甚至破裂。优良的乳剂分层过程应十分缓慢。口服乳剂在规定条件下检查不应有分层现象。

（二）絮凝

乳剂中分散相液滴彼此聚结形成疏松的聚结体的现象，称为絮凝。乳剂中的电解质和离子型乳化剂的存在是产生絮凝的主要原因，同时絮凝与乳剂的黏度、相比体积等因素有关。絮凝状态仍保持液滴及其乳化膜的完整性，经振摇能恢复为均匀的乳剂，但絮凝物增加了分层速度，其出现表明乳剂稳定性降低，通常是乳剂合并破裂的前奏。

（三）合并与破裂

乳剂中液滴周围的乳化膜被破坏导致液滴变大，称为合并。合并的液滴进一步分成油水两层称为破裂。此时液滴周围的水化膜已破坏，界面消失，虽经振摇也不可能恢复到原来的分散状态，故破裂是不可逆的变化。乳剂的稳定性与乳化剂的理化性质、液滴大小及均匀性密切相关。乳化剂形成的乳化膜越牢固，液滴越小，乳剂越稳定。故制备乳剂时须尽可能使液滴大小均匀一致。此外，增加分散介质的黏度，也可使液滴合并速度减慢。

多种外界因素如温度的过高过低、加入相反类型乳化剂、添加高浓度电解质、添加油水两相均能溶解的溶剂（如丙酮）、微生物的污染、油的酸败等均可导致乳剂的合并和破裂。

（四）转相

由于某些条件的变化引起乳剂类型的改变，称转相，如由 O/W 型转变为 W/O 型或由 W/O 型转变为 O/W 型。转相的主要原因是乳化剂的 HLB 值发生变化。如油酸钠是 O/W 型乳化剂，加入足够量的氯化钙生成反型乳化剂油酸钙，使 HLB 值发生变化，乳剂则由 O/W 型转变为 W/O 型。

（五）酸败

乳剂受光、热、空气、微生物等外界因素影响，发生变质的现象称为酸败。可通过添加抗氧剂和抑菌剂，采用适宜的包装及贮存方法等防止或延缓酸败。

六、乳剂的质量评价

乳剂由于种类较多，给药途径与用途不一，目前尚无统一的质量评价方法。一般采用考查乳剂物理稳定性的方法，对乳剂质量进行一定的评价，通常包括乳剂粒径的测定、分层现象的观察、乳滴合并速度的测定、稳定常数的测定等。

考点：乳剂的概念、组成、分类及特点，乳剂的形成条件，乳剂的种类与选择，乳剂的制备方法、特点、典型处方分析，乳剂的稳定性，分层、絮凝、破裂、转相的概念及区别

第7节 不同给药途径用液体制剂

本章前几节对液体制剂按照分散系统分类进行了介绍，然而在临床工作中常常需要按照不同给药途径对其进行分类。同一给药途径的液体制剂中又包括不同分散系统的制剂。

一、口服液体制剂

临床上所使用的口服液体制剂包括口服溶液剂、口服混悬剂和口服乳剂等。

口服溶液剂是指原料药物溶解于适宜溶剂中制成的供口服的澄清液体制剂。除另有规定外，口服溶液剂的溶剂常用纯化水。

口服混悬剂是指难溶性固体原料药物分散在液体介质中制成的供口服的混悬液体制剂。也包括干混悬剂或浓混悬剂。口服混悬剂的分散介质常用纯化水。口服混悬剂应分散均匀，放置后若有沉淀物，经振摇应易再分散。口服混悬剂标签上须注明“用前摇匀”。

口服乳剂是指用两种互不相溶的液体将药物制成的供口服等胃肠道给药的水包油型液体制剂。其外观应呈均匀的乳白色，以半径为 10cm 的离心机 4000r/min 的转速离心 15min，不应有分层现象。乳剂可能会出现相分离的现象，但经振摇应易再分散。

用适宜的量具以小体积或以滴计量的口服溶液剂、口服混悬剂或口服乳剂称为滴剂。其包装内一般应附有滴管和吸球或其他量具，并在标签上注明每毫升或每克液体相当的滴数。制剂如维生素 D 滴剂、对乙酰氨基酚滴剂等。

口服溶液剂、口服混悬剂和口服乳剂根据需要可加入适宜的附加剂如抑菌剂、助溶剂、助悬剂、乳化剂、润湿剂、矫味剂及色素等；制剂应稳定、无刺激性，不得有发霉、酸败、变色、异物、产生气体或其他变质现象；除另有规定外，应避光、密封贮存。

二、洗剂与冲洗剂

1. 洗剂（lotion） 是指含原料药物的溶液、乳状液或混悬液，供清洗无破损皮肤或腔道的液体制剂。有消毒、消炎、止痒、收敛、保护等局部作用。其分散介质为水和乙醇。应用时一般轻轻涂于皮肤或用纱布蘸取敷于皮肤上应用，如二硫化硒洗剂、复方间苯二酚洗剂等。

例 3-11 苯甲酸苄酯洗剂

【处方】	苯甲酸苄酯	250ml
	三乙醇胺	2～5g
	硬脂酸	20g
	纯化水	加至 1000ml

【制法】 取硬脂酸加适量水加热溶化，趁热缓缓加入三乙醇胺搅匀，再缓缓加入苯甲酸苄酯，随加搅拌，加纯化水至全量，搅匀，即得。

【分析】 本品具有杀疥、灭虱作用，用于疥疮、头虱等的治疗。处方中三乙醇胺与硬脂酸作用生

成胺肥皂，将苯甲酸苄酯乳化成 O/W 型乳剂。

2. 冲洗剂（washing lotion） 是指用于冲洗开放性伤口或腔体的无菌溶液。可由药物、电解质或等渗调节剂溶解在注射用水中制成，如甘氨酸冲洗液；也可以仅由注射用水组成，标签须注明为供冲洗用。冲洗剂应无菌、无毒、无局部刺激性，通常应调至与血液等渗。除另有规定外，应严封贮存。开启后应立即使用，未用完的应弃去。

三、搽剂与涂剂

1. 搽剂（liniment） 是指原料药物用乙醇、油或适宜的溶剂制成的液体制剂，供无破损皮肤揉擦用。有镇痛、收敛、保护、消炎、防腐和抗刺激作用等。起保护作用的搽剂多用油、液状石蜡为分散剂，搽用时起润滑作用，无刺激性；起镇痛、抗刺激作用的搽剂多用乙醇为分散剂，药物穿透性更好。易变质的搽剂应注意在临用前配制。制剂有酮洛芬搽剂、硝酸咪康唑搽剂等。

例 3-12 甲癣搽剂

【处方】	水杨酸	50g
	丙酮	50ml
	冰醋酸	300ml
	碘	45g
	碘化钾	27g
	纯化水	27ml
	乙醇	加至 1000ml

【制法】 水杨酸溶于适量乙醇后，加丙酮与冰醋酸混匀；另取碘化钾溶于 27ml 纯化水中，加碘与适量乙醇，使碘全部溶解，再与前液混合，最后加乙醇使成 1000ml，搅拌，即得。

【分析】 水杨酸与碘能结合成不溶物，故配制时不宜用碘酊直接溶解水杨酸。本品腐蚀性强，应用时只涂于病甲，注意不要涂在周围健康的皮肤组织上。

2. 涂剂 是指含原料药物的水性或油性溶液、乳状液、混悬液，供临用前用消毒纱布或棉球等柔软物料蘸取涂于皮肤或口腔与喉部黏膜的液体制剂。也可为临用前用无菌溶剂制成溶液的无菌冻干制剂，供创伤面涂抹治疗用。多为消毒、消炎药物的甘油溶液，也有用其他溶剂者。甘油可使药物滞留于局部，并且有滋润作用，对喉头炎、扁桃体炎等均能起辅助治疗作用。制剂如复方黄柏液涂剂、碘甘油等。

例 3-13 碘甘油

【处方】	碘	20g
	碘化钾	20g
	纯化水	20ml
	甘油	加至 1000ml

【制法】 取碘化钾加纯化水溶解后，加碘搅拌使其溶解，再加入甘油使成 1000ml，搅匀即得。

【分析】 固体碘对黏膜有刺激性，本品中碘化钾为助溶剂，以保证碘完全溶解。

四、滴耳剂与洗耳剂

1. 滴耳剂（ear drop） 是指药物与适宜辅料制成的水溶液或由甘油等其他适宜溶剂制成的澄明溶液、混悬液或乳状液，供滴入外耳道使用，也有药物以粉末等形式包装，另备溶剂，临用前配成澄明溶液或混悬液使用。常用溶剂有水、乙醇、甘油及丙二醇、聚乙二醇等。

滴耳剂有润滑、消毒、止痒、收敛、消炎等作用。用于耳部伤口的，应灭菌并不得添加抑菌剂。制剂有氯霉素滴耳液、水杨酸滴耳液、碳酸氢钠滴耳液等。

例 3-14 复方硼酸滴耳剂

【处方】	硼酸	9g

乙醇	25ml
冰片	0.9g
甘油	加至100ml

【制法】 取冰片加乙醇搅拌溶解，再取甘油适量加热至100℃，缓缓加入研细的硼酸粉末，随加随搅拌使溶解，放冷，将两液合并，再加甘油至100ml，搅匀即得。

【分析】 本品有消炎、止痛作用。用于治疗中耳炎。因冰片和乙醇都易挥发，所以应将溶液放冷后再混合，以免损失。

2. 洗耳剂（ear lotion） 是指由原料药物与适宜辅料制成的澄明水溶液，用于清洁外耳道的液体制剂。通常是符合生理pH范围的水溶液，以水、乙醇、甘油为溶剂。用于伤口或手术前使用者应无菌。

五、滴鼻剂与洗鼻剂

1. 滴鼻剂（nasal drop） 是指药物与适宜辅料制成的澄明溶液、混悬液或乳状液，供滴入鼻腔使用，也可将药物以粉末、颗粒等形式包装，另备溶剂，临用前配成澄明溶液或混悬液使用。一般以水、丙二醇、液状石蜡、植物油为溶剂。

滴鼻剂主要供局部消毒、消炎、收缩血管和麻醉用。滴鼻剂应与鼻黏液等渗，无刺激性，不改变鼻黏液的正常黏度，不影响纤毛运动和分泌液离子组成，pH应为5.5～7.5。混悬液型和乳浊液型易堵塞鼻孔引起呼吸不畅，以溶液型为宜。制剂有利巴韦林滴鼻液、呋麻滴鼻液、复方薄荷脑滴鼻液等。

例3-15 盐酸麻黄碱滴鼻液

【处方】	盐酸麻黄碱	10g
	氯化钠	6g
	纯化水	加至1000ml

【制法】 取盐酸麻黄碱与氯化钠，溶于900ml纯化水中，过滤，自滤器上添加纯化水至1000ml，混匀，即得。

【分析】 本品具有收缩血管作用，用于鼻黏膜充血、急性鼻炎、鼻窦炎及慢性肥大性鼻炎等。

2. 洗鼻剂（nasal wash） 指由原料药物制成的符合生理pH范围的等渗水溶液，是用于清洗鼻腔的鼻用液体制剂。用于伤口或手术前使用者应无菌。与滴鼻剂相同，洗鼻剂应无刺激性，对鼻黏膜及其纤毛不产生毒副作用。

六、灌 肠 剂

灌肠剂（enema）是指灌注于直肠的水性、油性溶液、乳状液和混悬液，以治疗、诊断或提供营养为目的的液体制剂。灌肠剂须无毒、无局部刺激性，大量使用前应将药液加热至体温。除另有规定外，应密封贮存。根据用药目的不同，可分为泻下灌肠剂、含药灌肠剂和营养灌肠剂等。如用于泄下的甘油灌肠剂、磷酸钠灌肠剂；用于乙状结肠镜检查的双醋苯啶灌肠剂，用于溃疡性结肠炎的美沙拉嗪灌肠剂，用于小儿高热惊厥的复方地西泮灌肠剂；用于灌肠含营养成分的葡萄糖、鱼肝油及蛋白质等液体制剂都属于灌肠剂。

考点：各种液体制剂的概念

第8节 液体制剂的包装与贮藏

一、液体制剂的包装

液体制剂的包装关系到产品的质量、运输和贮存，因此包装容器的材料选择、容器的种类和形状及封闭的严密性等均非常重要。液体制剂的包装材料包括容器（玻璃瓶、塑料瓶等）、瓶塞（橡胶塞、塑料塞）、瓶盖（金属盖、塑料盖）、标签、说明书、纸盒、塑料盒、纸箱、木箱等。液体制剂包装瓶上必须按照规定印有或贴有标签。医院液体制剂的投药瓶上应粘贴不同颜色的标签，习惯上内服液体制剂的标签为白底蓝字或黑字，外用液体制剂的标签为白底红字或黄字。大批量生产的液体制剂可特殊设计专用标签。

二、液体制剂的贮藏

液体制剂尤其是以水为溶剂的液体制剂，在贮存期间极易水解和污染微生物而沉淀、变质或酸败，因此液体制剂应注意采取有效的防腐措施，如添加适当的抑菌剂，并密闭贮存于阴凉、干燥处。医院液体制剂应尽量减小生产批量，缩短存放时间，以保证液体制剂的质量。

考点：液体制剂包装材料、标签

自 测 题

一、选择题

【A 型题】

1. 下列制剂属于均相液体制剂的是（　　）
   A. 溶胶剂　B. 高分子溶液剂
   C. 混悬剂　D. 乳剂
   E. 以上均不是
2. 溶液剂制备工艺过程为（　　）
   A. 药物的称量→溶解→滤过→灌封→灭菌→质量检查→包装
   B. 药物的称量→溶解→滤过→质量检查→包装
   C. 药物的称量→溶解→滤过→灭菌→质量检查→包装
   D. 药物的称量→溶解→灭菌→滤过→质量检查→包装
   E. 药物的称量→溶解→质量检查→灭菌→滤过→包装
3. 单糖浆含糖量（g/ml）为（　　）
   A. 85%　B. 67%
   C. 64.7%　D. 100%
   E. 75%
4. 在混悬剂中加入聚山梨酯类可作（　　）
   A. 助悬剂　B. 润湿剂
   C. 絮凝剂　D. 反絮凝剂
   E. 抑菌剂
5. 下列不能作混悬剂助悬剂的是（　　）
   A. 西黄蓍胶　B. 硬脂酸钠
   C. 海藻酸钠　D. 羧甲纤维素钠
   E. 触变胶
6. 根据 Stoke's 定律，混悬微粒沉降速度与下列哪个因素成正比（　　）
   A. 混悬微粒半径　B. 分散介质的黏度
   C. 混悬微粒直径　D. 混悬微粒半径平方
   E. 介质的密度
7. 乳剂特点的错误表述是（　　）
   A. 乳剂液滴的分散度大
   B. 一般 W/O 型乳剂专供静脉注射用
   C. 乳剂的生物利用度高
   D. 静脉注射乳剂后分布较快，有靶向性
   E. 油类药物制成乳剂后分剂量更准确
8. 制备 O/W 或 W/O 型乳剂的关键因素是（　　）
   A. 分散相的类型
   B. 制备工艺
   C. 乳化剂的 HLB 值和两相的量比
   D. 乳化剂的量
   E. 两相的量比
9. 与乳剂形成条件无关的是（　　）
   A. 降低两相液体的表面张力
   B. 形成牢固的乳化膜
   C. 加入反絮凝剂
   D. 有适当的相比
   E. 加入适宜的乳化剂
10. 干胶法乳化植物油，初乳中油、水、乳化剂的比例应为（　　）
    A. 4∶1∶2　B. 4∶2∶1
    C. 3∶2∶1　D. 2∶2∶1
    E. 3∶1∶2

【B 型题】

（第 11～15 题共用备选答案）

A. 絮凝剂　B. 反絮凝剂
C. 润湿剂　D. 助悬剂
E. 助溶剂

11. 在混悬剂的制备中西黄蓍胶常用作（　　）
12. 可使混悬微粒 ζ-电位降至一定程度的电解质是（　　）
13. HLB 值在 7～9 的表面活性剂常用作（　　）
14. KI 在复方碘溶液的制备中用作（　　）
15. 可增加混悬剂流动性使之容易倾倒的是（　　）

（第 16～20 题共用备选答案）

A. 酸败　B. 乳析
C. 转相　D. 破裂
E. 合并

16. 乳剂中液滴周围乳化膜破坏导致液滴变大称（　　）
17. 分散相液滴合并进一步发展使乳剂分为油、水两相称（　　）

18. 由于某些条件的变化使乳剂类型改变称（　　）
19. 乳剂放置过程中出现分散相液滴上浮或下沉的现象称（　　）
20. 微生物使乳剂酵解是（　　）

【X型题】

21. 下列哪些药剂属于均相液体制剂（　　）
    A. 低分子溶液剂　B. 混悬剂
    C. 乳剂　D. 高分子溶液剂
    E. 溶胶剂
22. 溶液剂的制备方法有（　　）
    A. 物理凝聚法　B. 溶解法
    C. 稀释法　D. 分解法
    E. 机械分散法
23. 关于混悬剂的说法正确的有（　　）
    A. 制备成混悬剂后可产生一定的长效作用
    B. 沉降体积比小说明混悬剂稳定
    C. 毒性或剂量小的药物应制成混悬剂
    D. 干混悬剂有利于解决混悬剂在保存过程中的稳定性问题
    E. 可加入助悬剂、润湿剂等提高稳定性
24. 增加混悬剂稳定性的方法是（　　）
    A. 加入助悬剂　B. 加入润湿剂
    C. 加入絮凝剂　D. 减小混悬微粒半径
    E. 减小分散介质的黏度
25. 关于乳化剂的说法正确的有（　　）
    A. 乳剂类型主要由乳化剂的性质和HLB值决定
    B. 亲水性高分子作乳化剂是形成多分子乳化膜
    C. 选用非离子型表面活性剂作乳化剂，其HLB值具有加和性
    D. 乳化剂混合使用可增加乳化膜的牢固性
    E. 外用乳剂应选择局部无刺激性的乳化剂
26. 用于O/W型乳剂的乳化剂有（　　）
    A. 聚山梨酯80　B. 脂肪酸山梨坦
    C. 豆磷脂　D. Poloxamer188
    E. 卞泽35
27. 可用作混悬剂中稳定剂的有（　　）
    A. 增溶剂　B. 絮凝剂
    C. 润湿剂　D. 助悬剂
    E. 反絮凝剂

二、名词解释

1. 乳化剂
2. 助悬剂
3. 反絮凝
4. 絮凝
5. 转相
6. 乳析

三、填空题

1. 混悬剂的稳定剂根据所起作用不同，可分为________、________、________和________。
2. 乳剂是由________、________、________三者组成。其类型有________型和________型及________复合型乳剂。

四、处方分析

1. 复方硫洗剂

【处方】		
	沉降硫	5g
	樟脑醑	5ml
	西黄蓍胶	1g
	氢氧化钙溶液	适量
	共制成	100 ml

请问：（1）本品属于何分散系统？调配要点是什么？
（2）为提高本品稳定性可采取哪些措施？

2. 鱼肝油乳

【处方】		
	鱼肝油	500ml
	阿拉伯胶（细粉）	125g
	西黄蓍胶（细粉）	17g
	杏仁油	1ml
	糖精钠	0.1g
	尼泊金乙酯	0.5g
	纯化水	适量
	共制	1000ml

试分析处方中各成分的作用。

（贾　雷）

第4章

浸出制剂

课堂互动

屠呦呦与青蒿素

2015年10月5日，中国女科学家屠呦呦获得2015年诺贝尔生理学或医学奖。她发现了青蒿素，这种药品可以有效降低疟疾患者死亡率。最初青蒿的抗疟效果并不理想。东晋名医葛洪在《肘后备急方》中称："青蒿一握，以水二升渍，绞取汁，尽服之"可治"久疟"。屠呦呦认为很有可能在高温的情况下，青蒿的有效成分被破坏了，于是她改用乙醇冷浸法，所得青蒿提取物对鼠疟的抑制效果显著提高，接着，用低沸点溶剂提取，效果更好，而且趋于稳定。终于，在经历了190次失败后，青蒿素诞生了。这剂新药对鼠疟、猴疟疟原虫的抑制率达到100%。

问题：青蒿素存在于药材哪个部位？为何采用浸泡、绞汁？为什么不用水煎煮呢？

第1节　概　　述

一、浸出制剂的概念与分类

（一）浸出制剂的概念

浸出制剂是指用适当的浸出溶剂和方法，从饮片中浸出有效成分，直接制得或经适当精制与浓缩得到的供内服或外用的一类药物制剂。

浸出制剂有着悠久的历史。最早的记载是在公元前1766年商代的"伊尹创制汤液"，继汤剂后又有酒剂和内服煎膏剂（膏滋）。国外应用较早的是酊剂、流浸膏剂及浸膏剂等。近年来，运用现代科学新技术、新设备和新工艺进行浸出制剂的研究，提取出药材中有效部位或多种有效成分，改革和发展了新剂型，研制出了许多浸出制剂新品种如中药合剂与口服液、颗粒剂、胶囊剂、片剂、注射剂、膜剂、气雾剂、滴丸剂等。

（二）浸出制剂的分类

按浸出溶剂和制备技术不同可分成以下几类。

1. 水浸出制剂　是指在一定的加热条件下，用水为溶剂浸出饮片成分，制得的含水制剂，如汤剂、中药合剂等。

2. 含醇浸出制剂　是指在一定的条件下，用适宜浓度的乙醇或酒为溶剂浸出饮片成分，制得的含醇制剂，如酒剂、酊剂、流浸膏等。有些流浸膏虽然是用水浸出饮片成分，但成品中仍加有适量乙醇。

3. 含糖浸出制剂　一般是在水浸出剂型的基础上，将水浸出液进一步浓缩处理，加入适量蔗糖（或蜂蜜）或其他辅料制成，如煎膏剂、中药糖浆剂等。

4. 无菌浸出制剂　一般是指采用适宜的浸出溶剂浸提饮片成分，然后将浸出液用适当方法精制处理，最后制成无菌制剂，如中药注射剂等。

5. 其他精制浸出制剂　除上述各种浸出剂型外，还有用药材提取物为原料制备的颗粒剂、片剂、浓缩丸剂、滴丸剂、软膏剂、栓剂和气雾剂等，其制法将在后续章节介绍。

二、浸出制剂的特点

浸出制剂多为复方，药材的种类较多，成分也很复杂，成品中除有效成分、辅助成分外，通常还含有一定量的无效成分，一般具有以下特点。

1. 体现方药复方成分的综合疗效 与同一药材提取的单体化合物相比，浸出制剂一般疗效更好，有时还能呈现单一成分起不到的作用，有利于发挥药材成分的多效性。例如，从阿片中浸出制得的阿片酊不仅具有镇痛作用，还有止泻功能，但从阿片粉中提取的纯吗啡只有镇痛作用。

2. 药效缓和持久、副作用小 浸出制剂中共存的辅助成分，常能延缓有效成分在体内的运转或抑制有效成分的分解。例如，鞣质可缓和生物碱的作用并使药效延长。在洋地黄叶制成的浸出制剂中，强心苷以与鞣酸成盐的形式存在，作用缓和、毒性较小；但由洋地黄叶提纯得到的强心苷单体化合物，不以与鞣酸成盐的形式存在，不仅药效维持时间短而且毒性大，再如大黄流浸膏中的鞣质类成分可以缓和蒽醌类成分的泻下作用。

3. 服用剂量较小，便于服用 浸出制剂与原饮片相比去除了大部分饮片组织物质和无效成分，相应地提高了有效成分浓度，从而减少了用量，便于服用。

4. 部分可用作其他制剂原料 部分浸出制剂如浸膏、流浸膏等常作为胶囊剂、片剂、颗粒剂、浓缩丸剂、软膏剂、栓剂、注射剂等的原料。

5. 质量、疗效不稳定 浸出制剂均不同程度地含有无效成分，如淀粉、蛋白质、黏液质、多糖、鞣质等，在贮存时易发生沉淀、发霉或变质，影响浸出制剂的质量和药效。而且药材因产地、采收季节、贮存条件差异，质量较难统一和稳定；同时很多浸出制剂药效物质不完全明确，影响了对提取、浓缩工艺条件合理性的判断。

三、药材成分与疗效的关系

一种药材中往往含有多种化学成分，但并不是所有的成分都能起到防病治病的作用。根据不同成分在治疗中的作用不同，可以将所有成分分为有效成分、有效部位、辅助成分和无效成分等。

1. 有效成分 指从药材中提取得到的具有生物活性，能用分子式和结构式表示，并具有一定的理化性质的单体化合物。例如，麻黄碱、长春新碱、大黄酸、青蒿素等。

2. 有效部位 指从药材中提取的一类或几类有效成分的混合物，其含量应占总提取物的 50%以上。常见的有效部位有总生物碱、总苷、总黄酮、总挥发油等。有效部位体现了中药多成分、多靶点、多途径作用的特点，有利于发挥其综合效能。故在药理和临床上能够代表或部分代表原药材的疗效，如人参总皂苷、银杏总黄酮、大黄总蒽醌等。

3. 辅助成分 指药材中本身没有特殊的生物活性，但能增加或缓和有效成分的作用、有利于有效成分的浸出、增加制剂稳定性等作用的成分，如有机酸、鞣质、蛋白质、某些皂苷等。例如，洋地黄皂苷能帮助洋地黄毒苷溶解并促进其吸收。

4. 无效成分 指本身无生理活性，不起药效，有的甚至影响浸出效果、制剂质量和稳定性、外观和疗效的成分，如黏液质、树脂、酶类等。

值得注意的是，中药复方相辅相成，成分比较复杂，一些化学成分在某浸出制剂中为无效成分，在另一浸出制剂中可能为辅助成分甚至为有效成分。例如，鞣质在地榆与五倍子中因其具有收敛、止血和抗菌作用故为有效成分，在大黄中为辅助成分，而在肉桂中则为无效成分。

有效成分、有效部位、辅助成分被统称为药用成分。在制备浸出制剂的过程中，药用成分是浸提的主要对象，应最大限度地浸出，而无效成分则应尽量除去，以提高疗效、增加制剂稳定性、减少服用剂量。

链 接

双黄连口服液由金银花、黄芩、连翘三味中药组成。经煎煮、滤过、加乙醇除杂质、浓缩后加矫味剂、加水制成，为棕红色澄清液体。味甜、微苦，具疏风解表，清热解毒。用于外感风热所致的感冒，症见发热、咳嗽、咽痛。本品属于精制浸出制剂，因服用量少、吸收快、起效快、疗效好、携带、服用方便、口感好而深受广大患者的喜爱。

考点：浸出制剂的分类和特点

第2节 中药浸提技术

一、浸出制剂的溶剂与浸出辅助剂

浸出溶剂是用于浸提饮片中有效成分的附加剂。浸出溶剂的选用直接关系到饮片中有效成分的浸提和制剂的稳定性、安全性、有效性及经济性。理想的浸出溶剂应能最大限度地溶解和浸提有效成分，尽量避免浸提无效成分和有害物质；不与有效成分发生不应有的化学反应，不影响其含量测定；本身无药理作用；具有适宜的物理性质，如沸点低、黏度小；经济易得，使用安全。

（一）常用浸出溶剂

1. 水 为最常用的浸出溶剂。具有极性大、溶解范围广、安全价廉、易透入植物细胞的特点。生物碱盐类、苷类、水溶性有机酸盐、鞣质、蛋白质、部分多糖类（果胶、黏液质、淀粉等）、色素等都能被水浸提。缺点是选择性差、容易浸出大量无效成分，给滤过、精制、浓缩等操作带来困难；水无防腐性，浸出液易霉败变质，不宜长期贮存；还能促进某些浸出成分的水解或氧化。

2. 乙醇 为半极性溶剂，与水相比，浸出选择性较强，既能溶解极性较大的生物碱盐类、苷类、糖、苦味质等，又能溶解极性较小的生物碱、树脂、挥发油、内酯、芳烃及少量脂肪油等，不能溶解淀粉、蛋白质、树胶、黏液质等。

乙醇能与水以任意比例混溶，其极性和溶解性能可以通过调节乙醇的浓度而改变，不同浓度的乙醇能选择性地浸提饮片中各种有效成分。一般乙醇含量在90%以上时，适于浸提挥发油、有机酸、树脂、叶绿素等；乙醇含量在50%～70%时，适于浸提生物碱、苷类等；乙醇含量在50%以下时，适于浸提苦味质、蒽醌类化合物等；乙醇含量大于40%时，能延缓某些酯类、苷类等成分的水解，提高制剂的稳定性；乙醇含量达20%以上时具有防腐作用。但乙醇具挥发性、易燃，生产中应注意安全防护。此外，乙醇还具有一定的药理作用，故选择乙醇的浓度时以能浸提有效成分、稳定制剂质量为度。

3. 酒 常作为酒剂的浸出溶剂，酒既有水的特性又有有机溶剂的特性，是良好的溶媒。其能溶解的物质范围非常广泛，既能溶解饮片中多种极性化学成分，也能溶解多种非极性成分，如生物碱及其盐、苷类、蒽醌、黄酮、挥发油、皂苷、氨基酸与蛋白质、有机酸、色素、糖类、鞣质、无机盐等多种药效成分均可被酒浸出，增加了中药有效成分的溶出范围和溶出量。酒液清澈透明，无浑浊，口味芳香浓郁、醇和柔绵，刺激性较强。

4. 其他溶剂 非极性溶剂包括氯仿、丙酮、乙醚和石油醚等，一般仅用于提纯精制有效成分。丙酮、石油醚为良好的脱脂溶剂，丙酮还具有脱水作用，常用于新鲜药材的脱水和脱脂。氯仿、丙酮对人体毒害作用大，在浸出液中应除去，最终不能保留于制剂中。乙酸乙酯、正丁醇也是比较常用的浸出溶剂。

课堂互动

请利用2020年版《中国药典》查找双黄连口服液、丹参片、板蓝根颗粒、国公酒、妇科千金片制备时所用的浸出溶剂。

（二）浸出辅助剂

为提高浸出效能，增加有效成分的溶解度、稳定性，除去或减少杂质，通常在浸出溶剂中加入一些辅助物质即为浸出辅助剂。

1. 酸 浸出溶剂中加酸可与生物碱生成可溶性盐类而浸出；使有机酸游离，便于用有机溶剂浸提，并可除去酸不溶性杂质。常用盐酸、硫酸、醋酸、酒石酸和枸橼酸等。如在提取溶剂中加入适量盐酸可大大提高乌头总生物碱的提取率。

2. 碱 浸出溶剂中加碱可促进内酯、蒽醌、黄酮、有机酸和酸类成分的浸出，并可除去碱不溶性杂质，增加稳定性。常用氨水、碳酸钙、氢氧化钙、碳酸钠等。例如，制备甘草流浸膏时，在水中加入少许氨水，能使甘草酸形成可溶性铵盐，可保证甘草酸的完全浸出。

3. 甘油 甘油与水、乙醇均可任意混溶，为鞣质的良好溶剂。将甘油加入浸出溶剂（水或乙醇）中，可增加鞣质的浸出；将甘油加到以鞣质为主要成分的制剂中，可增强鞣质的稳定性。

4. 表面活性剂 在浸出溶剂中加入适宜的表面活性剂，能降低饮片与溶剂间的界面张力，促使饮片表面润湿，提高溶剂的浸出效果。例如，用渗漉法提取颠茄，加入适量的聚山梨酯20可大大提高生物碱的含量。

考点：浸出溶剂、浸出辅助剂的分类和特点

二、浸出原理

浸出过程是指溶剂进入饮片细胞组织，溶解或分散有效成分后成为浸出液的全部过程。矿物药和树脂类饮片无细胞结构，其成分可直接溶解或分散于溶剂中。植物饮片具有比较完整的细胞结构，有效成分、辅助成分和无效成分并存于组织细胞中，细胞壁具有支撑和保护植物细胞的功能，需要进行相应的粉碎处理，便于溶剂进入细胞和后续溶液扩散，使浸出更易进行。溶出过程实质上就是溶质由饮片的固相转移到液相中的传质过程，系以扩散的原理为基础。对于细胞结构完好的中药饮片，浸出过程包括以下三个阶段。

1. 浸润与渗透阶段 饮片与浸出溶剂接触后，溶剂首先附着于饮片表面使之湿润，然后通过毛细管或细胞间隙渗透进入细胞组织中。此过程是将饮片中有效成分浸出的首要条件。一般从含有大量水分的饮片中提取有效成分，选择非极性浸出溶剂如石油醚、氯仿等时，饮片应干燥后再提取。从富含油脂的饮片中提取有效成分，选择极性浸出溶剂如水、乙醇等时，常先用石油醚、氯仿等脱脂后再提取。饮片粉粒表面若吸附空气时，形成气膜阻止浸出溶剂的浸润与渗透，需要加入适宜的表面活性剂或者加强搅拌。

2. 解吸附与溶解阶段 饮片细胞内的各成分常被植物组织吸附，浸出溶剂需要对各成分具有更大的亲和力来解除这种吸附作用，使各成分溶解、分散于溶剂中，形成溶液。饮片中各成分被溶出的程度决定于溶剂和被溶出成分的性质，通常遵循“相似相溶”的原则。

3. 扩散与置换阶段 溶剂在细胞内溶解了大量可溶性成分后，在细胞内形成了高浓度溶液，造成细胞内外的浓度差，使细胞内高浓度溶液不断向细胞外扩散。同时，细胞内较高的渗透压，又促使细胞外的溶剂不断地进入细胞内，如此反复，直至浸出体系中浓度、渗透压达到动态平衡时扩散终止。由此可见，浓度差是渗透和扩散的动力来源。浸出成分的扩散速度与饮片表面积、浓度梯度、浸出温度成正比，而与浸出物的分子半径、浸出液的黏度成反比。

提高浸出效率的关键在于保持最大的浓度梯度（饮片细胞内外的浓度差）。搅拌或不断更换新溶剂、采用流动溶剂浸出等都可促使新鲜溶剂或稀浸出液随时置换饮片粉粒周围的浓浸出液，创造出良好的浓度梯度，以获得较好的浸出效果。

三、影响浸出过程的因素

1. 饮片性质与粉碎度 饮片结构疏松则利于溶剂浸润，易于浸出，反之则难以浸出。饮片粉碎后，表面积增大，扩散速度加快。但是，粉碎过细并不利于浸出，因为：①粉末过细，吸附作用增强，不利于有效成分的溶解、扩散。②粉碎过细，饮片中大量细胞破裂，致使细胞内大量不溶物及较多树脂、黏液质混入、浸出，浸出液的黏度增大，扩散减慢，并造成过滤困难。③粉碎过细给浸出带来困难，如渗漉时易造成堵塞，煎煮时易发生糊化。

因此，饮片的粉碎度应视饮片性质和浸出溶剂而定。若用水为溶剂时，饮片易膨胀，饮片可粉碎

得粗些，如粉碎成粗粉、切成薄片或小段；若用乙醇为溶剂时，因乙醇对饮片膨胀作用小，可粉碎成中粉。通常叶、花、全草等质地疏松的饮片，宜用最粗粉，甚至不粉碎；坚硬的根、茎、皮类饮片宜用薄片或粉碎成细粉；含黏性物饮片宜用粗粉。

2. 浸出溶剂 溶剂的溶解性能、用量及理化性质对浸出影响较大。水是最常用的浸出溶剂，它对极性物质有较好溶解性能，一般采用纯化水。乙醇也是常用的浸出溶剂之一，溶解性能介于极性与非极性之间，能与水以任意比例混溶，不同浓度的乙醇可以溶解不同性质的成分，如50%以下乙醇适于浸提皂苷类化合物等。另外，溶剂的pH与黏度也影响饮片成分的浸出，因此需要加入一些浸出辅助剂。

3. 浸出温度 温度与扩散速度成正比，温度升高，扩散加快，增加可溶性成分的溶解和扩散速度，有利于加速浸出。一般饮片的浸出在溶剂沸点温度下或接近于沸点温度下进行比较有利；同时温度升高，使蛋白质凝固、酶破坏，有利于浸出和制剂的稳定性。但浸出温度过高能使某些饮片中不耐热、挥发性的成分分解或挥发，杂质的浸出量增多，故浸出时温度要控制在不破坏有效成分的范围内。

4. 浓度梯度 浓度梯度越大，扩散速度越快，有效成分浸出量越多，效率高。浓度梯度大小主要取决于选择的浸出工艺和设备。例如，渗漉法较浸渍法浓度梯度大，浸出效率高。在浸渍法中搅拌、强制浸出液循环、更换或分次加入溶剂等措施，均可增大浓度梯度，提高浸出效果。

5. 浸出压力 提高浸出压力，有利于质地坚硬饮片的有效成分浸出。提高浸出压力可加速溶剂的浸润与渗透过程，使饮片组织内更快地充满溶剂而形成浓浸出液，较早发生溶质的扩散过程；加压下的渗透使部分组织细胞壁破裂，也有利于浸出成分的扩散。但加压对组织疏松、易浸润的饮片浸出影响不显著；当饮片组织内充满溶剂后，加大压力对扩散速度的影响也不显著。

6. 浸出时间 一般浸出时间适当延长，浸提量越大。但当扩散达到平衡后，浸出时间即不起作用；而长时间的浸出会使大量杂质的浸出量增多、苷类物质水解，水性浸出液也易霉败。因此，浸出时间应通过多次实验来确定。

7. 新技术的应用 应用超临界流体萃取技术、超声提取技术、微波萃取技术、高速逆流色谱提取技术等新技术有利于提高浸出效率、缩短浸出时间。例如，超声波浸提颠茄叶中生物碱，使原来由渗漉法48h缩短到3h。同时，也包括新型浸出设备的使用，如多功能提取罐的使用使浸出效率提高，能耗减少，操作简单；还包括浸出工艺的优化设计，浸出工艺优化有助于提高有效成分的提取转移率。

考点：浸出原理、影响浸出过程的因素

四、常用的浸出方法与设备

（一）煎煮法

煎煮法是指将饮片加水煎煮、去渣取汁的操作过程。它是我国传统的浸出方法，且至今仍是制备浸出制剂的有效方法之一。浸出溶剂多用水。煎煮法符合中医传统用药习惯，适用于有效成分溶于水且对湿、热稳定的药材。

1. 生产工艺流程（图4-1）

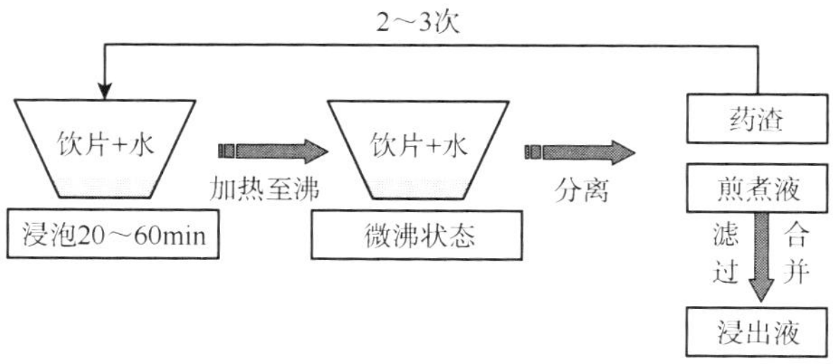

图4-1 煎煮法的生产工艺流程图

2. 操作方法 取饮片适当地粉碎成粗粉或直接取用饮片，置适宜容器中；加适量冷水浸没饮片，浸泡20～60min；加热至沸，保持微沸一定时间，分离煎液；药渣再加水反复煎煮2～3次，合并煎煮液即得。

3. 注意事项 ①本法能浸出大部分有效成分，但是，浸出液中杂质较多，易霉败，某些不耐湿热、易挥发成分，易被破坏和损失。②煎煮的时间和次数，一般根据饮片的性质、药物数量确定，生产上一般煎煮 0.5～2h，煎煮 2～3 次。③煎煮法符合中医用药习惯，对有效成分尚不明确的中药或方剂制备浸出制剂时宜选用本法。④煎煮容器应选择化学稳定性好、保温性好的搪玻璃或不锈钢材质，直接接触饮片的部分忌用铜、铁制品。⑤煎煮用水宜采用纯化水或经过软化过的饮用水，防止水中钙、镁等离子与饮片成分发生沉淀反应，通常需要通过实验来确定用水量，第一次煎煮的用水量一般为饮片量的 8～10 倍，第二次煎煮用水量为 6～8 倍。⑥煎煮前应选用冷水将药材浸泡一段时间，使饮片组织充分软化膨胀，以利于溶剂的渗透和有效成分浸出，一般情况下需要浸泡 20～60min。

4. 常用的煎煮设备

（1）敞口倾斜式夹层锅：一般小量生产时使用（图 4-2），也可选用搪玻璃罐、不锈钢罐。

（2）多功能提取罐：目前在中药生产中普遍采用，适用于多种有效成分的提取，可以进行常压常温提取、加压高温提取或减压低温提取。无论水提、醇提、提取挥发油、回收药渣中的溶剂均能适用（图 4-3）。

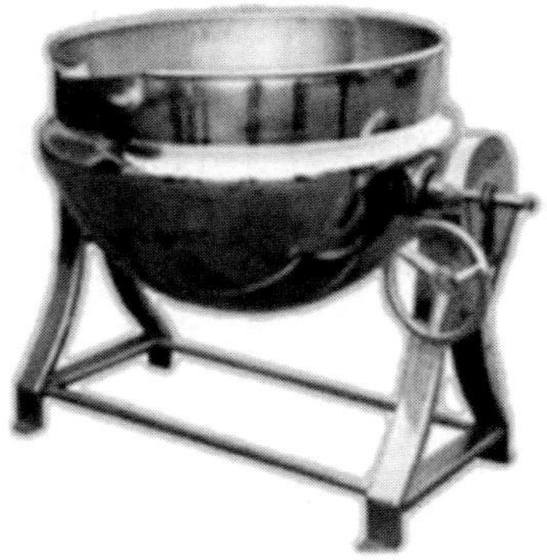

图 4-2 倾斜式夹层锅

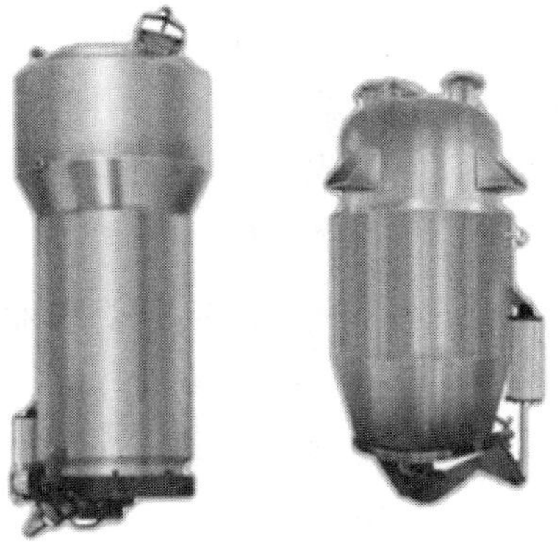

图 4-3 多功能提取罐

（二）浸渍法

浸渍法是指将药材用一定量的适当溶剂在常温或温热条件下浸泡一定时间，将有效成分浸出的一种方法，是一种静态浸出方法。本法适用于遇热易破坏、易挥散的饮片，以及黏软性无组织结构的饮片（如安息香、没药等）、新鲜易膨胀的饮片（如大蒜、鲜橙皮等）和价低廉的芳香性饮片，不适用于贵重或有效成分含量低的饮片的浸出。浸渍法操作简单，浸出液澄明度较好，缺点是溶剂用量大、浸出时间长、效率低。根据浸渍温度与次数的不同，浸渍法可分为冷浸渍法、热浸渍法和重浸渍法。

1. 操作方法

（1）冷浸渍法（常温浸渍法）：取药材饮片，置有盖容器中；加入定量的溶剂，密闭，在常温下浸渍 3～5 天或至规定时间，经常振摇或搅拌，使有效成分浸出，取上清液，滤过，压榨药渣，将压榨液与滤液合并，静置 24h 后，滤过，即得。生产工艺流程见图 4-4。

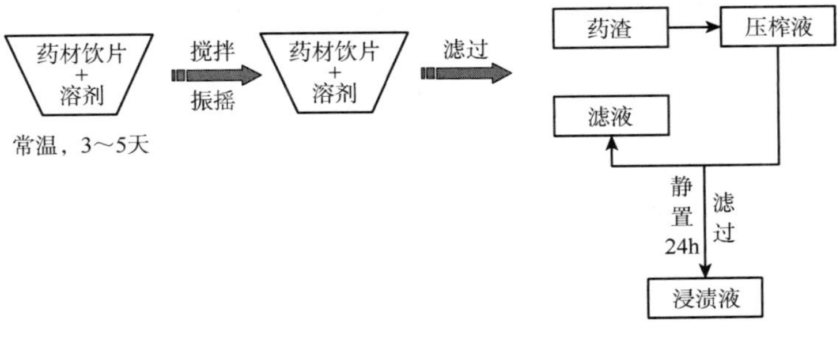

图 4-4 冷浸渍法的生产工艺流程图

（2）热浸渍法：系将药材饮片置密闭容器中，加定量的溶剂（如白酒或稀醇等），通过水浴或蒸汽加热，在规定的温度下进行浸渍操作，可缩短浸渍时间，常用于药酒制备，余下同冷浸渍法操作。由于浸渍温度高于室温，故浸出液冷却后有沉淀析出，澄明度较冷浸渍法差，应分离除去。选用溶剂不同，浸渍的温度也不同，一般以乙醇为溶剂的浸渍温度控制在 40～60℃，以水为溶剂的浸渍温度控制在 60～80℃。生产工艺流程见图 4-5。

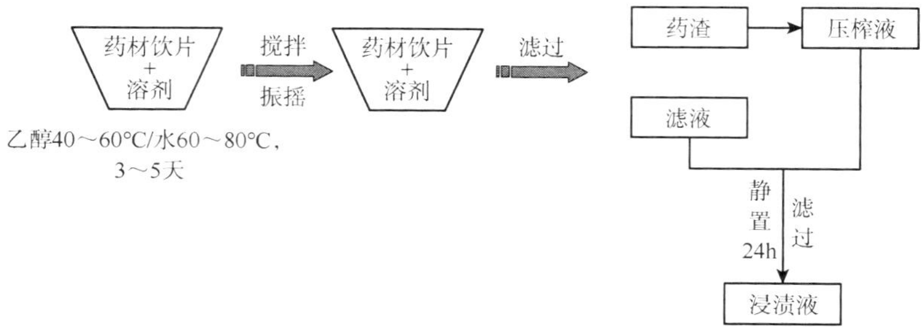

图 4-5 热浸渍法的生产工艺流程图

（3）重浸渍法：即多次浸渍法，系将全部浸出溶剂分为几份，先用其第一份浸渍后，药渣再用第二份溶剂浸渍，如此重复 2～3 次，最后将各份浸渍液合并处理，即得。多次浸渍法既有利于提高浸出时浓度梯度，使有效成分尽可能多地浸出，又能大大地降低药渣吸附浸出液所引起的浸出成分的损失量。生产工艺流程见图 4-6。

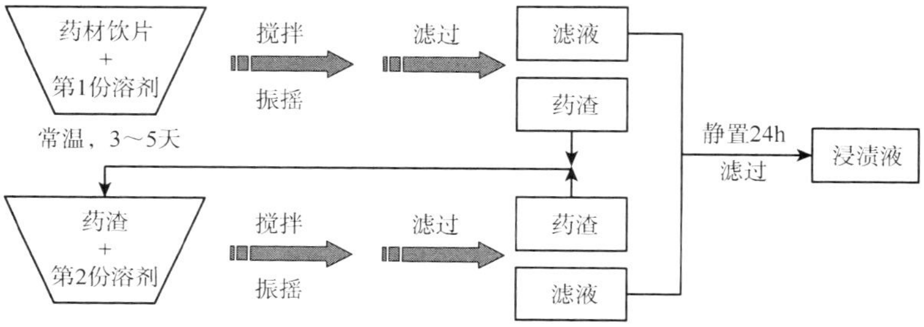

图 4-6 重浸渍法的生产工艺流程图

2. 注意事项 一般浸渍药材饮片需要粉碎成碎块或粗粉应用，浸渍溶剂多采用蒸馏酒、乙醇，也可根据有效成分的性质选用水、酸水或氨水，溶剂的用量应按照处方规定使用，若处方无明确规定溶剂用量，一般用饮片量的 10 倍左右。本法属于静态提取法，实际操作中要保持较大浓度差，可采用振摇或搅拌的方法。冷浸渍法压榨药渣易使饮片组织细胞破裂，使大量不溶性成分进入浸出液中，给后续工序带来不便。热浸渍法药渣对浸出液的吸附可引起浸出成分损失。因此实际生产中常采用重浸渍法。

3. 常用设备

（1）浸渍器：不锈钢罐、搪瓷罐、陶瓷罐和动态浸渍多功能提取罐（图 4-7），均可用于浸渍。

（2）压榨机：药渣吸附的药液浓度与浸出液相同，造成较大的有效成分损失，生产中常用压榨机挤压药渣中残留的药液。螺旋压榨机一般用于小量生产（图 4-8），大量生产可用水压机。

（三）渗漉法

渗漉法是指将适度粉碎的饮片粉末装于渗漉装置内，由上部连续加入的溶剂渗过饮片粉层后，从底部流出渗漉液，从而提取有效成分的方法。渗漉法属于动态浸出技术，溶剂渗入药材细胞中，溶解可溶性成分并使其扩散至渗漉液中，渗漉液浓度增高，相对密度增大而向下移动，上层溶剂或稀浸出液置换其位置，产生了浓度差，有利于扩散进行，浸出效率高。浸出效果优于浸渍法，提取比较完全，且省去了浸出液与药渣分离的操作。特别适用于不耐热或易挥发的药材，有毒药材、有效成分含量低的药材及贵重药材的浸出。但对新鲜易膨胀的药材、无组织结构的药材不宜采用渗漉法。根据操作方法的不同，可分为单渗漉法、重渗漉法、加压渗漉法、逆流渗漉法，本节内容主要介绍单渗漉法。

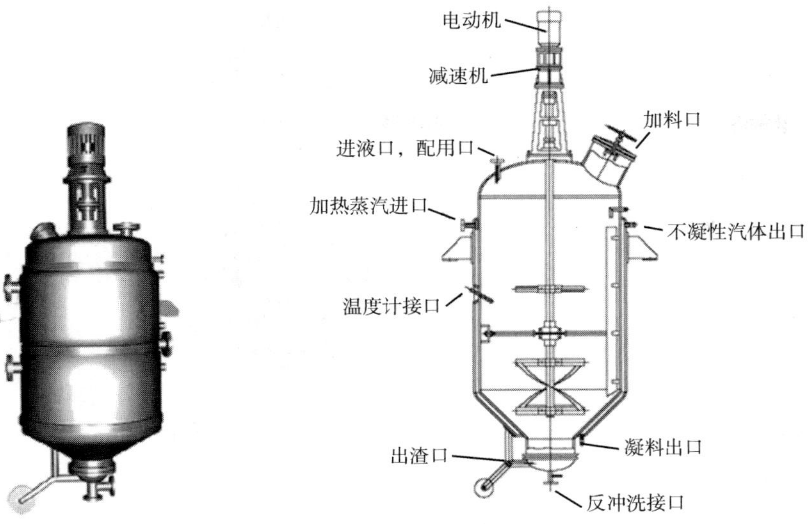

图 4-7 动态浸渍多功能提取罐示意图

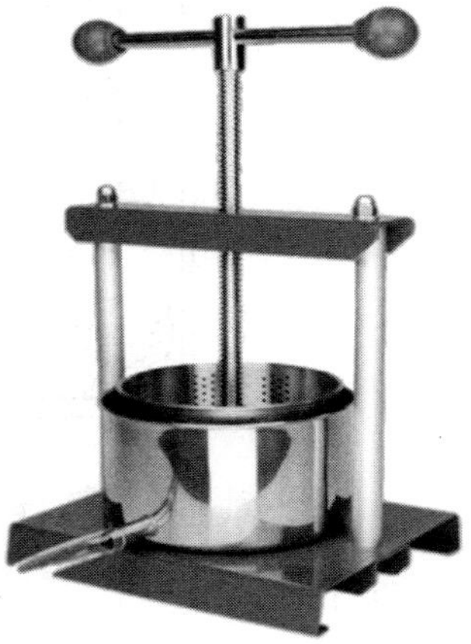

图 4-8 螺旋压榨机设备图

1. 渗漉法的工艺流程图 见图 4-9。

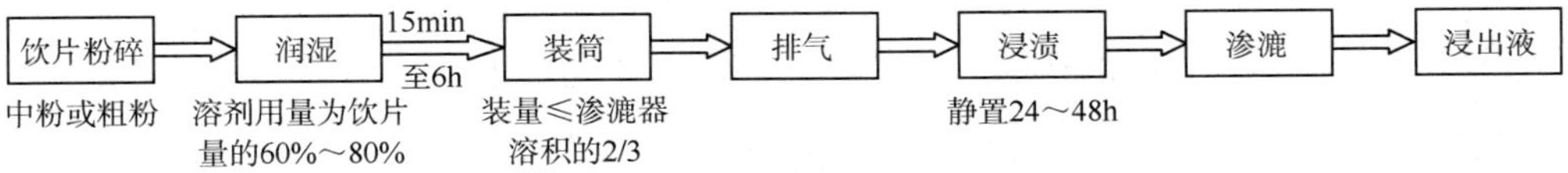

图 4-9 渗漉法的工艺流程

2. 操作方法

（1）粉碎饮片：饮片应适当粉碎，药粉过细，溶剂流动阻力大，且易堵塞；药粉太粗，则不易压紧，且药粉与溶剂的接触面减少，浸出效果降低。一般用中粉或粗粉。

（2）润湿：加适量的溶剂润湿药粉，密闭放置一段时间。一般溶剂用量为饮片量的 60%～80%润湿，放置 15min 至 6h。润湿能使药粉充分膨胀，以免在渗漉筒内膨胀，造成药粉过紧或上浮，使渗漉不均匀。如果药粉存在粗细差别，装桶时先加粗粉，再装细粉，尽量做到疏密一致。

（3）装筒：取适量脱脂棉，用浸出溶剂润湿后，轻轻垫铺在渗漉器的底部，然后将已润湿膨胀的药粉分次装入渗漉器内，每次投入后应压平，填装应均匀，松紧一致。装完后，用滤纸或纱布覆盖于药粉上面，并放入一些洁净的玻璃珠或小石块等重物，以防止加溶剂时药粉漂浮影响渗漉。渗漉器内装入的药粉量不得超过渗漉器容积的 2/3，以留下足够的空间存放溶剂，使渗漉操作得以连续进行。

（4）排气：打开渗漉器下部浸出液出口的活塞，从上部缓缓加入溶剂，尽量排除药材间隙的空气，待气体排尽、渗漉液自出口流出时，关闭活塞；然后将渗漉液倒回筒内。

（5）浸渍：添加溶剂至高出药粉面 2～3cm，加盖放置浸渍 24～48h，使溶剂充分渗透扩散，以利于有效成分充分溶解并浸出。

（6）渗漉：打开出口活塞，进行渗漉，并收集渗漉液。渗漉速度应适当，漉速太快，则有效成分来不及充分渗出和扩散，漉出液浓度低，耗用溶剂多；漉速太慢则影响设备利用率和产量。一般以 1000g 药材每分钟流出 1～3ml 为慢速渗漉，每分钟流出 3～5ml 为快速渗漉，大量生产时，每小时流出液应相当于渗漉容器被利用容积的 1/48～1/24。在渗漉过程中，应不断添加溶剂，防止渗漉筒内药面干涸，从而影响药材中有效成分充分浸出。

（7）漉液的收集和处理：收集 85%饮片量的初漉液另存，续漉液经低温浓缩后与初漉液合并，调整至规定量，静置，取上清液分装。

3. 常用设备 实验室一般用渗漉筒，见图 4-10；工业生产中常用多功能提取罐或渗漉罐，见图 4-11。

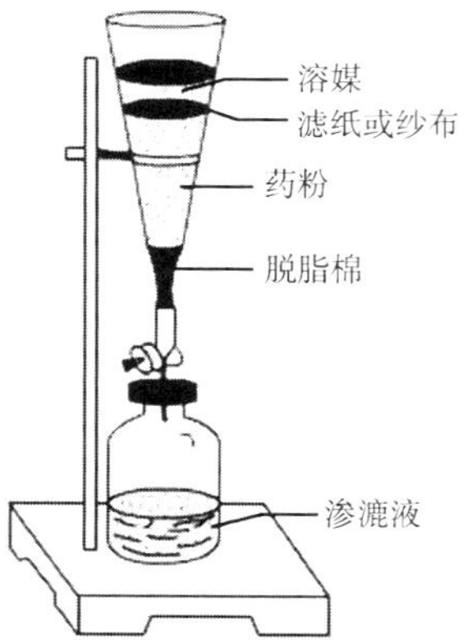

图 4-10 渗漉装置示意图

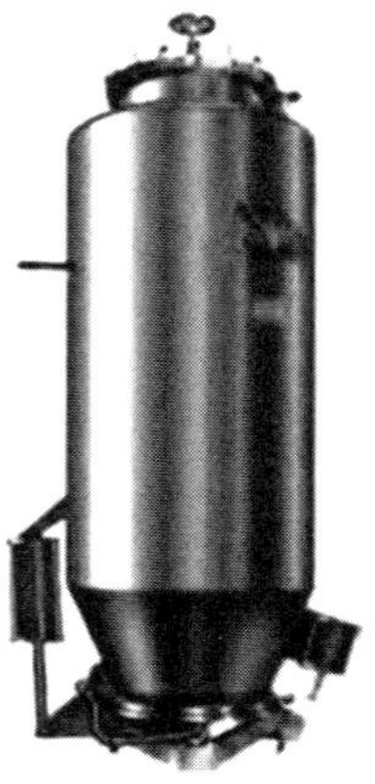
图 4-11 渗漉罐设备图

（四）回流法

回流法指用乙醇、乙醚等易挥发的有机溶剂提取饮片成分，将浸出液加热蒸馏，其中挥发性溶剂馏出后又被冷凝，重复流回浸出器中浸提饮片，这样周而复始，直至有效成分回流提取完全的方法。采用回流法浸出时，溶剂因反复利用，用量较少。本法适用于有效成分易溶于浸出溶剂且受热不易破坏，以及药材质地坚硬、有效成分不易浸出的药材，但加热时间长，不适于有效成分受热易破坏的药材的浸出。

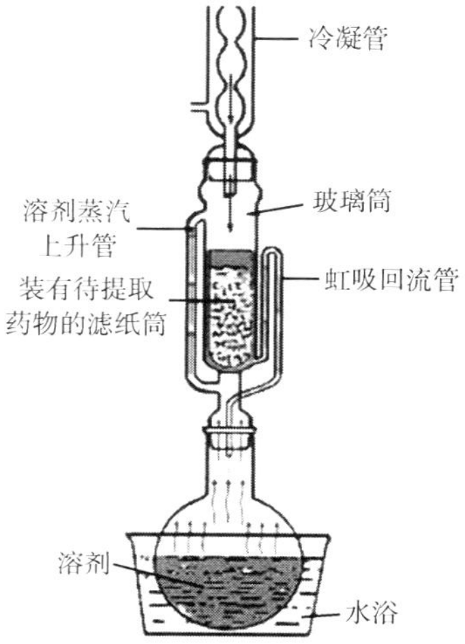

图 4-12 索氏提取器示意图

1. **操作方法** 粉碎后的饮片装入圆底烧瓶中，添加溶剂至烧瓶容积的 1/2～2/3，浸泡一定时间后于水浴加热，回流至规定时间，滤过，另器保存；药渣再添加新溶剂，如此反复操作 2～3 次，合并回流液，蒸馏回收溶剂，所得浓缩液再按需要进一步处理。

2. **常用的回流设备** 小量生产常用玻璃制蒸馏设备，如常用索氏提取器（图 4-12）；大生产多采用不锈钢材质的多功能提取罐或回流罐等。

（五）水蒸气蒸馏法

水蒸气蒸馏法系将含有挥发性成分的饮片与水或水蒸气共蒸馏，挥发性成分随水蒸气被馏出，经冷凝后，分取挥发性成分的浸提方法。适用于具有挥发性、能随水蒸气蒸馏而不被破坏、难溶或不溶于水的化学成分的提取、分离，如薄荷中挥发油的提取。

（六）超临界流体萃取技术

超临界流体是指处于临界温度、临界压力之上的流体，如 CO_2，经加压、加温至临界点以上（约 13.3MPa，313K）即成超临界 CO_2。超临界流体同时具有液态和气态的优点：黏度小，扩散系数接近气体，扩散穿透性强；密度接近液体，有很强的溶解能力和传质特性。超临界流体萃取技术是利用超临界流体的强穿透性和强溶解性能，对中药材所含成分进行萃取和分离的操作，可将药材中各种有效成分溶解浸出。提取完成后，通过改变系统温度、压力使超临界流体恢复为普通气体回收，并与提取物分离。适用于提取亲脂性、低分子量的成分。

（七）超声波提取技术

超声波指频率高于 20kHz，人的听觉阈以外的声波。超声提取技术的基本原理主要是利用超声波的空化效应，介质内部溶解的微气泡在超声波的作用下增大，形成共振腔，然后瞬间闭合形成微激波，使植物细胞破裂从而加速有效成分的浸出提取，另外超声波的次级效应，如机械振动、乳化、扩散、击碎、化学效应等也能加速欲提取成分物质分子运动频率和速度，增加扩散释放，并充分与溶剂混合，从而提高药材有效成分浸出率的方法。本法提取中药材不受成分极性、分子量大小限制，适用于绝大多数种类中药材和各类成分的提取。与传统的煎煮法、浸渍法等比较，具有溶剂使用量少、省时、节能、提取效率高等优点。

考点：常用浸出方法的操作要点与注意事项

第3节 浸出液的分离、纯化、浓缩与干燥

一、浸出液的分离

中药的浸出液中常混有药渣、沉淀物、泥沙及其他固体杂质，为得到澄清的液体，需要进行固液分离操作除去；中药浸出液的精制、药物重结晶等均要分离操作；注射剂的除菌也用到分离技术。常用的固液分离方法有沉降分离法、滤过分离法、离心分离法。

1. 沉降分离法 是指利用固体微粒靠自身重量在液体介质中自然下沉，用虹吸法吸取上层澄清液，使固体与液体分离的一种方法。该法适用于固体物与液体介质密度相差悬殊、固体量多、粒子较大的浸出液，但所需时间长、分离不完全。对固体物含量少，粒子细而轻者不宜使用。

2. 滤过分离法 是指利用中药浸出液在通过滤过介质时固体微粒被截留在多孔介质表面或深层，液体则经介质孔道流出，而达到固液分离的方法。滤过方法有：①常压滤过，常用滤纸或脱脂棉作滤过介质，一般适于少量药液的滤过；②减压滤过，常用布氏漏斗、垂熔玻璃滤器和各种滤柱，常用于精滤，用于注射剂、口服液剂、滴眼液的滤过；③加压滤过，常用压滤器和板框压滤机、加压叶滤机，适用于黏度大、颗粒细、可压缩的各类物料的滤过。

3. 离心分离法 是指利用固体与液体的密度差，使提取液在离心力作用下实现固液分离的方法。由于离心力比重力大 2000～3000 倍，故分离效率高，常用的设备为离心机，目前离心分离法在中药制药领域应用广泛。

二、浸出液的纯化

中药浸出液是由浸出溶剂与可溶性成分组成的混合物，既含有有效成分，也含有无效成分。为除去浸出液中的杂质，最大限度地富集有效成分，通常采用水提醇沉法、醇提水沉法、酸碱法、盐析法、透析法等技术纯化浸出液。近年来，大孔树脂法、澄清剂法、超滤法等纯化新技术在中药制剂生产上的应用也越来越多。

（一）水提醇沉法与醇提水沉法

1. 水提醇沉法 先以水为溶剂浸出饮片有效成分，再利用不同浓度乙醇将水提取浓缩液沉淀，去除其中杂质的方法。其原理是利用有效成分和无效成分在水、不同浓度的乙醇中的溶解度差异，加入乙醇后使无效成分溶解度变小沉淀从而分离。一般来说水会浸出药材中的极性较大的物质，如多糖、蛋白质、淀粉等，而这些成分在乙醇中的溶解度较小，所以缓慢加入乙醇溶液，当乙醇的浓度到达一定浓度后，多糖、淀粉等物质就会沉淀下来。适用于大多数药材的提取纯化，是目前应用最广泛的纯化方法。此法可除去蛋白质、糊化淀粉、黏液质、油脂、脂溶性色素、树脂树胶、部分糖类，可保留生物碱类、苷类、氨基酸类、有机酸盐等，但是鞣质、水溶性色素、树脂等不易除去。

（1）操作要点：①饮片水提浓缩液醇沉时，浓缩液相对密度通常控制在 1∶1 或约 1ml 相当于原药材 1～2g，最好减压低温浓缩，不宜用直火加热。②加乙醇的时间：药液冷却后加乙醇。③醇沉浓度：颗粒剂、合剂一般使含醇量达 50%～60%，口服液为提高澄明度含醇量可达 60%～70%。④加醇方式：一为分次醇沉，二为梯度递增法醇沉。边加边搅拌（注意慢加快搅）。⑤冷藏与处理：含醇药液慢慢降至室温后，再移置冷库中，于 5～10℃下静置 12～24h（加速胶体杂质凝聚），注意冷藏液先将上清液吸出再滤过。

（2）计算含醇量体积百分比公式：

$$C_1 \cdot X = C_2 \cdot (V + X) \tag{4-1}$$

$$\Rightarrow X = C_2 \cdot V / (C_1 - C_2) \tag{4-2}$$

式中，C_1 为浓乙醇的浓度（%）；C_2 为所需达到的含醇浓度（%）；X 为需加浓乙醇的体积；V 为浓缩药液的体积。

2. 醇提水沉法 先用适宜浓度的乙醇提取药材成分，再加适量的水除去浸出液中不溶性杂质的方法。其基本原理与水提醇沉法基本相同。其特点在于醇提可减少中药材水溶性杂质的溶出，加水处理又可去除脂溶性杂质（如树脂、油脂、色素等）。适用于含黏液质、蛋白质、淀粉、多糖等水溶性杂质较多的药材提取。

（二）盐析法

在含某些高分子物质的浸出溶液中加入大量无机盐（如氯化钠、硫酸钠、硫酸铵等），使其溶解度降低沉淀析出，然后滤过除去，与其他成分分离的一种方法。其原理是水中加入盐离子，使蛋白质药物表面的电荷被中和，蛋白质胶体水化层脱水使蛋白质溶解度降低而沉淀析出。特点是蛋白质不变性又可分离纯化。主要适用于有效成分为蛋白质、血浆蛋白的药物的分离纯化。

（三）酸碱法

利用药材中某些有效成分在水中的溶解性与酸碱度有关的性质，在溶液中加入适量酸或碱辅助剂，调节 pH 至一定范围，使有效成分溶解或析出，以达分离纯化的方法。适用于多数生物碱、有机酸、蒽醌等物质的分离纯化。方法可分为：①酸溶碱沉法，适合生物碱类物质分离纯化；②碱溶酸沉法：适合黄酮类和香豆素类分离纯化；③等电点法：适合蛋白质类物质（具有羧基和氨基）分离纯化。

（四）透析法

透析法是利用低分子化合物或在水、醇中呈离子型的物质在溶液中可通过半透膜而大分子物质不能通过半透膜的性质达到分离的方法。低分子化合物（如氨基酸、无机盐、单糖、双糖等）能通过半透膜，而高分子化合物（如鞣质、蛋白质、皂苷、树脂、多肽和多糖等）不能通过半透膜，此法可去除这类杂质。半透膜类型有动物膀胱膜、火棉胶膜、羊皮纸膜、再生纤维素膜、玻璃纸膜、蛋白胶膜等。透析法的分离速度较慢，为了加快透析速度，可用电透析法，电透析可使带电离子的透析速度增加 10 倍以上。

（五）大孔树脂吸附法

大孔树脂吸附法是指利用大孔吸附树脂的网状结构和极高的比表面积，从中药浸出液中有选择地吸附其中的有效成分，除去无效成分的一种精制纯化方法。该方法具有设备简单、操作方便、节省能源、成本低、产品纯度高、不吸潮等特点，广泛地应用于中药有效成分的分离与精制。适用于纯化苷类、黄酮类、生物碱类等成分。近年来，大孔树脂吸附法已在中药研究和生产中的应用日益广泛。

（六）超滤法

超滤法是利用半透膜的微孔结构进行物理筛分的方法。用超滤膜为分离介质，以一定的外界压力（0.1～0.5MPa）为推动力，进行错流方式过滤。超滤膜筛分孔径从 0.001～0.1μm，膜孔具有选择性对物质进行截留筛分作用，使溶剂与低分子物质通过，高分子物质不能通过。几乎能截留溶液中所有的细菌、热原、病毒及胶体微粒、蛋白质、大分子有机物。当液体混合物在一定压力下流经膜表面时，小分子溶质透过膜（称为超滤液），而大分子物质则被截留，使原液中大分子浓度逐渐提高（称为浓缩液），从而实现大、小分子的分离，达到净化、澄清、浓缩精制纯化的目的。

链 接 纯化新技术——吸附澄清法

吸附澄清法是指运用吸附澄清剂将固液快速分离的技术。即在混悬的中药提取液或浓缩液中加入吸附澄清剂，以吸附方式除去溶液中的粗粒子，以及淀粉、鞣质、胶质、蛋白质、多糖等无效成分或无需成分。101 果汁澄清剂、甲壳素类吸附澄清剂，因其资源丰富、成本低、安全无毒、专属去杂及操作简便等特点，具有广阔的前景。吸附澄清法工艺的不断深入研究，促进了中药提取工艺的不断改进，将进一步推动中药制剂的发展。

三、浸出液的浓缩与干燥

（一）浸出液的浓缩

1. 浓缩 是中药制剂原料制备成型前的重要步骤。由于浸出液通常体积较大，一般可得到 4～5 倍量或更多的浸出液，有效成分浓度较低，不适于直接应用，也不能直接用于制备各种制剂，需采用蒸发、蒸馏、反渗透、超滤、大孔树脂吸附等方法进行浓缩，以缩小体积、提高有效成分浓度，以利于制剂的生产。蒸发是目前浸出液浓缩的主要方法，应用最为广泛。蒸发是指通过加热作用使溶液中的溶剂气化并除去，从而提高溶液浓度的工艺操作。

2. 蒸发方式 蒸发分为自然蒸发、沸腾蒸发两种方式。自然蒸发是溶剂在低于沸点的情况下气化，而沸腾蒸发是溶剂在沸腾条件下气化，因此沸腾蒸发速率快、效率高，浸出制剂的生产过程中多采用沸腾蒸发。根据操作方法和根据原理的不同分为常压蒸发、减压蒸发、薄膜蒸发和多效蒸发，见表 4-1。

（1）常压蒸发：是指在大气压力条件下进行蒸发操作的处理过程。蒸发器内产生的水蒸气（即二次蒸汽）直接与大气相通，压力即为常压。适用于以水为溶剂的浸出药液浓缩。蒸发锅一般应选敞口，大生产时选用蒸汽夹层蒸发锅。

（2）减压蒸发：又称负压蒸发或真空蒸发，抽掉液面上的空气和蒸汽使密闭蒸发器内形成一定的真空度，溶液的沸点降低，进行沸腾蒸发的方法。具有温度低、蒸发速度快等优点，适于热敏药液的蒸发或含有机溶剂的药液的浓缩。

（3）薄膜蒸发：使液体形成薄膜而进行蒸发的方法。其加速蒸发的原理是在减压条件下，液体形成薄膜而具有极大的汽化表面积，热量传播快而均匀，没有液体静压的影响，能较好地防止物料过热现象。薄膜蒸发的进行方式有两种：一是使液膜快速流过加热面进行蒸发；另一种是使药液剧烈地沸腾，产生大量泡沫，以泡沫内外表面为蒸发面进行蒸发。

（4）多效蒸发：利用两个或多个减压蒸发器串联形成的浓缩设备，进行蒸发的方法。每一个蒸发器称为一效，凡通入加热蒸汽的蒸发器称为第一效，用第一效的二次蒸汽作为加热剂的蒸发器称为第二效，依此类推。由于二次蒸汽反复利用，多效蒸发器属于节能型设备。

表 4-1 常用蒸发方法的比较

方法	常压蒸发	减压蒸发	薄膜蒸发	多效蒸发
特点	①温度高，受热时间长；②对环境有一定的影响	①温度低（40～60℃），溶液沸点低，防止或减少热敏成分的分解；②蒸发速度快，时间短；③密闭，溶剂可回收，对环境无污染	①薄膜具有极大的表面，热传播快而均匀，受热时间短；②不受液体静压和过热的影响，成分不易被破坏；③能连续操作，缩短生产周期可在常压或减压下进行；④溶剂可回收重复使用	将第一蒸发器所产生的二次蒸汽引入第二蒸发器作为加热蒸汽，组成双效蒸发器或三效蒸发器，为节能型蒸发器，可节省能源，蒸发效率高
适用范围	有效成分耐热、溶剂无燃烧性、有效成分无挥发性、无害、无经济价值的浸出液	有效成分不耐热，溶剂需要回收的浸出液	热敏性成分的浸出液	广泛
常用设备	蒸发锅、敞口倾倒式夹层锅	减压蒸馏装置、真空浓缩罐	升膜式蒸发器、降膜式蒸发器、刮板式蒸发器、离心式蒸发器	多效浓缩器

3. 影响蒸发的因素 蒸发器的效率常以其生产强度来表示，即单位时间、单位传热面积上所蒸发的溶剂量。影响蒸发的因素有以下几种。

（1）蒸发的面积：在一定温度下，单位时间内蒸汽蒸发量与蒸发面积的大小成正比，即蒸发的表面积越大，蒸发速度越快。采用薄膜蒸发增加蒸发面积，可提高蒸发效率。

（2）传热温度差（Δt_m）：是指加热蒸汽的温度与溶液的沸点之差。汽化是由于分子受热后振动能力超过分子间内聚力而产生的，要使蒸发速度加快，必须使加热温度与液体温度间有一定的温度差，以使溶剂分子获得足够能量而不断汽化。提高加热蒸汽的压力，以提高加热蒸汽温度是提高 Δt_m 的方法之一，但温度高，药物稳定性会降低。采用减压蒸发降低蒸发室的压力，可降低溶液的沸点，是提高 Δt_m 的有效方法。

（3）传热系数 K：K 值是提高蒸发器效率的主要手段，增大 K 值的主要途径是减少各部分的热阻。通常管壁热阻很小，可忽略不计，蒸汽冷凝的热阻在总热阻中占的比例不大，但操作中应注意对不凝性气体的排除，否则其热阻会增大。管内溶液侧的垢层热阻在许多情况下是影响 K 值的重要因素。为了减少垢层的热阻，实际生产中需加强搅拌、定期清除蒸发器的垢层，以增加传热系数，达到好的蒸发效果。

（4）液面上蒸汽浓度：蒸发速度与蒸发时液面上大气中的蒸汽浓度成反比。蒸汽浓度大，分子不易逸出，蒸发速度就慢，反之则快。可采用排风或减压设备减小蒸汽浓度，加速蒸发的进行。

（5）液体表面的压力：液体表面压力越大，蒸发速度越慢。所以，有条件者可以采用减压蒸发，既可加速蒸发，又可避免药物受高温而破坏。

（二）干燥

中药浸出液经分离、纯化及浓缩后，还需进一步干燥以增强提取物的稳定性。干燥是指利用热能使湿物料（溶液、悬浮液及浆液）中的湿分（水分或其他溶剂）汽化除去，从而获得干燥物料的工艺操作。干燥是制剂生产中不可缺少的基本操作，常用于固体原料药的除湿、湿法制粒的干燥、新鲜药材的除水、流浸膏剂和丸剂的制备。制剂干燥的目的在于控制成品或半成品的规格、保证制剂的质量、提高药物的稳定性。

1. 常用的干燥方法和设备

（1）常压干燥：是指在常压下进行干燥的方法。该法操作简单，但干燥时间长、温度高，易因过热引起有效成分破坏，干燥品较难粉碎。

常压干燥的方法有：①烘干干燥，指在常压下，将物料摊放在烘盘内，利用干热空气进行干燥的方法，适用于对热稳定的药物，常用的设备是厢式常压干燥器。②鼓式干燥，又称滚筒式干燥，是将已浓缩到一定程度的料液涂于滚筒加热面上使成膜，借热传导加热料液进行干燥，此法蒸发面及受热面都有显著增大，可缩短干燥时间，适用于中药浸膏的干燥及膜剂的制备，常用设备是鼓式薄膜干燥器。③带式干燥，系将湿物料平铺在帆布或金属丝网等传送带上，利用热气流、红外线、微波等方式干燥物料，适用于中药饮片、颗粒剂等物料的干燥，特点是物料受热均匀、省时省力，常用干燥设备有单带式、复带式和翻带式三种。

（2）减压干燥：又称真空干燥，是指在密闭的容器中抽真空并进行加热干燥的方法。此法温度较低、速度较快，减少了物料与空气的接触，可防止药物被污染或氧化，产品呈疏松海绵状，易于粉碎。适用于稠膏、热敏性物料。常用设备为箱式减压干燥器，操作时注意事项：①检查油泵油面，从油泵侧面的小玻璃窗口看油面即可。②未断开缓冲瓶和油泵之前，严禁关闭油泵，以防泵油倒吸。③压力表降至-0.1 以后，检查整个系统是否正常，主要是听油泵是否有很响的喷油的“扑扑”声，油泵是否冒出大量的白烟等，如有以上情况，迅速关掉电源，通知仪器负责人。④减压干燥箱的温度在初次设定后，会出现短暂的温度迅速升高（高于设定温度 10℃以内），若温度回落在设定温度±5℃，即表明温度基本稳定。若温度高于设置温度 10℃，通知仪器负责人。⑤做好使用登记。

（3）沸腾干燥：又称流化床干燥，是指利用热空气使湿颗粒悬浮，呈流态化，似沸腾状，热空气在湿颗粒间通过，在动态下进行交换，带走水汽从而达到干燥目的的一种方法。此法的特点是热利用效率高，干燥速度快，产品质量好；干燥时不用翻料，能自动出料，节省劳动力；但热能消耗大，清扫设备麻烦。适用于湿颗粒性物料的干燥。常用沸腾干燥设备，见图 4-13。

（4）喷雾干燥：是指利用喷雾器将一定浓度的液态物料喷射成雾状，在一定流速的干燥热气流中进行热交换，物料被迅速干燥的方法。此法的特点是物料的受热表面积大，传热传质迅速，水分蒸发极快，属于瞬间干燥，产品为松脆的空心颗粒，溶解性能好。适用于热敏性物料的干燥。但需特殊设备，生产成本较高。常用喷雾干燥设备，见图 4-14。

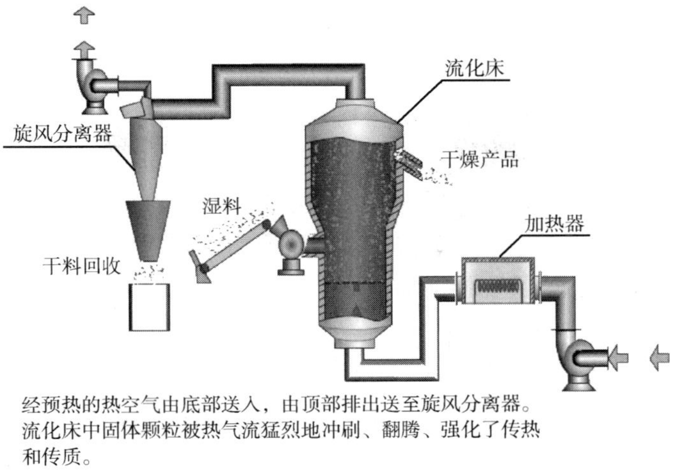

图 4-13 沸腾干燥设备示意图

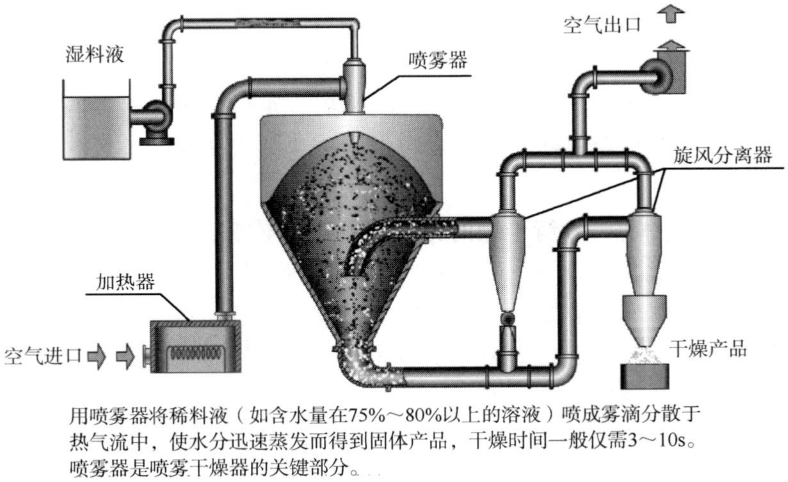

图 4-14 喷雾干燥设备示意图

（5）冷冻干燥：将需要干燥的药物溶液预先冻结成固体，然后在低温低压条件下，水分从冻结状态不经过液态而直接升华除去的一种干燥方法。此法可避免有效成分因高热而分解变质，产品多孔疏松，易于溶解。适合于极不耐热的物料干燥。但操作复杂，需特殊设备，生产成本较高。

（6）红外线干燥：红外线是一种看不见的电磁波，波长范围为 0.76～1000μm。通常将波长在 5.6μm 以下的区域称为近红外线，波长在 5.6～1000μm 的区域称为远红外线。被干燥物料受到红外线能量的辐射后，使物料中的水分汽化而干燥，故红外干燥亦称红外辐射加热干燥。由于物料对红外辐射的吸收波段大部分在远红外区内，因此采用远红外干燥要优于近红外干燥。红外干燥装置是由红外辐射源、干燥室、排气系统及机械传动系统等组成。具有干燥速度快、热效率较高、成品质量好的特点，适用于热敏性大的物料干燥，尤其适用于多孔性薄层物料。在中药生产中应用于中药粉末、颗粒剂的干燥，也可用于中药水丸的干燥。

（7）微波干燥：以微波为热源实现物料干燥的方法。微波波长为 1mm 至 1m 的无线电波，相应频率为 300MHz～300GHz，制药工业加热干燥只用 915MHz 和 2450MHz 两个频率，后者在一定条件下兼有灭菌作用。水分子在微波电场的作用下，随电场方向变化，产生碰撞摩擦，转化为热能。均匀加热（内外水分都动），内部扩散得快，水的介电常数比固体物料大得多，故水分获得能量，而物料吸收能力小，温度升高不大。微波干燥器主要由电源、微波发生器、干燥室、连接波导管及冷却系统等组成。其中微波加热器是关键设备。具有穿透能力强、热效率高、物料受热均匀、干燥时间短、干燥速度快，产品质量好的特点。适用于含有一定水分而且对热稳定药物的干燥或灭菌。

2. 影响干燥的因素

（1）湿物料中所含水分的性质：在一定空气条件下，根据物料中所含水分能否干燥除去，可将其分为平衡水分和自由水分。平衡水分是指在一定空气状态下，物料表面产生的水蒸气分压与空气中水蒸气分压相等时，物料中所含的水分，即不能干燥除去的水分。自由水分是指物料中所含的大于平衡水分的那一部分水分，即在干燥中可以除去的水分。平衡水分与物料的种类、空气的状态有关。一般物料的平衡含水量随空气中相对湿度的增加而增大，所以物料的干燥是相对的。

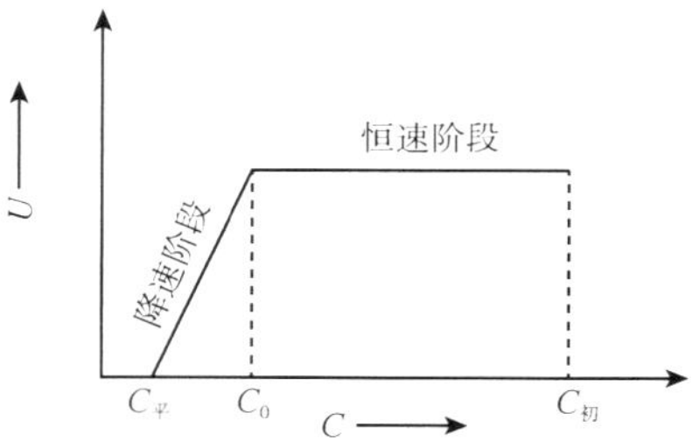

图 4-15 干燥速率曲线图

C. 物料含湿量；*U*.干燥速率

（2）干燥速率：干燥过程分成两阶段，恒速阶段和降速阶段（图 4-15）。在恒速阶段，物料中水分含量较多，干燥速率保持恒定，与物料湿含量（水分含量）无关；当含水量低于临界含水量时，干燥速率随物料湿含量的减少而降低，称为降速阶段。恒速阶段的干燥速率主要取决于水分在物料表面的气化速率，主要受物料外部条件的影响；降速阶段的干燥速率主要由物料内部水分向表面扩散的速率所决定，与物料特性有关。若干燥速率过快，物料表面水分迅速蒸发，内部水分未能及时扩散至物料表面，就会形成外干内湿的状态，放置一段时间后，水分又传导至粉粒表面，致表面粉粒彼此黏结形成假干燥现象。假干燥现象对药品生产和存储会产生较大影响，如片剂使用假干颗粒制备糖衣片产生“花片”。

（3）被干燥物料的性质：物料本身结构、形状大小、料层厚薄等特性均会影响干燥效果。一般颗粒状物料比粉末状物料因对水的吸附能力弱而干燥快。物料铺得越薄，干燥越快。

（4）干燥介质的温度、湿度和流速：干燥介质的温度越高、相对湿度越低、流速越大，干燥速率越快。生产中常采取排风、鼓风等措施增大干燥介质（空气）的流速、降低干燥空间的湿度，但空气流速对物料内部水分的扩散影响极小。

（5）干燥的方法：不同的干燥方法产生不同的干燥效果，如物料动态干燥较静态干燥的速率快、效率高。

（6）干燥压力：干燥压力与蒸发速率成反比，因此减压能促进水分蒸发，加快干燥。

考点：浸出液的分离、纯化、浓缩与干燥的方法和特点

第 4 节 常用的浸出制剂

一、汤 剂

汤剂是将药材饮片或粗粒加水煎煮或浸泡，去渣取汁服用的液体剂型。其中以饮片粗颗粒入药者又称为“煮散”，以沸水浸泡药物不定时不定量饮用者，俗称“饮”。汤剂是中医应用最早、最多的一种剂型，主要供内服，也可含漱、洗浴、熏蒸用。

（一）汤剂的特点

能适应中医辨证论治的需要，其处方组成及用量可以根据病情变化，适当加减，灵活应用；复方，有利于充分发挥药物成分的多效性和综合作用；汤剂为液体制剂，吸收快，能迅速发挥药效；以水为溶剂，水无刺激性及副作用；制备方法简单易行。

但是汤剂也存在一些不足之处。煎液体积较大、味苦，服用、携带不方便；多系临时配制应用，不宜大量制备，也不利于及时抢救危重患者；易发霉、发酵、不能久贮。因此，近年来对汤剂进行了有效的剂型改革，如中药合剂、颗粒剂、口服液等都是尽量保留汤剂优点克服其缺点的基础上发展起来的中药新剂型。

（二）汤剂的制备

汤剂采用煎煮法制备。

1. 制备要点 ①煎煮器具应选用化学性质稳定、不与药材中成分发生化学反应的器具，如传统的陶器，制剂生产中多用不锈钢器具。②除特殊品种外，药材在煎煮前应加冷水浸泡 20～60min，以利于溶剂渗透和有效成分浸出。③为保证汤剂疗效，在制备时需根据某些药材的特性进行特殊处理。④煎煮火候：沸前用武火，沸后用文火。⑤煎煮的时间和次数，应根据药材性质、质地、剂量大小确定，如解表药煎煮时间宜短，滋补药煎煮时间宜长。一般需煎煮 2～3 次，以保证药用成分完全浸出。

2. 汤剂制备时饮片的特殊入药处理 见表 4-2。

表 4-2 汤剂制备时饮片的特殊入药处理

类型	方法	品种
先煎	某些饮片先煎煮 10～20min 后，再加其他饮片共同煎煮	①矿石类、贝壳类、生石膏、生龙骨、生龟鳖甲等水分不易渗透，有效成分不易煎出的饮片；②如生川乌、生半夏等有毒饮片；③党参等滋补性饮片；④火麻仁、竹黄、石斛等饮片只有先煎才有效
后下	在其他饮片煎煮一段时间后，加入某些饮片共同煎煮	①薄荷、砂仁等含挥发性成分的饮片；②钩藤、苦杏仁、大黄、番泻叶等含久煎有效成分易破坏的饮片
包煎	把某些饮片装入纱布袋中，扎紧袋口后与其他饮片共同煎煮	①车前子等含黏液质较多的饮片；②旋覆花等富含绒毛的饮片；③蚕沙、蒲黄、海金沙、菟丝子等粉类或细微饮片或细小种子
另煎	单独煎煮取汁，再与其他饮片煎煮所得煎液混合	鹿茸、西红花、人参、西洋参、羚羊角等贵重中药
冲服	制成细粉，用其他饮片煎煮所得煎液冲服	三七、羚羊角、鹿茸、珍珠、雄黄、沉香等不溶性或挥发性极强或贵重饮片
烊化	溶化后，与其他饮片煎煮所得煎液混合	①阿胶、鹿角胶、鳖甲胶等胶类饮片；②糖、蜂蜜及芒硝等易溶性矿物药

（三）影响汤剂质量的主要因素

汤剂内在质量主要取决于饮片质量，饮片必须符合处方特定炮制要求。煎药器具传统多用陶器，也可选用搪瓷煎器、不锈钢。医院煎药目前多采用电热或蒸汽加热自动煎药机。煎药溶剂大多使用饮用水，加水量一般为中药材饮片的 5～8 倍或没过饮片表面 2～10cm，二次加水量适当减少。煎煮火候应沸前武火，沸后文火。煎煮时间通常头煎 45～60min，二次煎煮 20～30min。一般煎煮 2～3 次。

（四）汤剂的质量要求

1. 调配中药汤剂的药物必须符合药品标准规定和要求。

2. 严格按照中药汤剂制备的操作规程和制备方法进行，煎煮后的残渣不得有硬心，应充分煮透，使药效成分溶出而发挥疗效。

3. 制备汤剂时应认真负责，控制好煎煮火候和时间，煎煮后的药物不得烧焦糊化，否则，会影响汤液的质量。

4. 煎煮后应充分滤过，药物残渣挤出的残液量一般不得超过残渣的 20%。

5. 每种汤剂制备后，应具有原方剂中药物的特征气味，不得有焦糊或其他不正常的霉腐异味。

6. 每种汤剂制备后，应具有相应的色泽，汤液应澄明，少量沉淀物经振摇后能均匀分散。汤液中不得有异物。

（五）实例分析

例 4-1 麻黄汤

【处方】 麻黄 9g　　桂枝 9g
炙甘草 3g　　杏仁 9g

【制法】 将麻黄先煎约 15min，再加入甘草、杏仁合煎 15min，桂枝最后加入，一起煎煮 15min，滤取煎液。药渣重新煎煮 25min，滤取煎液，将二次煎液合并即得。

【分析】 麻黄中的有效成分麻黄碱多分布于茎中心髓部，为保证充分浸出，需先煎。桂枝含挥发性有效成分，宜后下。为保证药用成分浸出完全，本方煎煮了两次。

【功能与主治】 用于辛温发表，治风寒感冒、恶寒发热、无汗、咳嗽、气喘等症。

二、合剂与口服液

合剂系饮片用水或其他溶剂，采用适宜的方法提取制成的口服液体制剂。其中单剂量灌装者也称为“口服液”。

（一）合剂的特点

合剂是对汤剂的改进和发展，既保留了汤剂的多效性、综合性；又可选择不同的提取方法制备（如渗漉法、回流法），浸出效果好；适合工业化生产，省去了临时煎煮的麻烦；浸出液经浓缩后可加入抑菌剂、矫味剂等，并在灌封后进行灭菌，剂量较少、质量稳定、便于服用、携带和贮藏。但合剂不像汤剂一样可随症加减，故不能代替汤剂。

（二）合剂的制备

1. 浸提 按处方称取炮制合格的饮片，依据各品种项下规定的方法进行浸提，一般采用煎煮法浸提 2 次，每次 1～2h，煎液静置沉降后滤过，含有芳香挥发成分的药材，可先用蒸馏法收集挥发性成分另器保存，再将其药渣与处方中其他药物一同煎煮。亦可根据药材中有效成分的特点，选用不同浓度的乙醇或其他溶剂，采用不同浸出方法，如渗漉法等进行浸提。

2. 纯化、浓缩 对所得浸出液进行纯化、浓缩，必要时加矫味剂与抑菌剂，分装于灭菌的容器内，加盖，灭菌即得。

（三）合剂的质量要求

1. 饮片应按各品种项下规定的方法提取、纯化，浓缩制成口服液体制剂。

2. 根据需要可加入适宜的附加剂。除另有规定外，在制剂确定处方时，该处方的抑菌效力应符合抑菌效力检查法的规定。山梨酸和苯甲酸的用量不得超过 0.3%（其钾盐、钠盐的用量分别按酸计），羟苯酯类的用量不得超过 0.05%，如加入其他附加剂，其品种与用量应符合国家标准的有关规定，不影响成品的稳定性，并应避免对检验产生干扰。必要时可加入适量的乙醇。

3. 合剂若加蔗糖，除另有规定外，含蔗糖量一般不高于 20%（g/ml）。

4. 除另有规定外，合剂应澄清。在贮藏期间不得有发霉、酸败、异物、变色、产生气体或其他变质现象，允许有少量摇之易散的沉淀。

5. 一般应检查相对密度、pH 等。

6. 除另有规定外，合剂应密封，置阴凉处贮存。

（四）合剂的质量检查

除另有规定外，还应进行装量、微生物限度检查。

1. 装量 单剂量灌装的合剂，照下述方法检查，应符合规定。

检查法：取供试品 5 支，将内容物分别倒入经标化的量入式量筒内，在室温下检视，每支装量与标示装量相比较，少于标示装量的不得多于 1 支，并不得少于标示装量的 95%。多剂量灌装的合剂，照最低装量检查法检查，应符合规定。

2. 微生物限度 除另有规定外，照非无菌产品微生物限度检查，微生物计数法和控制菌检查法及非无菌药品微生物限度标准检查，应符合规定。

（五）实例分析

例 4-2 小建中合剂

【处方】 桂枝 111g　　白芍 222g　　炙甘草 74 g
生姜 111g　　大枣 111g

【制法】 以上五味，桂枝蒸馏提取挥发油，蒸馏后的水溶液另器收集；桂枝药渣与炙甘草、大枣加水煎煮二次，每次 2h，合并煎液，滤过，滤液与蒸馏后的水溶液合并，浓缩至约 560ml；白芍、生姜用 50%乙醇作溶剂，浸渍 24h 后进行渗漉，收集渗漉液，回收乙醇后与上述药液合并，静置，滤过；另加麦芽糖 370g，再浓缩至近 1000ml，加入苯甲酸钠 3g 与桂枝挥发油，加水至 1000ml，搅匀，即得。

【性状】 本品为棕黄色的液体；气微香，味甜，微辛。

【分析】 桂枝中挥发油采用了水蒸气蒸馏法浸出，桂枝、炙甘草、大枣采用了煎煮法浸出，白芍、生姜采用渗漉法浸出。

【功能与主治】 本品温中补虚，缓急止痛。用于脾胃虚寒、脘腹疼痛、喜温喜按、嘈杂吞酸、食少；胃及十二指肠溃疡见上述证候者。

【用法与用量】 口服。一次 20～30ml，一日 3 次。用时摇匀。

例 4-3 小儿肺热咳喘口服液

【处方】

麻黄	50g	苦杏仁	100g	石膏	400g
甘草	50g	金银花	167g	连翘	167g
知母	167g	黄芩	167g	板蓝根	167g
麦冬	167g	鱼腥草	167g		

【制法】 以上十一味，石膏加水煎煮 0.5h，加入其余麻黄等十味，加水煎煮二次，每次 1h，合并煎液，滤过，滤液浓缩至相对密度为 1.10～1.15（80℃），放冷，加乙醇使含醇量达 75%，搅匀，静置 24h，滤过，滤液回收乙醇并浓缩至相对密度为 1.20～1.25（80℃）的清膏，加水约至 1000ml，搅匀，冷藏（4～7℃）36～48h，滤过，滤液加入苯甲酸钠 3g 和甜蜜素 5g，加水至 1000ml，搅匀，灌装，灭菌，即得。

【性状】 本品为棕红色的液体；味苦、微甜。

【分析】 小儿肺热咳喘口服液制备时，饮片采用煎煮法浸提有效成分，石膏因质地坚硬需先煎；并采用乙醇沉淀法纯化提取液。加入防腐剂苯甲酸钠、矫味剂甜蜜素，质量稳定、口感好。

【功能与主治】 清热解毒，宣肺化痰，用于热邪犯于肺卫所致发热、汗出、微恶风寒、咳嗽、痰黄，或兼喘息、口干而渴。

【用法与用量】 口服。1～3 岁一次 10ml，一日 3 次；4～7 岁一次 10ml，一日 4 次；8～12 岁一次 20ml，一日 3 次，或遵医嘱。

三、酒　剂

酒剂又名"药酒"，是指饮片用蒸馏酒提取制成的澄清液体制剂。酒剂多供内服，如三两半药酒，少数作外用，也有兼供内服和外用者，如冯了性风湿跌打药酒。

（一）酒剂的特点

酒剂组方灵活，制备简便，剂量较小，服用方便，且不易霉变，易于保存，特别适用于祛风散寒、活血通络、散瘀止痛等方剂的制备。但儿童、孕妇、心脏病及高血压患者不宜服用。

（二）酒剂的制备

酒剂可用浸渍法、渗漉法或其他适宜方法制备。所用蒸馏酒的浓度和用量、浸渍温度和时间，或渗漉速度，以及成品含醇量等，均应符合各品种制法项下的要求。生产酒剂所用的饮片，一般应适当粉碎。生产内服酒剂应以谷类酒为原料，可加入适量的糖或蜂蜜调味。

（三）酒剂的质量要求

酒剂在生产与贮存期间应符合下列有关规定。

1. 配制后的酒剂须静置澄清，滤过后分装于洁净的容器中。在贮存期间允许有少量摇之易散的沉淀。酒剂应检查乙醇量和甲醇量。除另有规定外，酒剂应密封，置阴凉处贮存。

2. 除另有规定外，酒剂应进行总固体、装量、微生物限度检查。

（四）实例分析

例 4-4　国公酒

【处方】

当归	羌活	牛膝	防风	独活	牡丹皮	广藿香
槟榔	麦冬	陈皮	五加皮	姜厚朴	红花	枸杞子
白芷	制天南星	白芍	紫草	盐补骨脂	醋青皮	炒白术
川芎	木瓜	栀子	麸炒苍术	麸炒枳壳	乌药	佛手
玉竹	红曲					

【制法】　以上三十味与适量的蜂蜜和红糖用白酒回流提取三次，第一次 40min，第二、三次每次 30min，滤过，合并滤液，静置 3～4 个月，吸取上清液，滤过，灌封，即得。

【性状】　本品红色的澄清液体；气清香，味辛、甜、微苦。

【分析】　乙醇量应为 55%～60%，本制剂采用回流法制备，能较好地保持其澄明度。

【功能与主治】　散风祛湿，舒筋活络。用于风寒湿邪闭阻所致痹病，症见关节疼痛、沉重、屈伸不利、手足麻木、腰腿疼痛；也用于经络不和所致的半身不遂、口眼歪斜、下肢痿软、行走无力。

【用法与用量】　口服。一次 10ml，一日 2 次。

四、酊　剂

酊剂是指将原料药物用规定浓度的乙醇提取或溶解而制成的澄清液体制剂，也可用流浸膏稀释制成。可供口服或外用。酊剂应置遮光容器内密封，置阴凉处贮存。

（一）酊剂的特点

由于不同浓度的乙醇可选择性溶解药材中不同成分，故酊剂成分较为纯净，含药量较高，服用剂量小，服用方便，易于保存。同时因乙醇具有防腐作用，故酊剂不易霉变。但乙醇本身具有一定的生理活性，在应用时有一定的局限性。

（二）酊剂的制备方法

酊剂可用溶解法、稀释法、浸渍法或渗漉法制备。

1. 溶解法或稀释法　取原料药物粉末或流浸膏，加规定浓度的乙醇适量，溶解或稀释，静置，必要时滤过，即得。

2. 浸渍法　取适当粉碎的饮片，置有盖容器中，加入溶剂适量，密盖，搅拌或振摇，浸渍 3～5 日或规定的时间，倾取上清液，再加入溶剂适量，依法浸渍至有效成分充分浸出，合并浸出液，加溶剂至规定量后，静置，滤过，即得。

3. 渗漉法　取饮片，照流浸膏剂项下的方法，用溶剂适量渗漉至流出液达到规定量后，静置，滤过，即得。

（三）酊剂的质量要求

除另有规定外，每 100ml 酊剂相当于原饮片 20g。含有毒剧药品的中药酊剂，每 100ml 应相当于原饮片 10g；其有效成分明确者，应根据其半成品的含量加以调整，使符合各酊剂项下的规定。酊剂应澄清，久置允许有少量摇之易散的沉淀。除另有规定外，应检查乙醇量、甲醇量、装量、微生物限度。

（四）实例分析

例 4-5　姜酊

【处方】　姜流浸膏 200ml　90%乙醇适量

【制备】　取姜流浸膏 200ml，加 90%乙醇，混匀，静置，滤过，制成 1000ml，分装，即得。

【性状】　本品为淡黄色的液体；有姜的香气，味辣。

【分析】　姜酊系用姜流浸膏加 90%乙醇稀释至规定量制得；每 100ml 姜酊相当于姜饮片 20g。

【类别】　健胃驱风。

【用法与用量】　口服。一次 2～4ml，一日 6～12ml。

例 4-6 十滴水

【处方】 樟脑 25g 干姜 25g 大黄 20g 小茴香 10g
肉桂 10g 辣椒 5g 桉油 12.5ml

【制法】 以上七味，除樟脑和桉油外，其余干姜等五味粉碎成粗粉，混匀，用 70%乙醇作溶剂，浸渍 24h 后进行渗漉，收集渗漉液约 750ml，加入樟脑及桉油，搅拌，使完全溶解，再继续收集渗漉液至 1000ml，搅匀，即得。

【性状】 本品为棕红色至棕褐色的澄清液体；气芳香，味辛辣。

【功能与主治】 健胃，祛暑。用于因中暑而引起的头晕、恶心、腹痛、胃肠不适。

【用法与用量】 口服。一次 2～5ml；儿童酌减。

五、流浸膏剂

流浸膏剂是指药材饮片用适宜的溶剂浸出有效成分，蒸去部分溶剂，调整至规定浓度而制成的制剂。流浸膏剂除少数可直接供临床应用外，大多用于配制合剂、酊剂、糖浆剂、丸剂等，也可作其他制剂的原料。

（一）流浸膏剂的特点

流浸膏剂多以不同浓度的乙醇为溶剂，少数以水为溶剂，但后者成品中应酌加 20%～25%的乙醇作为抑菌剂。其有效成分浓度较酊剂高，因此服用量较酊剂少。流浸膏剂需加热浓缩去除部分溶剂，故对热敏性药物不适用。

（二）流浸膏剂的制备

1. 除另有规定外，流浸膏剂用渗漉法制备，也可用浸膏剂稀释制成。多以不同浓度的乙醇为提取溶剂，少数以水为溶剂，但在成品中应加适量乙醇作抑菌剂。

2. 采用渗漉法时，根据饮片的性质可选用圆柱形或圆锥形的渗漉器；饮片须适当粉碎后，加规定的溶剂均匀湿润，密闭放置一定时间，再装入渗漉器内；饮片装入渗漉器时应均匀，松紧一致，加入溶剂时应尽量排除饮片间隙中的空气，溶剂应高出药粉面，浸渍适当时间后进行渗漉；渗漉速度应符合该流浸膏项下的规定；收集 85%饮片量的初漉液另器保存，续漉液经低温浓缩后与初漉液合并，调整至规定量，静置，取上清液分装。

（三）流浸膏剂的质量要求

除另有规定外，流浸膏剂每 1ml 相当于原饮片 1g。久置若产生沉淀时，在乙醇和有效成分含量符合各品种项下规定的情况下，可滤过除去沉淀。流浸膏剂一般应检查乙醇量、甲醇量、装量及微生物限度。

除另有规定外，流浸膏剂应置遮光容器内密封，阴凉处贮存。

（四）实例分析

例 4-7 当归流浸膏

【处方】 当归（粗粉）1000g 乙醇（70%）适量

【制法】 取当归粗粉 1000g，用 70%乙醇作溶剂，浸渍 48h 后，缓缓渗漉，收集初漉液 850ml，另器保存，继续渗漉，至渗漉液近无色或微黄色为止，收集续漉液，在 60℃以下浓缩至稠膏状，加入初漉液 850ml，混匀，用 70%乙醇稀释至 1000ml，静置数日，滤过，即得。

【性状】 本品为棕褐色的液体；气特异，味先微甜后转苦麻。

【分析】 制备当归流浸膏时采用的渗漉法浸出有效成分；每毫升当归流浸膏相当于当归饮片 1g；乙醇量应为 45%～50%。

六、浸膏剂

浸膏剂是指药材饮片用适宜溶剂浸出有效成分，蒸去全部溶剂，调整规定浓度制成的膏状或粉状的制剂。浸膏剂分为稠膏（含水 15%～20%，呈黏性、膏状半固体）和干膏（含水约 5%，呈干燥块或干燥粉末)。浸膏剂可用于制备酊剂、流浸膏剂、丸剂、颗粒剂、片剂、软膏剂、栓剂等。

(一)浸膏剂的特点

浸膏剂不含溶剂，有效成分含量高，体积小，疗效确切。但因蒸去溶剂需较长时间加热，不适用于有效成分受热易破坏、挥发的药材。

(二)浸膏剂的制备

除另有规定外，浸膏剂用煎煮法、回流法或渗漉法制备，全部煎煮液或渗漉液应低温浓缩至稠膏状，加稀释剂或继续浓缩至规定的量。常用的稀释剂有淀粉、乳糖、蔗糖、氧化锌、碳酸钙、药材细粉等。

(三)浸膏剂质量要求

除另有规定外，浸膏剂每 1g 相当于饮片或天然药物 2～5g。含有生物碱或其他有效成分的浸膏剂，需经过含量测定后用稀释剂调整至规定的规格标准。浸膏剂一般应检查装量及微生物限度。

除另有规定外，浸膏剂应置遮光容器内密封贮存。

(四)实例分析

例 4-8 肿节风浸膏(本品为金粟兰科植物草珊瑚 *Sarcandra glabra*(Thunb.)Nakai 的干燥全株经加工制成的浸膏。

【制法】 取肿节风，加水煎煮三次，每次 1h，合并煎液，滤过，滤液浓缩成稠膏，85℃以下减压干燥，即得。

【性状】 本品为深棕色至深褐色的疏松不规则块；味苦，微涩。

【分析】 肿节风浸膏采用煎煮法提取；每 1g 干浸膏相当于原药材 10g。

例 4-9 刺五加浸膏

【处方】 刺五加 1000g

【制法】 取刺五加 1000g，粉碎成粗粉，加水煎煮二次，每次 3h，合并煎液，滤过，滤液浓缩成浸膏 50g(水浸膏)，即得。或取刺五加 1000g，粉碎成粗粉，加 75%乙醇，回流提取 12h，滤过，滤液回收乙醇至无醇味，浓缩成浸膏 40g(醇浸膏)，即得。

【性状】 本品为黑褐色的稠膏状物；气香，味微苦、涩。

【分析】 制备刺五加水浸膏时采用的煎煮法浸出有效成分；制备刺五加醇浸膏时采用的回流法浸出有效成分。

七、煎 膏 剂

煎膏剂俗称膏滋，是指饮片用水煎煮，取煎煮液浓缩，加炼蜜或糖(或转化糖)制成的半流体制剂，主要供内服。止咳、活血通经、滋补性及抗衰老性方剂常制成膏滋。

(一)煎膏剂的特点

煎膏剂以滋补为主，兼有缓和的治疗作用，多用于慢性疾病或体质虚弱者、小儿患者。具有体积小、稳定性好、较易保存、口感好、服用方便等优点。

(二)煎膏剂的制备

1. 生产工艺流程 煎煮→浓缩→收膏→分装等。

2. 操作要点 饮片按各品种项下规定的方法煎煮，滤过，滤液浓缩至规定的相对密度，即得清膏。在浓缩过程中要特别注意随时除去浮沫(习称膏花)。清膏按规定量加入炼蜜或糖(或转化糖)收膏；除另有规定外，加炼蜜或糖(或转化糖)的量，一般不超过清膏量的 3 倍。若需加入药粉，除另有规定外，一般应加入饮片细粉，待冷却后加入，搅拌混匀。

链 接 炼蜜或炼糖

制备煎膏剂用的糖、蜂蜜必须经过炼制，以除去水分、杂质，破坏酶类，并起到灭菌、增加黏性的作用。而且糖经过炼制后，大部分转变成转化糖，可避免煎膏剂贮存时析出结晶。根据处方中药材性质的不同，可将蜂蜜加热至不同温度以熬炼成含水量、相对密度、黏性不同的嫩蜜、中蜜、老蜜。糖的原料包括蔗糖、冰糖、红糖、饴糖，采用传统炒糖法或转化糖法来炼制。

（三）煎膏剂的质量要求

煎膏剂应无焦臭、异味，无糖的结晶析出；应密封，置阴凉处贮存。除另有规定外，煎膏剂应进行相对密度、不溶物、装量、微生物限度的检查。

（1）相对密度：除另有规定外，取供试品适量，精密称定，加水约 2 倍，精密称定，混匀，作为供试品溶液。照相对密度测定法（通则 0601）测定，应符合各品种项下的有关规定。凡加饮片细粉的煎膏剂，不检查相对密度。

（2）不溶物：取供试品 5g，加热水 200ml，搅拌使溶化，放置 3min 后观察，不得有焦屑等异物。加饮片细粉的煎膏剂，应在未加入细粉前检查，符合规定后方可加入药粉。加入药粉后不再检查不溶物。

（四）实例分析

例 4-10　二冬膏

【处方】 天冬 500g　麦冬 500g

【制法】 以上二味，加水煎煮三次，第一次 3h，第二次、第三次各 2h，合并煎液，滤过，滤液浓缩至相对密度为 1.21～1.25（80℃）的清膏。每 100g 清膏加炼蜜 50g，混匀，即得。

【性状】 本品为黄棕色稠厚的半流体；味甜、微苦。

【分析】 本品应用煎煮法浸提并加炼蜜制成的煎膏剂。天冬、麦冬均为甘寒养阴清润中药，具润肺作用，在处方中为主药；蜂蜜为辅料，并起协同作用。

【功能与主治】 养阴润肺。用于肺阴不足引起的燥咳痰少、痰中带血、鼻干咽痛。

【用法与用量】 口服。一次 9～15g，一日 2 次。

例 4-11　益母草膏（本品为益母草经加工制成的煎膏）

【处方】 益母草 1000g　红糖适量

【制法】 取益母草，切碎，加水煎煮二次，每次 2h，合并煎液，滤过，滤液浓缩至相对密度为 1.21～1.25（80℃）的清膏。每 100g 清膏加红糖 200g，加热溶化，混匀，浓缩至规定的相对密度，即得。

【性状】 本品为棕黑色稠厚的半流体；气微，味苦、甜。

【分析】 本品应用煎煮法浸出益母草中有效成分，水为浸出溶剂，炼制红糖为收膏用辅料，起矫味、营养和辅助治疗作用。

【功能与主治】 活血调经。用于血瘀所致的月经不调、产后恶露不绝，症见月经量少、淋漓不净、产后出血时间过长、产后子宫复旧不全见上述证候者。

【用法与用量】 口服。一次 10g，一日 1～2 次。

考点：常用浸出制剂的种类、特点、制备方法和注意事项

第 5 节　浸出制剂的质量控制

浸出制剂的质量如何，不仅关系到浸出制剂本身的质量，同时，还影响到以浸出制剂为原料制备的片剂、胶囊剂等其他剂型的质量。但由于中药含有的成分复杂，故控制浸出制剂的质量也是一个复杂问题，提高浸出制剂的质量对保证浸出制剂的有效性、安全性、稳定性极为重要，应采取以下措施提高浸出制剂的质量。

一、药材的质量控制

目前，我国中药材生产还处于一个相对落后的水平，中药材质量与国际市场的要求存在一定的距离，还不能满足中药现代化的需要，缺乏国际认可度。中药材的来源、品种与规格是浸出制剂质量的基础，中国地域辽阔，药材品种繁多，药典中记载的药材加上各地民间药、地方习惯用药，供药用的

品种可达1万多种。由于地区和习惯的不同，存在药材品种混乱的问题，而品种又直接影响到有效成分的含量。加之产地、土壤与生态环境、采集季节的不同亦造成有效成分含量不同。例如，葛根在山东和湖南等地区都有产出，山东的葛根中具有3.21%葛根素、0.58%大豆苷以及0.03%大豆苷元，而湖南的葛根中具有0.65%葛根素、0.09%大豆苷以及0.06%大豆苷元；桑叶在霜降后具有最好的药用价值，薄荷在其花蕾期采摘效果最好等；野生的丹参比人工种植的丹参含有更高的丹参酮，野生的黄芪也比家种的黄芪含有更高的黄芪苷；大黄虽有很多品种，但只有掌叶大黄、唐古特大黄及药用大黄三种为药典所规定的品种等。因此，制备浸出制剂必须控制药材质量，按《中国药典》及地方标准收载的品种及规格要求选用药材。

（一）制定法律法规政策保证药材质量

国家颁布了《中华人民共和国药品管理法》，规定中药材属于药品管理的范畴，为中药标准、规范提供了政策保证。国家药品监督管理局于2002年6月1日颁布实施了《中药材生产质量管理规范》，要求按照标准操作规程（SOP）进行优选和种植中药材。全面规定了中药材GAP生产的总则、产地生态环境、种质和繁殖材料、栽培与养殖管理、采收与初加工、包装、运输与贮藏、质量管理、人员和设备、文件管理等相关内容，从而保证生产出质量均一、高效、可控的优质药材。

链 接 《中药材生产质量管理规范》（GAP）

2002年6月1日《中药材生产质量管理规范》试行，在后来的14年里，前后146家企业近80品种通过了国家GAP认证。试行中药材GAP的目的是为了实现中药材的“真实、优质、稳定、可控”，其地位等同于中药的GMP，其进一步规范了中药材生产过程，包括生产前准备工作（基地和土地选择、种类和品种选定）、种子和繁殖材料准备、田间生产过程（育苗和移栽或播种种植、病虫害防治和田间管理、采收）、后期生产过程控制（产地加工和包装、运输和贮藏）、质量管理和控制（机构和生产环节）、硬件和软件（人员结构和设备、档案资料管理）。我国于2016年2月3日取消了中药材GAP认证行政许可事项，而改为对中药材GAP实施备案管理制度。

（二）制定中药材鉴别、鉴定标准和应用新技术

为保证中药材及中药饮片的生产安全和有效，《中国药典》和省、自治区、直辖市人民政府药品监督管理部门制定的炮制规范共同形成了中药材的质量标准体系，建立了切实可行的质量监控评价体系。《中国药典》（2020年版）一部收载中药2711种，对部分饮片的炮制规范和质量标准进行了统一，完善了“药材和饮片检定通则”“炮制通则”；制定了中药材及饮片中二氧化硫残留量限度标准；完善了《中药有害残留物限量制定指导原则》，指导合理制定农药残留量、重金属及有害元素、黄曲霉毒素、展青霉素、赭曲霉毒素A、玉米赤霉烯酮、呕吐毒素等有害物质的检测限度标准；新增了《中药饮片微生物限度检查法》，更加注重中药饮片生产过程的管理，最大程度地加强微生物污染的控制，提高中药饮片的质量，保障中药饮片临床使用安全；建立了显微检查法、薄层色谱法、高效液相色谱法、聚合酶链式反应（PCR）法以及核酸序列检测法等一系列鉴别方法，在很大程度上控制了制剂的安全性、有效性。目前应用多种中药质量控制技术，确保了药材的安全与有效，如显微鉴定技术、DNA分子遗传标记技术、聚合酶链式反应（PCR）法、DNA测序技术、电泳技术、仿生技术、光谱技术、色谱技术、指纹图谱技术和联用技术等。

二、成品的质量控制

在药材质量控制后，浸出制剂的生产过程对成品的质量起着至关重要的作用，应采取全程的质量控制。因此，制备工艺和理化检验标准是成品质量控制的关键。

（一）制备工艺规范

制备工艺与浸出制剂的质量密切相关。根据临床防治疾病的需要和药材性质选定合适剂型后，还应该对制备工艺条件进行研究，优选最佳制备工艺，严格按照现行版《中国药典》收载的制剂通则进

行制备，确保浸出制剂的质量。例如，解表药方剂采用传统的煎煮法提取有效成分时，则易造成有效成分挥发损失，若先用蒸馏法提取挥发性成分，再采用煎煮法则能提高疗效；又例如，人参总皂苷的提取，分别采用乙醇回流法和超声提取法进行浸提，人参总皂苷含量、提取时间、提取率均有差异。研究新药，要根据制剂通则的规定筛选出合理的制备工艺。

（二）理化标准

1. 含量测定

（1）中药材比量法：指浸出制剂若干体积或重量相当于原药材多少重量的测定方法。在药材成分还不明确，且无其他适宜方法测定时，可以作为参考指标。例如，酊剂、流浸膏剂、酒剂等现仍用此法控制质量。

（2）仪器分析测定法：随着药物分析技术的发展与进步，《中国药典》（2020年版）广泛应用仪器分析技术对浸出制剂进行含量测定。例如，应用高效液相色谱法测定刺五加浸膏中刺五加苷E的含量，气相色谱法测定十滴水中樟脑和桉油的含量，薄层色谱扫描法测定益母草流浸膏中盐酸水苏碱的含量。

（3）化学测定法：即采用化学手段测定有效成分含量的方法。本法用于有效成分明确且能通过化学方法进行定量测定的药材。例如，含生物碱的颠茄、阿片等浸出制剂可用此法。

（4）生物活性测定法：是以中药材成分的生物效应为基础，以生物统计为工具，运用特定的实验设计，测定中药材有效性的一种方法，以达到控制中药材质量的目的。通过比较对照品和供试品对生物体或离体器官与组织的特定生物效应，从而评价和控制供试品质量和活性。包括生物效价测定法和生物活性限值测定法。《中国药典》（2020年版）收录的“基于基因芯片的药物评价技术与方法指导”和“中药材 DNA 条形码分子鉴定法指导原则”充分体现了生物测定技术在药材质量评价体系构建中的作用与价值。目前，中药材生物特性与中药材质量控制相结合主要有两种模式：一是通过中药材生物活性特征直接对其质量进行评价；二是将中药材生物特性（药理活性、胃肠吸收、特异蛋白或细胞膜结合特性）与（多）成分相结合。具有高效精准的特点，与传统中药质量标准相结合，可精准反映中药产品疗效和安全性。

2. 含醇量测定 多数浸出制剂是用乙醇制备的，而乙醇含量的高低会影响有效成分的溶解度，故此，《中国药典》对含醇浸出制剂如酊剂、酒剂及流浸膏剂等均规定有含醇量的检查。

3. 鉴别试验 包括制剂的鉴别和检查、澄明度检查、水分检查、不挥发性残渣检查等。

（三）卫生学标准

卫生学标准是指微生物限度标准，检查微生物限度也是控制浸出制剂质量的手段之一。微生物限度检查指检查浸出制剂受微生物污染的程度，检查项目包括需氧菌总数、霉菌数和酵母菌总数及控制菌检查。检查全过程必须严格遵守无菌操作，防止再污染。具体依据《中国药典》（2020年版）四部照非无菌产品微生物限度检查：微生物计数法和控制菌检查及无菌药品微生物限度标准检查，应符合规定。

考点：浸出溶剂的质量控制要求

自测题

一、选择题

【A型题】

1. 有关浸出制剂叙述不正确的是（　　）
   A. 用适当溶剂和方法，提取药材中有效部位（成分）而制成的供内服或外用的一类制剂
   B. 可体现方药复合成分的综合疗效
   C. 以水为溶剂时，多用渗漉法、回流法制备
   D. 服用剂量较小，使用方便，但某些制剂稳定性较差
   E. 部分浸出制剂可作其他制剂的原料
2. 有关浸出制剂特点的叙述，错误的是（　　）
   A. 有利于发挥药材成分的多效性
   B. 成分单一，稳定性好
   C. 有效成分浓度较高、服用量少
   D. 作用缓和、持久，毒性较低
   E. 质量、疗效不稳定
3. 下列属于含糖浸出制剂的是（　　）

A. 浸膏剂　B. 流浸膏剂
C. 煎膏剂　D. 酊剂
E. 中药滴丸

4. 下列不属于浸出辅助剂的是（　　）
A. 甘油　B. 乙醇
C. 乙酸　D. 氨水
E. 聚山梨酯

5. 煎药时，加水量一般为中药饮片的（　　）
A. 5～8 倍　B. 2～3 倍
C. 5～6 倍　D. 4～6 倍
E. 2～5 倍

6. 提取中药挥发油常选用的方法是（　　）
A. 煎煮法　B. 浸渍法
C. 渗漉法　D. 水蒸气蒸馏法
E. 超声波提取法

7. 渗漉法的正确操作为（　　）
A. 粉碎→润湿→装筒→浸渍→排气→渗漉
B. 粉碎→润湿→浸渍→装筒→排气→渗漉
C. 粉碎→装筒→排气→润湿→浸渍→渗漉
D. 粉碎→润湿→装筒→排气→浸渍→渗漉
E. 粉碎→装筒→润湿→浸渍→排气→渗漉

8. 下列关于浸渍法特点的陈述，错误的是（　　）
A. 溶剂用量大，浸出时间长
B. 浸渍法的浸出效率较渗漉法低
C. 适于黏性无组织、新鲜易膨胀的药材的浸出
D. 当溶剂的量一定时，浸提效果与浸提次数有关
E. 适用于有效成分含量低的药材的浸出

9. 合剂与口服液的区别是（　　）
A. 合剂不需要灭菌
B. 合剂不需要浓缩
C. 口服液不加防腐剂
D. 口服液为单剂量包装
E. 口服液应标明“服时摇匀”

10. 合剂若加蔗糖，除另有规定外，含蔗糖量以 g/ml 计，含糖量一般不高于（　　）
A. 50%　B. 40%
C. 30%　D. 20%
E. 10%

11. 除另有规定外，含有毒性药的酊剂，每 100ml 应相当于原饮片（　　）
A. 10g　B. 20g
C. 30g　D. 40g
E. 50g

12. 用中药流浸膏剂做原料制备酊剂，应采用（　　）
A. 溶解法　B. 回流法
C. 稀释法　D. 浸渍法
E. 渗漉法

13. 益母草膏属于（　　）
A. 混悬剂　B. 煎膏剂
C. 流浸膏剂　D. 浸膏剂
E. 糖浆剂

14. 酊剂在贮存过程中出现沉淀应怎样处理（　　）
A. 滤过除去即可
B. 无须除去
C. 应在乙醇含量符合要求的情况下才能滤过除去
D. 应在有效成分含量符合要求的情况下才能滤过除去
E. 应在乙醇、有效成分含量均符合要求的情况下才能滤过除去

15. 制备流浸膏剂，饮片提取多采用（　　）
A. 稀释法　B. 渗漉法
C. 浸渍法　D. 煎煮法
E. 水蒸气蒸馏法

【B 型题】

（第 16～19 题共用备选答案）
A. 煎膏剂　B. 酊剂
C. 糖浆剂　D. 酒剂
E. 口服液

16. 饮片用蒸馏酒提取制成的澄清液体制剂是（　　）
17. 饮片用水煎煮，取煎煮液浓缩，加炼蜜或糖（或转化糖）制成的半流体制剂是（　　）
18. 单剂量包装的合剂是（　　）
19. 饮片用规定浓度乙醇提取或溶解而制成的澄清液体制剂是（　　）

（第 20～23 题共用备选答案）
A. 流浸膏剂　B. 煎膏剂
C. 浸膏剂　D. 口服液
E. 汤剂

20. 每 1g 制剂相当于原药材 2～5g 的是（　　）
21. 处方组成、用量可根据病情变化适当加减的剂型是（　　）
22. 除另有规定外，应进行相对密度、不溶物检查的制剂是（　　）
23. 每 1ml 相当于原药材 1g 的是（　　）

【X 型题】

24. 影响浸出的因素有（　　）
A. 药材粉碎度　B. 药材成分
C. 浸出温度　D. 浸出压力
E. 浸出溶剂

25. 成品需要进行含醇量测定的有（　　）
A. 合剂　B. 流浸膏剂
C. 干浸膏剂　D. 酒剂
E. 酊剂

26. 下列关于影响浸出效果的陈述，正确的是（　　）
A. 药材粉碎越细，越利于浸出
B. 浸出时间适当延长，浸提量越大
C. 浸出温度升高，利于浸出
D. 浓度梯度大利于成分的浸出
E. 酸性溶剂利于生物碱的浸出

27. 关于汤剂的叙述中正确的有（　　）
    A. 煎煮后加抑菌剂服用
    B. 制法简单易行
    C. 以水为溶剂
    D. 能适应中医辨证施治，随证加减
    E. 吸收较快
28. 下列属于酒剂质量检查项目的是（　　）
    A. 总固体　　B. 乙醇量
    C. 不溶物　　D. 甲醇量
    E. 含水量

二、名词解释

1. 超临界流体萃取技术
2. 喷雾干燥
3. 水提醇沉法

三、填空题

1. 中药材的浸出过程，包括浸润与渗透、________及扩散与置换三个相互联系的阶段。
2. 常用的浸出方法有煎煮法、浸渍法、________、________、________、________和________等。
3. 蒸发是药液浓缩的主要方法，根据原理和操作方法的不同分为常压蒸发、减压蒸发、________和________。
4. 煎膏剂除另有规定外，加炼蜜或糖量，一般不超过清膏量的________倍。
5. 除了去浸出液中的杂质，最大限度地富集有效成分，通常采用水提醇沉法、________、________、________、________等技术纯化浸出液。
6. 甘油与水、醇均可任意混溶，为________的良好溶剂。
7. 提高浸出效率的关键在于保持最大的________。
8. 干燥介质的温度越________、相对湿度越________、流速越________，干燥速率越快。

四、简答题

1. 根据蒸发的影响因素分析在实际制剂过程中可以采取什么措施提高蒸发效率？
2. 常见的干燥方法有哪些？有何特点？

五、实例分析题

大黄流浸膏

【处方】 大黄（最粗粉）　1000g
乙醇（60%）　适量
共制　1000ml

【制法】 按渗漉法制备。取大黄最粗粉 1000g，加60%乙醇适量使均匀湿润膨胀后，分次均匀填装于渗漉筒中，加 60%乙醇浸渍 24h 后，以每分钟 1～3ml 的速度缓缓渗漉，收集初漉液约 850ml，另器保存。继续渗漉，至渗漉液色淡为止，收集续漉液，浓缩至稠膏状，加入初漉液，混匀，用 60%乙醇稀释至 1000ml，静置，待澄清，滤过，即得。

本品含大黄素（$C_{15}H_{10}O_5$）和大黄酚（$C_{15}H_{10}O_4$）的总量不得少于 0.45%。

分析：

1. 大黄流浸膏采用什么方法浸出有效成分？简述其操作步骤。

2. 流浸膏剂有什么质量要求和哪些质量检查项目？

（吴明凯）

第 5 章

注射剂与滴眼剂

第 1 节　概　　述

一、注射剂的概念与特点

（一）定义

注射剂（injection）是指原料药物或与适宜的辅料制成的供注入体内的无菌制剂。注射剂药效迅速、无首过效应，是临床应用最广泛的剂型之一。

（二）特点

1. 优点　主要优点如下所述。

（1）药效迅速，作用可靠：注射剂直接注入组织或血液，所以吸收非常快，作用迅速，适用于危重患者的急救和能量提供。注射剂由于不经过胃肠道，不受消化液及食物的影响，无肝脏首过效应，因此作用可靠，易于控制。

（2）适用于昏迷或其他不能口服的患者用药：注射剂适用于不能吞咽、昏迷、术后禁食、严重呕吐等患者，通过注射给药，提供营养或治疗药物，以达到治疗和维持患者生命的目的。

（3）适用于不宜口服的特殊药物：有些特殊药物，如青霉素、胰岛素、链霉素、天花粉结晶蛋白，如果口服，或被消化液破坏失去作用，或不被胃肠道吸收，或本身刺激性很大，如果制备成注射剂，这些问题可以得到解决。

（4）可以产生局部定位作用：注射剂局部注射可产生局部作用，如局部麻醉药、注射封闭疗法、穴位注射药物可产生特殊疗效。有些药物还可用注射方式延长药物的作用。

（5）可使某些药物发挥定位药效：如局部麻醉用的盐酸普鲁卡因注射液；痔核注射用的消痔灵注射液；穴位注射用的当归注射液等。

（6）耐贮存：注射剂是将药液或粉末密封于特制的容器之中与外界空气隔绝，且在制造时经过灭菌处理或无菌操作，故较其他液体制剂贮存时间久。

2. 缺点　注射剂与其他剂型相比也存在不足之处，其主要缺点如下所述。

（1）注射剂注射时会引起疼痛，药液的刺激性也会引起疼痛。

（2）注射剂不如口服给药安全，注射剂一经注入，药物起效快，如产生不良反应后果严重，终止用药也较困难，需严格控制用药。

（3）一般患者不能自行使用，注射剂用药必须由具备一定注射技术的专业人员实施，使用不便。

（4）注射剂制备工艺复杂，生产成本较高。注射剂生产必须具有相应的生产条件和设备，有严格的质量要求，因此生产成本比较高。

（5）中药注射剂不良反应较多，需要谨慎使用。

二、注射剂的分类

《中国药典》（2020 年版）注射剂项下，注射剂可分为注射液、注射用无菌粉末与注射用浓溶液等。注射液包括溶液型、乳状液型和混悬型等注射液。

1. **溶液型注射液** 包括用水、油及其他非水溶剂制备的溶液型注射液。不溶于水而溶于油中的药物则可制成油溶液型注射剂，如黄体酮注射剂、己烯雌酚注射剂等；易溶于水且在水溶液中稳定的药物可制成水溶液型注射剂，如维生素 C 注射剂；也有用其他非水性溶剂或复合溶剂制成的溶液型注射剂如氯霉素注射剂等。

2. **乳状液型注射液** 水不溶性液体药物或油性液体药物，根据医疗需要可以制成乳剂型注射剂，如静脉注射脂肪乳剂。

3. **混悬型注射液** 水不溶性固体药物或注射后要求延长作用时间的药物，可制成水或油的混悬注射剂，供肌内注射。混悬型注射液不得用于静脉注射或椎管注射，如醋酸可的松注射液。

4. **注射用无菌粉末** 是指原料药物或与适宜辅料制成的供临用前用无菌溶液配制成注射液的无菌粉末或无菌块状物，一般采用无菌分装或冷冻干燥法制得。可用适宜的注射用溶剂配制后注射，也可用静脉输液配制后静脉滴注，如青霉素、阿奇霉素、辅酶 A 等粉针剂。

5. **注射用浓溶液** 是指原料药物与适宜辅料制成的供临用前稀释后注射的无菌浓溶液，如注射用唑来膦酸浓溶液、左乙拉西坦注射用浓溶液。

三、注射剂的给药途径

给药途径不同，注射剂的要求不同，作用与特点也不一样。目前临床采用的注射给药途径主要有皮内注射、皮下注射、肌内注射、静脉注射、椎管内注射等。

1. **皮内注射** 注射于表皮和真皮之间，一般注射部位在前臂，一次注射剂量在 0.2ml 以下，常用于过敏性试验或疾病诊断，主要是水溶液，如青霉素皮试液、白喉诊断毒素等。

2. **皮下注射** 注射于真皮和肌肉之间的松软组织内，注射部位多为上臂外侧，一般用量为 1～2ml。皮下注射剂主要是水溶液，如胰岛素注射液、疫苗等。皮下注射药物吸收速度稍慢。由于人的皮下感觉比肌肉敏感，故具有刺激性的药物及油或水的混悬液一般不宜作皮下注射。

3. **肌内注射** 注射于肌肉组织中，一般用量为 1～5ml，药物吸收较皮下注射快。水溶液、油溶液、混悬液、乳浊液均可肌内注射。油注射液在肌肉中吸收缓慢而均匀，可起延效作用。

4. **静脉注射** 分为静脉推注和静脉滴注，前者用量小，一般为 5～50ml，静脉滴注用量大，一般不少于 100ml，多至数千毫升。静脉注射使药物直接进入血液，因此起效最快，常作急救、补充体液和供营养之用。由于血管内容量大，大剂量的静脉注射剂又称为输液剂。静脉注射剂多为水溶液，油溶液和混悬型注射液不宜静脉注射。凡能导致红细胞溶解或使蛋白质沉淀的药物，均不宜静脉注射给药。

5. **椎管内注射** 是将药物注入脊椎四周蛛网膜下腔内，由于神经组织比较敏感，脊椎液循环较慢，易出现渗透压的紊乱，能很快引起头痛和呕吐，所以椎管内注射产品质量应严格控制，其渗透压必须与脊椎液相等，注射体积在 10ml 以下，pH 为 5.0～8.0，注入速度应缓慢。

除以上常规注射途径外，还有动脉内注射、心内注射、关节内注射、穴位注射、鞘内注射等注射给药途径。

四、注射剂的质量要求

由于注射剂直接注入体内，所以其质量控制指标比其他剂型更加严格，注射剂的质量应符合下列要求。

1. **无菌** 注射剂成品中不应含有任何活的微生物。任何注射剂都必须达到《中国药典》（2020 年版）的无菌检查的要求。

2. **无热原** 细菌内毒素或热原检查是注射剂重要的质量指标，供静脉注射及椎管内注射的制剂，均需进行细菌内毒素或热原检查，确保注射剂无热原，检验合格后方能使用。

3. **可见异物** 除另有规定外，照可见异物检查法（通则 0904）检查，应符合规定。

4. **不溶性微粒** 除另有规定外，用于静脉注射、静脉滴注、鞘内注射、椎管内注射的溶液型的注射液、注射用无菌粉末及注射用浓溶液照不溶性微粒检查法（通则 0903）检查，均应符合规定。

5. **安全性** 注射剂不能引起对组织刺激或发生毒性反应，特别是非水溶剂及一些附加剂，必须经过必要的动物实验，确保使用安全。

6. **渗透压** 注射剂要有一定的渗透压，要求其渗透压与血浆的渗透压相等或接近。供静脉注射用的大容量注射剂还要求具有等张性。

7. **pH 要求** 注射剂的 pH 要求与血液相等或接近（血液 pH 7.4），一般控制在 pH 4～9。

链 接 注射剂的pH要求

正常情况下，人体血液的 pH 为 7.35～7.45，主要由血液中的缓冲系统、细胞间离子交换、肺清除、肾排泄等一系列机体调整活动共同作用。所以注射液的 pH 只要不超过血液的缓冲极限，机体即能自行调节。因此，一般对肌内和皮下注射液及小剂量的静脉注射液，要求其 pH 为 4～9；大剂量的静脉注射液原则上要求尽可能接近正常人血液的 pH，以防引起酸碱中毒；脊椎腔注射液的 pH 应接近 7.4，因脊髓液只有 60～80ml，且循环较慢，易受酸碱影响，故应严格控制。

8. **稳定性** 注射剂按要求应具有一定的物理稳定性、化学稳定性与生物学稳定性，确保在贮存期内安全有效。

9. **降压物质** 有些注射液，如复方氨基酸注射液，其降压物质必须符合规定，以保证用药安全。

10. **溶血和致敏检查** 有些注射剂还应检查是否有溶血作用、致敏作用等，对不合要求的严禁使用。

11. **其他要求** 如装量差异、最低装量和主药含量等，均应符合药品标准要求。静脉给药与脑池内、硬膜外、椎管内用的注射液均不得加抑菌剂。混悬型注射液对药物的粒度有严格要求，不得用于静脉注射或椎管注射。乳剂型注射液对分散相的粒度也有严格要求，不得用于椎管注射。

考点：注射剂的定义、特点、分类、给药途径及质量要求

第2节 热 原

一、热原的概念、组成与性质

热原（pyrogen）是指能引起恒温动物体温异常升高的致热物质。热原是由磷脂、脂多糖和蛋白质组成的复合物，其中脂多糖是热原的活性中心。在产生热原的微生物中，致热能力最强的是革兰氏阴性杆菌的产物，其次是革兰氏阳性杆菌类，革兰氏阳性球菌则较弱，真菌、酵母菌，甚至病毒也能产生热原。

含有热原的注射剂注入人体，约半小时，人体产生反应，体温异常升高，伴有发冷、出汗、有痛感、寒战、恶心呕吐等不良反应，少数患者出现 40℃以上高热，非常危险，症状重者可虚脱、昏迷，甚至死亡，临床上这一现象称为热原反应。

热原除致热性以外，还有以下性质。

1. **耐热性** 热原在 60℃时加热 1h 不受影响，100℃也不会发生热解；在 180℃、3～4h，250℃、30～45min 或 650℃、1min 的条件下可使热原彻底破坏，由此可见，热原具有很强的耐热性。

2. **滤过性** 热原体积很小，只有 1～5nm，可通过一般滤器和微孔滤膜，很难被过滤掉，但孔径小于 1nm 的超滤膜可除去绝大部分甚至全部热原。

3. **水溶性** 热原能溶于水，在水或水溶液中呈分子状态。

4. **不挥发性** 热原具有不挥发性，但可溶于水蒸气所夹带的雾滴而带入蒸馏水中，因此，制备注射用水的蒸馏水器装置上应附带有隔沫装置，以便隔离掉热原。

5. **被吸附性** 热原可以被活性炭、石棉或其他吸附剂所吸附，药液配制时一般加入活性炭，以除掉药液中的热原。热原在溶液中带有一定的电荷，因而可被某些离子交换树脂吸附。用强碱性阴离子交换树脂除热原效果最好，强酸性阳离子交换树脂除去热原能力很弱。药液用离子交换树脂除热原时，

必须注意对所含药物的影响。

6. **其他性质** 热原能被强酸强碱所破坏，也能被氧化剂如 $KMnO_4$ 或 H_2O_2 或超声波所破坏。

链 接 热原致热机制

热原→白细胞→吞噬→白细胞崩解→释放内源性致热原→作用于体温调节中枢→产热增加、散热减少→体温上升。此外，热原的致热反应可被水杨酸类解热剂所对抗，也可证明热原是通过白细胞致热原和前列腺素引起的机体发热反应，因为解热剂能减少白细胞致热原的生成，并能抑制前列腺素合成酶的催化作用，阻止前列腺素的增加，使磷脂多糖不引起致热作用。

二、污染热原的途径

1. **从溶剂引入** 注射用水含热原是注射剂引入热原的主要原因。由于蒸馏器结构不合理，或操作不当，或注射用水贮藏时间过长等都会引入热原。注射用水贮藏时间过久，被细菌污染后，细菌很快繁殖，短时间内可产生大量热原，虽然最后还有灭菌操作，但是已有热原存在，不易除去，因而产生热原反应。故使用新鲜注射用水是防止污染的有效措施，最好随蒸随用。注射用水应于制备后 12h 内使用。

2. **从原辅料引入** 原辅料引入热原的原因很多，如包装不符合要求或贮存日久以及许多药品本身适于微生物生长，所以，在选用原辅料时应加注意。此外，合成的化学原料污染的机会比较少而生物方法制造的药品如右旋糖酐、水解蛋白或抗生素等，由于细菌容易增殖而容易引入热原，营养性药物如注射用葡萄糖由于贮存和运输过程中包装损坏而容易引入热原。

3. **从容器、用具、管道和装置等引入** 配制注射剂的装置、用具、管道及容器，如没有洗净或灭菌，都容易引入热原。应按 GMP 要求严格处理，认真清洗，合格后方能使用，以防止热原引入。

4. **从制备过程及生产环境引入** 注射剂在制备过程中，操作人员未能严格按照操作工艺生产、操作时间过长、产品灭菌不及时等均会增加微生物的污染机会而产生热原。另外，车间空气洁净度、温度、湿度等不符合要求，使操作室有细菌污染，因此，注射剂的整个制备过程要在规定的洁净工作室中进行，尽可能减少微生物污染的机会。

5. **从输液器具引入** 有时注射液本身并不含有热原，但注射后却发生热原反应，这很可能是由于输液器具如输液瓶、胶管、注射用针头、针筒等未处理干净而引入热原。

6. **由于包装不严密或灭菌不完全而产生热原** 在制备注射剂时，如果包装材料未经严格挑选，如玻璃瓶底或颈间有微细的孔隙，瓶口边缘不完整，橡胶塞质量不好等，都可使注射液瓶有漏气现象而滋生细菌，产生热原。因此应选用符合质量要求的包装材料，灭菌时应注意温度、压力和时间，防止灭菌不完全。临床应用前，应注意按照注射瓶笺上的注意事项严格检查，不符合要求者，绝对不能应用。

7. **临床注射前引入** 在输液中加入其他药物时，如所加药物本身已引入热原，加药时操作室的洁净度差，消毒及操作不严密，加药后放置时间长等都有可能引入热原。

8. **其他因素影响热原反应** 季节、患者的体质和疾病的危重程度也与热原反应有关，一定量的热原对不同患者可能会产生不同反应，临床上体质弱和自身过敏体质患者较易引起热原反应。此外，输液的速度、机体的内环境、输液的温度、输液中的微粒都能影响热原反应。

三、除去热原的方法

根据热原的性质，除去热原的方法有以下几种。

（一）除去药液中热原

1. **活性炭吸附法** 活性炭对热原有较强的吸附作用，同时有助滤脱色作用，即在配液时加入 0.1%～0.5%（g/ml）的针用一级活性炭，煮沸并搅拌 15min，即能除去大部分热原，而且活性炭还有脱色、助滤作用。但活性炭也会吸附部分药液，故使用时应增加投料，但小剂量药物不宜使用。此外还可用活性炭与白陶土合用除去热原。

2. 超滤法 使用膜孔为3～15nm的超滤膜可有效去除药液中的细菌与热原。

3. 凝胶过滤法 凝胶过滤法所用的介质为凝胶珠，其内部为多孔网状结构，只允许相应大小的分子进入凝胶颗粒内部，大分子则被排阻在外。利用热原与药物分子量的差异，将两者分开。但当两者分子量相差不大时，不宜使用。国内有用二乙氨基乙基葡聚糖凝胶制备无热原去离子水。

（二）除去器具上热原

1. 高温法 注射用针头、针筒及玻璃器皿等，先洗涤洁净烘干后，再在180℃加热2h或250℃加热30min以上处理破坏热原。

2. 酸碱法 因热原能被强酸、强碱或强氧化剂等破坏，所以玻璃容器、用具及输液瓶等均可使用重铬酸钾硫酸清洁液或稀氢氧化钠溶液浸泡处理，管道可用过氧化氢（双氧水）循环除去热原，从而可有效破坏热原。

3. 微波法 微波也可破坏热原。

（三）除去溶媒中热原

1. 蒸馏法 利用热原的不挥发性，在多效蒸馏水器中制备注射用水时，热原仍留在浓缩水中，为了防止热原随蒸汽中的雾滴带入蒸馏水，在蒸发室的上部设有隔沫装置，以分离雾滴和上升蒸汽，或采用旋风分离法进行水汽分离，确保去除热原。

2. 反渗透法 用醋酸纤维素膜和聚酰胺膜制备注射用水可除去热原，与蒸馏法相比，具有节约热能和冷却水的优点，这是近几年发展起来有实用价值的新方法。

四、热原的检查方法

《中国药典》（2020年版）规定热原检查采用热原检查法（通则1142）和细菌内毒素检查法（通则1143）。

1. 热原检查法 也称家兔法，由于家兔对热原的反应与人基本相似，试验成本相对比较低，经长期应用证明其检测结果与临床应用结果基本一致，试验结果比较可信可靠，所以目前家兔法仍为各国药典规定的检查热原的法定方法之一。

《中国药典》（2020年版）规定的热原检查法系将一定剂量的供试品经耳静脉注入家兔体内，在规定时间内，观察家兔体温升高的情况，以判定供试品中所含热原的限度是否符合规定。检查结果的准确性和一致性取决于试验动物的状况、实验室条件和操作的规范性。供试验用家兔应按药典要求进行选择，以免影响结果。家兔法检测内毒素的灵敏度为0.001μg/ml，试验结果接近人体真实情况。

家兔法需要有一定条件，如饲养合格家兔应具备温度比较恒定的动物室和试验室，试验操作要求较严格，应有熟练的操作技巧，才能使试验结果可靠。此外，家兔法操作烦琐费时，不能用于注射剂生产过程中的质量监控，且不适用于放射性药物、肿瘤抑制剂等细胞毒性药物制剂。

2. 细菌内毒素检查法 系利用鲎试剂来检测或量化由革兰氏阴性菌产生的细菌内毒素，以判断供试品中细菌内毒素的限量是否符合规定的一种方法。细菌内毒素的量用内毒素单位（EU）表示，1EU与1个内毒素国际单位（IU）相当。

细菌内毒素检查包括凝胶法和光度测定法两种，前者利用鲎试剂与内毒素产生凝集反应的原理进行限度检测或半定量内毒素，后者包括浊度法和显色基质法，系分别利用鲎试剂与内毒素反应过程中的浊度变化及产生的凝固酶使特定底物释放出呈色团的多少来测定内毒素含量。

鲎试剂法检查内毒素的灵敏度为0.0001μg/ml，比家兔法灵敏10倍，操作简单易行，试验费用低，结果迅速可靠，适用于注射剂生产过程中的热原控制和家兔法不能检测的某些细胞毒性药物制剂，但其对革兰氏阴性菌以外的内毒素不灵敏，目前尚不能完全代替家兔法。近年来发展了用显色基质定量测定热原的方法，开创了热原检测从定性到定量的新时代。

考点： 热原的定义、特点、性质、污染途径、去除热原的办法及热原的检查方法

第 3 节　注射剂的溶剂与附加剂

一、注射剂的溶剂

注射剂是液体制剂中重要的一种剂型，制备注射剂时，药物必须用适当的溶剂溶解、混悬或乳化，粉针剂也需用溶剂溶解后再使用。制备注射剂用的溶剂可分三类：注射用水、注射用油、其他非水溶剂。

链 接　注射剂溶剂的选用

注射剂溶剂的选用主要根据注射剂中药物的溶解度和稳定性等性质以及临床要求的速效、控释、安全性和减轻刺激等因素而确定，注射用水对机体组织具有良好的生理适应性，是非常理想的首选的注射用溶剂，一般情况下，只有当注射用水不能满足要求时才考虑选用其他注射剂溶剂。

（一）注射用水

注射用水为纯化水经蒸馏后所制得的水，主要用于注射剂、输液、眼用制剂的配制及其容器的清洗。注射用水的质量必须符合《中国药典》（2020 年版）注射用水项下的规定：pH 应为 5.0～7.0，氨（含量不超过 0.00002%）、硝酸盐与亚硝酸盐、电导率、总有机碳、不挥发物与重金属、细菌内毒素（细菌内毒素应小于 0.25EU/ml）及微生物检查等均应符合规定。配制注射液通常采用新鲜制备的注射用水，注射用水的制备方法详见第 2 章。

灭菌注射用水为注射用水照注射剂生产工艺制备所得，其对无菌、无热原要求更高，贮存时间比注射用水长，主要用于注射用无菌粉末的溶剂或注射液的稀释剂。其质量应符合《中国药典》（2020 年版）中灭菌注射用水项下的规定。

（二）注射用油

一些水不溶、难溶或在水溶液中不稳定的药物，如激素、甾体类化合物与脂溶性维生素等，可选择溶解性能好、可被机体代谢的植物油作为溶剂制成注射剂，供肌内注射用。

注射用油常用的为植物油，如芝麻油、大豆油、茶油等，主要使用的是供注射用的大豆油。大豆油（供注射用）为淡黄色的澄明液体，其酸值不大于 0.1，皂化值为 188～195，碘值为 126～140。酸值、碘值、皂化值是评定注射用油质量的重要指标。《中国药典》（2020 年版）对注射用油还有其他的质量要求，如无异臭或几乎无异臭。

此外，注射用油必须加以精制，达到注射用油的质量要求后，才能供注射使用。精制主要有中和、油皂分离、脱色脱臭、灭菌等步骤。

链 接　注射用油的碘值、皂化值和酸值

碘值反映油脂中不饱和键的多少，碘值过高，则不饱和键多，油易氧化酸败，不适合注射用。

皂化值表示油中游离脂肪酸和结合成脂的脂肪酸的总量，反映油的种类和纯度，过低表明油脂中脂肪酸分子量较大或含不皂化物（如胆固醇等）杂质较多；过高则表明油脂中脂肪酸分子量较小，亲水性较强，失去油脂的性质。

酸值说明油中游离脂肪酸的多少，酸值高表明油脂酸败严重，不仅影响药物稳定性，而且具有刺激性。

（三）其他非水溶剂

1. 乙醇　乙醇可与水、甘油、挥发油等任意混溶，可供肌内或静脉注射。用乙醇为注射用溶剂的浓度可高达 50%，如氢化可的松注射液，但需要注意含乙醇量超过 10%的注射剂，肌内注射就有疼痛感。

2. 丙二醇　即 1，2-丙二醇，本品溶解范围较广，毒性较小，但有一定的刺激性，本品与水、乙醇、甘油等可以任意比例混溶，其适用范围广泛，可以用于静脉注射或肌内注射，但用于皮下或肌内注射时，可能会伴有局部的刺激性。采用丙二醇作为注射溶剂其常用量一般控制为 10%～60%，如苯

妥英钠注射液中含40%丙二醇。

3. 甘油 本品与水、乙醇等可以任意比例混溶，但其在挥发油和脂肪油中不易溶解。黏度、刺激性均较大，不宜单独使用。由于甘油对许多药物具有较大的溶解性能，故常与注射用水、乙醇、丙二醇等组成复合溶剂使用。采用甘油作为注射溶剂，其浓度一般为1%～50%，但大剂量使用时，会导致惊厥、麻痹、溶血等现象。

4. 聚乙二醇（polyethylene glycol，PEG） 本品可与水、乙醇相混溶，化学性质比较稳定，常用PEG包括PEG300、PEG400等，PEG300、PEG400的黏度中等，化学性质稳定，能与水、乙醇混合，如塞替派注射液即以PEG400为溶剂。

5. 苯甲酸苄脂 不溶于甘油和水，但能与乙醇（95%）、脂肪油相混溶，为水不溶性溶剂。

6. 二甲基乙酰胺（dimethylacetamide，DMA） 本品为澄明的中性液体，与水、乙醇等可以任意比例混溶，其适用范围广泛。但连续使用时，应注意其慢性毒性。常用浓度为0.01%。

7. 二甲基亚砜（dimethyl sulfoxide，DMSO） 溶解范围广，有良好的防冻作用，肌内或皮下注射均安全。

二、注射剂的附加剂

为了保证注射剂的安全、有效与稳定，注射剂中除主药外，根据需要还可添加适宜的附加剂，如抗氧剂、pH调节剂、渗透压调节剂、增溶剂、助溶剂、抑菌剂、乳化剂、助悬剂等。所用附加剂应不影响药物的疗效，避免对检验产生干扰，使用浓度不得引起毒性或过度的刺激。

（一）抗氧剂

注射剂中的主药如果是易氧化药物，制备成注射剂后，可能会出现药液颜色逐渐变深析出沉淀，甚至药效消失或产生毒性物质等现象，这种现象可能是注射液中的主药被氧化引起的，为了防止注射剂中主药被氧化产生的不稳定现象，通常会采用降低温度，避免光照，驱尽氧气，调至稳定性好的pH，控制微量金属离子和加入抗氧剂等措施。制备注射剂时，在注射剂处方中常加入抗氧剂或金属络合剂，或者通惰性气体，必要时，可以同时加入抗氧剂、金属络合剂，并充入惰性气体，综合使用，抗氧效果更好。

1. 加入抗氧剂 抗氧剂是一类易氧化的还原剂，当抗氧剂与药物同时存在时，空气中的氧或容器中残存的氧气首先与抗氧剂发生作用，从而保护了主药不被氧化，保持了主药的稳定性。注射液中抗氧剂的选用应根据主药的理化性质和药液的pH等，经过实验决定。抗氧剂有水溶性抗氧剂和油溶性抗氧剂两类，注射剂中最常用的抗氧剂有硫代硫酸钠、焦亚硫酸钠、亚硫酸钠、亚硫酸氢钠、硫脲等。常见的抗氧剂见表5-1。

表5-1 注射剂中常用的抗氧剂

类型	名称	浓度范围	应用范围
水溶性抗氧剂	亚硫酸钠	0.1%～0.2%	常用于偏碱性的药液
	亚硫酸氢钠	0.1%～0.2%	常用于偏酸性的药液
	焦亚硫酸钠	0.1%～0.2%	常用于偏酸性的药液
	硫代硫酸钠	0.1%	适用于偏碱性的药液
	硫脲	0.05%～0.1%	适用于中性或偏酸性药液
	维生素C	0.2%	适用于pH4.5～7.0的药液
油溶性抗氧剂	丁基羟基茴香醚（butyl hydroxyanisole，BHA）	0.005%～0.02%	
	二丁基羟基甲（butylated hydroxytoluene，BHT）	0.005%～0.02%	
	没食子酸丙酯	0.05%～0.1%	

2. 通入惰性气体 将高纯度的惰性气体N_2或CO_2通入供配液的注射用水或在灌封过程充惰性

气体，这样可以驱除注射用水中溶解的氧和容器空间的氧，也可置换灌装后药液液面至安瓿瓶口之间空间的空气，防止药物氧化。一般情况应首选 N_2，因 CO_2 能改变某些药液的 pH，也易使安瓿瓶破裂。

3. 加入金属络合剂　有些注射剂含有微量金属离子，金属离子可以让药液中的主药加速氧化变质，可加入金属络合剂，使金属离子与金属络合剂发生结合反应生成性质稳定的金属络合物，从而保护主药，延缓主药氧化。常用的金属离子络合剂有依地酸（ethylene diamine tetraacetic acid，EDTA）、依地酸二钠（ethylene diamine tetraacetic acid disodium salt，EDTA-2Na）、环己二胺四醋酸钠、*N*-羟基乙二胺三醋酸等。

（二）pH 调节剂

在注射剂处方设计时，基于注射剂在贮存期内的稳定性、安全性、适应性、刺激性和吸收效果等方面的考虑，注射剂应调至适宜的 pH 范围。在药物稳定性良好的前提下，药液的 pH 最好在正常人体液的 pH 7.4 左右，一般注射液的 pH 通常调节为 4～9；大剂量的静脉注射液 pH 应尽可能接近正常人血液的 pH；椎管注射液的 pH 应接近 7.4。常用 pH 调节剂有磷酸二氢钠、盐酸、硫酸、枸橼酸、氢氧化钠、氢氧化钾、碳酸氢钠和磷酸盐缓冲液、醋酸盐缓冲液、酒石酸盐缓冲液等。

（三）抑菌剂

一些采用低温灭菌、滤过除菌或无菌操作法制备的注射液，还有一些多剂量包装的注射液，在制备和使用过程中很容易滋生细菌，应加入适宜抑菌剂，防止被微生物污染。抑菌剂的用量应能抑制注射液中微生物的生长，加有抑菌剂的注射液，仍应采用适宜的方法灭菌。静脉给药与脑池内、硬膜外、椎管内用的注射液均不得加抑菌剂。除另有规定外，一次注射量超过 15ml 的注射液，不得加抑菌剂。剂量超过 5ml 的注射剂加抑菌剂时应特别慎重。优良的抑菌剂应该是抑菌效能可靠、对人体无毒害、与主药无配伍禁忌、不影响药效与质量检查、性质稳定，不易受温度和 pH 等影响、不与橡胶塞起反应的一类物质。常用的抑菌剂有 0.5%苯酚、0.3%甲酚、0.5%三氯叔丁醇等。

常用的抑菌剂及用量见表 5-2。

表 5-2　注射剂中常用的抑菌剂

抑菌剂	浓度范围	抑菌剂	浓度范围	抑菌剂	浓度范围
苯酚	0.25%～0.5%	三氯叔丁醇	0.25%～0.5%	尼泊金类	0.01～0.25%
甲酚	0.25%～0.3%	苯甲醇	1%～3%		

（四）渗透压调节剂

人体血浆的正常渗透压是体内各个细胞维持正常形态和功能的基本条件，也是保持体内水平衡的一个关键。注射剂的渗透压应尽量与血浆渗透压相等。凡与血浆、泪液具有相同渗透压的溶液称为等渗溶液，凡与红细胞膜张力相等的溶液称为等张溶液。由于等渗和等张溶液的定义不同，等渗溶液不一定等张，等张溶液也不一定等渗。因此，在新产品的处方设计时即使所设计的溶液为等渗溶液，为保证安全，也应进行溶血试验，必要时加入氯化钠、葡萄糖等调节成等张溶液。常用渗透压调节剂有葡萄糖、氯化钠等。

1. 等渗溶液　指与血浆渗透压相等的溶液。例如，0.9%的氯化钠溶液、5%的葡萄糖溶液与血浆具有相同的渗透压，称为等渗溶液。高于血浆渗透压的溶液称为高渗溶液，如 20%～25%的甘露醇溶液。低于血浆渗透压的溶液则称为低渗溶液，静脉滴注时，如果大量输入低渗溶液，则水分子扩散进入红细胞，使红细胞破裂而溶血。如果大量输入高渗溶液，则红细胞中的水分子大量扩散出红细胞，使红细胞脱水而皱缩。如果高渗溶液输入量不是太大，输液速度不是太快，人体本身有调节渗透压功能，也不会有严重不良反应，但脊椎腔注射时，一定要用等渗溶液，否则后果很严重。

2. 等张溶液　指与红细胞膜张力相等的溶液。等张溶液中红细胞能保持最佳的体积和形态。红细胞膜是大多数水溶性药物理想的半透膜，溶剂分子可以通过，溶质分子不能通过，因此，其等渗浓度与等张浓度相等。例如，0.9%的氯化钠溶液就是等张溶液。某些药物的水溶液，如尿素、甘油等，红细胞膜不是较理想的半透膜，药物可以自由通过红细胞膜，促进红细胞外水分进入红细胞，使红细胞吸水胀大破裂而发生溶血现象。因此，2.6%的甘油溶液、1.9%的尿素溶液虽然也是等渗溶液，但它们不是等张溶液。

3. 调节渗透压的方法 调节渗透压的方法有冰点降低数据法、氯化钠等渗当量法等。

（1）冰点降低数据法：本法的依据是冰点相同的稀溶液具有相等的渗透压。人的血浆和泪液的冰点值均为–0.52℃，因此，根据物理化学原理，任何溶液只要将其冰点调整为–0.52℃，即成等渗溶液。表 5-3 列出一些药物的 1%水溶液的冰点降低数据，根据这些数据，可以计算该药物配成等渗溶液的浓度。

渗透压调节剂的用量可用式（5-1）计算。

$$W\left(\frac{\text{g}}{100\text{ml}}\right)=(0.52-a)/b \tag{5-1}$$

式中，W 为配制 100ml 等渗溶液需添加等渗调节剂的克数；a 为未调节的药物溶液的冰点降低值，若溶液中含有两种或多种药物，或有其他附加剂时，则 a 为各物质冰点降低值的总和；b 为 1%（g/ml）渗透压调节剂的冰点降低值。

表 5-3 一些药物水溶液的冰点降低值与氯化钠等渗当量

药物名称	1%（g/ml）水溶液冰点降低值（℃）	1g 药物氯化钠等渗当量（E）	等渗溶液的溶血情况		
			浓度（%）	溶血（%）	pH
硼酸	0.28	0.47	1.9	100	4.6
盐酸乙基吗啡	0.19	0.15	6.18	38	4.7
硫酸阿托品	0.08	0.10	8.85	0	5.0
盐酸可卡因	0.09	0.14	6.33	47	4.4
氯霉素	0.06				
依地酸钙钠	0.12	0.21	4.5	0	6.1
盐酸麻黄碱	0.16	0.28	3.2	96	5.9
无水葡萄糖	0.10	0.18	5.05	0	6.0
含水葡萄糖	0.091	0.16	5.51	0	5.9
氢溴酸后马托品	0.097	0.17	5.67	92	5.0
盐酸吗啡	0.086	0.15			
碳酸氢钠	0.381	0.65	1.39	0	6.3
氯化钠	0.58		0.9	0	6.7
青霉素钾		0.16	5.48	0	6.2
硝酸毛果芸香碱	0.133	0.22			
聚山梨酯 80	0.01	0.02			
盐酸普鲁卡因	0.12	0.21	5.05	91	5.6
盐酸丁卡因	0.109	0.18			

例 5-1 配制 100ml 2%的盐酸普鲁卡因注射液，需加入多少克氯化钠，才能成为等渗浓液?

【分析】 由表 5-3 查得，1%盐酸普鲁卡因溶液的冰点降低值为 0.12℃，因此，2%盐酸普鲁卡因溶液的冰点降低值为 a=0.12×2=0.24℃，1%氯化钠的冰点降低值为 b=0.58，代入式（5-1）:

$$W=(0.52-0.24)/0.58=0.48\ (g)$$

即配制 2%的盐酸普鲁卡因溶液 100ml，需加入 0.48g 氯化钠，才能调整为等渗溶液。

（2）氯化钠等渗当量法：与 1g 药物呈等渗效应的氯化钠量称为氯化钠等渗当量，用 E 表示。例如，硼酸的氯化钠等渗当量为 0.47，即 1g 硼酸在溶液中能产生与 0.47g 氯化钠相同的渗透效应。因此，查出药物的氯化钠等渗当量后，即可按式（5-2）计算所需等渗调节剂的用量。

$$X=0.009V-EW \tag{5-2}$$

式中，X 为配成体积为 V（ml）的等渗溶液需要加入氯化钠的量（g）；V 为欲配制溶液的体积（ml）；E 为药物氯化钠等渗当量；W 为配液用药物的重量（g）；0.009 为每毫升等渗氯化钠溶液中所含氯化钠的量（g）。

例 5-2 配制 2%的盐酸可卡因注射液 150ml，需加入多少克氯化钠才能调整为等渗溶液？

【分析】 查表 5-3 知盐酸可卡因的 E 值为 0.14，2%的盐酸可卡因注射液 150ml 需要药物 W=3g，代入式（5-2）：

$$X=0.009\times150-0.14\times3=0.93\ (g)$$

即配制 2%的盐酸可卡因注射液 150ml，需加入 0.93g 氯化钠才能调整为等渗溶液。

（五）其他附加剂

1. 增溶剂 常用的增溶剂有吐温 80、胆酸类的钠盐等。

2. 助溶剂 常用助溶剂如酰胺类、胺类、有机酸的钠盐等。

3. 助悬剂 常用的有明胶、甲基纤维素、海藻酸钠、羟丙甲纤维素、聚乙烯吡咯烷酮、甘露醇、硅油、单硬脂酸铝、山梨醇等。

4. 乳化剂 常用的有卵磷脂、豆磷脂、泊洛沙姆 188、聚乙烯丙烯聚合物等。

5. 局部止痛剂 为减轻注入注射剂时人体产生疼痛，应酌加局部止痛剂。常用的有苯甲醇、三氯叔丁醇、盐酸普鲁卡因、利多卡因等。

例 5-3 分析维生素 C 注射液处方中各成分的作用。

【处方】		
	维生素 C	104g
	碳酸氢钠	49g
	依地酸二钠	0.05g
	亚硫酸氢钠	2g
	注射用水	加至 1000ml

【分析】 维生素 C 是主药，碳酸氢钠是 pH 调节剂，依地酸二钠是金属离子络合剂，亚硫酸氢钠是抗氧剂，注射用水是溶剂。

6. 稳定剂、填充剂、保护剂等 在制备注射剂中，也可以根据实际具体产品的需要还可以加入特定的稳定剂、填充剂（冷冻干燥制品中）、保护剂（蛋白类药物中）等。

考点： 注射用水的概念、注射剂常用附加剂、抗氧剂种类、常用抑菌剂、等渗溶液、等张溶液、冰点降低数据法相关计算、氯化钠等渗当量法相关计算

第 4 节 小容量注射液

一、概 述

小容量注射液在制药工业上称为水针，是指每支装量低于 20ml 的注射剂。

（一）小容量注射液的规格

小容量注射液的常规规格按其容积分为 1ml、2ml、5ml、10ml、20ml 等五种，其中以 2ml、10ml 最为常用。我国目前小容量注射剂生产企业大多也生产这两种规格的注射剂。

（二）小容量注射液的包装容器

《中国药典》（2020 年版）规定水针常用包装容器有玻璃安瓿和塑料安瓿。其中玻璃安瓿为当前主流包装容器，玻璃安瓿本身密封性很好，有防潮、透明、化学性质稳定等优点，因而被广泛使用，但玻璃安瓿易碎不安全，折断时会产生玻璃微粒污染药液，为患者用药带来安全隐患，同时也较笨重，折玻璃安瓿易造成护士意外伤害，玻璃安瓿还存在标识不清晰等问题，所以玻璃安瓿升级替代空间巨大。

塑料安瓿材质延展性高，不会产生碎屑，旋转开瓶，操作方便，断口不锐利，不会划伤护理人员；标识采用彩色印刷标签，清晰易辨，可防止给药错误；材料结实，防撞击，便于运输和携带。塑料安瓿能克服玻璃安瓿缺点，是未来小容量注射液包装容器发展的潮流与趋势。目前我国仍以玻璃安瓿为主，塑料安瓿使用率不到 5%。

（三）中药注射剂

中药注射剂是指饮片经提取、纯化后制成的供注入人体内的溶液、乳状液及供临用前配制成溶液的粉末或浓溶液的无菌制剂。中药注射剂有注射液、注射用无菌粉末和注射用浓溶液等类型，已在临床中得到了广泛应用。

中药的传统剂型中，没有注射剂这种剂型，但由于注射剂有很多独特的特别是疗效迅速的优点，所以早在 20 世纪 30 年代已研制成功柴胡注射剂，用于治疗发热感冒，取得了较好效果。常见的有茵栀黄注射液、丹参注射液、生脉注射液、清开灵注射液、穿心莲注射液等中药注射剂。中药注射剂在临床上均收到了较好的疗效，质量稳定，满足中医临床尤其是对急症治疗的要求。但目前中药注射剂的不良反应事件发生比较多，需要警惕。

链 接 我国第一支中药注射剂——柴胡注射液

1939 年，山西太行山，一些八路军将士因为艰苦的战争环境患上了严重的流感、疟疾等疾病，浑身疼痛，高热不退，而治疗这种病的西药奎宁异常缺乏，严重地影响了部队的士气和战斗力。情况紧急，时任八路军 129 师卫生部部长钱信忠带领广大医务人员上山采集当地丰富的中草药柴胡，将其熬成汤药给患者服用后收到很好的疗效。但汤药携带和使用极其不便，恰逢我军安瓿项目试制成功，钱信忠和八路军制药厂药剂研究室主任韩刚马上带领人员开始研制，经过多次试验，终于制成了我国第一支柴胡注射液，取名为“暴泼利尔”，成为我国第一支中药注射剂。经多次临床试用，“暴泼利尔”治疗疟疾及一般的发热疾病效果显著，疗效较好，使用广泛。

（四）小容量注射液的发展方向

目前，小容量注射液的发展方向在品种与包装类型上有一些新进展。在品种上，有脂质体注射剂、长效生物降解型微球注射剂、基因治疗药物的注射剂、纳米粒注射剂、治疗性单抗注射剂、储库型控释注射剂、凝胶型注射剂等新品种的出现。在注射包装类型上，有无针注射剂、粉末注射器、预装型注射剂、粉末-液体预混型注射器、皮下植入用注射器等。

链 接 无针注射器

无针注射又称射流注射，是利用动力源产生的瞬时高压使注射器内药物（液体或冻干粉）通过喷嘴形成高速、高压的喷射流（流速一般大于 100m/s），从而使药物穿透皮肤外层到皮下、皮内等组织层释放药效的医疗器械装置，从而解决了传统注射由于针头刺入机体而带来的一系列问题。

1866 年法国科学家首次提出“无针注射”的概念，众多学者由此开始研制无需针头、凭借高速气流推动将药液扩散注入患者皮内等先进注射器。经多年研制，世界上第一只无针注射器产品于 1992 年在德国上市，获批专用于注射胰岛素。无针注射作为一种医疗技术、作为一种新的注射技术，近些年渐渐应用于临床。中国药品监督管理局也准予国内企业生产无针注射器。

二、小容量注射液的制备

小容量注射液为无菌制剂，质量要求严格，要严格按照 GMP 要求和生产工艺流程进行生产管理和生产，以保证小容量注射剂的质量和用药安全。小容量注射液生产工艺流程见图 5-1。

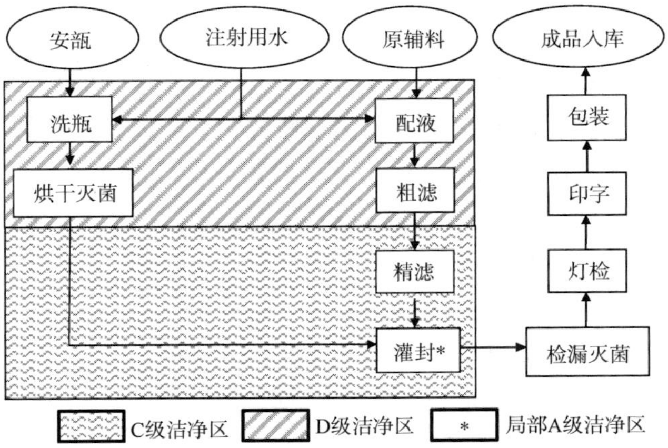

图 5-1　小容量注射液生产工艺流程图

（一）小容量注射液的容器及处理

1. 安瓿　小容量注射液的容器主要是由硬质中性玻璃制成的安瓿或其他样式的容器（如西林瓶等），也有塑料安瓿、卡式瓶、预充式注射器、两室注射容器等。

（1）安瓿的种类：安瓿的式样目前采用有颈安瓿与粉末安瓿两种。其容积通常为 1ml、2ml、5ml、10ml、20ml 等几种规格，为避免拆断安瓿瓶颈时造成玻璃屑、微粒进入安瓿污染药液，国家药品监督管理局已强制推行曲颈易折安瓿。国标 GB2637-1995 规定水针剂使用的安瓿一律为曲颈易折安瓿。易折安瓿有两种：一种称为“色点刻痕易折安瓿”，是在曲颈部位划有一微细刻痕，在刻痕上方中心标有直径为 2mm 的色点，折断时，施力于刻痕中间的背部，折断后断面平整；另一种称为“环折安瓿”，是将膨胀系数高于安瓿玻璃 2 倍的低熔点玻璃粉末，熔固在安瓿颈部（成环状），冷却后由于两种玻璃膨胀系数不同，在环折部位产生一圈永久应力，用时一折即平整断裂，使用方便。

近几年来，由于塑料工业的发展，国内已陆续有企业取得聚丙烯和聚乙烯安瓿的注册批件，塑料安瓿出现，从而使小容量注射液容器出现了塑料安瓿取代玻璃安瓿的局面。塑料安瓿具有一定的通透性，能透气透湿，含有不等量的增塑剂、填充剂、抗氧化剂等，通常可以用来盛装一些稳定性较好的药物注射液。塑料安瓿前景很广阔，但也有其局限性，目前常规的注射剂仍采用玻璃安瓿。

笔式注射器用硼硅玻璃套筒俗称卡式瓶，卡式瓶类似没有推杆的注射器，相当于“没底的瓶子”。该瓶前部装有橡胶密封保护的注射用针头，瓶口用胶塞铝盖密封，尾部用橡胶活塞密封。卡式瓶置入重复使用的卡式注射架或称注射笔中使用，使用过程药液不与注射器任何部件接触，应用于基因工程、生物工程、胰岛素等领域。

预充式注射器首次出现在第二次世界大战期间，主要满足战地医院和现场无菌医疗需要，是一种把药物预先装入注射器中，减少药物从小瓶转移到注射器过程损失的一种含药注射器。方便患者准确量出药品，主要应用在胰岛素和肿瘤等特药领域。

近年来开发了一种同时可盛装粉末与溶剂的注射容器，容器分为两室，下隔室装无菌药物粉末，上隔室盛装溶剂，中间用特制的隔膜分开，用时将顶部的塞子压下，隔膜打开，溶剂流入下隔室，将药物溶解后使用。这种注射用容器特别适用于一些在溶液中不稳定的药物。

（2）制造安瓿的玻璃：目前制造空安瓿的玻璃有 3 种，分别是含钡玻璃、中性玻璃及含锆玻璃。

1）含钡玻璃：耐碱性能较好，可用作碱性较强的注射剂的容器，如磺胺类钠盐及氟尿嘧啶注射液等，缺点是性质发脆、熔点高、熔封时废品率高。

2）中性玻璃：是低硼硅酸盐玻璃，化学稳定性较好，可作为 pH 接近中性或弱酸性注射剂的容器。

例如，各种输液、葡萄糖注射液、注射用水、维生素 B_{12} 注射剂等，但不宜用于碱性注射液。

3）含锆玻璃：含有少量锆的中性玻璃具有更高的化学稳定性，耐酸、耐碱性能好，不受药液的侵蚀。乳酸钙、葡萄糖酸钙、碘化钠、水杨酸钠、磺胺嘧啶钠、酒石酸锑钠等注射液宜选用含锆玻璃。

（3）安瓿的质量要求：安瓿用来灌装各种性质不同的注射液，不仅在制备注射剂的过程中要经高温灭菌，而且还要适应不同环境的长期贮藏。灭菌时安瓿发生爆裂、漏气，贮藏时 pH 改变、沉淀、变色、脱片等，因此安瓿的质量对注射液的稳定性影响很大。所以，安瓿的要求比较高。

1）安瓿的质量要求：无色透明，以便于检查可见异物与不溶性微粒、杂质及变质等情况；熔点较低，易于熔封；有足够的物理强度，以耐受洗涤和灭菌过程中所产生的较高压力差，并避免在生产、运输及贮存过程中所造成的破损；具有高度的化学稳定性，不改变药液的 pH，不易被注射液所侵蚀；具有低膨胀系数和优良的耐热性，在生产过程中不易冷爆破裂；不得有气泡、麻点及砂粒等。

2）安瓿质量对注射剂稳定性的影响：当安瓿含过多游离碱时，可引起注射剂 pH 升高，导致对 pH 敏感的药物变质、沉淀或使产品毒性增加。当安瓿耐水腐蚀性差时可致 pH、固体物含量上升或脱片现象。当安瓿耐碱性差时，灭菌后或长期贮存过程中易发生“白点”“脱片”甚至浑浊现象；当安瓿耐热性差时，熔封时及灭菌后易发生爆裂、漏气现象；当安瓿清洁度差时，可影响合格率。

2. 安瓿的处理方法 安瓿的处理方式主要有安瓿的切割与圆口、安瓿的洗瓶、安瓿的干燥和灭菌步骤等。

（1）安瓿瓶的切割与圆口：一般在安瓿瓶生产厂家完成，目前制药企业采购的都是切割和圆口好的成品安瓿瓶。半成品的空安瓿瓶带有细长的颈丝，必须割至适宜的长度，一般用金刚砂石切割。截口粗糙，会有玻璃屑脱落，对药品安全构成威胁，所以需将安瓿截口经喷枪火焰灼烧，使截口熔融光滑，称为圆口。安瓿的切割与圆口一般采用自动安瓿割圆机。

（2）安瓿的清洗：安瓿瓶在灌装药液前必须经洗瓶工序，除去内壁附着的尘埃、溶解玻璃表面的微量游离碱，提高安瓿的清洁度和化学稳定性。目前国内使用的安瓿洗涤方法常用的有甩水洗涤法、加压气水喷射洗涤法和超声波洗涤法。其中超声波洗涤法是运用超声波强大的效能洗涤与气水喷射式洗涤相结合的方法，具有清洗洁净度高、速度快等特点。洗瓶效果与洗涤用水和空气的滤过质量密切相关，特别是空气的滤过。若压缩空气中所带有的尘埃及润滑油滤过不净，则反而污染安瓿，出现“油瓶”。因此，压缩空气应先经过冷却，然后经储气筒，使压力平衡，再经过焦炭（或木炭）、瓷网、砂棒等滤过，使空气净化。图 5-2 为超声波洗瓶机示意图。

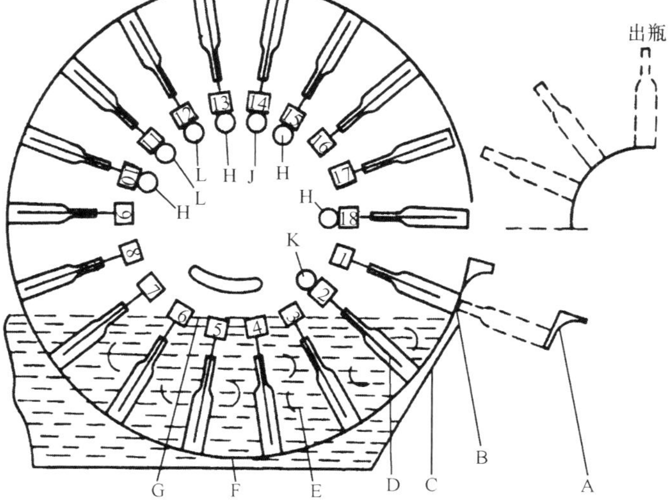

图 5-2 超声波安瓿洗瓶机工作原理示意图

A. 推瓶器；B. 水箱；C. 水槽；D. 针管；E. 超声波；F. 针盘外壁；G. 液面；H. 冲压缩空气；L. 纯化水；J. 注射用水；K. 注水

链 接　超声波安瓿洗瓶机工作流程

洗瓶时由推瓶器将瓶斗中的安瓿推入针盘的第 1 个工位。当针盘转到第 2 个工位时由针管注水。从第 2～7 个工位，安瓿浸没在水箱内，在超声波发生器作用下，安瓿与水接触的界面处于剧烈的超声振动状态，使安瓿内外表面的污垢受冲击而溶解、剥落，这一阶段称为“粗洗”。当安瓿转到第 10 工位时，针管喷出净化压缩空气将安瓿内部的污水吹净。在第 11、12 个工位，针管对安瓿冲注滤过的注射用水，对安瓿再次进行冲洗。到第 13 个工位再吹气，第 14 个工位冲注滤过的注射用水，第 15 个工位再吹气。至此，安瓿已洗涤干净，这一阶段称为“精洗”。当安瓿转到第 18 个工位时，针管再次对安瓿吹气并利用气压将安瓿从针管架上推离出来，安瓿由出瓶器送入输送带。在整个超声波洗瓶过程中，安瓿均处于倒置状态，压缩空气及洗涤用水按“气—水—气—水—气”的顺序洗涤，为保证清洗质量，洗涤水温度应控制在 40～50℃，压缩空气及洗涤用水应采用 0.45μm 或 0.22μm 膜滤器做终端滤过。

（3）安瓿的干燥和灭菌：安瓿洗瓶后，在烘箱内用 120～140℃温度干燥。无菌操作或低温灭菌的安瓿则须用 180℃干热灭菌 1.5h。大量生产，现多采用隧道式烘箱，采用适当的辐射元件组成的远红外干燥装置，温度可达 250～350℃，一般 350℃经 5min，能达到安瓿灭菌的目的。干燥或灭菌好的空安瓿应在层流洁净空气下存放，时间不应超过 24h。目前，小容量注射剂生产的洗瓶、烘瓶、灌装工序已经采用洗烘灌联动线进行，不需要单独的洗瓶、烘瓶工序。

（二）注射液的配制

1. 配液室的洁净要求　配液室的环境、设计要求、温度、湿度、管道灭菌及空气过滤等均应符合 GMP 要求。室内用具应简单洁净易清洗，工作台面要求便于清洁和灭菌。地面要平整，工作时保持潮湿，防止尘土飞扬，工作后保持干燥，避免真菌滋生。

2. 配液用具及处理　配液用具应不影响药液的稳定性。配液用具应采用由中性硬质玻璃、搪瓷、耐酸耐碱的陶瓷、无毒聚氯乙烯塑料制品及不锈钢制品，配液用具应避免使用铝制品。大量生产时，配制药液使用的容器，多采用装有搅拌器的夹层配液锅，夹层可通蒸汽加热或通冷却水冷却（图 5-3）。配制用具在用前要用硫酸清洁液或其他洗涤剂洗净，并用新鲜注射用水荡洗或灭菌后备用。玻璃器皿和容器可采用清洁液处理—自来水刷洗—注射用水润洗的清洗步骤。塑料容器及管道先用较稀的清洁液处理后，再以自来水刷洗，最后用注射用水抽洗数次。乳胶管先用纯化水煮沸 20～30min，再用注射用水反复冲洗，必要时可用 1% NaOH 溶液浸泡 10min，用自来水搓揉冲洗，再用注射用水冲洗至干净。使用后的管道应立即清洗，暂时不用的，可浸泡在 1%～1.5% 苯酚溶液中，防止微生物生长。广口容器可用擦有肥皂并搓成泡沫的纱布擦洗，不要直接用肥皂擦器壁，以免肥皂进入孔隙，难以洗净，再依次用饮用水、注射用水洗净备用。

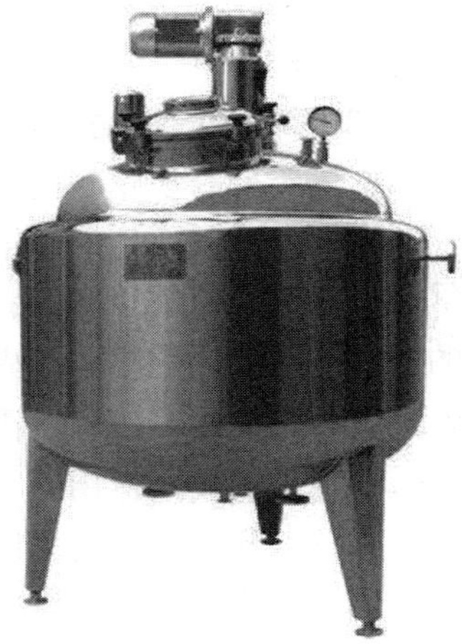

图 5-3　夹层配液锅设备图

3. 原辅料的质量要求与投料计算　供注射用原辅料，必须符合《中国药典》（2020 年版）所规定的各项检查与含量限度，并经化验合格后方能进厂入库。辅料应符合药用标准，若有注射用规格，应选用注射用规格。注射用原辅料，生产前还需做小样试制，检验合格后方能使用。有时甚至同一药厂的原料，由于批号不同，制成注射液的质量优劣就不同。所以小样试制是大生产前的必要步骤，否则将使生产造成重大损失。

在配制前，应按处方规定和原辅料化验测定的含量结果计算出每种原辅料的投料量，并应二人核对。如果注射剂在灭菌后含量有下降时，应酌情增加投料量。在称量计算时如原料含有结晶水应注意换算，在计算处方时应将附加剂的用量一起算出，然后分别准确称量。

在投料之前，应根据处方规定用量、原料实际含量、成品含量及损耗等计算所有成分的实际投料量。

原料实际用量=原料理论用量×成品标示量/原料实际含量

原料理论用量=实际配液数×成品含量%

实际配液数=实际灌装数+实际灌装时损耗量

例 5-4 配制 2ml 装的 2%盐酸普鲁卡因注射液 5000 克，实际罐装时耗损量控制在 5%以内，成品标示量为 102%，现有盐酸普鲁卡因原料药实际含量 99%，盐酸普鲁卡因实际用多少克？

【分析】 要算盐酸普鲁卡因原料药实际用多少克，需要先计算实际配液数，再计算原料理论用量，最后代入原料实际用量计算公式进行计算。

【解答】 实际罐装时耗损量=2ml×5000×5%（以最高耗损量计算）=500ml

灌装应增加的装量=5000×0.15ml=750ml

实际配液数=2ml×5000+500ml+750ml=11 250ml

原料理论用量=11 250ml×2%=225g

原料实际用量=225g×102% ÷ 99%=232g

即盐酸普鲁卡因实际用 232g。

4. 药液配制方法 药物溶液的配制方法有浓配法和稀配法两种。

（1）浓配法：是指将全部药物用部分处方量溶剂配成浓溶液，加热或冷藏后过滤，然后稀释至所需浓度的方法。浓配法适用于原料质量较差的药物，浓配法可以滤除溶解度小的一些杂质。原料药质量差或药液不易滤清时，可加入配液量 0.1%～0.3%的活性炭，煮沸片刻，放冷至 50℃再脱炭过滤。活性炭主要作用是吸附热原、色素及其他有机杂质，活性炭还有助滤作用，活性炭在微酸性条件下，吸附作用较强。

（2）稀配法：是指将全部药物用处方量的全部溶剂一次性加入，配成所需浓度后过滤的方法。稀配法适用于原料质量好的药物，药液浓度不高或配液量不大时的配液。

（3）配液需要注意以下事项：①配制注射液时应在洁净的环境中进行，所用器具、原料和附加剂尽可能无菌，以减少污染；②配制剧毒药注射液时，严格称量与校核，并谨防交叉污染；③对不稳定的药物应注意调配顺序，先加稳定剂或通惰性气体等，有时要控制温度与避光操作；④活性炭用酸碱处理并活化后才能使用，小量注射液可用纸浆混合活性炭处理，使用活性炭时应注意其对药物（如生物碱盐等）的吸附作用；⑤注射用油应在使用前经过 150～160℃、1～2h 的条件进行干热灭菌后，冷却备用；⑥配成浓溶液可用热处理与冷藏法保证质量；⑦几种原料的性质不同，溶解要求有差异，配液时可分别溶解，再混合，最后加溶剂至全量；⑧由于活性炭对药物吸附作用较大和出于生产周期产品稳定性方面考虑，能用稀配法，则不用浓配法。

（三）注射液的滤过

滤过是制备小容量注射剂的关键操作之一，是保证注射液澄明的重要操作。滤过一般分为初滤和精滤两种，药液中沉淀物较多时，特别加活性炭处理的药液须初滤后方可精滤。小容量注射液的过滤通常采用先初滤再精滤的二级过滤方式，以保证终产品的澄清度。过滤器也有垂熔玻璃过滤器、砂滤棒、微孔滤膜过滤器、板框压滤机、钛滤器等多种过滤器，不同过滤器有不同的滤过性，生产时应根据生产工艺选择合理的过滤器，以便达到最佳过滤效果。一般生产初滤多采用砂滤棒或钛棒，精滤多采用微孔滤膜过滤器。常见的过滤方式有高位静压过滤、减压过滤与加压过滤。高位静压过滤适用于配液间在楼上或储液罐在高位，灌封在楼下。加压过滤较稳定，多用于药厂大量生产。

（四）注射液的灌封

注射剂的灌封是注射剂生产非常关键也是洁净等级要求最高的工序，灌封分为灌注和封口两步，灌注指的是滤过后的药液灌注入洁净的容器内，封口指的是灌注药液后的封口，灌注后应立即封口，并且在 A 级洁净环境下进行，以免产生污染。

药液的灌注要求比较严格，剂量要准确，每次灌注前必须先校正灌注器容量，试灌若干支，检查装量合格后，方可灌注。灌注时药液不可黏附在安瓿颈壁上，以免产生焦头或爆裂。灌注时针头不能与安瓿颈内壁碰撞，避免产生玻璃碎屑，为防止灌注器针头挂药滴，灌注器常设有毛细孔，可使针头挂的药滴缩回并调节灌装速度，灌装速度过快时药液易溅至瓶壁而沾瓶。必要时灌装药液前后充入惰性气体以防药液被氧化，通惰性气体时既不可使药液溅至瓶颈，又须使安瓿空间的空气除尽，常用的惰性气体有氮气和二氧化碳，一般采用空安瓿先充惰性气体，再灌装药液，灌装药液后再充一次惰性气体，这样效果更好。注入容器的量要比标示量稍多，以补偿在给药时由于瓶壁黏附和注射器及针头的吸留而造成的损失，保证用药剂量。易流动液体可增加少些，黏稠性药液宜增加多些，《中国药典》（2020 年版）规定的注射剂的增加装量见表 5-4。

表 5-4　注射液的增加装量通例表（ml）

标示装量	0.5	1	2	5	10	20	50
易流动液增加装量	0.10	0.10	0.15	0.30	0.5	0.6	1.0
黏稠液增加装量	0.12	0.15	0.25	0.50	0.7	0.9	1.5

药液的封口方法有拉封和顶封两种。拉封封口比较严密，是目前常用的封口方法。工业化生产多采用全自动灌封机，灌封机上的灌注药液由 5 个动作协调进行：①移动齿档送安瓿；②灌注针头下降；③灌注药液入安瓿；④灌注针头上升后安瓿离开灌注工位，同时灌注器吸入药液；⑤灌好药液的安瓿在封口工位进行熔封。上述 5 个动作必须按顺序协调进行。药液的容量是由容量调节螺旋上下移动而完成的。目前制药企业已经使用注射剂的洗涤、烘干灭菌、灌装、封口联动生产线，联动线生产效率很高，效果很好，已经广泛应用，见图 5-4。

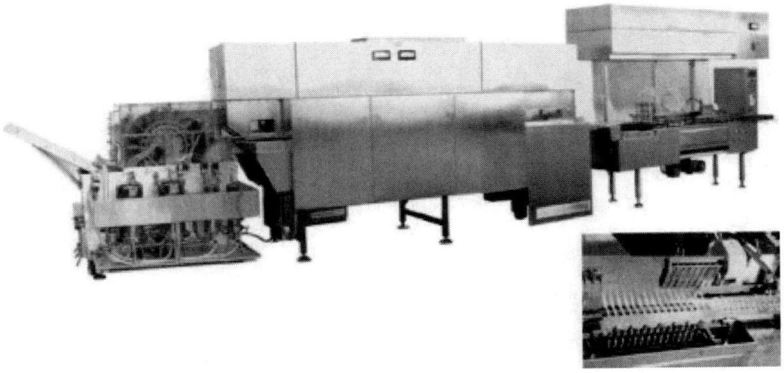

图 5-4　安瓿洗烘灌联动机组设备图

在灌封过程中可能出现的问题有焦头、瘪头、爆头、剂量不准、封口不严、出现大头等。焦头是常出现的问题，主要由安瓿颈部沾有的药液在熔封时炭化所致，灌装时给药太急，溅起药液，针头安装不正等都会导致颈部沾药液而致焦头产生。充 CO_2 时容易发生瘪头、爆头。剂量不准就需要灌装时及时检验、及时调节灌装量。封口不严、出现大头需要调节预热火头和主火头的大小，确保产品合格。对于出现的各种问题应逐一分析原因及时纠正解决问题。

（五）注射液的灭菌和检漏

1. 灭菌　灌封后的半成品注射剂应立即进行下一工序灭菌，不能久置，注射剂从配制到灭菌必须在规定时间内完成，一般不应超过 12h。灭菌方法根据具体品种的药物性质来选择，既要保证药液的稳定，又要保证成品无菌。根据具体品种的性质，选择不同的灭菌方法和时间，必要时，可以采用几种灭菌方法联合使用。凡对热稳定的产品，应采用 115℃、30min 用热压灭菌。对热不稳定产品，一般用流通蒸汽法灭菌，1～5ml 安瓿可用常压下 100℃、30min 灭菌条件灭菌，10～20ml 安瓿使用常压下 100℃、45min 灭菌条件灭菌。灭菌与保持药物稳定性是矛盾的两个方面，温度高且灭菌时间长，虽容易把微生物杀死，但却不利于药物的稳定。因此在选择灭菌方法时，必须注意这两个方面。

2. 检漏 安瓿如果熔封不严，有毛细孔或小的裂缝存在，肉眼是无法发现的，但微生物或污物可以进入安瓿，在贮存过程中药液因污染会逐渐变质，流入到市场上会产生药品安全事故，因此，灭菌后应立即进行安瓿的漏气检查。检漏有下列几种方法。

（1）在灭菌后，趁热立即放颜色水于灭菌锅内，安瓿遇冷内部压力收缩，颜色水即从漏气的毛细孔进入而被检出。

（2）深色注射液的检漏，可将安瓿倒置进行热压灭菌，灭菌时安瓿内气体膨胀，将药液从漏气的细孔挤出，使药液减少或成空安瓿而被剔除。

（3）灭菌后减压到常压开锅门，放进冷水淋洗降温，然后关紧锅门抽气（抽出漏气安瓿内气体），抽气完毕开启色水阀，使色液（0.05%曙红或亚甲蓝）进入锅内直至淹没安瓿时停止，开启气阀使锅内压力恢复常压，此时色液被吸入漏气安瓿中，再将色液抽回储器，开启锅门、用水淋洗安瓿后，清晰可见带色的漏气安瓿，便可剔除。此法是目前生产时比较通用的检漏方法。

此外，注射剂先检漏还是先灭菌，应根据生产工艺条件确定。大多数时候灭菌和检漏是在同一台设备里完成，如常用的安瓿检漏灭菌柜设备。

三、小容量注射液的质量检查

注射剂因其特性要求质量检查比较严格，必须符合《中国药典》（2020 年版）注射剂项下的各项规定，质量检查项目包括装量、渗透压摩尔浓度、可见异物、不溶性微粒、中药注射剂有关物质、重金属及有害元素残留量、无菌、细菌内毒素或热原等项目，不同注射剂产品有其具体规定。

1. 装量 按《中国药典》（2020 年版）注射剂质量检查项目下规定方法进行。注射液的标示装量为不大于 2ml 者取供试品 5 支，2ml 以上至 50ml 者取供试品 3 支。开启时注意避免损失，将内容物分别用相应体积的干燥注射器及注射针头抽尽，然后缓慢连续地注入经标化的量入式量筒内，量筒的大小应使待测体积至少占其额定体积的 40%，不排尽针头中的液体，在室温下检视。测定油溶液、乳状液或混悬液的装量时，应先加温摇匀，再用干燥的注射器及注射针头抽尽后，同前法操作，放冷，检视。每支的装量均不得少于其标示量。标示装量为 50ml 以上的注射液及注射用浓溶液照最低装量检查法检查，应符合规定。

2. 渗透压摩尔浓度 除另有规定外，椎管注射用注射液按各品种项下的规定，照渗透压摩尔浓度测定法（通则 0632）测定，应符合规定。

3. 可见异物 除另有规定外，照可见异物检查法（通则 0904）检查，应符合规定。可见异物检查法有灯检法和光散射法。一般常用灯检法，灯检法应在暗室中进行。用无色透明容器包装的无色供试品溶液，检查时被观察供试品所在处的光照度应为 1000～1500lx；用透明塑料容器包装、棕色透明容器包装的供试品或有色供试品溶液，光照度应为 2000～3000lx；混悬型供试品或乳状液，光照度应增加至约 4000lx。注射液除另有规定外，取供试品 20 支（瓶），按下述方法检查。

（1）检查法：除去容器标签，擦净容器外壁，必要时将药液转移至洁净透明的适宜容器内，将供试品置遮光板边缘处，在明视距离（指供试品至人眼的清晰观测距离，通常为 25cm），手持容器颈部，轻轻旋转和翻转容器（但应避免产生气泡），使药液中可能存在的可见异物悬浮，分别在黑色和白色背景下目视检查，重复观察，总检查时限为 20s。供试品装量每支（瓶）在 10ml 及 10ml 以下的，每次检查可手持 2 支（瓶）。供试品溶液中有大量气泡产生影响观察时，需静置足够时间至气泡消失后检查。

（2）结果判定：供试品中不得检出金属屑、玻璃屑、长度超过 2mm 的纤维、最大粒径超过 2mm 的块状物及静置一定时间后轻轻旋转时肉眼可见的烟雾状微粒沉积物、无法计数的微粒群或摇不散的沉淀，以及在规定时间内较难计数的蛋白质絮状物等明显可见异物。供试品中如检出点状物、2mm 以下的短纤维和块状物等微细可见异物，生化药品或生物制品若检出半透明的小于约 1mm 的细小蛋白质絮状物或蛋白质颗粒等微细可见异物，除另有规定外，应分别符合下列规定。

1）生物制品注射液：初试 20 支（瓶），装量 50ml 及以下者，每支（瓶）微细可见异物不超过 3

个；装量 50ml 以上者，每支（瓶）微细可见异物不超过 5 个。如仅有 1 支（瓶）超出，合格；如检出 2 支（瓶）超出，复试；如检出 3 支（瓶）及以上超出，不符合规定。复试另取 20 支（瓶），初试、复试 40 支（瓶），2 支（瓶）以上超出，不符合规定。

2）非生物制品注射液静脉用：初试 20 支（瓶），如 1 支（瓶）检出，复试；如 2 支（瓶）或以上检出，不符合规定。复试另取 20 支（瓶），初试、复试 40 支（瓶），超过 1 支（瓶）检出，不符合规定。

3）非生物制品注射液非静脉用：初试 20 支（瓶），如 1～2 支（瓶）检出，复试；如 2 支（瓶）以上检出，不符合规定。复试另取 20 支（瓶），初试、复试 40 支（瓶），超过 2 支（瓶）检出，不符合规定。

既可静脉用也可非静脉用的注射液，以及脑池内、硬膜外、椎管内用的注射液应执行静脉用注射液的标准，混悬液与乳状液仅对明显可见异物进行检查。

4. 不溶性微粒　除另有规定外，用于静脉注射、静脉滴注、鞘内注射、椎管内注射的溶液型的注射液、注射用无菌粉末及注射用浓溶液照不溶性微粒检查法（通则 0903）检查，均应符合规定。

5. 中药注射剂有关物质　按各品种项下规定，照注射剂有关物质检查法（通则 2400）检查，应符合有关规定。

6. 重金属及有害元素残留量　除另有规定外，中药注射剂照铅、镉、砷、汞、铜测定法（通则 2321）测定，按各品种项下每日最大使用量计算，铅不得超过 12μg，镉不得超过 3μg，砷不得超过 6μg，汞不得超过 2μg，铜不得超过 150μg。

7. 无菌　照无菌检查法（通则 1101）检查，应符合规定。

8. 细菌内毒素或热原检查　除另有规定外，静脉用注射剂按各品种项下的规定，照细菌内毒素检查法（通则 1143）或热原检查法（通则 1142）检查，应符合规定。

四、小容量注射液的包装与贮藏

1. 小容量注射液的包装　小容量注射液生产的最后一步即印字、包装，应予重视，必须杜绝混药事件的发生。印字包装过程包括安瓿印字、装盒、加说明书、贴标签等工序。安瓿的印字要求字迹清晰，标明注射剂名称、规格及批号。

药品的内标签应当包含药品通用名称、适应证或者功能主治、规格、用法用量、生产日期、产品批号、有效期、生产企业等内容。包装尺寸过小无法全部标明上述内容的，至少应当标注药品通用名称、规格、产品批号、有效期等内容。有效期若标注到日，应当为起算日期对应年月日的前一天，若标注到月，应当为起算月份对应年月的前一月。

目前制药企业多采用机械化全自动安瓿印包生产线，使开盒、印字、装盒、盖盒、贴签及包扎等工序组成了流水线，无人包装生产线也已经普及，大大提高了生产效率。

2. 小容量注射液的贮藏　小容量注射液的贮藏应考虑防潮、温度、遮光、澄明度等问题。温度过低或过高都会影响注射剂的质量，注射剂中的水针要注意防冻，其温度不要低于 0℃以下，否则易冻裂受损。注射剂中有许多是生物制品、酶、抗生素，温度过高易失效、变质，最适宜的温度是 2～10℃，不可低于 0℃。一部分注射剂怕日光照射，日光中的紫外线能加速药物的氧化分解，因此应采取避光措施。注射剂在贮存中，澄明度会起变化，如中草药注射剂，久贮会发生氧化、聚合等反应，逐渐变浑浊或产生沉淀，西药制剂中的某些含盐类注射剂久贮会侵蚀玻璃，造成白色的脱片，影响澄明度。

五、小容量注射液处方举例

1. 维生素 C 注射液

【处方】	维生素 C	104g
	碳酸氢钠	49g
	依地酸二钠	0.05g
	亚硫酸氢钠	2g
	注射用水	加至 1000ml

【制法】 在配制容器中，加入处方量 80%的注射用水，通二氧化碳饱和，加维生素 C 溶解后，分次缓缓加入碳酸氢钠，搅拌使完全溶解，至无二氧化碳产生时，加入预先配制好的依地酸二钠溶液和亚硫酸氢钠溶液，搅拌均匀，调节药液 pH6.0～6.2，添加二氧化碳饱和的注射用水至足量，用垂熔玻璃漏斗与微孔膜滤过滤至澄明，并在二氧化碳或氮气流下灌封，最后用 100℃流通蒸汽 15min 灭菌。

【注解】 ①维生素 C 分子中有烯二醇式结构，显强酸性。注射时刺激性大，产生疼痛，故加入碳酸氢钠，使部分维生素 C 中和成钠盐，以避免疼痛，同时碳酸氢钠起调节 pH 的作用，可增强本品的稳定性；②维生素 C 易氧化水解而失效，原辅料的质量，特别是维生素 C 原料和碳酸氢钠，是影响制剂质量的关键；③影响本品稳定性的因素有空气中的氧、溶液的 pH 和金属离子，特别是铜离子，因此生产上采取充填惰性气、调节药液 pH、加抗氧剂及金属络合剂等措施，但实验表明抗氧剂只能改善本品色泽，对稳定制剂的含量没有作用，亚硫酸盐和半胱氨酸对改善本品色泽作用较显著；④本品稳定性与温度有关，实验证明，用 100℃流通蒸汽灭菌 30min，含量减少 3%，而 100℃流通蒸汽灭菌 15min，含量只减少 2%，故以 100℃流通蒸汽 15min 灭菌为宜，但目前认为 100℃流通蒸汽 15min 或 30min 均难以杀灭芽孢，不能保证灭菌效果，因此操作过程应尽量在无菌条件下进行，或先进行除菌过滤，以防污染。

2. 维丁胶性钙乳浊液型注射剂

【处方】	维生素 D	0.125g
	果糖酸钙	3.85g
	注射用油	适量
	吐温 80	适量
	司盘 80	适量
	注射用水	加至 1000ml

【制法】 ①维生素 D 溶解在注射用油中，用 160℃、60min 干热灭菌；②果糖酸钙溶解在注射用水中，用 100℃、30min 流通蒸汽灭菌；③吐温 80 与司盘 80 混匀，用 100℃、30min 流通蒸汽灭菌；④用无菌操作法将①、②、③均匀混合，制成 O/W 型乳剂；⑤成品不再灭菌。

【注解】 ①本品供肌内注射用，成品不能灭菌，故所有的原辅料应事先灭菌，并用无菌操作法制成乳剂；②乳浊液型注射剂的质量要求除符合注射剂的各项规定外，还必须符合乳滴大小均匀、稳定等要求；③静脉注射用乳滴直径应在 0.25～0.40μm。

3. 醋酸可的松混悬型注射剂

【处方】	醋酸可的松微晶	25g
	三氯叔丁醇	5g
	氯化钠	3g
	聚山梨酯 80	1.5g
	CMC-Na	5g
	注射用水	加至 1000ml

【制法】 ①取总量 30%的注射用水，加三氯叔丁醇、CMC-Na 溶液，用布氏漏斗垫 200 目尼龙布滤过，密闭备用；②氯化钠溶于适量注射用水中，经 G4 号垂熔玻璃漏斗滤过；③将①置水浴中加热，加②及聚山梨酯 80 搅匀，使水浴沸腾，加醋酸可的松微晶，搅匀，继续加热 30min；④取出冷至室温，加注射用水至足量，用 200 目尼龙布过滤两次，于搅拌下分装于瓶内，盖塞轧口密封。于 100℃/30min 振摇下灭菌。

【注解】 ①混悬液型注射剂除无菌、pH、安全性、稳定性等与溶液型注射剂相同外，还应有良好的适针性和通针性。适针性是指产品从容器抽入针筒时不易堵塞与发泡，保证剂量正确的特性；通针性是指注射时能顺利进入体内。此外，药物的细度应控制在 15μm 以下，含 15～20μm 者不超过 10%；混悬粒子在运输、贮存后不应增大，粒子沉降不能太快，沉降物易分散；在振摇和抽取时，药液无持久的泡沫。②将固体药物分散成粒度大小适宜、分散性良好的颗粒是制备混悬型注射剂的关键；③为防止微粒沉降、凝固、结块，常加入助悬剂、润湿剂，如CMC-Na、聚山梨酯80等；④本处方中CMC-Na作为助悬剂，聚山梨酯80作为润湿剂。

课堂互动

根据盐酸普鲁卡因药物的结构特性，设计盐酸普鲁卡因注射液处方，制订生产工艺，说明制备要点，解释注意事项。

考点： 注射剂的工艺流程图、注射剂规格、安瓿的质量要求、配液的方法、过滤器的种类、过滤方式、灌封过程中出现的问题、灭菌的条件、注射剂的质量检查等

第5节 输　　液

一、概　　述

输液（infusion）是指供静脉滴注用的大容量注射液（除另有规定外，一般不小于100ml，生物制品一般不小于50ml）。它是注射剂的一个分支，通常包装在玻璃或塑料的输液瓶或袋中，不含抑菌剂。使用时通过输液器调整滴速，持续而稳定地将药物输入体内。输液在现代医疗中占有十分重要的地位，临床上已形成了独立的输液疗法，特别是在危重患者的抢救中具有不可替代的作用。由于其用量大而且是直接进入血液，故质量要求高。输液产品包装容器经历了3代变化，目前在我国输液市场上存在的包材主要有玻瓶、塑瓶、非PVC（聚氯乙烯 polyvinyl chloride）软袋和直立式软袋4种形式。其中非PVC软袋输液包装技术安全，符合药用和环保要求，是输液包装技术主要发展方向。

课堂互动

刚做完手术的患者，不能立即饮食，为维持生命，应该以什么方式，给予哪些种类的药剂？

（一）输液的特点

1. **质量要求更加严格**　输液使用时大量药液直接进入血液，质量要求更加严格。

2. **剂量大**　输液剂量在100ml以上，最大者有1000ml，临床上多用为250ml和500ml规格。

3. **类型简单**　一般都制成澄明的水性注射液，但粒径<1μm的乳状液、纳米粒、脂质体可用于静脉输注。

4. **给药方式**　输液多以静脉滴注给药。

5. **处方要求**　输液不得加入任何抑菌剂、增溶剂、止痛剂等附加剂。

6. **制备工艺要求严格**　输液从配制到灭菌应控制在4h以内完成。

7. **血流动力学**　输液作为血容量扩充剂时，则要求具有一定的胶体性、相对密度、黏度和滞留性等血流动力学性质，以起到增加血浆容量的作用。

（二）输液的分类

输液按其作用和功能分为以下5类。

1. **体液平衡用输液**　分为电解质输液和酸碱平衡输液两种。电解质输液用以补充体内的水分、电解质，纠正患者体内的水和电解质代谢紊乱，维持体液渗透压和恢复人体的正常生理功能。例如，氯化钠注射液、复方氯化钠注射液、含糖复方电解质输液。酸碱平衡输液主要用于纠正体液的酸碱平衡，如碳酸氢钠注射液和乳酸钠注射液。

2. **营养输液**　主要用于不能口服吸收营养的患者。用以提供生命所需的糖、脂肪、氨基酸、微量元素和维生素等营养成分。此外，还有果糖、木糖醇等，这些糖类糖尿病患者也能使用，因其在无胰岛素存在的情况下也可进行正常代谢，不致引起血糖升高。

链接 营养输液

将患者所需一切营养完全由非胃肠途径输入体内的疗法称为胃肠外的全营养疗法。它对于某些疾病的治疗有重要的作用，尤其对不能口服的危重患者，为挽救生命，将患者所需的营养全部通过静脉给药，则称为全静脉营养输液。糖类、脂肪、蛋白质是人的三大营养成分，营养输液也是根据这种需要制备的，主要有糖类输液、静脉注射脂肪乳、复方氨基酸输液。对于长期的全静脉营养还必须给予适量的电解质、维生素和微量元素，才能保证全部营养。

3. **胶体输液** 主要是调节体内渗透压，代替血浆作为血容量扩张用。胶体输液有多糖类、明胶类、高分子聚合物等，如右旋糖酐、淀粉衍生物、明胶、聚维酮等。

链接 血浆代用液

血浆代用液在机体内有代替血浆的作用，但不能代替全血。对于血浆代用液的质量，除符合注射剂有关质量要求外，代血浆应不影响血型试验，不妨碍红细胞的携氧功能，在血液循环系统内可保留较长时间，易被机体吸收，不得在脏器组织中蓄积。血浆代用液主要是胶体输液，常用的有右旋糖酐注射液、羟乙基淀粉、氟碳乳剂等。

4. **含药输液** 将需静脉滴注给药的药物直接制成输液，如替硝唑注射液、苦参碱注射液、甘露醇注射液等。

5. **透析类输液** 主要用于需要进行血液净化治疗的患者，包括腹膜透析液、血液滤过置换液等，如葡萄糖腹膜透析液和新型腹膜透析液。

链接 静脉留置针

静脉留置针又称静脉套管针，是由不锈钢的芯、软的外套管及塑料针座组成。穿刺时将外套管和针芯一起刺入血管中，当套管送入血管后，抽出针芯，仅将柔软的外套管留在血管中进行输液的一种输液工具。留置针分为开放式和密闭式，开放式和密闭式静脉留置针又都分为普通型和安全型。静脉留置针的特点是避免每天多次间断输液，减少穿刺，保护患者血管，减轻患者痛苦，提高患者满意度及护理质量，有不同的类型的留置针可供选择，降低治疗的成本，提高护士工作效率。

（三）输液的质量要求

输液对无菌、无热原、可见异物、不溶性微粒这四项要求更加严格。其他要求和注射剂一致。此外，还应注意以下的质量要求：①输液的 pH 应在保证疗效和制品稳定的基础上，力求接近人体血液的 pH，过高或过低都会引起酸碱中毒；②输液的渗透压应为等渗或偏高渗；③输液中不添加任何抑菌剂；④应无毒副作用，要求不能有引起过敏反应的异性蛋白及降压物质，输入人体后不会引起血常规的异常变化，不损害肝、肾功能等；⑤乳剂型输液除应符合上述质量要求外，其分散相液滴粒度绝大多数应在 1μm 以下，并不得大于 5μm，应能耐受热压灭菌且贮藏期间稳定。

（四）输液的前景

输液近年来发展较快，品种日益丰富，治疗类和营养类品种具有极大的市场潜力，即配型输液和浓注射液潜力较大。即配型输液中干粉药物可保持药物在贮藏期的稳定性。浓注射液治疗时用稀释剂稀释即可输注，既省去了配药操作过程，又避免了配制时污染，剂量准确、保证质量，受到越来越多的医护人员的关注。目前输液已经成为五大经典剂型之一被广泛使用，未来输液的前景相当广阔。

二、输液的制备

（一）生产环境要求

输液为最终灭菌的无菌制剂产品，输液对生产环境的洁净度要求比较高。按照 GMP 要求，输液的生产环境分为一般生产区、D级洁净区、C级、C级背景下的局部A级洁净区、B级背景下的局部A级洁净区五个等级。一般生产区包括瓶外洗、灭菌、灯检、包装等；D级洁净区包括瓶粗洗、轧盖等；C级或B级洁净区包括瓶精洗、配制、过滤、灌装、压塞，其中瓶精洗后到灌封工序的暴露部分需局部A级。空气洁净级别不同的相邻房间之间、洁净区与非洁净区之间的压差应不低于10Pa，以防止污染。车间设计时，生产相联系的功能区要相互靠近，合理布置人流和物流。

（二）原辅料的质量要求

输液所用的原辅料应符合注射用的质量要求，重点关注原辅料的纯度、有关物质、微生物、热原或细菌内毒素等关键质量，如活性炭应采用供注射用活性炭，加强对原料的质量控制。除按《中国药典》（2020年版）规定的项目检查外，应重点对药液质量有影响的铁盐和锌盐等金属离子进行检测。

（三）输液容器的处理

输液的容器主要有玻璃瓶、塑料瓶、塑料袋三类。

1. 玻璃瓶　是最传统的输液容器，其质量应符合国家标准。玻璃瓶具有透明、热稳定性好、耐压、瓶体不变形等优点，但存在口部密封性差、易碎不利于运输等缺点。一般情况下，用硫酸重铬酸钾清洁液洗涤玻璃瓶效果较好。因为它既有强力的消灭微生物及热原的作用，还能对瓶壁游离碱起中和作用。碱洗法是用2%氢氧化钠溶液在50～60℃下冲洗，也可用1%～3%碳酸钠溶液。由于碱对玻璃有腐蚀作用，故碱液与玻璃接触时间不宜过长。现在洗瓶所用方法基本同玻璃安瓿，即加压气水喷射洗涤与超声洗涤相结合，只是洗涤后不再干燥灭菌，而是直接使用。

2. 塑料瓶　主要是PP（聚丙烯 polypropylene）瓶，系医用聚丙烯塑料制成，现已广泛使用。此种输液瓶耐腐蚀，具有无毒、质轻、耐热性好可以热压灭菌、机械强度高、化学稳定性好等优点。而且还有装入药液后口部密封性好、无脱落物、在生产过程中受污染的概率小、使用方便、一次性使用等优点。目前新型输液生产设备已将制瓶、灌装、密封三位一体化，在无菌条件下完成大输液的自动化生产，精简了输液的生产环节，有利于对产品质量的控制。

链　接　多室袋输液

非PVC复合膜输液袋可以制作成单室、双室及多室输液袋。非PVC膜多室袋有多个室腔，各室腔的交接处为虚焊，其他地方为实焊，不同的药物被装在不同的室腔内，使用时对多室袋进行挤压，各室腔交接的虚焊处在一定的压力下被挤压开，各室腔中的药物被混合在一起。此种包装杜绝了临床配药的交叉污染，减少了配药成本和劳动强度，提高了用药的安全性。更为重要的是多室袋输液这种包装形式，杜绝了普通包装输液将不同的药物长期混合在一起造成的药物之间的化学反应及药效的降低。从理论上来说，临床上所有药物与大输液配伍的方案都可以通过多室袋输液来实现。因此，多室袋输液已成为输液行业的发展方向，其应用前景十分广阔。

3. 非PVC塑料袋　软塑料袋吹塑成型后立即灌装药液，不仅减少污染，而且提高工效。它具有重量轻、运输方便、不易破损、耐压等优点。使用时，随着袋内的液体输出，软袋在大气压的作用下变扁、塌陷，可压迫药液滴出，无须形成空气回路，便可以降低二次污染概率。目前上市的非PVC新型输液软塑料袋是当今输液体系中较理想的输液形式，代表国际最新发展趋势。由于制膜工艺和设备较复杂，到目前为止国内尚无技术成熟的生产这种薄膜的企业，主要依赖进口，生产成本较高。

链　接　PVC塑料袋

20世纪70年代起，欧美国家开始用PVC软塑料袋替代塑料瓶。但在使用中发现，PVC是由聚氯乙烯单体（VCM）聚合而成，其中未经聚合的VCM和增塑剂邻苯二甲酸-2-乙基己酯（DEHP）会逐渐迁移进入输液而对人体产生毒害。为此在20世纪90年代以后，又禁止生产PVC输液软塑料袋。

4. 橡胶塞　输液瓶所用橡胶塞对输液的质量影响很大，因此对橡胶塞有严格的质量要求：①富有弹性及柔软性；②针头刺入和拔出后应立即闭合，能耐受多次穿刺而无碎屑脱落；③具有耐溶性，不会增加药液中的杂质；④可耐受高温灭菌；⑤有高度的化学稳定性；⑥对药物或附加剂的作用应达最低限度；⑦无毒性，无溶血作用。

目前使用的橡胶塞还不能全部满足上述要求，加之橡胶塞组成复杂，必须加强对橡胶塞的处理，以减少对药液的污染。

链 接 覆膜胶塞

我国规定使用的合成橡胶塞，如丁基橡胶塞，具备诸多优异的物理和化学性能，符合药品对瓶塞材料的质量要求。但一些活性比较强的药物可能和丁基胶塞发生反应，如头孢菌素类药物、治疗性输液及中药注射剂等。因此在国内多采用涤纶膜将药液和橡胶塞隔离，称为覆膜胶塞。其特点是：对电解质无通透性，理化性质稳定，用稀盐酸（0.001mol/L HCl）或水煮均无溶解物脱落，耐热性好（软化点230℃以上）并有一定的机械强度，灭菌后不易破碎。

（四）工艺流程

输液制备工艺流程，见图5-5。

（五）输液的配制

输液的配制与注射液的配制过程相同。必须用注射用水，原料应选用注射用原料。药液的配制多用浓配法，方法同小容量注射液。大量生产时，加热溶解可缩短操作时间，减少污染机会。配制输液时常使用活性炭，具体用量视品种而异。活性炭有吸附热原、杂质和色素的作用，并可作助滤剂。根据经验，活性炭分次吸附较一次吸附效果好。

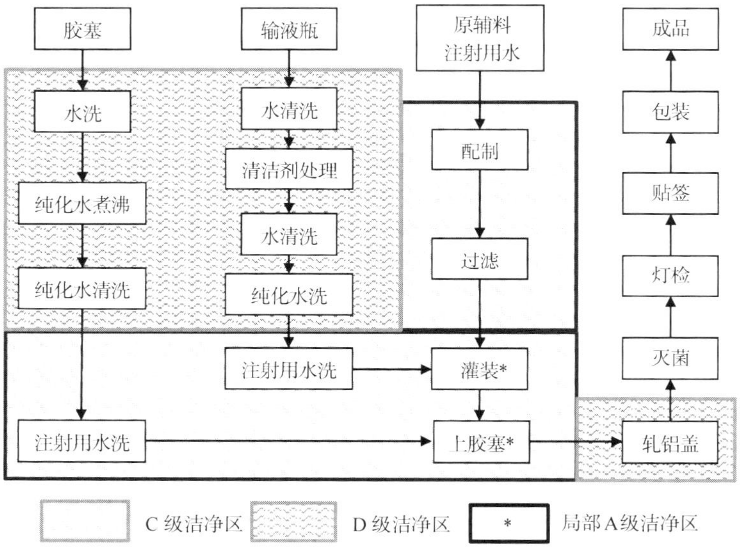

图5-5 玻璃瓶包装输液剂制备工艺流程

（六）输液的过滤

输液的过滤与注射液的过滤过程相同。先预滤，然后用微孔滤膜精滤。预滤时，滤棒上应吸附一层活性炭，过滤开始，须反复进行过滤至滤液澄明合格为止。过滤过程中，不要随便中断，以免冲动滤层，影响过滤质量。再用微孔滤膜精滤，滤膜孔径为0.65μm或0.85μm。可用砂滤棒→G3滤球→微孔滤膜加压三级过滤装置，也可用双层微孔滤膜过滤，上层为3μm微孔滤膜，下层为0.8μm微孔滤膜，这些装置可大大提高过滤效率和产品质量。

（七）输液的灌封

输液灌封由药液灌注、上胶塞和轧铝盖三步连续完成。药液维持50℃为好。目前药厂生产多用旋转式自动灌封机、自动翻塞机、自动落盖轧口机完成整个灌封过程，实现联动化机械化生产。

（八）输液的灭菌

输液灌封后应立即灭菌，输液从配制到灭菌的时间要求不超过 4h（小容量注射液要求不超过 12h），以最大限度减少微生物污染繁殖的机会。输液通常采用热压灭菌，灭菌条件为常压下 121℃、15min 或 116℃、40min。塑料袋装输液常采用常压下 109℃、45min 灭菌，且具有加压装置以免爆破。

三、输液生产中常出现的问题及解决办法

输液生产中主要存在三个问题，即可见异物与不溶性微粒、染菌和热原反应。

（一）可见异物与不溶性微粒的问题

输液中常出现的有炭黑、碳酸钙、氧化锌、纤维素、纸屑、黏土、玻璃屑、细菌和结晶等可见异物。产生可见异物的原因如下。

1. 原辅料质量问题　如作为渗透压调节剂的葡萄糖有时含有少量蛋白质、水解不完全糊精、钙盐等杂质；氯化钠中含有较高的钙盐、镁盐和硫酸盐等杂质；其他附加剂中含有的杂质或脱色用活性炭等可使输液出现乳光、小白点、发浑等现象。

解决办法：原辅料的质量必须严格控制，国内已制订了输液用的原辅料质量标准。

2. 输液容器与附件质量问题　如输液中发现的小白点主要是钙、镁、铁、硅酸盐等物质，这些物质主要来自橡胶塞和玻璃输液容器。

解决办法：严把容器和附件采购关，符合国家规定的同时尽可能采购知名大企业生产的容器和附件，尽可能杜绝容器和附件引起的质量问题。

3. 生产工艺及操作问题　如车间洁净度差，容器及附件洗涤不净，滤器的选择不恰当，过滤与灌封操作不符合要求，工序安排不合理等。

解决办法：加强工艺过程管理，采用层流净化空气、微孔滤膜过滤和联动化等措施，效果显著。

4. 医院输液操作及静脉滴注装置的问题　无菌操作不严、静脉滴注装置不净或不恰当的输液配伍都可引起输液的污染。

解决办法：安置终端过滤器（0.8μm 孔径的薄膜），微孔滤膜是解决微粒污染的重要措施。

链 接　异物与微粒的危害

若输液中含有大量肉眼看不见的微粒、异物，其对人体的危害是潜在的、长期的，可引起过敏反应、热原反应等。较大的微粒，可造成局部循环障碍，引起血管栓塞；微粒过多，会造成局部堵塞和供血不足，组织缺氧，产生水肿和静脉炎；异物侵入组织，由于巨噬细胞的包围和增殖而引起肉芽肿。

（二）染菌问题

输液染菌的主要原因是生产过程受到严重污染，灭菌不彻底，瓶塞不严、松动、漏气等。有些输液染菌以后出现霉团、云雾状、浑浊、产气等现象，也有些即便含菌数很多，但外观上没有任何变化，如果使用这种输液，将引起脓毒症、败血症、内毒素中毒，甚至死亡。而且，在输液的制备过程中染菌越严重，耐热芽孢菌类污染的机会就越多，不仅对灭菌造成很大压力，而且输液多为营养物质，细菌易于滋长繁殖，即使经过了灭菌，但大量的细菌尸体存在，也能引起发热反应。

解决办法：严格按照 GMP 要求制备输液，每一操作过程都要千万小心，加大抽查力度，尽量减少生产过程中的污染，同时严格灭菌，严密包装。

（三）热原反应

关于热原污染的途径和防止办法，参阅本章第 2 节热原项下。

四、输液的质量检查

输液由于其用量和给药方式与其他注射剂有所不同，故从生产工艺、设备、包装材料到质量要求等均有所区别。按照《中国药典》（2020 年版）规定需进行以下项目检查。

（一）可见异物与不溶性微粒检查

可见异物按《中国药典》规定方法检查，应符合规定，如发现崩盖、歪盖、松盖、漏气、隔膜脱落的成品应剔除。由于肉眼只能检出 50μm 以上的粒子，《中国药典》规定在可见异物检查符合规定后，还应对溶液型静脉注射用注射液、注射用无菌粉末及注射用浓溶液进行不溶性微粒检查。

不溶性微粒检查法包括光阻法和显微计数法。当光阻法测定不符合规定或供试品不适于用光阻法测定时，应采用显微计数法进行测定，并以显微计数法的测定结果作为判断依据。

1. 光阻法 光阻法的检测原理：当液体中的微粒通过一窄细检测通道时，与流体流向垂直的入射光由于被微粒阻挡而减弱，因此由传感器输出的信号降低，这种信号变化与微粒的截面积大小相关。该法不适用于黏度过高和易析出结晶的制剂，也不适用于进入传感器时产生气泡的注射剂。

结果判定：①标示装量为 100ml 或 100ml 以上的静脉用注射液除另有规定外，每 1ml 中含 10μm 及 10μm 以上的微粒数不得超过 25 粒，含 25μm 及 25μm 以上的微粒数不得过 3 粒；②标示装量为 100ml 以下的静脉用注射液、注射用无菌粉末、注射用浓溶液及供注射用无菌原料药，除另有规定外，每个供试品容器（份）中含 10μm 及 10μm 以上的微粒数不得超过 6000 粒，含 25μm 及 25μm 以上的微粒数不得超过 600 粒。

2. 显微计数法 将药物溶液用微孔滤膜滤过，然后在显微镜下对微粒的大小及数目进行计数的方法。

结果判定：①标示装量为 100ml 或 100ml 以上的静脉用注射液，除另有规定外，每 1ml 中含 10μm 及 10μm 以上的微粒数不得超过 12 粒，含 25μm 及 25μm 以上的微粒数不得超过 2 粒；②标示装量为 100ml 以下的静脉用注射液、注射用无菌粉末、注射用浓溶液及供注射用无菌原料药，除另有规定外，每个供试品容器（份）中含 10μm 及 10μm 以上的微粒数不得过 3000 粒，含 25μm 及 25μm 以上的微粒数不得超过 300 粒。

（二）无菌检查

照无菌检查法（通则 1101）检查，应符合规定。

（三）细菌内毒素或热原检查

除另有规定外，静脉用注射剂按各品种项下的规定，照细菌内毒素检查法（通则 1143）或热原检查法（通则 1142）检查，应符合规定。

（四）渗透压摩尔浓度检查

除另有规定外，静脉输液及椎管注射用注射液按各品种项下的规定，照渗透压摩尔浓度测定法（通则 0632）测定，应符合规定。

（五）最低装量检查

标示装量为 50ml 以上的注射液及注射用浓溶液照《中国药典》（2020 年版）四部通则最低装量检查法检查，应符合规定。

（六）其他

含量、pH 及特定的检测项目，按各品种项下规定进行检查。

五、输液处方举例

1. 复方氯化钠输液

【处方】	氯化钠	8.6g
	氯化钾	0.3g
	氯化钙（含 2 份结晶水）	0.33g
	注射用水	加至 1000ml

【制法】 称取氯化钠、氯化钾溶于处方总量约 10%的注射用水中，加 0.1%（g/ml）的活性炭，以浓盐酸调 pH 至 3.5～6.5，煮沸 5～10min，再加入氯化钙溶解后，停止加热，过滤除炭，加新鲜的注射用水至全量，再加入少量活性炭，粗滤、精滤，经含量及 pH 测定合格后灌封，116℃热压灭菌 40min。

【注解】 制备过程中，待药液煮沸充分驱逐溶解在水中的二氧化碳后再加入氯化钙，以避免水中的碳酸根离子与其生成碳酸钙沉淀，减少生成沉淀的机会。制备过程中采用加大活性炭的用量，并分 2 次加入的方法使杂质吸附更完全，从而提高药液的澄明度。

2. 葡萄糖输液

【处方】

配制浓度	5%	10%	25%	50%
注射用葡萄糖	50g	100g	250g	500g
1%盐酸	适量	适量	适量	适量
注射用水	加至 1000ml	1000ml	1000ml	1000ml

【制备】 按处方量将葡萄糖投入煮沸的注射用水内，使成 50%～60%的浓溶液，加盐酸适量，同时加浓溶液量的 0.1%（g/ml）的活性炭，混匀，加热煮沸约 15min，趁热过滤脱炭，滤液加注射用水稀释至所需量，测定 pH 及含量合格后，反复过滤至澄清，即可灌装，封口，于 116℃、40min 热压灭菌。

【注解】 ①5%、10%葡萄糖注射液，具补充体液、营养、利尿、强心、解毒作用，用于大量失水、血糖过低、高热、中毒等症；②25%、50%葡萄糖注射液，因其渗透压高，能降低组织内压，常用于降低眼压及因颅压升高引起的各种病症；③由于原料不纯或滤过时漏炭等原因，葡萄糖注射液有时出现云雾状沉淀，造成可见异物检查不合格，故一般采用浓配法，微孔滤膜滤过，并加入适量盐酸，中和胶粒上的电荷，加热使糊精水解、蛋白质凝聚，用活性炭吸附滤除；④原料较纯净时活性炭用量为 0.1%～0.8%，若杂质较多，则需提高用量至 1%～2%；⑤葡萄糖注射液可能出现颜色变黄、pH 下降，原因一般认为是葡萄糖在酸性溶液中产生有色物质和酸性物质；⑥溶液的 pH、灭菌温度和时间是影响本品稳定性的主要因素，故制备过程中应调节 pH 在 3.8～4.0，并严格控制灭菌温度和时间。

考点：输液的工艺流程图、输液的分类和质量要求、输液生产中出现的问题及解决办法

第 6 节 注射用无菌粉末

一、概 述

注射用无菌粉末（sterile powder for injection）俗称粉针，是指原料药物或与适宜辅料制成的供临用前用无菌溶液配制成注射液的无菌粉末或无菌块状物。注射用无菌粉末可用适宜的注射用溶剂配制后注射，也可用静脉输液配制后静脉滴注，注射用无菌粉末在标签中应标明所用溶剂。在水溶液中不稳定的药物，特别是对湿热十分敏感的抗生素类药物及酶或血浆等生物制品，如青霉素 G 的钾盐和钠盐、头孢菌素类、胰蛋白酶和辅酶 A 等酶制剂及用一般药剂学稳定化技术尚难达到满意的注射剂产品时，均可制成固体形态的注射剂。

1. 注射用无菌粉末的分类 根据生产工艺条件和药物性质不同，注射用无菌粉末分为两种：一种是注射用冷冻干燥制品，一种是注射用无菌分装制品。注射用冷冻干燥制品用冷冻干燥工艺制得，简称冻干粉针；注射用无菌分装制品是用适宜方法制得的无菌粉末分装制得。

2. 注射用无菌粉末的质量要求 注射用无菌粉末为非最终灭菌药品，药物稳定性较差，没有灭菌过程而是采用无菌工艺，因此，对无菌操作有严格的要求，特别是在除菌、灌封等关键工序上，必须采用高洁净度控制技术工艺措施，以保证操作环境的洁净度。注射用无菌粉末的质量应按照《中国药典》（2020 年版）附录的规定，进行装量差异、不溶性微粒、无菌、细菌内毒素或热原、含量均匀度等项目检查。粉末应无异物，粉末细度或粒度应适应，以便配成溶液后可见异物检查合格，也便于分装。

二、注射用无菌分装制品

注射用无菌分装制品是指将采用灭菌溶剂结晶法、喷雾干燥法制得的无菌原料药，在无菌条件下直接分装于洁净灭菌的小瓶或安瓿中，密封而制备。常用于抗生素药物，如注射用青霉素钠、注射用头孢呋辛钠等。

（一）原辅料的准备

注射用无菌分装制品的无菌水平很大程度上依赖于原辅料的无菌水平。原辅料在无菌条件下采用结晶法或喷雾干燥法制备无菌原料，必要时在无菌条件下进行粉碎、过筛等操作，制得晶型、粒度、密度符合分装要求的注射用无菌粉末。在无菌分装之前应对原料进行严格的质量检查，以保证分装后产品的质量。

1. 原料的质量要求 对无菌分装的原料除应符合最终灭菌注射剂的质量要求外，还应符合下列质量要求：①粉末无异物，配成溶液或混悬液后可见异物检查合格；②粉末的细度或结晶应适宜，便于分装；③无菌、无热原。

2. 药物的准备 为制定合理的生产工艺，需要掌握药物的物理化学性质。主要测定待分装物料的热稳定性、临界相对湿度、粉末的晶型和粉末的松密度。待分装原料可用无菌过滤、无菌结晶或喷雾干燥法处理，必要时需进行干燥、粉碎、过筛等操作，以得到流动性较好的，符合注射要求的精制无菌粉末。

（二）容器和胶塞的准备

注射用无菌分装制品的容器主要是西林瓶，使用前必须按注射剂要求进行洗涤，并需进行灭菌处理。西林瓶可于 180℃干热灭菌 1.5h 或于 250℃干热灭菌 45min，胶塞洗净后要用硅油进行处理，再用 125℃干热灭菌 2.5h 或于 121℃湿热灭菌 30min，灭菌好的空瓶应在净化空气下存放，时间一般不应超过 24h，具体存放时间应经验证后确定。

（三）制备过程

无菌分装粉针剂的生产工艺常采用直接分装法。系将精制的无菌粉末，在无菌条件下直接进行分装。其主要过程如下。

1. 分装 分装必须在高度洁净的无菌室中按照无菌操作法进行。一般最终灭菌工艺产品的生产操作为 C 级背景下的局部 A 级，非最终灭菌产品的无菌生产操作为 B 级背景下的局部 A 级。分装时多以容积进行定量，分装方法主要是机械分装法。分装机械设备有螺旋式自动分装机、直管式自动分装机和真空吸粉自动分装机等，分装机宜有局部层流装置。为了避免铝屑污染产品，分装好的小瓶应立即加塞并用铝盖密封，轧盖常与分装分开在另一台设备上完成。

2. 灭菌和异物检查 对于青霉素等能耐热的品种可补充灭菌；对于不耐热的品种，必须严格无菌操作，采用高洁净度控制技术操作。异物检查一般用目检视，在传送带上进行，不合格者则从流水线上剔除。

3. 印字、贴签与包装 无菌分装制品的印字、贴签与包装等目前生产上已实现机械化和自动化，效率非常高。

（四）无菌分装工艺中可能存在的问题

1. 装量差异 影响装量差异的主要原因是粉末流动性差。粉末含水量和吸湿性、粒子形状、分装室内相对湿度、药物的含量均匀度和分装机械的性能等均会影响粉末的流动性，以致影响装量差异。解决办法主要有控制环境湿度、改变物料的结晶形态、粒度、比容等物理性质，使其易于流动，降低装置差异。

2. 可见异物和不溶性微粒 无菌分装制品应严格按照药典规定进行可见异物和不溶性微粒检查，无菌分装制品在制备过程中应从原辅料的处理开始，严格原辅料质量及其处理方法和环境控制，防止污染。

3. 无菌 无菌分装制品主要是通过无菌操作制备的，在无菌分装过程中，稍有不慎就有可能造成局部染菌，微生物在固体粉末中繁殖缓慢，肉眼又难以发现，有很大的危险性。因此，层流净化装置应定期进行验证，确保在的 A 级净化条件下分装。

4. 吸潮现象 吸潮一般认为是由于密封胶塞的透气性和铝盖松动等所致封口不严引起的，所以必须进行橡胶塞密封性能检测，选择好的胶塞，铝盖压紧后，必要时采用瓶口烫蜡等方法确保封口严密。也可采取控制无菌分装室的相对湿度，让其低于药物的临界湿度，避免药物粉末吸湿。

三、注射用冻干制剂

注射用冻干制剂简称冻干粉针，系将药物配制成无菌水溶液或均匀的混悬液，分装于容器中，经冷冻干燥法除去水分，密封后得到的无菌注射粉末。一些虽在水中稳定但加热即分解失效的药物适用于制成注射用冻干制剂，血浆、蛋白质及注射用重组人干扰素 α2b 和注射用辅酶 A 等酶制剂常制成注射用冻干制剂。

（一）注射用冻干制剂的特点

注射用冻干制剂的优点主要有：①含水量低，一般在 1%～3%范围内，同时干燥在真空条件下进行，故不易氧化，有利于产品长期贮存；②产品中的微粒物质比用其他方法生产者少，因为污染机会相对减少；③不耐热的药物可避免因高热而分解变质；④所得产品质地疏松，加水后迅速溶解恢复药液原有的特性；⑤产品剂量准确，外观优良。

注射用冻干制剂的缺点主要有：①生产设备要求较高，干燥时间长，生产能耗大；②冻干粉针灭菌效果较差，制备过程中通常采用过滤除菌，不如注射液高温灭菌效果可靠；③冷冻干燥对溶剂的选择范围很窄。

（二）冷冻干燥的原理

冷冻干燥的原理可用水的三相图（图 5-6）说明，图中 O 点为冰、水、汽三相的平衡点，该点温度为 0.01℃，压力为 610.38Pa。在三相平衡点以下的条件下，降低压力或升高温度都可以使冰从冻结状态不经过液态而直接升华变为水蒸气。

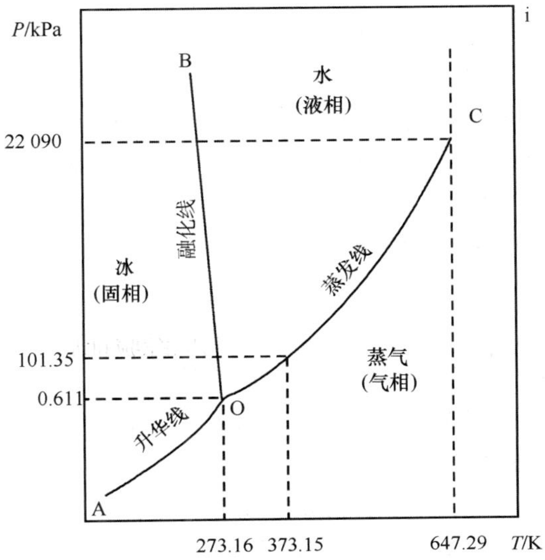

图 5-6　水的三相平衡图

（三）冷冻干燥的设备

冷冻干燥常用的设备为冷冻干燥机组，简称冻干机，通常由制冷系统、真空系统、加热系统和电器仪表控制系统等组成。主要部件为冻干箱、凝结器、冷冻机组、真空泵、加热装置、冷却装置等。物料经前处理后，被送入速冻仓冻结，再送入干燥仓升华脱水，之后在后处理车间包装。

链 接　塌陷冷冻干燥添加剂

在冷冻干燥过程中，除了少数药物含有较多的成分可以直接冷冻干燥外，大多数药物都需添加合适的添加剂。添加剂的种类很多，加入填充剂，如明胶、甘露醇、乳糖、右旋糖酐、山梨醇等，使产品具有一定的体积；冻干后产生倒坍，则可加甘氨酸或甘露醇等；牛血清白蛋白是一种结晶保护剂，可使过分干燥而引起的产品结构损坏减至最小，也可用蔗糖。另外，还可加入防冻剂如甘油、二甲基亚砜、PVP 等；抗氧化剂如维生素 E、维生素 C 等；改善崩解温度添加剂如葡聚糖、聚乙烯吡咯烷酮（PVP）等，此外也可以添加如 pH 调节剂、缓冲剂等。

（四）注射用冻干制剂

1. 工艺流程　注射用冻干制剂制备工艺包括先将药物配制成溶液，过滤、分装、在低温下冻结，然后在真空条件下加热升华干燥，除去冰晶，待升华结束后，再进行解吸干燥，除去部分结合水、密封等过程。注射用冷冻干燥制品制备工艺流程见图 5-7。

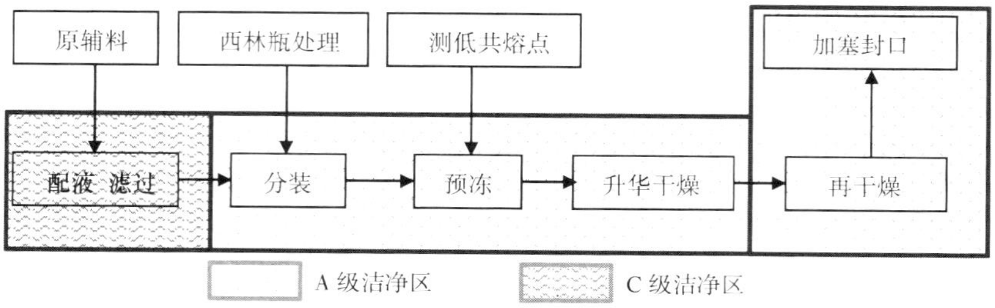

图 5-7 注射用冷冻干燥制品制备工艺流程

2. 药液的准备 药液配制、过滤及灌装操作应严格按无菌操作进行。先将主药和辅料溶解在适当的溶剂中，通常为含有部分有机溶剂的水性溶液，再用不同孔径的滤器对药液分级过滤，最后通过0.22μm 级微孔膜滤器进行除菌过滤。过滤后的药液灌注到经清洗、干燥灭菌的容器中，用无菌胶塞半压塞后，转移至冻干箱内。分装时溶液厚度应薄些，液面深度一般为 1～2cm，以便于水分升华。

3. 测定产品低共熔点 低共熔点是在水溶液冷却过程中，冰和溶质同时析出结晶混合物时的温度。新产品冻干时，先应预测出其低共熔点，然后控制冷冻温度在低共熔点以下，以保证冷冻干燥的顺利进行。

4. 冷冻干燥 冷冻干燥的工艺过程一般分三步进行，即预冻、升华干燥、再干燥。

（1）预冻：冷冻干燥制品必须进行预冻后才能升华干燥，预冻是恒压降温过程，随着温度下降，药液形成固体，冻结温度通常应低于产品低共熔点 10～20℃，预冻温度不在低共熔点以下，抽真空时则有少量液体“沸腾”而使制品表面凹凸不平。预冻方法有速冻法与慢冻法两种。速冻法是将冻干箱先降温至-45℃以下，再将制品放入，因急速冷冻而析出细晶，形成结晶数量多，晶粒细，制得的产品疏松易溶，引起蛋白质变性的概率较小，对酶类、活菌、活病毒等生物活性物质破坏小，有利于这类物质保存。慢冻法是每分钟降温 1℃，降温速度慢，形成结晶数量少，晶粒粗，冻结较实，冻干效率高。生产操作中须按药液性质选用不同的冷冻方法。

（2）升华干燥：在维持冻结状态的条件下，用抽真空的方法降低制品周围的压力，当压力低于该温度下水的饱和蒸汽压时，冰晶直接升华，水分不断被抽走，产品不断干燥。升华干燥法有两种，一种是一次升华法，另一种为反复预冻的升华法。针对结构较复杂、黏度大及熔点低的制品，如蜂蜜、蜂王浆等，可采用反复预冻升华法。

链 接 升华干燥的方法

一次升华法指制品一次冻结，一次升华即可完成，适用于共熔点为-20℃～-10℃的制品，而且溶液的浓度、黏度不大，装量在 10～15mm 厚的情况。

反复预冻升华法适用于共熔点较低，或结构比较复杂而黏稠难于冻干的制品，如蜂蜜、蜂王浆等。如某制品共熔点为-25℃，预冻至-45℃左右，然后将制品升温到共熔点附近，维持 30～40min，再将温度降至-40℃左右，如此反复处理，使制品结构改组，表层外壳由致密变为疏松，有利于水分升华，可缩短冻干周期。

（3）再干燥：制品经升华干燥后，水分通常并未完全除去，为尽可能除去残余的水，需要进一步干燥。二次干燥的温度，根据制品性质确定，制品保持一定的时间使残留的水分与水蒸气被进一步抽尽，整个冻干过程即告结束。

5. 封口及轧盖 通过安装在冻干箱内的液压或螺杆升降装置全压塞封口，用铝盖轧盖机轧盖密封。

（五）注射用冻干制剂制备过程中可能存在的问题和解决的办法

1. 产品含水量偏高 药液装量过厚、干燥时热量供给不足、真空度不够、冷凝器温度不够低等，可造成含水量偏高。解决办法：可采用旋转冻干机提高冻干效率或用其他相应措施解决。

2. 喷瓶　喷瓶是指在高真空条件下少量液体从已干燥的固体界面下喷出的现象。主要是预冻温度过高，产品冻结不实，升华时供热过快，局部过热，部分产品熔化为液体所造成。解决办法：预冻温度必须控制在产品共熔点以下 10～20℃，同时加热升华时，温度不超过共熔点。

3. 产品外形不饱满或萎缩　药液浓度太高且黏稠，冻干开始形成的干燥外壳结构致密，升华的水蒸气穿透阻力增大，水蒸气滞留在已干的外壳，使部分潮解，致使体积收缩，外形不饱满。黏度大的样品更易出现这种现象。解决办法：可在配方时加入适量甘露醇、氯化钠等填充剂，也可采用反复预冻升华法，改善结晶状态与制品的通气性，使水蒸气顺利逸出，产品外观就可得到改善。

4. 不溶性微粒　可能是粉末原料的质量及冻干前处理工作有问题。解决办法：加强人员的流向和密集度、物流与工艺的管理，严格控制环境污染。

四、注射用无菌粉末处方举例

1. 注射用细胞色素 C

【处方】	细胞色素 C	15mg
	葡萄糖	15mg
	亚硫酸钠	2.5mg
	亚硫酸氢钠	2.5mg
	注射用水	0.7ml

【制法】　在无菌操作室中，称取细胞色素 C、葡萄糖，置于适当的容器中，加注射用水，于 75℃以下在氮气流下加热，搅拌溶解，再加入亚硫酸钠与亚硫酸氢钠使溶解，用 2mol/L 的 NaOH 溶液调节 pH 至 7.0～7.2，然后加配制量 0.1%～0.2%的针用活性炭，搅拌数分钟，滤过；测定含量与 pH，合格后精滤，分装于西林瓶中，低温冷冻干燥约 34h，全压塞、轧盖，即得。

【注解】　①本处方测得的最低共熔点为–27℃；②本品是用细胞色素 C 加适宜的赋形剂和抗氧剂，经冷冻干燥制得的无菌制品；③含细胞色素 C 应为标示量的 90.0%～115.0%。

2. 注射用辅酶 A 的无菌冻干制剂

【处方】	辅酶 A	56.1 单位
	水解明胶	5mg
	甘露醇	10mg
	葡萄糖酸钙	1mg
	半胱氨酸	0.5mg

【制备】　将上述各成分用适量注射用水溶解后，无菌过滤，分装于西林瓶中，每支 0.5ml，冷冻干燥后封口，漏气检查即得。

【注解】　①辅酶 A 易被空气、过氧化氢、碘、高锰酸盐等氧化成无活性二硫化物，故在制剂中加入半胱氨酸等，用甘露醇、水解明胶等作为赋形剂；②辅酶 A 在冻干工艺中易丢失效价，故投料量应酌情增加；③辅酶 A 为主药，水解明胶为填充剂，甘露醇和葡萄糖酸钙为填充剂，半胱氨酸为稳定剂。

考点：注射用无菌粉末的分类、无菌分装制品工艺存在问题、冷冻干燥的原理和设备、冷冻干燥的过程、冷冻干燥生产中出现的问题及解决办法

第7节　滴　眼　剂

一、概　　述

滴眼剂（eye drop）是指原料药物与适宜辅料制成的供滴入眼内的无菌液体制剂。可分为溶液、混悬液或乳状液，其中溶液有水性和油性两种。滴眼剂也可以是固体粉末颗粒形式，临用前配成水溶液或混悬液。滴眼剂临床应用较广泛，较常见，常用于消炎、杀菌、扩瞳缩瞳、临床诊断、替代泪液、

手术麻醉、缓解用眼过度和视力疲劳等。

链接 眼用制剂

眼用制剂指直接用于眼部发挥治疗作用的无菌制剂。眼用制剂可分为眼用液体制剂、眼用半固体制剂及眼用固体制剂。眼用液体制剂有滴眼剂、洗眼剂、眼内注射溶液等；眼用半固体制剂有眼膏剂、眼用乳膏剂、眼用凝胶剂等；眼用固体制剂有眼膜剂、眼丸剂、眼内插入剂等。正常人的泪液中因含有溶菌酶，故有杀菌作用，同时泪液不断地冲洗眼部，使眼部保持清洁无菌，角膜、巩膜等也能阻止细菌浸入眼球内。洗眼剂制备工艺要求与输液制备工艺要求相同，眼内注射溶液制备工艺要求与小容量注射液制备工艺要求相同。

（一）滴眼剂的质量要求

滴眼剂的质量要求和注射剂类似，滴眼剂虽为外用制剂，但由于其滴入眼睛，眼睛较为脆弱敏感，稍有不慎可能会刺激眼睛，使眼损伤，所以滴眼剂质量要求较高，特别是pH、渗透压、可见异物等。

1. pH pH对滴眼剂有重要的影响，由pH不当而引起的刺激性，可增加泪液的分泌，导致药物迅速流失，甚至损伤角膜。正常眼可耐受的pH为5.0～9.0。pH 6.0～8.0时无不舒适感觉，小于5.0和大于11.4有明显的不适感觉。眼对碱性比较敏感，较强酸更能使眼损伤。滴眼剂的pH应兼顾药物的溶解度和稳定性的要求，滴眼剂的用量不大，由于眼泪的稀释与缓冲作用，刺激时间一般较短。至于pH对药物吸收及药效的影响，也应考虑。

2. 渗透压 眼球能适应的渗透压范围相当于浓度为0.6%～1.5%的氯化钠溶液，超过2.0%就会有明显的不适。低渗溶液应该用合适的药物调成等渗溶液，如氯化钠、硼酸、葡萄糖等。眼球对渗透压的感觉不如对pH敏感。

3. 无菌 除另有规定外，滴眼剂照无菌检查法检查，应符合规定。多剂量包装的滴眼剂一般应加适当抑菌剂，尽量选用安全风险小的抑菌剂，产品标签应标明抑菌剂种类和标示量。但眼内注射溶液、眼内插入剂、供外科手术用和急救用的眼用制剂，均不得加抑菌剂或抗氧剂或不适当的附加剂，且应采用一次性使用包装。

4. 可见异物与粒度 滴眼剂照可见异物检查法检查应符合规定。混悬型滴眼剂照粒度检查法应符合规定。

5. 黏度 滴眼剂的黏度适当增大可使药物在眼内停留时间延长，从而增强药物的作用，同时黏度增加后可减少刺激作用，也能增加药效。合适的黏度在4.0～5.0cPa·s。

6. 其他 如水溶液型滴眼剂渗透压摩尔浓度应符合规定，混悬型滴眼剂沉降体积比应符合规定。

（二）滴眼剂中药物吸收途径与影响药物吸收的因素

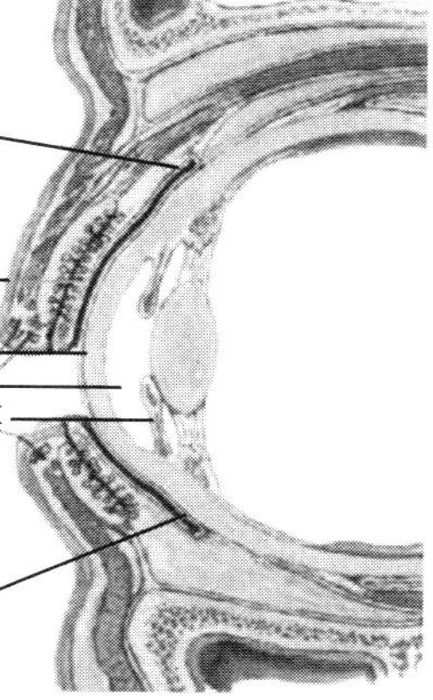

图5-8 眼球解剖结构图

用于眼部的药物，多数情况下以局部作用为主。当滴入给药吸收太慢时，可将其注射入结膜下或眼角后的眼球囊内，药物可通过巩膜进入眼内，对睫状体、脉络膜和视网膜发挥作用。若将药物注射于眼球后，则药物进入眼后段，对球后神经及其他结构发挥作用。

1. 吸收途径

（1）角膜吸收：药物滴眼给药后，大部分药物在结膜下穹隆中，借助毛细血管、扩散或眨眼等进入角膜前的薄膜层，药物与角膜表面接触并渗入角膜，进一步进入房水，经前房到达虹膜和睫状肌，药物主要被局部血管网摄取，发挥局部作用。由于角膜表面积较大，经角膜是眼部吸收的主要途径，有些药物经角膜转运至眼后部发挥治疗作用（图5-8）。

（2）结膜吸收：药物可经结膜，并经巩膜转运至眼球后部。结膜内血管丰富，结膜和巩膜的渗透性能比角膜强，但药物在吸收过程中可经结膜血管网进入体循环，不利于药物进入房水，同时也有可能引起药物全身吸收后的副作用，应引起注意。药物经何种途径吸收进入眼内，很大程度上依赖于药物本身的理化性质、给药剂量及剂型。脂溶性药物一般经角膜渗透吸收，亲水性药物及多肽蛋白质类药物不易通过角膜，主要通过结膜、巩膜途径吸收。亲水性药物的渗透系数与其分子量相关，分子量增大，渗透系数降低。

2. 影响吸收的主要因素

（1）药物从眼睑缝隙的损失：人正常泪液容量约 7μl，若不眨眼，可容纳 30μl 左右的液体。通常一滴滴眼液 50～70μl，约 70%的药液从眼部溢出而造成损失。若眨眼则有 90%的药液损失，加之泪液对药液的稀释损失更大，因而应增加滴药次数，有利于提高主药的利用率。

（2）全身吸收：药物在进入眼睑和眼结膜的同时，也通过外周血管从眼组织消除。眼结膜的血管和淋巴管很多，并且当有外来物引起刺激时，血管扩张，因而透入结膜的药物以很大比例进入血液，并有可能引起全身性副作用。

（3）药物的水溶性与 pH：角膜上皮层和内皮层均有丰富的类脂物，因而脂溶性药物易渗入，水溶性药物则较易渗入角膜的水性基质层，两相都能溶解的药物容易通过角膜，完全解离的药物难以透过完整的角膜。适当调高弱碱性药物滴眼剂的 pH，可增加药物的分子型浓度，增加角膜吸收。而调高弱酸性药物滴眼剂的 pH，则降低药物的分子型浓度，减少角膜吸收。根据 pH 对流泪而引起的药物流失的研究，在 pH 中性时流泪而引起的药物流失最少，所以不论解离型或分子型药物，在 pH 中性附近范围内吸收都增加。如 pH 7.0 的毛果芸香碱滴眼剂缩瞳作用比 pH 4.5 的滴眼剂强。

（4）刺激性：眼用制剂的刺激性较大时，使结膜的血管和淋巴管扩张，不仅增加药物从外周血管的消除，而且能使泪腺分泌增多。泪液过多将稀释药物浓度，并溢出眼睛或进入鼻腔和口腔，从而影响药物的吸收利用，降低药效。

（5）表面张力：滴眼剂表面张力越小，越有利于泪液与滴眼剂的充分混合，也有利于药物与角膜上皮接触，使药物容易渗入。适量的表面活性剂有促进吸收的作用。

（6）黏度：增加黏度可使药物与角膜接触时间延长，有利于药物的吸收。

二、滴眼剂的处方组成

滴眼剂的处方组成和注射剂的处方组成一样，由主药、溶剂、附加剂组成。滴眼剂的溶剂主要是注射用水，当注射用水不适宜作溶剂时，再考虑其他油性溶剂、醇类、脂类。滴眼剂的附加剂主要有 pH 调节剂、渗透压调节剂、抑菌剂、黏度调节剂、抗氧剂、稳定剂、增溶助溶剂等。需要注意的是所有附加剂不能产生局部刺激和降低药效。

（一）pH 调节剂

正常眼睛可耐受的 pH 范围为 5～9。过高或过低的 pH 都会引起眼睛刺激剧增，大量分泌泪液，导致药物流失，刺激严重的可以损伤角膜，为避免过强的刺激性，常用缓冲溶液来稳定药液的 pH。常用的缓冲溶液有 3 种。①磷酸盐缓冲溶液：由 0.8%的磷酸二氢钠溶液和 0.947%的磷酸氢二钠溶液组成，临用前按不同比例配制 3 种。可得 pH 为 5.9～8.0 的缓冲溶液。②硼酸盐缓冲溶液：由 1.24%的硼酸溶液和 1.91%的硼砂溶液组成，临用时按不同比例配制，可得 pH 为 6.7～9.1 的缓冲溶液。③硼酸溶液：取硼酸 1.9g 溶于 100ml 注射用水中即得硼酸溶液。

（二）渗透压调节剂

虽然眼球对渗透压有一定的耐受性，但滴眼剂的渗透压最好与泪液等渗，渗透压过高或过低对眼都或多或少有刺激性，眼球能适应的渗透压范围相当于浓度为 0.6%～1.5%的氯化钠溶液。滴眼剂常用的渗透压调节剂有氯化钠、葡萄糖、硼酸等。需要注意的是 pH 调节剂本身也产生一定的渗透压，加渗透压调节剂时需考虑 pH 调节剂对渗透压影响，最终调整至等渗溶液。

（三）抑菌剂

滴眼剂是常采用多剂量包装形式，不是一次使用完，在使用过程中无法始终保持无菌，所以滴眼剂需要加入抑菌剂，选用抑菌剂要求较高，须抑菌迅速效果好，且性质稳定、无刺激性、无配伍禁忌，能保证患者两次使用的间隔时间内达到无菌。临床证明联合使用抑菌剂比单独使用效果好，单一的抑菌剂因为处方的 pH 不合适或有配伍禁忌，不能达到迅速杀菌效果，联合使用抑菌剂可以发挥协同作用，常见的抑菌剂组合有：苯扎氯铵和依地酸二钠，苯扎氯铵、三氯叔丁醇和依地酸二钠，苯氧乙醇与羟苯脂类。

1. **季铵盐类** 苯扎氯铵、苯扎溴铵、氯己定（洗必泰）等阳离子型表面活性剂，抑菌力强，也稳定，但配伍禁忌多，pH 小于 5 时作用减弱，遇阴离子表面活性剂或阴离子胶体化合物失效。最常用的是苯扎氯铵，但其对硝酸根离子、碳酸根离子、蛋白银、水杨酸盐、磺胺类的钠盐、荧光素钠、氯霉素等有配伍禁忌。

2. **醇类** 常用的是三氯叔丁醇，在弱酸中作用好，与碱有配伍禁忌，常用浓度为 0.35%～0.50%。苯乙醇的配伍禁忌很少，但单独使用效果不好，对其他类抑菌剂有良好的协同作用，常用浓度为 0.5%。苯氧乙醇对铜绿假单胞菌有特殊的抑菌力，常用浓度为 0.3%～0.6%。

3. **有机汞类** 硝酸苯汞有效浓度为 0.002%～0.005%，在 pH6.0～7.5 时作用最强，与氯化钠、碘化物、溴化物等有配伍禁忌，长期使用有汞沉积报道，故不适用于慢性病及长期治疗，硫柳汞稳定性较差。

4. **酸类** 常用的为山梨酸，微溶于水，最低抑菌浓度为 0.01%～0.08%，常用浓度为 0.15%～0.20%，对真菌有较好的抑菌力，适用于含有聚山梨酯的滴眼剂。

5. **酯类** 常用羟苯酯类，即尼泊金类，如对羟基苯甲酸甲酯、乙酯、丙酯。乙酯单独使用时其有效浓度为 0.03%～0.06%，甲酯与丙酯混合使用，其有效浓度分别为 0.16%（甲酯）及 0.02%（丙酯），在弱酸中作用力强，但某些患者感觉有刺激性。

（四）黏度调节剂

临床经验证明适当增加滴眼剂的黏度，可减轻滴眼剂的刺激性，延长药物在眼内作用时间，减少流失量，从而提高药物疗效。滴眼剂合适的黏度是 4～5cPa·s。常用的增黏剂有甲基纤维素（methyl cellulose，MC）、聚乙烯醇（polyvinyl alcohol，vinylalcohol polymer，PVA）、聚维酮（polyvinyl pyrrolidone，PVP）等，其中以甲基纤维素最常用。

三、滴眼剂的制备

1. **滴眼剂的生产工艺** 滴眼剂生产工艺可以按照药物是否耐热分别对待。药物耐热，性质稳定者，可按注射剂生产工艺要求进行原辅料处理、配液、滤过处理和洗瓶、洗瓶塞处理，处理完成后要对滤液、瓶子、瓶塞进行灭菌处理，然后采用无菌操作分装滴眼剂，完成后进行质量检查和印字包装。药物不耐热的品种，全部生产过程采用无菌操作制备完成。用于眼部外伤和手术的滴眼剂，需要制成单剂量包装制剂，保证无菌。

2. **容器处理** 滴眼剂的容器有玻璃瓶和塑料瓶两种，目前多用塑料瓶。玻璃瓶一般选用无色透明中性玻璃，并配有滴管和铝盖。药物怕光者选用棕色瓶。塑料瓶可分为软塑料瓶和硬塑料瓶两种，由瓶身和外盖组成，硬塑料瓶配有滴嘴，方便用药。瓶身多用聚乙烯或高密度聚乙烯等，滴嘴和瓶盖常采用较硬的聚丙烯材质，滴嘴和瓶口要求密封效果好，配合间隙合理。塑料瓶要有一定透气性，不易盛装易氧化的药物，塑料瓶的中的增塑剂也易影响药物，需要注意。滴眼瓶目前采用真空灌水洗涤法、气水加压倒冲洗涤法、加压喷淋洗涤法等方法洗涤，最后用注射用水再冲洗一遍，确保彻底清洗干净；滴嘴与外盖等附件采用纯化水、注射用水清洗后，放于滤清的 75%乙醇液中浸泡 2h，沥干，不超过 50℃烘干，必要时用气体灭菌，备用。用于角膜创伤及眼部注射用滴眼剂一般用安瓿包装，处理同注射剂。滴眼剂应用的包装容器应无菌、不易破裂，其透明度应不影响可见异物检查。

3. **药液的配滤与灌装** 滴眼剂的配制与注射剂工艺过程几乎相同。对热稳定的药物，用适量溶剂溶解，用活性炭处理，微孔滤膜或砂滤棒过滤后应装入适宜容器中，灭菌后进行无菌灌装。对热不稳定的药物可用已灭菌的溶剂和用具在无菌柜中配制，操作中应避免细菌污染。眼用混悬剂可将药物微粉化后灭菌，另取表面活性剂、助悬剂加适量注射用水配成溶液与药物混匀，添加注射用水制成。滴眼剂小量生产可在避菌柜中进行，大生产要按注射剂生产工艺要求进行。所用器具洗净后干热灭菌，或用杀菌剂浸泡灭菌，用前再用注射用水洗净，操作者需要戴手套操作或进行手消毒后操作，以避免污染。

目前，大生产中滴眼剂灌装多采用减压灌装法，具体灌装方法需考虑药瓶类型和生产量而综合考虑而定。

链 接 间歇式减压灌装工艺

将灭菌过的滴眼剂空瓶瓶口向下排列在一平底盘中，将平底盘放入一个真空灌装箱内，由管道将药液从储液瓶定量地放入平底盘中，适当稍微增加灌装量，密闭箱门，抽气使形成一定负压，瓶中空气从液面下小口逸出。然后将空气通过洗气装置通入，恢复常压。药液即灌入瓶中，取出盘子，立即封口，并旋紧罩盖即可。

四、滴眼剂的质量检查

1. **可见异物** 除另有规定外，滴眼剂照可见异物检查法（通则 0904）中滴眼剂项下的方法检查，应符合规定；眼内注射溶液照可见异物检查法（通则 0904）中注射液项下的方法检查，应符合规定。

2. **粒度** 除另有规定外，含饮片原粉的眼用制剂和混悬型眼用制剂照下述方法检查，粒度应符合规定。取液体型供试品强烈振摇，立即量取适量（或相当于主药 10μg）置于载玻片上，共涂 3 片；或取 3 个容器的半固体型供试品，将内容物全部挤于适宜的容器中，搅拌均匀，取适量（或相当于主药 10μg）置于载玻片上，涂成薄层，薄层面积相当于盖玻片面积，共涂 3 片；照粒度和粒度分布测定法（通则 0982 第一法）测定，每个涂片中大于 50μm 的粒子不得过 2 个（含饮片原粉的除外），且不得检出大于 90μm 的粒子。

3. **沉降体积比** 混悬型滴眼剂（含饮片细粉的滴眼剂除外）照下述方法检查，沉降体积比应不低于 0.90。除另有规定外，用具塞量筒量取供试品 50ml，密塞，用力振摇 1min，记下混悬物的开始高度 H_0，静置 3h，记下混悬物的最终高度 H，按下式计算：沉降体积比=H/H_0。

4. **装量** 除另有规定外，单剂量包装的眼用液体制剂照下述方法检查，应符合规定。取供试品 10 个，将内容物分别倒入经标化的量入式量筒（或适宜容器）内，检视，每个装量与标示装量相比较，均不得少于其标示量。多剂量包装的眼用制剂，照最低装量检查法（通则 0942）检查，应符合规定。

5. **渗透压摩尔浓度** 除另有规定外，水溶液型滴眼剂、洗眼剂和眼内注射溶液按各品种项下的规定，照渗透压摩尔浓度测定法（通则 0632）测定，应符合规定。

6. **无菌** 除另有规定外，照无菌检查法（通则 1101）检查，应符合规定。

五、滴眼剂的应用及注意事项

1. **滴眼剂的应用** 大范畴的滴眼剂主要包含滴眼剂、洗眼剂、眼内注射溶液等几种形式。滴眼剂主要应用于眼睛，用以治疗和诊断眼球内疾病和缓解眼睛局部疲劳。洗眼剂一般用于长久戴眼镜或眼垢引起的眼干和不适，也可用于眼结膜充血、干、涩、痒、痛等不适。眼内注射溶液主要用于眼周围组织（包括球结膜下、筋膜下及球后）或供眼内注射（包括前房注射、前房冲洗、玻璃体内注射、玻璃体内灌注等）。

滴眼剂的使用方法：①滴眼药水前一定要彻底清洗双手，否则用手直接接触眼睛，可能会造成眼部的感染；②滴眼药水时，不要直接将眼药滴在角膜上，这样可能使药液刺激角膜，导致眨眼次数增多，药液外流增加，疗效降低；③滴眼药水时要注意动作，头稍向后仰，用左手轻轻分开上下眼睑，眼睛向上看，用手指将眼药水滴入眼睛，药液需均匀地分布于结膜囊内，眼药水瓶要悬空，勿让瓶口接触到睫毛，以防止污染；④药水一次点一滴就足够，眼药水一滴的量为 50～70μl，而大多数药液会从眼部溢出而损失；⑤滴眼药水后一定要闭目，眼皮眨动会增加眼药水排泄的速度，每眨动眼皮一次，约有 2μl 的药水会经鼻泪管排泄掉，闭目养神 3min，可以增加药水与眼球的接触时间，具有促进药效的功能，切勿用力闭眼，以防止药液被挤出。

2. 滴眼剂的注意事项 《中国药典》（2020 年版）对眼用制剂在生产和贮藏期间有以下规定：①滴眼剂中可加入调节渗透压、pH、黏度及增加原料药物溶解度和制剂稳定性的辅料，所用辅料不应降低药效或产生局部刺激。②除另有规定外，滴眼剂应与泪液等渗。混悬型滴眼剂的沉降物不应结块或聚集，经振摇应易再分散，并应检查沉降体积比。除另有规定外，每个容器的装量应不超过 10ml。③多剂量眼用制剂一般应加适当抑菌剂，尽量选用安全风险小的抑菌剂，产品标签应标明抑菌剂种类和标示量。除另有规定外，在制剂确定处方时，该处方的抑菌效力应符合抑菌效力检查法（通则 1121）的规定。④眼内注射溶液、眼内插入剂、供外科手术用和急救用的眼用制剂，均不得加抑菌剂或抗氧剂或不适当的附加剂，且应采用一次性使用包装。⑤包装容器应无菌、不易破裂，其透明度应不影响可见异物检查。⑥除另有规定外，眼用制剂应遮光密封贮存。⑦眼用制剂在启用后最多可使用 4 周。

六、滴眼剂的制备举例

1. 醋酸氢化可的松滴眼液

【处方】	醋酸氢化可的松微晶	5g
	硼酸	20g
	硝酸苯汞	0.02g
	羧甲纤维素钠	2g
	聚山梨酯 80	0.8g
	注射用水	加至 1000ml

【制法】 取硼酸、硝酸苯汞、羧甲纤维素钠溶于 300ml 热注射用水中，过滤后备用；另取醋酸氢化可的松微晶，置干燥灭菌容器中，加聚山梨酯 80 研匀，然后加入少量上述溶液，研成糊状。检查糊状物中微粒细度，80%以上微粒达 5～20μm 即符合要求。糊状物中再少量分次加入上述溶液研匀，最后加注射用水至 1000ml，过 200～250 目筛，在搅拌下分装，经 100℃流通蒸汽 30min 灭菌，即得。

【注解】 ①本品用于急性或亚急性虹膜炎、交感性眼炎、小泡性角膜炎等的治疗；②醋酸氢化可的松为主药；羧甲纤维素钠为助悬剂，配液前应精制；聚山梨酯 80 为润湿剂，硝酸苯汞为抑菌剂，硼酸为 pH 调整剂与等渗调节剂，注射用水为分散介质；③本品为混悬型滴眼剂，为防止产品结块，灭菌时应不断振摇或选用旋转式灭菌设备，本品静置后会有细微颗粒下沉，但经振摇后应为均匀的乳白色混悬液；④本品的 pH 应为 4.0～7.0，本品含醋酸氢化可的松应为标示量的 90.0%～110.0%；⑤因氯化钠能使羧甲纤维素钠溶液的黏度显著下降，促使结块沉降，故处方中改用硼酸，既能克服降低黏度的缺点，又能减轻药液对眼黏膜的刺激性；⑥醋酸氢化可的松微晶的粒径应在 5～20μm，过粗容易产生刺激性，降低疗效、损伤角膜。

2. 磺胺醋酰钠滴眼液

【处方】	磺胺醋酰钠	300g
	硫代硫酸钠	1g
	羟苯乙酯	0.25g
	注射用水	加至 1000ml

【制法】 将羟苯乙酯溶于适量煮沸的注射用水中，另取硫代硫酸钠及磺胺醋酰钠溶于适量煮沸放冷的注射用水中，将二液合并，加水至全量，滤过、分装，于 100℃流通蒸汽灭菌 30min 即得。

【注解】 ①磺胺醋酰钠易氧化变色，故加入硫代硫酸钠作为抗氧剂；②光照和金属离子会加速其变色反应，最好加 0.01%依地酸钙钠及用棕色瓶包装，提高其稳定性；③羟苯乙酯为抑菌剂；④磺胺醋酰钠和硫代硫酸钠都能与水中溶解的 CO_2 作用而析出沉淀，所以须将水煮沸以驱除 CO_2；⑤磺胺醋酰钠的 3.85%水溶液为等渗液体，出于疗效考虑，本品宜制成 30%的高渗溶液；⑥本品的 pH 宜调至 8.0～8.5，此时磺胺醋酰钠水解率最小。

3. 氯霉素滴眼液

【处方】	氯霉素	0.25g
	氯化钠	0.9g
	羟苯甲酯	0.023g
	羟苯乙酯	0.011g
	注射用水	加至 100ml

【制备】 取羟苯甲酯、羟苯乙酯，加煮沸的注射用水溶解，于 60℃时溶入氯霉素和氯化钠，过滤，加注射用水至足量，灌装，100℃、30min 灭菌。

【注解】 ①氯霉素为主药，氯化钠为渗透压调节剂，羟苯甲酯、羟苯乙酯为联合应用的抑菌剂；②用氯化钠调节渗透压较硼酸盐缓冲体系稳定性好，且刺激小；③氯霉素溶解度为 1∶400，0.25%已达饱和，因此溶解时用 60℃的水加速溶解，但温度不宜过高，以免分解；④有的处方中加入 0.2%的玻璃酸钠，可增加黏度，润滑干涩的眼睛；⑤羟苯甲酯、羟苯乙酯水中溶解度小，溶解速度慢，因此用近沸水能迅速将其溶解。

考点： 滴眼剂的定义、滴眼剂的处方组成、滴眼剂的附加剂、滴眼剂的工艺流程、滴眼剂的灌装、滴眼剂的质量检查和注意事项

自测题

一、选择题

【A 型题】

1. 关于注射剂特点的叙述，下列说法错误的是（　　）
   A. 药效迅速，适于急救
   B. 适用于不宜口服的药物
   C. 适用于不能口服给药与禁食的患者
   D. 较口服给药安全
   E. 可以产生局部定位作用
2. 一般注射剂的 pH 应为（　　）
   A. 3～8　　B. 3～10
   C. 3～9　　D. 4～9
   E. 5～10
3. 注射剂的质量要求不包括（　　）
   A. 无菌　　B. 无热原
   C. 融变时限　　D. 可见异物
   E. pH
4. 对注射液质量要求的叙述中，错误的是（　　）
   A. 供椎管内注射的注射液必须等渗
   B. 溶液型注射液不得有肉眼可见的浑浊和异物
   C. 输液不得添加任何抑菌剂
   D. pH 必须调到 7.4
   E. 均应作无菌检查
5. 下列热原的性质中，错误的是（　　）
   A. 115℃，30min 热压灭菌能破坏热原
   B. 可溶于水
   C. 能通过一般滤器
   D. 不具挥发性
   E. 能被强酸强碱破坏
6. 下面关于抑菌剂的叙述，错误的是（　　）
   A. 多剂量装的须加抑菌剂
   B. 椎管内注射用的注射剂必须添加抑菌剂
   C. 加有抑菌剂的注射剂还必须进行灭菌
   D. 静脉注射者不得添加抑菌剂
   E. 除另有规定外，一次注射量超过 15ml 的注射液不得添加抑菌剂
7. 注射剂的渗透压对下列哪种尤其重要（　　）
   A. 皮下注射　　B. 肌内注射
   C. 皮内注射　　D. 静脉注射
   E. 穴位注射
8. 大量注入高渗注射液可导致（　　）
   A. 红细胞死亡　　B. 红细胞聚集
   C. 红细胞皱缩　　D. 红细胞膨胀
   E. 溶血
9. 亚硫酸氢钠是一种常用的抗氧剂，最适合用于下面哪种溶液（　　）
   A. 强碱溶液　　B. 偏碱溶液
   C. 中性溶液　　D. 偏酸溶液
   E. 强酸溶液

10. 对热原性质的叙述正确的是（　　）
A. 溶于水，不耐热　B. 溶于水，有挥发性
C. 耐热、不挥发　D. 可耐受强酸、强碱
E. 不易被吸附

11. 小容量注射剂的生产工艺流程为（　　）
A. 原辅料→配液→过滤→灌装→熔封→灭菌检漏→灯检→印字→包装→成品
B. 原辅料→过滤→配液→灌装→熔封→灭菌检漏→灯检→印字→包装→成品
C. 原辅料→配液→过滤→灌装→熔封→灯检→灭菌检漏→印字→包装→成品
D. 原辅料→配液→灌装→过滤→熔封→灭菌检漏→灯检→印字→包装→成品
E. 原辅料→配液→灌装→过滤→灭菌检漏→熔封→灯检→印字→包装→成品

12. 装磺胺嘧啶钠注射液应选择的玻璃容器为（　　）
A. 含钾玻璃　B. 蓝色玻璃
C. 中性玻璃　D. 含钡玻璃
E. 钢化玻璃

13. 若两种溶液的冰点相等，则两者具有相同的（　　）
A. 表面张力　B. pH
C. 渗透压　D. 导电性能
E. 溶解度

14. 下列关于冷冻干燥的正确表述是（　　）
A. 冷冻干燥所出产品质地疏松，加水后迅速溶解
B. 冷冻干燥是在真空条件下进行，所出产品不利于长期贮存
C. 冷冻干燥应在水的三相点以上的温度与压力下进行
D. 冷冻干燥过程是水分由固变液而后由液变汽的过程
E. 冷冻干燥过程是药液由液变气而后由气变固的过程

15. 某含钙注射剂中为防止氧化通入的气体应该是(　　)
A. O_2　B. H_2
C. CO_2　D. N_2
E. Cl_2

16. 滴眼剂要求是（　　）
A. 无菌
B. pH 大于 12
C. 渗透压与泪液相比较呈高渗
D. 澄明度要求比注射剂高
E. 无可见异物要求

17. 为延长药物在眼内的停留时间，可适当增加滴眼剂的（　　）
A. pH　B. 浓度
C. 渗透压　D. 黏度
E. 抑菌剂含量

18. 下列滴眼剂的附加剂中，属于抑菌剂的是（　　）
A. 氯化钠　B. 三氯叔丁醇
C. 甲基纤维素　D. 聚乙烯醇
E. 羧甲纤维素

19. 不需要调节渗透压的是（　　）
A. 静脉乳　B. 滴眼液
C. 注射剂　D. 灌肠剂
E. 输液

20. 安钠咖注射液处方如下
苯甲酸钠　1300g
咖啡因　1301g
EDTA-2Na　2g
注射用水加至　10000ml
其中苯甲酸钠的作用是（　　）
A. 止痛剂　B. 抑菌剂
C. 增溶剂　D. 助溶剂
E. 抗氧剂

21. 在注射剂中作为金属离子络合剂使用的是（　　）
A. $NaHCO_3$　B. 依地酸二钠
C. 焦亚硫酸钠　D. NaOH
E. 亚硫酸钠

22. 氯化钠等渗当量的含义为（　　）
A. 使溶液成为等渗所需的药物克数
B. 使溶液成为等渗所需的氯化钠克数
C. 与 1g 氯化钠呈现等渗效应的药物克数
D. 与 1g 药物呈现等渗效应的氯化钠克数
E. 与 1g 药物呈现等渗效应的药物和氯化钠克数

23. NaCl 作等渗调节剂时，若利用等渗当量法计算，其用量的计算公式为（　　）
A. $x=0.9\%V-EW$　B. $x=0.9\%V+EW$
C. $x=0.9V-EW$　D. $x=0.09\%V-EW$
E. $x=9\%V-EW$

24. 人的血浆和泪液的冰点均为（　　）
A. −0.52℃　B. 0.52℃
C. −0.58℃　D. 0.58℃
E. −5.2℃

25. 某试制的注射剂（输液）使用后造成溶血，应改进（　　）
A. 适当增加水的用量
B. 适当增加一些碱性
C. 适当增大一些酸性
D. 适当增加 NaCl 的量
E. 适当减小 NaCl 的量

26. 注射剂最常用的抑菌剂为（　　）
A. 尼泊金类　B. 三氯叔丁醇
C. 碘仿　D. 醋酸苯汞
E. 苯酚

27. 灭菌的标准以杀死下面哪项指标为准（　　）
A. 热原　B. 微生物
C. 细菌　D. 芽孢
E. 红细胞

28. 热压灭菌法所用的蒸汽是（　　）
A. 115℃蒸汽　B. 含湿蒸汽

C. 饱和蒸汽　　D. 流通蒸汽
E. 过饱和蒸汽

【B型题】

（第29～32题共用备选答案）
A. 静脉滴注　　B. 椎管内注射
C. 肌内注射　　D. 皮下注射
E. 皮内注射

29. 注射量不超过10ml的是（　）
30. 注射量1～5ml的是（　）
31. 注射量1～2ml的是（　）
32. 注射量0.2ml以下的是（　）

（第33～36题备选答案）
A. 水中难溶且稳定的药物
B. 水中易溶且稳定的药物
C. 油中易溶且稳定的药物
D. 水中易溶且不稳定的药物
E. 油中不溶且不稳定的药物

33. 适合于制成注射用无菌粉末（　）
34. 适合于制成乳剂型注射剂（　）
35. 适合于制成混悬型注射剂（　）
36. 适合于制成溶液型注射剂（　）

（第37～38题共用备选答案）
A. 红细胞死亡　　B. 红细胞聚集
C. 红细胞皱缩　　D. 红细胞溶血
E. 红细胞减少

37. 大量注入低渗注射液可导致（　）
38. 大量注入高渗注射液可导致（　）

（第39～41题共用备选答案）
A. 注射用无菌粉末
B. 注射用无菌分装制品
C. 注射用冻干制剂
D. 输液
E. 小容量注射剂

39. 酶类药物注射给药时，一般选择制成（　）
40. 将原料用溶剂结晶法或喷雾干燥法等精制成无菌粉末，再进行无菌分装的产品是（　）
41. 常用于调节机体酸碱平衡的产品是（　）

【X型题】

42. 具有局部止疼和抑菌双重作用的附加剂是（　）
A. 盐酸普鲁卡因　　B. 三氯叔丁醇
C. 苯酚　　D. 甲酚
E. 苯甲醇
43. 注射剂包括（　）
A. 溶液型注射剂　　B. 混悬型注射剂
C. 乳剂型注射剂　　D. 注射用无菌粉末
E. 胶体型注射剂
44. 热原污染的途径有（　）
A. 原料　　B. 溶剂
C. 制备过程　　D. 管道
E. 使用过程
45. 输液的质量要求包括（　）
A. pH应尽量与血浆的pH接近
B. 等渗或偏高渗
C. 应加入抑菌剂
D. 应无毒副作用
E. 应该无菌无热原且可见异物与不溶性微粒合格
46. 电解质输液的作用有（　）
A. 补充体内电解质
B. 提供营养成分
C. 补充体内水分
D. 调节机体酸碱平衡
E. 维持血压
47. 注射剂中经常使用的附加剂类型有（　）
A. 增溶剂　　B. 着色剂
C. 止痛剂　　D. 抗氧剂
E. 抑菌剂
48. 生产注射剂时常加入适量活性炭，其作用为（　）
A. 吸附热原　　B. 能增加主药稳定性
C. 脱色　　D. 提高澄明度
E. 帮助调节溶液pH
49. 在生产注射用冻干制品时，其工艺过程包括（　）
A. 预冻　　B. 粉碎
C. 升华干燥　　D. 再干燥
E. 包衣
50. 将药物制成注射用无菌粉末的目的有（　）
A. 防止药物氧化　　B. 防止药物挥发
C. 防止药物水解　　D. 防止药物失效
E. 提高制剂的稳定性
51. 注射用冷冻干燥制品含水量偏高的原因有（　）
A. 液层过厚　　B. pH过高
C. 热量供给不足　　D. 真空度不够
E. 液层过薄
52. 滴眼剂的制剂形态可为（　）
A. 水溶液　　B. 水性混悬液
C. 油溶液　　D. 乳状液
E. 粉针
53. 用于眼外伤的滴眼剂要求（　）
A. 绝对无菌
B. 不得添加抑菌剂
C. pH小于5
D. 渗透压与泪液相比较呈等渗
E. 稳定性要求
54. 滴眼剂常用的附加剂种类有（　）
A. pH调节剂　　B. 渗透压调节剂
C. 抑菌剂　　D. 黏度调节剂
E. 抗氧剂

二、名词解释

1. 注射剂

2. 热原检查法
3. 等张溶液
4. 氯化钠等渗当量
5. 灭菌
6. 注射用无菌粉末
7. 滴眼剂

三、填空题

1. 热原具有__________、__________、__________、__________、__________、__________、__________等性质。
2. 注射剂的给药途径有__________、__________、__________、__________、__________等途径。
3. 注射剂常用的附加剂有__________、__________、__________、__________、__________、__________等。
4. 因输液一次注射量较大，对于输液的质量要求中__________、__________、__________应特别注意。
5. 热原检查方法有__________和__________两种。
6. 输液的分类有__________、__________、__________和__________。
7. 注射用无菌粉末分为__________和__________两种。
8. 滴眼剂的附加剂有__________、__________、__________、__________等。

四、简答题

1. 注射剂是如何分类的?
2. 临床采用的注射给药途径有哪些?
3. 去除热原的方法有哪些?
4. 常用的注射剂附加剂有哪些?
5. 配液的方法有几种，区别是什么?
6. 常用的过滤方式有哪些?
7. 输液生产中常出现的问题有哪些？如何解决?
8. 冷冻干燥的原理是什么?
9. 画出注射剂生产工艺流程图。
10. 滴眼剂的质量检查项目有哪些?
11. 现有 95%的乙醇 800ml，欲配成 75%的乙醇，问需加水多少毫升?
12. 已知青霉素钾的氯化钠等渗当量为 0.16，试求该药的 1%水溶液的冰点降低度是多少?

（张海松）

第6章
固体制剂单元操作

第1节　粉　　碎

一、概　　述

（一）粉碎的概念

粉碎是借助机械力或其他作用力将块状固体物料破碎成适宜固体粉粒的操作过程。医药工业上也可借助适宜的方法和设备将固体药物粉碎至微粉的程度。

（二）粉碎的目的

粉碎的目的有：①增加药物的表面积，促进药物溶解与吸收，有利于提高难溶性药物的溶出度；②有利于各种药物制剂的制备；③有利于中药材的干燥和有效成分的浸出。

链接　粉碎度

粉碎度是固体药物粉碎的程度。常以粉碎前物料的平均直径（d_0）与粉碎后物料的平均直径（d_1）的比值（n）来表示：

$$n=\frac{d_0}{d_1}$$

粉碎度与粉碎后的药物颗粒平均直径成反比，即粉碎度越大，颗粒越小。

（三）粉碎的机制

物质依靠分子间的内聚力集结成一定形状的块状物，粉碎主要是利用外加力，部分破坏分子间的内聚力来达到粉碎的目的。粉碎过程常用的外加力有冲击力、压缩力、剪切力、弯曲力、研磨力等。被粉碎的物料性质不同，粉碎程度不同，所需施加的外力也有所不同：冲击、压碎和研磨对脆性物质有效；剪切方法对纤维状物料有效；粗碎以冲击力和压缩力为主；细碎以剪切力、研磨力为主。在实际粉碎过程中多数粉碎过程是几种力综合作用的结果，可根据物料的性质及制剂制备的需要，选择不同的粉碎方法和设备。

二、粉 碎 方 法

（一）自由粉碎与闭塞粉碎

在粉碎过程中，能及时地将已达到粒度要求的固体粉末从粉碎机中分出，使粗粒子继续进行粉碎，这种粉碎方法称为自由粉碎。反之，已达到粉碎要求的粉末仍滞留在粉碎机中和粗粉一起重复粉碎的操作称为闭塞粉碎。

闭塞粉碎只适用于粉碎少量的物料并希望在一次操作中完成全部的粉碎。例如，少量物料在球磨机中的粉碎属于闭塞粉碎。闭塞粉碎中细物料被重复多次过度粉碎，能耗较大。

（二）开路粉碎与循环粉碎

将待粉碎物料连续供给粉碎机，同时不断从粉碎机中取出粉碎产品的操作称为开路粉碎，即物料只通过一次粉碎机完成粉碎的操作，如柴田式粉碎机。经粉碎机粉碎的物料通过筛网或分级设备使粗颗粒重新返回到粉碎机反复粉碎的操作称为循环粉碎，如万能粉碎机。

开路粉碎方法操作简单，设备便宜，但动力消耗大，粒度分布宽，适于粗碎或粒度要求不高的粉碎。循环粉碎动力消耗低，粒度分布窄，适于粒度要求比较高的粉碎。

（三）干法粉碎与湿法粉碎

干法粉碎是指将物料经过适当的干燥处理，使物料中的水分含量降低至一定限度后再粉碎的方法，水分的降低能使物料的脆性增强，同时使粉碎后的细颗粒不易发生聚集。用于干法粉碎的物料含水量应根据粉碎机械性能而定，一般化学药品的含水量通常在5%以下。

湿法粉碎是指往物料中加入适量水或其他液体进行研磨粉碎的方法。液体对物料有一定的穿透力和劈裂作用，降低了物料的黏附性，有利于粉碎。液体的选用一般以药物不溶解、遇湿不膨胀、不影响药效为原则。常用的湿法粉碎有水飞法和加液研磨法。水飞法适用于矿物药的粉碎，加液研磨法就是加入水或挥发性液体研磨的方法，适用于含有芳香性成分的药物。湿法粉碎可避免粉碎时粉尘飞扬，减少某些有毒物料或刺激性物料对人体的危害。

（四）混合粉碎和单独粉碎

1. 单独粉碎 是指将一种药物单独进行粉碎的操作方法。该法可根据欲粉碎药物的性质选取较为适宜的粉碎设备，同时也可避免粉碎时因不同药物损耗不同而引起含量不准确的现象出现。适合单独粉碎的有下面几种情况。①贵细药：为减少损耗，宜单独粉碎，如麝香、牛黄、羚羊角；②毒性及刺激性药：为便于劳动保护，防止粉碎过程中人员中毒和药物之间产生交叉污染，宜单独粉碎，如马钱子、蟾酥、雄黄等；③氧化性药物与还原性药：这两类药物混合粉碎可引起爆炸，如高锰酸钾、碘、氯酸钾等氧化性物质忌与硫、淀粉、甘油等还原性物质混合粉碎。

2. 混合粉碎 是指两种或两种以上药物放在一起同时粉碎的操作方法。这种方法可避免一些黏性物料或热塑性物料在单独粉碎时黏壁及附聚，又可将粉碎与混合操作结合进行，粉碎时物料的硬度、密度相对接近，有利于产品粒度一致。

链 接 串研法与串油法

串研法：含黏液和糖分或树脂的黏性药物，如熟地、枸杞、麦冬等，吸湿性强，粉碎时必须先将处方中其他干燥药物粉碎，然后取一部分粉末与此药物掺研，使成不规则碎块或颗粒，60℃以下充分干燥后再进行粉碎。

串油法：含脂肪油较多的药材，如杏仁、桃仁、苏子等，需先捣成稠糊状，再与已粉碎的其他药物掺研粉碎。

（五）低温粉碎

低温粉碎是指将物料或粉碎设备冷却进行粉碎的方法。低温粉碎适用于热敏性的药物、软化温度低而容易成饼的药物。降温的方法，一种是将药物投入到内部保持低温的粉碎机中进行粉碎；另一种是将药物用液氮、干冰或液化气体预冻，然后在低温或常温条件下进行粉碎的方法。低温粉碎可提高生产能力，降低能量消耗，所得到的粉体流动性好。

课堂互动

特殊物料如何粉碎？

像动物的骨骼、肌肉、纤维类等特殊物料，有的硬度太大，有的柔韧性强，有的黏弹性好，有的极易吸潮，一般粉碎手段很难奏效，如何进行粉碎？

三、粉 碎 设 备

制药工业所需粉碎的物料种类很多，性质各异，粉碎产品粒度要求各不相同，为了使粉碎操作达到良好效果，应选择适合产品粒度的粉碎设备。

（一）研钵

研钵又称乳钵，是以研磨力为主的粉碎设备，主要用于少量药物的粉碎。研钵以瓷制和玻璃制常用。瓷制研钵内壁较粗糙，适于结晶性及脆性药物的粉碎，但吸附力较大，不宜用于粉碎极小量的药物。对于毒性药物或贵重药物的粉碎宜采用玻璃研钵。

使用研钵进行粉碎时，每次所加药量一般不超过研钵容积的 1/4，以防研磨时药物溅出。研磨时，杵棒由研钵中心以螺旋方式逐渐向外旋转，到达最外层后再逆向旋转至中心，如此反复操作，直至达到规定的粒度。

（二）万能粉碎机

万能粉碎机是一种应用较广泛的粉碎机，对物料粉碎的作用以撞击力、剪切力为主。适用于结晶性和纤维性等脆性、韧性物料，物料可达到中碎、细碎程度，但粉碎过程会发热，故不适用于粉碎含大量挥发性成分或黏性、遇热发黏的物料。万能粉碎机根据其结构不同可分为冲击式和锤击式两种。

冲击式万能粉碎机由加料斗、抖动装置、粉碎室、钢齿、环状筛板等组成，如图 6-1 所示。物料由加料斗进入粉碎室，活动齿盘高速旋转产生的离心力，使物料由中心部位被甩向室壁。物料在活动齿盘与固定齿盘之间受钢齿的冲击、剪切、摩擦及物料之间的撞击作用而被粉碎。最后物料到达转盘外壁环状空间，细粉经环状筛板由底部出料，粗粉在室内继续粉碎。

锤击式粉碎机（俗称榔头机）的构造如图 6-2 所示，由高速旋转的旋转轴、装在轴上的几组 T 形钢锤、带有筛板的机壳、机壳下部的筛板、加料斗、螺旋加料器等组成。当物料从加料斗进入到粉碎室时，受到高速旋转的钢锤的冲击和剪切作用而被粉碎，达到一定细度的粉末通过筛板出料，粗粉则在室内继续被粉碎，粉碎度以更换不同孔径的筛板加以调节。

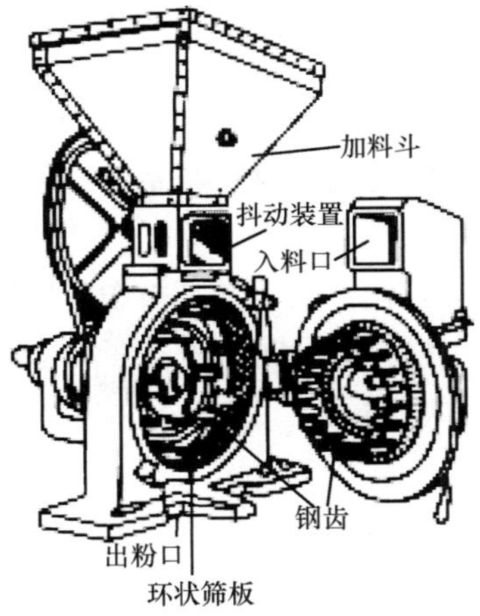

图 6-1　冲击式粉碎机构造示意图

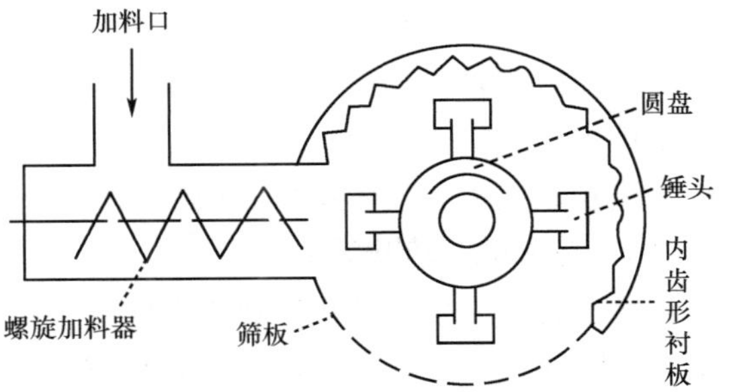

图 6-2　锤击式粉碎机构造示意图

为了克服万能粉碎机粉碎过程中因机件运转导致升温的缺点，也有一些粉碎机采用粉碎室水冷却装置，故可适用于热敏性物料的粉碎。

（三）柴田式粉碎机

柴田式粉碎机是目前中药厂普遍使用的冲击式粉碎机。适用于粉碎含黏软、油润、纤维及坚硬成分的物料。该机由机壳、加料斗、甩盘、打板、挡板、风叶、电动机等组成，如图 6-3 所示。药物由加料口进入粉碎室，在机轴高速旋转时，药物受到打板的打击、剪切作用和挡板的撞击作用而粉碎，经风叶将细粉自出料口经输粉管吹入药粉沉降器内，由下口放出药粉。

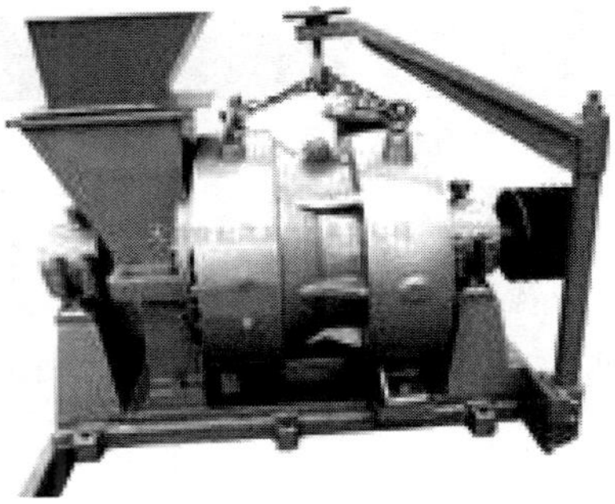

图 6-3　柴田式粉碎机

（四）球磨机

球磨机是由不锈钢或瓷制成的圆筒形球罐，内装有一定数量和大小的钢球或瓷球，球罐的轴固定在轴承上。当球罐转动时，物料受筒内起落圆球的撞击作用、圆球与筒壁以及球与球之间的研磨作用而被粉碎。球磨机结构简单，密闭操作，粉尘少，多为间歇操作，常用于毒性药物、刺激性药物、贵重药物或吸湿性药物的粉碎。对结晶性药物、硬而脆的药物进行粉碎，效果更好。球磨机较容易实现无菌条件下的粉碎与混合，得到无菌的产品；易氧化药物或爆炸性药物，还可在充填惰性气体条件下密闭粉碎。

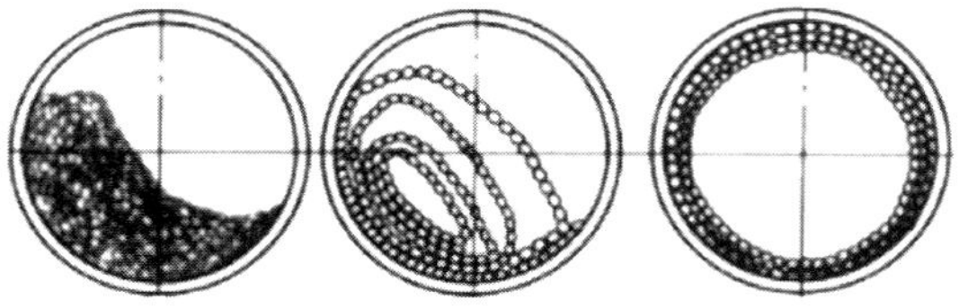

图 6-4　不同转速下球磨机内球体运动示意图

球磨机的粉碎效率与球罐的转速有关。球磨机要有适当的转速，才能使球达到一定高度并在重力和惯性的作用下呈抛物线落下而产生撞击与研磨的综合粉碎效果。如图 6-4 所示，如果转速太慢，圆球不能达到一定高度即沿罐内壁滑动，此时主要发生研磨作用，粉碎效果较差；如果转速太快，形成的离心力超过了圆球的重力，球紧贴于罐壁随罐旋转而不落下，不能粉碎药物。

影响球磨机粉碎效果的因素，除转速外，还与罐内圆球的装量、质量、大小等因素有关。圆球多、小，所得粉末细，反之则粗。球罐中装填圆球的数目不宜过多，一般占球罐全容积 30%～35%。圆球过多时，圆球在升降时互相撞击，消耗能量。圆球直径不应小于 65mm，否则，在一定的高度落下时，不能具有较大的撞击力。圆球的大小不一定要求完全一致，这样可以增加圆球间的研磨作用。

球磨机除广泛应用于干法粉碎外，也可用于湿法粉碎。例如，用球磨机水飞制备炉甘石、朱砂、珍珠可达到 120 目以上细度的粉末，比干法制得的粉末滑润，且可节省人力。

（五）流能磨

流能磨是利用高速弹性流体（空气或惰性气体）使药物的颗粒之间及颗粒与室壁之间相互碰撞、摩擦而产生强烈的粉碎作用。

用流能磨粉碎时，由于高压气流在粉碎室内膨胀而产生冷却效应，故不升高被粉碎物料的温度，适用于抗生素、酶、低熔点或其他对热敏感的药物粉碎。由于在粉碎的同时就进行了分级，所以可得 5μm 以下均匀的微粉。但操作时应注意加料速度均匀，以免堵塞喷嘴。

（六）粉碎设备的选用

粉碎药物时应根据被粉碎物料的硬度、脆性与黏性、所要达到的粉碎度来选择适宜的粉碎设备。对于硬而脆的物料以撞击和挤压的效果较好；对于韧性物料以研磨较好；而对于脆性物料以劈裂为宜；对坚硬而贵重的药材则以挫削为好。可参照表 6-1 来选择适宜的粉碎设备。

表 6-1　常用粉碎机的一般特性

类型	作用方式	产品粒度	适用范围	不适用的物料
锤击式粉碎机	冲击	4～200 目	几乎所有的药物	高硬度或黏性物料
截切式粉碎机	剪切	20～80 目	纤维状植物药物	脆性或黏性物料
滚筒式粉碎机	压缩	20～200 目	低硬度脆性物料	高硬度或黏性物料
流能磨	撞击和摩擦	600 目以上	脆性和中等硬度物料	黏性物料
球磨机	冲击和研磨	35～200 目	脆性和中等硬度物料	高硬度物料

四、粉碎操作注意事项

（1）通常高速旋转的粉碎机开动后，先空转一定时间，待转速稳定无异常后再加料。否则因药物先进入粉碎室后，机器难以启动，引起发热，造成电机损坏或因过热而停机。

（2）药物中不应夹杂硬物，以免卡塞转子而导致电动机发热或烧坏。粉碎前应对物料进行挑拣，粉碎机饲料斗上附有电磁除铁装置以吸除所含铁质异物。

（3）粉碎过程中应及时筛去细粉以提高效率。

（4）为防止混料，粉碎机在粉碎结束后需进行清洗，清洗效果应达到设备内外无可见污迹，最后一次纯化水冲洗后，其pH应呈中性。

（5）粉碎毒性或刺激性较强的药物时，应注意劳动保护，以免中毒，同时应采取适当措施防止交叉污染的发生。

考点：粉碎的目的、方法、常用设备

第2节 筛 分

一、概 述

（一）筛分的概念

筛分是借助筛网将物料按粒度大小进行分离的操作。筛分本质上是整理不同大小颗粒的一种方式。

（二）筛分的目的

筛分的目的是为了获得较均匀的粒子群或除去异物，这对药品质量及制剂生产过程的顺畅进行都有直接意义，如颗粒剂、散剂都有粒度的规定。在片剂压片、胶囊充填等单元操作中，粒度的均匀性对药物的混合度、充填性等都有重要的影响。

（三）药筛及粉末的分等

1. 药筛的种类 药筛（或称标准筛）是指药典规定的全国统一用于药剂生产的筛。在实际生产中，也使用工业筛，这类筛的选用应与标准药筛相近，且不影响药剂质量。根据制造方法和所用材料的不同，药筛可分为冲制筛和编织筛。冲制筛又称作筛板，是在金属板上冲击圆形、长方形、人字形等筛孔而制成，常装于锤击式、冲击式粉碎机的底部，与高速粉碎机过筛联动。编织筛是用有一定机械强度的金属丝（如不锈钢丝、铜丝、铁丝等）或其他非金属丝（尼龙丝、塑料丝等）编织而成，偶有采用马鬃或竹丝编织的。编织筛在使用时筛线易于移位，故常将金属筛线交叉处压扁固定。筛网同筛板相比，质量轻、有效面积大，且筛网有一定弹性，筛网本身还能产生一定的颤动，有助于黏附在筛网上的细粒同筛网的分离，避免堵网，提高筛分效率。

按药典规定，药筛选用国家标准的R40/3系列标准筛。共规定了九种筛号，其中一号筛的筛孔内径最大，九号筛的筛孔内径最小，见表6-2。

目前制药工业中，习惯常以目数来表示筛号及粉末的细粗，目以每英寸（2.54cm）长度有多少孔来表示。例如，每英寸上有120个筛孔，就称120目筛。筛目数越大，粉末越细，如能通过120目筛的粉末就叫120目粉。

表6-2 中国药典标准筛规格表

序号	筛孔内径（平均值）	工业筛目数	序号	筛孔内径（平均值）	工业筛目数
一号筛	2000μm±70μm	10目	六号筛	150μm±6.6μm	100目
二号筛	850μm±29μm	24目	七号筛	125μm±5.8μm	120目
三号筛	355μm±13μm	50目	八号筛	90μm±4.6μm	150目
四号筛	250μm±9.9μm	65目	九号筛	75μm±4.1μm	200目
五号筛	180μm±7.6μm	80目			

2. 粉末的分等 为了适应医疗和药剂生产需要，原辅料一般都需要经粉碎后再进行筛分，才能得到粒度比较均匀的粉末。筛分方法是以适当的药筛过筛。筛过的粉末包括所有能通过该药筛孔的全部粉粒。例如，通过一号筛的粉末，不都是近于 2mm 直径的粉粒，还包括所有能通过二至九号药筛甚至更细的粉粒在内，富含纤维素的药材在粉碎后，有的粉碎呈棒状，其直径小于筛孔，而长度则超过粉末的均匀度，根据实际要求，现行版《中国药典》规定了六种粉末规格，见表 6-3。

表 6-3 《中国药典》粉末等级标准

等级	分等标准
最粗粉	指能全部通过一号筛，但混有能通过三号筛不超过 20%的粉末
粗粉	指能全部通过二号筛，但混有能通过四号筛不超过 40%的粉末
中粉	指能全部通过四号筛，但混有能通过五号筛不超过 60%的粉末
细粉	指能全部通过五号筛，并含能通过六号筛不少于 95%的粉末
最细粉	指能全部通过六号筛，并含能通过七号筛不少于 95%的粉末
极细粉	指能全部通过八号筛，并含能通过九号筛不少于 95%的粉末

以上药典规定的六种粉末规格可作一般使用，如有特殊要求，应按具体情况掌握。

课堂互动

关于筛分的 3 个问题

（1）100 目筛指的是一英寸长度上网孔的数目是 100，那么每个网孔的内径是多少？

查阅一下表 6-2，思考一下为什么不一样。

（2）在农村家庭里，常见一种手工筛，使用时会有“摇一摇”“拍一拍”“搓一搓”“颠一颠”“簸一簸”的动作，请思考这些操作对于编织筛过筛的意义是什么？

二、筛分的方法和设备

筛分的方法有手工和机械筛分两种。筛分设备种类很多，应根据对粉末粗细的要求、粉末的性质和数量来选用。实验室筛分时常选用手摇筛，批量生产时常选用能适应流水作业的振动筛。

（一）手摇筛

手摇筛是由不锈钢丝、铜丝、尼龙丝等编织的筛网，固定在圆形或长方形的金属圈上，并按照筛号大小依次叠成套，最粗号在最上端，其上面加盖，最细号在底下，套在接收器上。应用时可取所需号数的药筛套在接收器上，上面用盖子盖好，用手摇动过筛。手摇筛适用于小量或质轻药粉的筛分，常用于粉末粒度分布的筛析（因过筛是在密闭条件下进行，可避免细粉飞扬）。

（二）振动筛

振动筛是利用机械或电磁方法使筛或筛网产生一定频率振动，实现筛分的设备。机械振动筛（图 6-5）为一圆形振动筛，电机的上轴及下轴各装有不平衡重锤，上轴穿过筛网并与其相连，筛框以弹簧支撑于底座上，上部重锤使筛网产生水平圆周运动，下部重锤使筛网产生垂直方向运动，故筛网的振动方向有三维性。每台机械振动筛可由 1～3 层筛网组成，物料加在筛网中心部位，使不同粒径的粉末自筛网的上部排出口和下部排出口分别排出。电磁振动筛是利用上端由筛框支撑、下端与筛网相连的电磁振动装置产生的较高振动频率（3000 次/分）和较小振幅（0.5～1.0mm），使筛网发生垂直方向的振动而筛分粉末的，如图 6-6 所示。因筛网具有较强的垂直方向运动，筛网不易堵塞，故电磁振动筛适宜于筛分黏性较强及含油性的粉末。

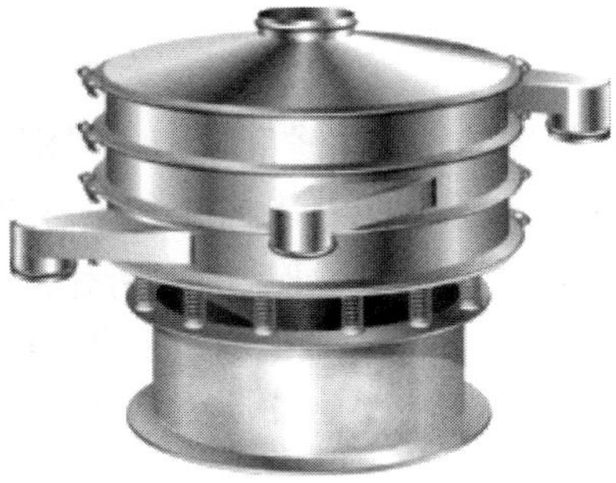

图6-5 机械振动筛

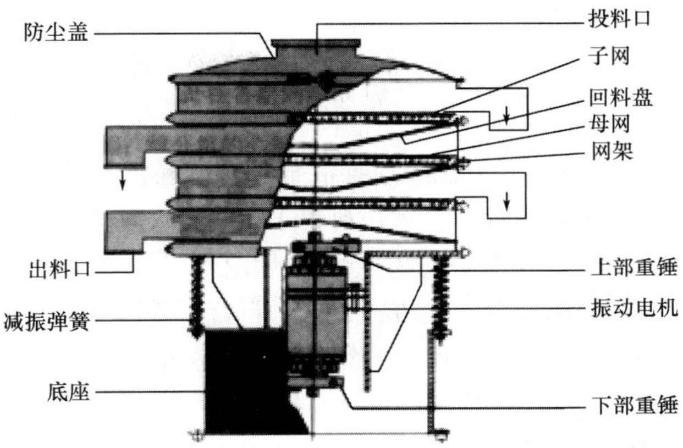

图6-6 电磁振动筛结构示意图

三、筛分操作注意事项

筛分时如操作正确，则可提高筛分效率。筛分操作应注意以下几点。

1. 粉末应干燥 含水量较高的物料应先适当干燥，易吸潮的物料应及时筛分或在干燥环境中筛分。

2. 物料厚度适宜 间歇操作时，过筛效率与筛网面积成正比，与物料层在筛网上的厚度成反比。因此，筛网上的料层不宜太厚，以使物料粒子有充分与筛网接触的机会，提高过筛效率。连续操作的过筛装置筛面宽度加大时，料层厚度变薄，而筛面的长度加长时，物料在筛网上停留时间加长，过筛效率可提高。

3. 振动 振动时物料在筛网上运动的方式有滑动、滚动及跳动等几种，跳动易增加物料与筛孔接触机会，并可防止堵网。因此，具有三维性振动的筛分设备的筛分效率较高。

4. 粉碎、筛分联动化 粉碎、筛分等单元操作易引起粉尘的飞扬，除了应设防尘设施外，大量生产时，多将粉碎、筛分及捕集粉尘联动操作，不仅能降低劳动强度，而且能有效地防止粉尘的交叉污染，保证产品质量。

考点： 药筛的种类、筛分操作注意事项

第3节 混合与捏合

一、概 述

制剂生产过程中，为了获得含量均匀的物料，广泛使用各种混合方法和设备。从广义上讲把两种以上组分的物质均匀混合的操作统称混合。但由于混合对象不同，所用的操作方法也不同，在生产实际中通常把固-固、液-液组分的混合称为混合，少量固体与大量液体的混合称为搅拌，大量固体与少量液体的混合称为捏合。

固-固组分间的混合是制备片剂、颗粒剂、硬胶囊剂等固体剂型生产中的一个基本操作。物料的混合需靠外加的机械作用才能进行。混合机制一般认为有下列三种。

1. 对流混合 固体粒子在机械转动的作用下，粒子群产生较大的位置移动所达到的总体混合。机械转动可由叶片、桨片、旋转的螺旋推进器来完成。

2. 剪切混合 不同组成的粒子群间发生剪切作用而产生滑动平面，促使不同粒子群界面互相稀释，厚度减薄而达到的局部混合。

3. 扩散混合 当颗粒进行无序运动时，改变了彼此的相对位置，称为扩散混合。扩散混合中，单个颗粒发生的位移，不仅可以发生在不同粒子群的界面处，也可发生在粒子群内部。

在混合操作过程中，混合并不以单一混合机制实现，而是对流混合、剪切混合、扩散混合等混合方式结合发生。混合操作在开始阶段进行得非常快，这是因为开始阶段对流混合与剪切混合起主导作

用，随后扩散混合的作用增加，达到一定混合程度后，混合与分离过程就呈动态平衡状态。各物料的物性差异较大时，混合时间的延长反而能增加颗粒的分离过程，因此应避免混合时间过长。

二、混合方法

常用的混合方法有搅拌混合、研磨混合与过筛混合。

1. **搅拌混合** 是将物料置于适当大小的容器中，选用适当器具搅匀，此法较简单但不易混匀，多作初步混合之用。大量生产中常用混合机搅拌混合，经过一定时间的混合，能够达到混合均匀的目的。

2. **研磨混合** 是将各组分物料置于乳钵或球磨机中共同研磨的混合操作。研磨有两种作用，即一方面将物料研细，另一方面将物料分散混合。此法适用于小量结晶性物料的混合，不适于具有引湿性及爆炸性成分的混合。

3. **过筛混合** 是将各组分物料先做初步混合，再通过适宜的药筛经一次或多次过筛，达到混合均匀的目的。适用于含植物性及各组分颜色差异较大的物料混合。

在实际工作中，除小量药物配制时用搅拌混合或研磨混合外，一般多采用几种方法的联合操作，如研磨混合后再经过筛，或过筛混合后再经搅拌，以确保混合均匀。

三、混合设备

工业生产的混合过程多采用搅拌或容器的旋转使物料产生整体和局部移动而达到混合的目的。固体的混合设备大致分为容器旋转型和容器固定型。容器旋转型是靠容器本身的旋转作用带动物料进行上下运动而使物料混合的设备，有水平圆筒型、倾斜圆筒型、V 型、双圆锥型、立方体型等多种形式。容器固定型是固体粒子在固定容器内靠叶片、螺旋桨或气流的搅拌作用实现混合的设备。无论是容器旋转型还是容器固定型混合设备，在实际生产中都可见其身影，如 V 型混合机、三维运动混合机、搅拌槽式混合机、锥形垂直螺旋混合机、二维混合机等。

（一）V 型混合机

V 型混合机由两个圆筒成 V 型交叉结合而成（图 6-7），两圆筒的交叉角 α 为 80°～81°，直径与长度之比为 0.8～0.9，有等臂和不等臂两种规格。当旋转混合时，物料被分成两部分，再使这两部分物料重新汇合在一起，如此反复循环，在较短时间内混合均匀，如图 6-8 所示。为提高混合效率，在 V 型混合机圆筒内添加搅拌桨叶，可提高混合均匀度。

V 型混合机以对流混合为主，混合速度快，混合效果好。

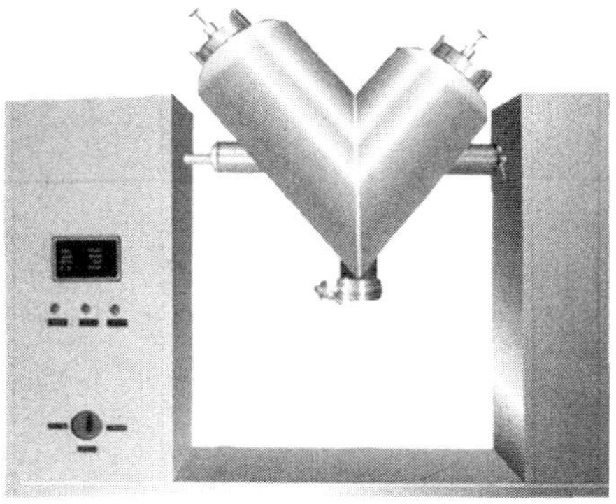

图 6-7 V 型混合机

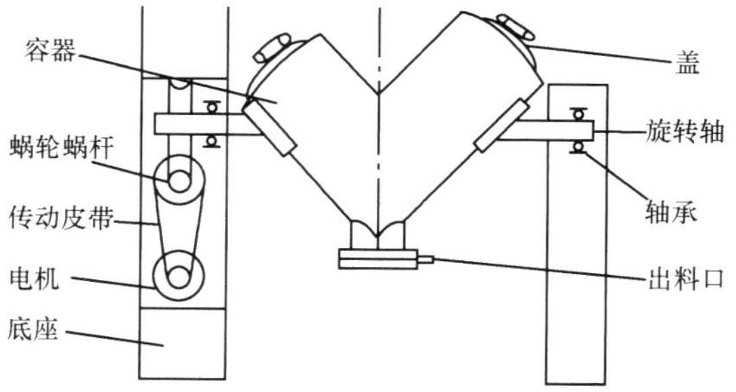

图 6-8 V 型混合机示意图

（二）三维运动混合机

该设备由变频调速电机、主动轴、圆弧八角混合筒等部件组成（图 6-9），其工作原理是装料的筒体在主动轴带动下，做周而复始的平移运动和翻滚等复合运动，促使物料沿着筒体作环向、径向和轴向的三向复合运动，从而实现多物料间相互流动、扩散、积聚，达到混合均匀的目的，如图 6-10 所示。混合率达 99.9%以上，是一种目前普遍使用的新型的混合机械。

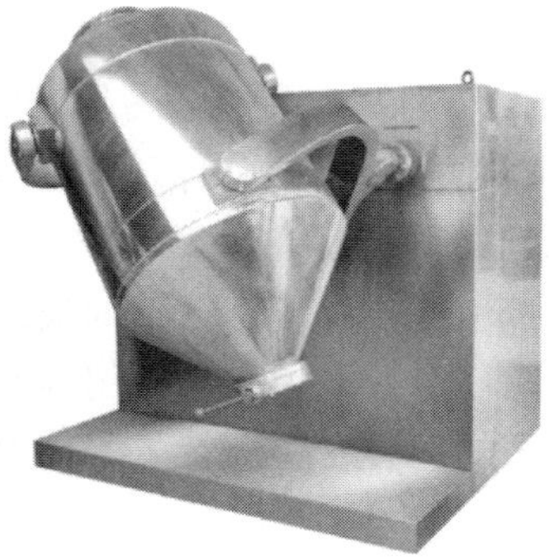

图 6-9　三维混合机

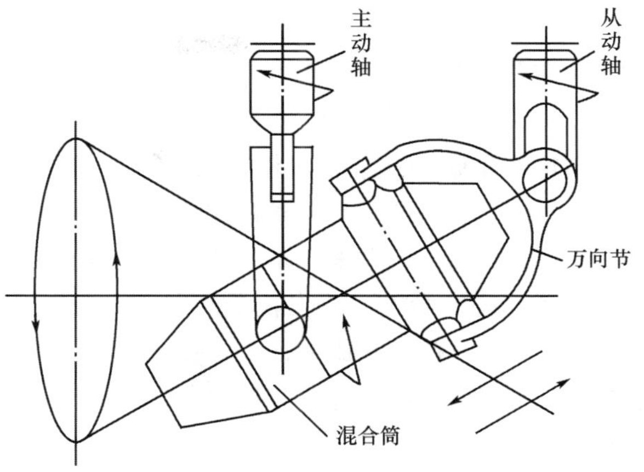

图 6-10　三维混合机示意图

（三）搅拌槽式混合机

搅拌槽式混合机是一种以机械方法对混合物料产生剪切力而达到混合目的的设备（图 6-11）。其主要部件为混合槽，槽内轴向装有与旋转方向成一定角度的搅拌桨（图 6-12），搅拌桨可将物料由外向中心集中，又将中心物料推向两端，在反复的运动过程中使槽内的物料混合。混合槽可以绕水平轴转动（一般借涡轮涡杆装置转动）以便于卸料。这种混合机的混合度曲线与 V 型混合机的大致相似。

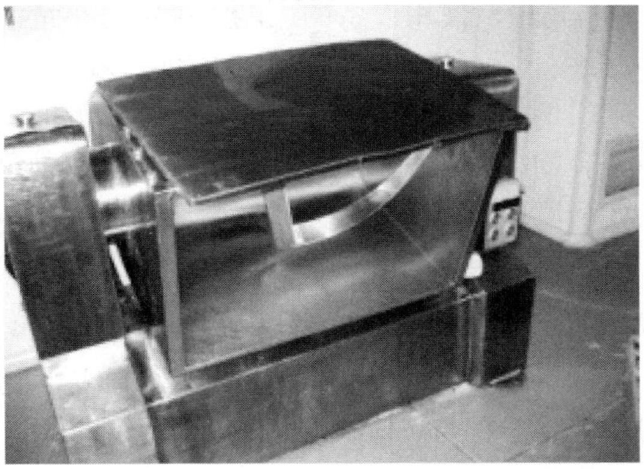

图 6-11　搅拌槽式混合机

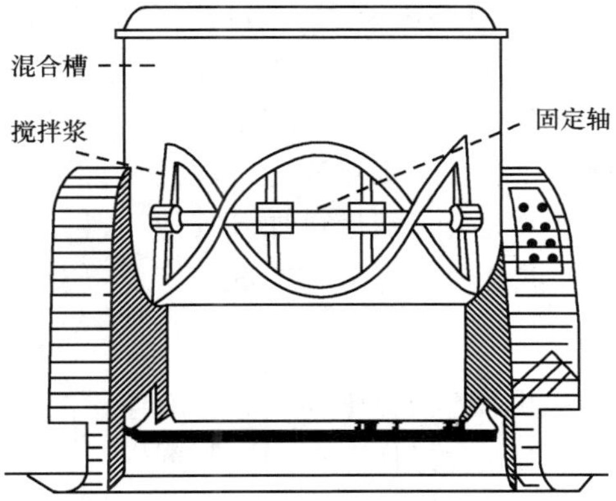

图 6-12　搅拌槽式混合机示意图

（四）锥形垂直螺旋混合机

此种混合机在锥形容器内装有一两个螺旋推进器，螺旋推进器在容器内既有自转又有公转，自转的转速约为 60r/min，公转转速约为 2r/min，容器的圆锥角约为 35°，充填量约为 30%，被混合的固体粒子在推进器的自转作用下自底部上升，又在公转的作用下在容器内产生漩涡和上下的循环运动，物料在混合机内混合 2～8min 可达到最佳混合效果。

（五）二维混合机

二维混合机主要由转筒、摆动架和机架组成，如图 6-13 所示。混合时，二维混合机的转筒进行自转和随摆动架而摆动两个运动。被混合的物料随转筒转动、滚动，又随转筒的摆动发生左右的掺混运动，物料可在短时间内得到充分混合，混合均匀度较高。该机适合于干燥粉末及颗粒的混合。

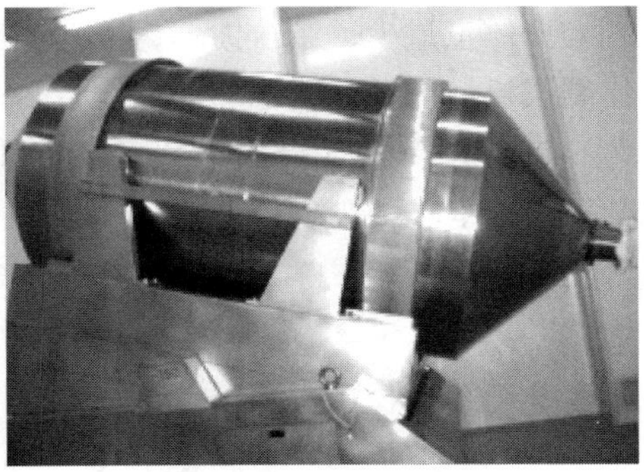

图 6-13　二维混合机

四、影响混合均匀性的因素

1. **充填量的影响** 为保证物料在混合机内充分运动，至少留出与物料堆体积相同的空间，按容积比计算，V型混合机的最适宜充填量（粉粒体的堆体积/混合机体积）为30%。

2. **粒径的影响** 在混合操作中，物料各组分间的粒径大小相近时，物料容易混合均匀，相反，粒径相差较大时，由于粒子间的离析作用，物料不易混合均匀。所以当粒径相差较大时，应先将它们粉碎处理，力求各成分的粒子大小一致，然后再进行混合，混合效果将会得到改善。

3. **粒子形态的影响** 粉末粒子的形态对能否混合均匀有一定的影响。不同形态粒子的最终混合水平取决于各种形态粒子的比例，其中接近球状形态的比例越高，流动性虽好，但离析作用容易发生，混合度低；远离球状形态（如圆柱状）的比例越高，有利于保持较高的混合度；但粒子形态差异越大越难混合均匀，而一旦混合均匀后就不易再分层。

4. **粒子密度的影响** 相同粒径的粒子间的密度不同时，由于流动速度的差异造成混合时的离析作用，使得混合效果下降。当组分的堆密度有差异时，一般将堆密度小的先放于容器内，再加堆密度大的进行混合。这样可避免密度小的组分浮于上部或飞扬，而堆密度大的组分沉于底部而不易混匀。

5. **混合比的影响** 两种物理形态和粒径均相似的药物，经过一定时间的混合，就可混合均匀。混合比在30%左右可获得良好的混合状态，若组成的混合比改变时，将影响粒子的充填状态。当组分的比例量相差悬殊时，一般多采用等量递加法进行混合，即先将组分中的小量药物加入，然后加入等容量的其他药物与其混匀，再从剩余药物中取与上述混合物等容量的药物，与混合物混匀，如此倍量增加至全部药物混合均匀。

6. **混合时间的影响** 物料混合所需的时间应由混合药物量及使用设备的性能所决定。小量混合时，一般不少于5min。混合设备性能差的，混合时间可长些，设备性能好的，混合时间可短些。

除以上因素外，混合顺序也可能给混合操作带来影响。例如，色差较大的物料：一般来说同一颜色的物料在混合后很难通过外观判断其是否混匀。如待混合物料为多种颜色，我们可以先把两种色差较大的物料混合，然后再加入其他物料，通过颜色的均匀程度即可判断物料是否混合均匀。再比如低共熔物在混合时要充分考虑低共熔现象发生后的药效变化，再决定是否先把低共熔物混合。

五、捏合操作

在大量固体粉粒中加入少量液体，使粉粒润湿并产生一定的黏度，以制备均匀的塑性或膏状物料的操作称为捏合操作。在固体制剂生产中，如湿法制粒中采用粉粒与液体的混合工艺来制备软材，蜜丸制备过程中把炼蜜与中药细粉混匀的操作，都属于捏合操作。

捏合过程要求把固体粉粒与适量黏合剂的溶液均匀地混合在一起。因此，捏合操作时，如将全部液体一次集中加入，会在粉末的局部结成大团，对均匀混合很不利。正确的操作是开始先加入少量液体进行搅拌，使一部分粒子形成小糊团，此时湿的糊团与干燥的粒子共同存在，然后再加入剩余部分的液体，颗粒间相互黏附形成一个外观均一的软材。捏合操作的关键是掌握加入液体的总量，如果加入的液体量过少，结合力弱，不易成形。液体量应根据成型工艺的要求添加，如需制成膏状物，则应比制成松散的颗粒物添加的液体量多一些。

制剂生产中所用的捏合设备多为间歇操作。前述搅拌槽式混合机、锥形垂直螺旋混合机等也同样适用于捏合操作，其中搅拌槽式混合机是我国目前常用的捏合设备。除此之外，立式搅拌混合机的应用也日益广泛。

考点：混合方法、影响混合均匀性的因素

第4节 制 粒

多数固体药物制剂的成型，都要经过制粒过程。所谓制粒，就是把物料制成具有一定形状与大小的粒状物的加工过程。物料可以是粉状、块状等固态物，也可以有部分溶液、熔融物等。通过制粒得

到的产品称为颗粒。

一、制粒的目的

把物料制备成颗粒的目的主要有以下几点。

1. 改善物料的流动性 一般粉末的流动性较差，在片剂、胶囊剂制备中可能会造成重量差异过大，制备成颗粒后，其流动性会大大提高，利于制备成其他制剂。

2. 防止药物分层离析 由于混合时各组分药物的性质、粒度的差异，在制剂生产中，经常会因为振动、混合等操作使药物产生分层等离析现象。制备成颗粒后，各组分被固着在颗粒中，可避免此现象的发生。

3. 避免粉尘飞扬和吸附 药物细粉末容易产生飞扬或在器壁上吸附，既不利于劳动保护，又造成了药物损失，制成颗粒后，由于颗粒质量较大，可避免此现象。

4. 利于片剂压制 在片剂生产过程中将药物粉末制成颗粒，可以减少细粉的吸附和容存的空气，使压力传递更加均匀，从而改善压片过程中的松片、裂片的情况。

颗粒可能是最终产品也可能是中间产品，如在颗粒剂生产中颗粒是最终产品，而在片剂、胶囊剂生产中颗粒则是中间产品。因此，制粒的目的不同，对颗粒的质量要求也不同。例如，颗粒剂、胶囊剂的制粒过程以流动性好、防止黏着、提高混合均匀性、改善外观等为主要目的；而压片用颗粒，则以改善流动性和压缩成形性为主要目的。

二、制粒的方法及设备

（一）制粒方法分类

在药厂广泛应用的制粒方法可分为两大类，即湿法制粒和干法制粒。

1. 湿法制粒 是将润湿剂或液态黏合剂加入药物粉体中，使粉体表面润湿、粉粒间产生黏合力，借助于外加机械力的作用和液体架桥制成一定形状和大小的颗粒的方法。由于湿法制成的颗粒经过表面润湿，因此其表面光滑，外形美观，耐磨性较强、压缩性能好，在制药工业生产中应用最为广泛。

2. 干法制粒 是在原料粉末中不加入任何液体，靠压缩力的作用使粒子间距离接近而产生结合力，按一定大小和形状直接压缩成所需颗粒，或先将粉末压缩成片状或板状物后，重新粉碎成所需大小的颗粒。

（二）湿法制粒法及所用设备

常用的湿法制粒法有挤压制粒、高速搅拌切割制粒、流化床制粒、喷雾制粒、转动制粒等。

1. 挤压制粒法

（1）制软材：药物与适宜的填充剂混合均匀，加入适量的润湿剂或黏合剂（必要时加入崩解剂）制备软材，使软材达到“手握成团，轻压即散”的程度。软材的制备可选用搅拌槽式混合机，在搅拌桨的不断搅拌作用下，润湿剂或黏合剂与其他物料会逐步混合均匀，达到软材要求。

（2）挤压制粒及所用设备：制剂工程中，挤压式制粒设备可分为螺旋式、旋转式和摇摆式三大类，其中，摇摆式较为常用。摇摆式挤压制粒机如图6-14所示，摇摆式制粒机由加料斗、筛网、刮粉轴等组成。筛网呈半圆形，上方与加料斗相连，网内有一按正、反方向旋转的转子（转角为200°左右），在转子上固定有若干个棱柱形的刮粉轴。其工作原理如图6-15所示，操作时，把湿料投于加料斗，借助转子正、反方向旋转时刮粉轴对物料的挤压与剪切作用，使物料通过筛网而成粒。摇摆式挤压制粒机生产能力低，制粒时筛网受到的摩擦力较大，因此筛网易破损，主要用于整粒工序。

在使用挤压式制粒机时，颗粒的粒度均由筛网的孔径大小来调节，颗粒强度较大。制粒常采用间歇式操作，操作时，必须监控并确认制备过程和机械等各项技术参数，以保证批与批之间的重现性。制备过程参数主要包括：加料速度和温度、驱动马达的功率、挤出颗粒温度、挤压筛网的温度及挤压室中的压力等。只有掌握了以上各参数后，才可能使产品稳定性得到保证。螺旋式挤压制粒机依靠电机带动螺杆，推动物料强行透过筛网，因而挤压成颗粒，由于其挤压力较恒定，可任意调节，产品质量稳定，已广泛应用于制剂工业生产。

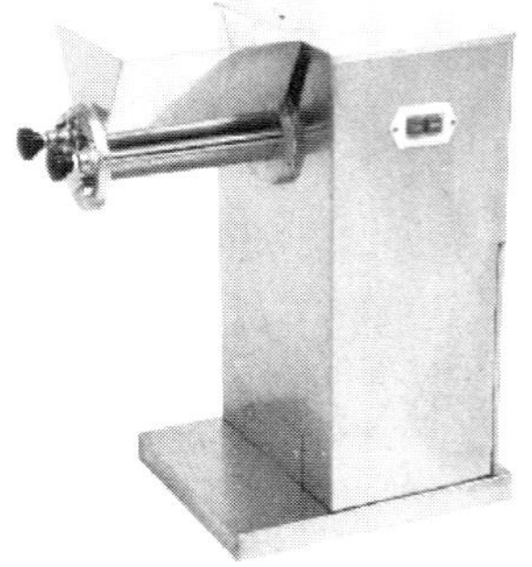

图 6-14 摇摆式挤压制粒机

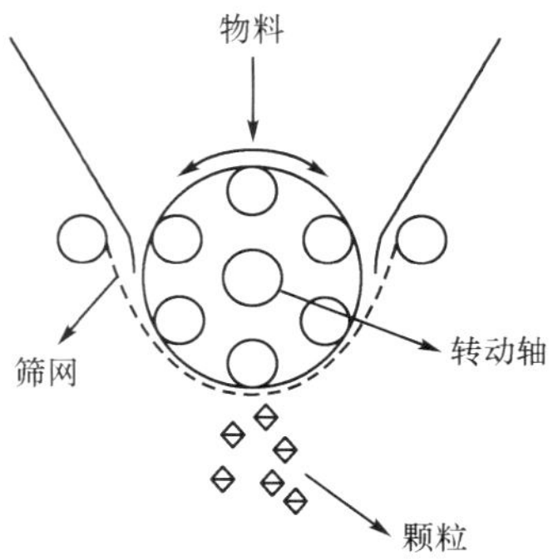

图 6-15 摇摆式挤压制粒机原理图

2. 高速搅拌切割制粒及所用设备 高速搅拌切割制粒是将原辅料和黏合剂加入容器内，靠高速旋转的搅拌器和切割刀的作用迅速完成混合、切割、滚圆并制成颗粒的方法。高速搅拌切割制粒机是近年来开发应用的新型制粒设备。国内主要生产的有立式和卧式两种，图 6-16 为高速搅拌切割制粒机。

高速搅拌切割制粒机（图 6-17）主要由容器、搅拌桨、切割刀所组成。搅拌桨的作用是把物料混合均匀、捏合制成软材，切割刀的作用是破碎大块软材。操作时，把药粉和各种辅料倒入容器中，盖上盖，先把物料搅拌混合均匀后分次加入黏合剂，在搅拌桨的作用下使物料混合、翻动、分散甩向器壁后向上运动，然后在切割刀的作用下将大块软材切割、绞碎，并在搅拌桨的共同作用下，使颗粒得到强大的挤压、滚动而形成致密而均匀的颗粒。

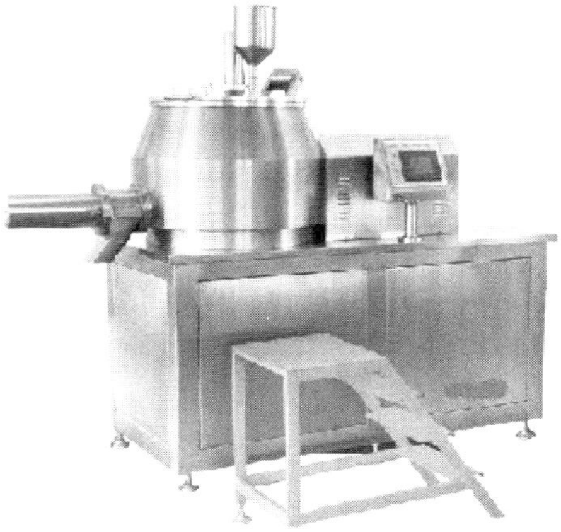

图 6-16 高速搅拌切割制粒机

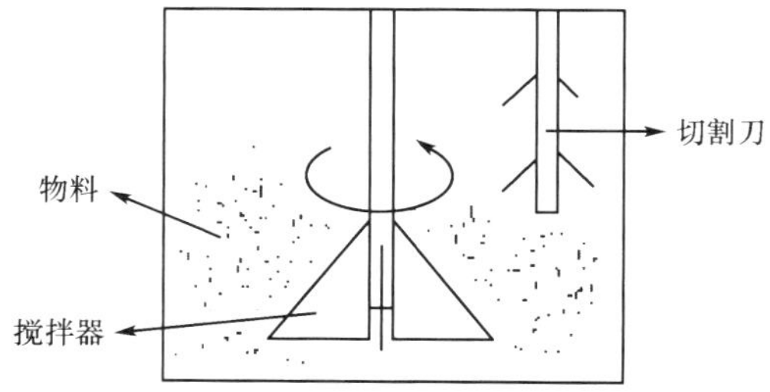

图 6-17 高速搅拌切割制粒机原理图

影响高速搅拌切割制粒的主要因素有：①黏合剂的种类、加入量、加入方式；②原料粉末的粒度（粒度小，有利于制粒）；③搅拌速度；④搅拌器的形状与角度、切割刀的位置等。

高速搅拌切割制粒和传统的挤压制粒相比，具有省工序、操作简单、快速等优点。改变搅拌桨的结构，调节黏合剂用量及操作时间，制得颗粒的密度、强度不同。强度高的颗粒适合于装填胶囊剂，松软的颗粒适合于压片。带有干燥功能的高速搅拌切割制粒机在完成制粒后，可通热风进行干燥，不仅节省人力、物力，而且减少人与物料的接触机会，符合 GMP 要求。

3. 流化床制粒及所用设备 流化床制粒是采用流化技术，用热气流使固体粉末保持流态化状态，再喷入黏合剂溶液，将粉末结聚成颗粒的方法。由于粉粒呈流态化在筛板上翻滚，如同沸腾状，故又称为流化制粒或沸腾制粒；又由于此法将混合、制粒、干燥在同一台设备内一次性完成，还可称为一步制粒法。图 6-18 所示为间歇式流化床制粒机，图 6-19 所示为流化床制粒原理图。空气由风机送入，经过滤器和空气加热器加热至所需温度后通过分布板进入干燥室，空气的流量由风门调节。在干燥室上方设有防止粉尘逸出的捕集器（抖动袋），干燥室内有用于喷洒黏合剂的喷雾器，干燥室可以移出以备加料和卸料。国产沸腾制粒器的生产能力有60kg/批和120kg/批等规格，每批操作时间2h左右。

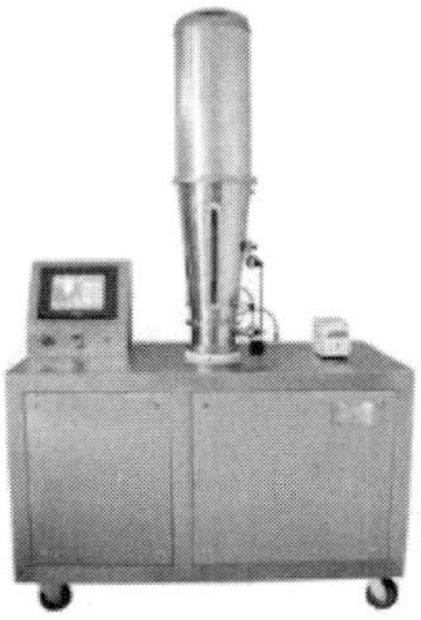

图6-18 间歇式流化床制粒机

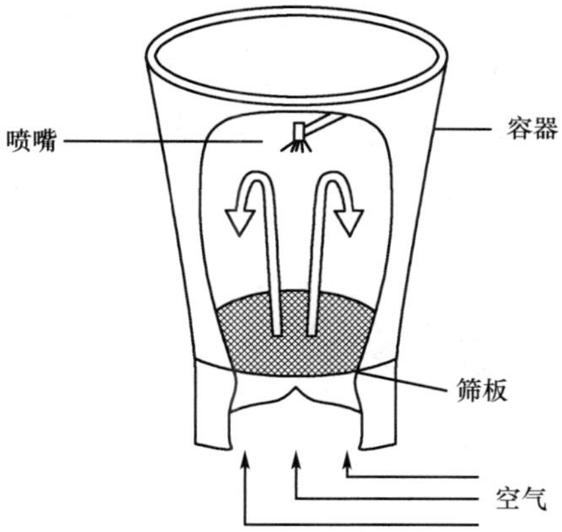

图6-19 流化床制粒原理图

操作时，首先将粉料混合，喷入黏合剂溶液，此时粉末被润湿，发生凝聚，形成颗粒；然后提高空气进口温度进行颗粒的干燥，即得成品。在制粒中，被流化的固相是由密度、粒度各异的数种物料组成，故流化室下部宜为锥形，可防止重粉不能流化的现象。气体分布器多采用孔板式，为防止漏粉，孔板开孔率为5%～10%，孔径为0.5～1.5mm，并在孔板上衬一层60～100目不锈钢筛网。另外，被湿润的物料颗粒容易产生沟流，使空气走短路，对流化不利，故流化室中料层的高度不宜太高，一般为50～300mm。

流化床制粒与一般湿法制粒相比，具有简化工艺、设备简单、减少原料消耗、节约人力、减轻劳动强度、避免环境和药物污染，并可实现自动化等特点。此外，流化床制粒粒度均匀，松实适宜，故压出的药片含量均匀，片重差异小，崩解迅速，释放度好。流化床制粒法的缺点是能量消耗较大，对密度相差悬殊的物料的制粒不太理想。

4. 喷雾制粒及所用设备 喷雾制粒是将物料溶液或混悬液喷雾于干燥室内，在热气流的作用下使雾滴中的水分迅速蒸发以直接获得球状干燥细颗粒的方法。该法可在数秒内完成药液的浓缩与干燥，原料液的含水量可达70%～80%以上，并能连续操作。如以干燥为目的时称为喷雾干燥，以制粒为目的时称为喷雾制粒。该法采用的设备为喷雾干燥制粒机，其构造与流化床制粒机相似，喷入料液为物料溶液或混悬液，而不是单纯的溶液型黏合剂。

（1）喷雾干燥制粒技术的特点：①由液体原料直接干燥得到粉状固体颗粒；②干燥速度快，物料的受热时间短，适合于热敏性物料的制粒；③所得颗粒多为中空球状粒子，具有良好的溶解性、分散性和流动性；④设备费用高、能量消耗大、操作费用高、黏性大的料液易黏壁。

（2）喷雾干燥制粒技术在制粒过程中易出现的问题及原因有：①黏壁，主要原因有药液浓度太高、干燥温度过高、药液的流量不稳定、设备安装不当（如气体通道与液体通道的轴心不重合、喷嘴轴线不在干燥腔的中心垂线上）等；②喷头堵塞，主要原因为药液过浓或浓缩过浓、药液的黏度太大等；③结块，主要原因是干燥温度太低等。

5. 转动制粒及所用设备 是指将物料混合均匀后，加入一定的润湿剂或黏合剂，在转动、摇动、搅拌作用下使药粉聚结成球形粒子的方法。经典的转动制粒设备为容器转动制粒机，即旋转制粒机，如图6-20所示。

这种转动制粒机多用于药丸的生产，可制备2～3mm大小的药丸，但由于粒度分布较宽，在使用上受到一定的限制，操作过程多凭经验控制。

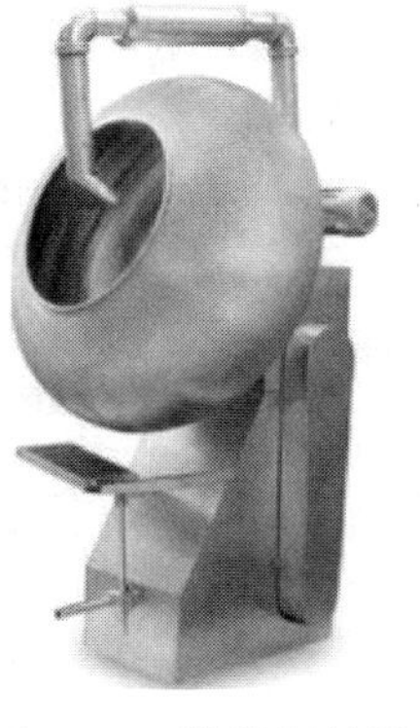

图6-20 旋转制粒机

（三）湿颗粒的干燥要求

湿法制粒法所得颗粒多为湿颗粒，因此需要对湿颗粒进行干燥。颗粒干燥程度用颗粒中的含水量来控制，一般颗粒的含水量控制在3%～5%，在干燥过程中，温度的选择要根据颗粒中各组分的性质，热稳定性高的颗粒可选择较高的干燥温度，来缩短干燥所需的时间，热稳定性差的颗粒干燥温度应严格参考药物的最高耐热温度。

（四）干法制粒法及所用设备

干法制粒适用于热敏性物料、遇水易分解的药物。干法制粒有滚压法和重压法两种。

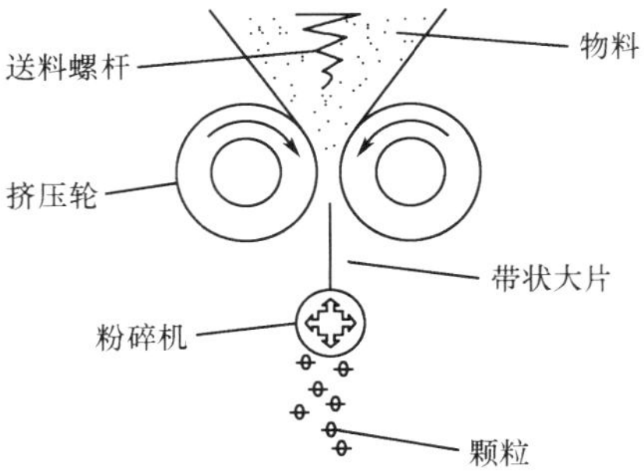

图6-21 滚压法制粒原理图

1. 滚压法及其所用设备 如图6-21所示，将药物和辅料混匀后，先通过特制的压块设备挤压成一定形状、硬度适宜的块状物，再通过粉碎机粉碎成一定粒径的颗粒。干法制粒机由送料螺杆、挤压轮、粉碎机和整粒机等主要部件组成，其中挤压轮的压轮表面可设计成各种形状的凹槽，可压制成各种形状的块状物，如压轮表面设计成瓦楞状沟槽，则可压制成大片状。该机实现了滚压、碾碎、整粒一体化操作，可直接干挤压成颗粒，既简化了工艺又提高了颗粒的质量。操作时，将混合均匀的物料加入送料斗中，通过螺杆输送到两挤压轮上部进行压缩，压缩物的厚度通过两挤压轮之间的缝隙大小调节，压缩物依次经过粗粉碎机粉碎成块状物、滚碎机粉碎成颗粒，最后经过整粒机筛分成粒度适宜的颗粒。

2. 重压法及其所用设备 重压法又称大片法，是指药物和辅料混匀后，用较强压力的压片机压成直径一般为20mm左右的片坯，然后再粉碎成所需粒度的颗粒。本法一般使用重型压片机，由于压片机需用巨大压力，冲模等机械损耗率较大，细粉量多，目前很少应用。

考点：制粒的目的、方法和常用设备

自测题

一、选择题

【A型题】

1. 以下不是粉碎目的的是（ ）
   A. 利于药物的溶出 B. 利于中药材的浸出
   C. 利于劳动保护 D. 利于溶液剂的制备
   E. 利于物料的混合
2. 能全部通过八号筛，并含有能通过九号筛不少于95%的粉末是（ ）
   A. 最粗粉 B. 粗粉 C. 中粉
   D. 最细粉 E. 极细粉
3. 应采用“等量递增”原则进行混合的是（ ）
   A. 各组分比例相差悬殊的药品
   B. 各组分密度相差悬殊的药品
   C. 含有吸湿性组分的药品
   D. 含有易产生静电组分的药品
   E. 含有可形成低共熔物组分的药品
4. 树胶等药物宜用下述哪种方法粉碎（ ）
   A. 干法 B. 湿法粉 C. 低温
   D. 高温 E. 串油法
5. 难溶性药物欲得细粉，可用下述哪种方法粉碎（ ）
   A. 干法 B. 单独
   C. 加液研磨法 D. 水飞法
   E. 串研法
6. 固体石蜡的粉碎过程加干冰，属于下述哪种粉碎方法（ ）
   A. 干法 B. 湿法 C. 低温
   D. 混合 E. 水飞
7. 使用球磨机粉碎物料时，钢球应占研磨罐体积的（ ）
   A. 10%～20% B. 20%～30%
   C. 30%～35% D. 50%
   E. 40%
8. 以撞击作用为主的粉碎机是（ ）
   A. 万能粉碎机 B. 球磨机
   C. 流能磨 D. 胶体磨
   E. 高速粉碎机
9. 《中国药典》将药筛分成几种筛号（ ）
   A. 6 B. 7 C. 8
   D. 9 E. 10
10. 药筛筛孔的“目”数习惯上是指（ ）
    A. 每厘米长度上筛孔数目

B. 每平方厘米面积上筛孔数目
C. 每英寸长度上筛孔数目
D. 每平方英寸面积上筛孔数目
E. 每英尺长度上筛孔数目

11. 流能粉碎的原理是（　　）
A. 高压气流使物料与物料之间、物料与器壁之间相互碰撞而产生强烈的粉碎作用
B. 圆球的撞击与研磨作用
C. 旋锤高速转动的撞击作用
D. 不锈钢齿的撞击与研磨作用
E. 高速旋转的绞刀的剪切作用

12. 以下不属于制粒目的的是（　　）
A. 避免粉尘飞扬　B. 增加物料的流动性
C. 使物料更美观　D. 利于片剂的压片操作
E. 防止物料分层

13. 干燥温度较低，干燥速度较快，适用于液体状态的热敏性物料的干燥方法是（　　）
A. 箱式干燥　B. 微波干燥
C. 红外干燥　D. 喷雾干燥
E. 流化干燥

【B 型题】

（第 14～18 题共用备选答案）
A. 挥发、刺激性较强药物的粉碎
B. 比重较大，难溶于水而又要求特别细的药物的粉碎
C. 对低熔点或热敏感药物的粉碎
D. 混悬剂中药物粒子的粉碎
E. 水分小于 5%的一般药物的粉碎

14. 干法粉碎（　　）
15. 球磨机粉碎（　　）
16. 胶体磨研磨粉碎（　　）
17. 水飞法（　　）
18. 低温粉碎（　　）

（第 19～23 题共用备选答案）
A. 挤压式制粒机　B. 高速搅拌切割制粒机
C. 喷雾制粒机　D. 流化床制粒机
E. 干法制粒机

19. 通过让物料强行通过筛网成粒（　　）
20. 物料为溶液形态或混悬液形态（　　）
21. 物料成“沸腾”状（　　）
22. 利用切割刀成粒，一般颗粒较小（　　）
23. 湿热稳定性较差的物料制粒（　　）

【X 型题】

24. 有关粉碎的不正确表述有（　　）
A. 粉碎是将大块物料破碎成较小颗粒或粉末的操作过程
B. 粉碎的主要目的是减少粒径，增加药物的表面积
C. 粉碎的意义在于有利于固体药物的溶解和吸收
D. 粉碎的意义在于有利于减少固体药物的密度
E. 粉碎的意义在于有利于提高固体药物在液体、半固体中的分散性

25. 影响混合效果的因素有（　　）
A. 各组分的比例
B. 密度
C. 含有色素组分
D. 含有液体成分或吸湿成分
E. 各组分的粒径形态

26. 药物过筛效率与哪些因素有关（　　）
A. 药物的运动方式与速度　B. 药物的干燥程度
C. 药粉厚度　D. 药物的性质
E. 物料的颜色

27. 下列所述混合操作应掌握的原则，正确的是（　　）
A. 组分比例相似者直接混合
B. 组分比例差异较大者应采用等量递加法混合
C. 密度差异大的，混合时先加密度小的，再加密度大的
D. 色泽差异较大者，应采用套色法
E. 混合时间越长越好

28. 下列关于粉碎方法的叙述错误的是（　　）
A. 氧化性药物和还原性药物应混合粉碎
B. 贵重药材应和普通药材混合粉碎
C. 性质相近的几种药物可混合粉碎
D. 含糖较多的药材应单独粉碎
E. 含脂肪油较多的种子类药材应单独粉碎

29. 流化床制粒机可一次完成的操作有（　　）
A. 粉碎　B. 筛分　C. 混合
D. 制粒　E. 干燥

30. 以下属于干燥影响因素的有（　　）
A. 温度　B. 压力　C. 空气湿度
D. 物料性状　E. 物料表面积

二、名词解释

1. 等量递加法
2. 湿法制粒
3. 干法制粒

三、简答题

1. 影响混合效果的因素有哪些？
2. 湿法制粒的工艺流程是什么？
3. 干法制粒的工艺流程是什么？

（李　鹏）

第 7 章

散剂、颗粒剂、胶囊剂、中药丸剂、滴丸剂

第 1 节　概　　述

一、固体制剂的共同特点

课堂互动

出游时人们常会携带一些药品以防患于未然。现有藿香正气水与藿香正气软胶囊两种药品，你更愿意带哪一种药品出游呢？为什么？

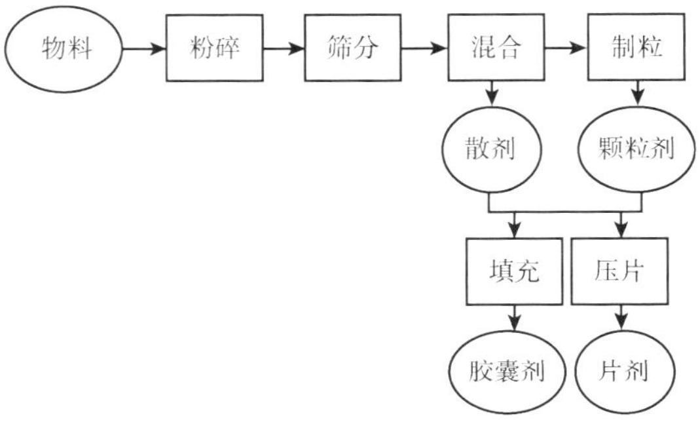

图 7-1　固体制剂的主要制备工艺流程图

常用的固体剂型有散剂、颗粒剂、胶囊剂、中药丸剂、滴丸剂、片剂等。固体制剂的共同特点是：与液体制剂相比，物理、化学稳定性好，生产制备成本较低，服用与携带方便；制备过程的前处理经历相同的单元操作，如粉碎、筛分、混合，而且剂型之间有着密切的联系，见图 7-1；药物在体内须溶解后，才能被吸收入血液循环中发挥治疗作用。

制备固体制剂时，药物一般都需要经过粉碎、筛分、混合等操作，才能加工成各种剂型。例如，原辅料经粉碎、筛分，再混合均匀后可获得散剂；若混合均匀后再进行制粒、干燥操作可制得颗粒剂；若将粉末制得颗粒再进行压片操作可制得片剂；若将粉末或颗粒填充于胶囊中，可制得胶囊剂等。

考点：固体制剂的共同特点

二、固体制剂的胃肠道吸收

固体制剂的主要给药途径是口服，口服后药物在胃肠道吸收进入体循环，在血液中达到有效血药浓度后起效。散剂和颗粒剂没有崩解过程，口服后药物在体内迅速分散后溶解，因此吸收较快。片剂和胶囊剂口服后先崩解成颗粒状，然后将药物溶出，再通过胃肠黏膜吸收进入血液循环。因此，一般情况下，口服固体制剂吸收的快慢顺序一般是：散剂＞颗粒剂＞胶囊剂＞片剂。

考点：口服固体制剂的吸收过程

三、固体制剂难溶性药物的溶出

固体制剂口服后，若药物水溶性好，崩解后可立即溶出、吸收，则崩解是影响水溶性药物吸收的限速因素。若药物是难溶性的，尽管崩解过程快，但溶出会很慢，吸收也相应地受到影响，所以溶出成为影响难溶性药物吸收的限速因素。

影响药物从固体制剂中溶出速度的因素可用 Noyes-Whitney 方程描述：

$$dC/dt=KSCs \qquad (7\text{-}1)$$

式中，dC/dt 为溶出速度，K 为速率常数，S 为固体药物的表面积，Cs 为药物的溶解度。

由 Noyes-Whitney 方程可知，药物从固体剂型中的溶出速度与速率常数 K、药物的表面积 S、药物

的溶解度 Cs 成正比。故可采取以下措施来改善药物的溶出速度：增大药物的溶出面积，如通过粉碎或引入微粉化技术减小粒径；增大速率常数，如加强搅拌以加快药物扩散等；提高药物的溶解度，如提高温度、改变晶型、制成固体分散物等。

考点：口服固体制剂难溶性药物溶出的影响因素

四、固体粉粒的性质

固体粉粒是指固体细小粒子的集合体，包括粉末和颗粒，又称为粉体。其粒径可由几个纳米到数毫米，含有固体粉粒的剂型有散剂、颗粒剂、胶囊剂、片剂等剂型，还包括运用制剂新技术制备的固体分散体、微囊、脂质体、包合物等中间体，所以固体粉粒是很多药物制剂制备的基础。固体粉粒的性质如粒度、密度、形态、流动性等与固体制剂含量的均匀性与剂量的准确性有密切关系，所以研究固体粉粒的性质对药物制剂的制备、质量控制等非常重要。

（一）固体粉粒的密度

固体粉粒的密度是指单位体积粉粒的质量。由于粉粒粒子表面可能粗糙、形状可能不规则，在堆积时，粒子与粒子间必有空隙，而且有些粒子本身又有裂缝或孔隙，所以粉粒的体积包括粉粒自身的体积、粉粒粒子间的空隙和粉粒粒子内的孔隙，相应的就有多种粉粒密度的表示方法。

1. 真密度 指粉粒质量除以不包括粉粒内外空隙体积（物料本身的真实体积），求得的密度。即排除所有的空隙占有的体积后，求得的物质本身的密度。

2. 粒密度 指粉粒质量除以包括粉粒内孔隙的粉粒体积，求得的密度。即排除粒子之间的空隙，但不排除粒子本身的细小孔隙，求得的粒子本身的密度。

3. 堆密度 又称松密度，指粉粒质量除以该粉粒所占容器的体积，求得的密度。其所用的体积包括粒子本身及内部孔隙以及粒子之间空隙在内的总体积。

对于同一种粉粒，真密度＞粒密度＞堆密度。在药剂实践中，堆密度是最重要的，散剂的分剂量、胶囊剂的充填、片剂的压制等都与堆密度有关。根据堆密度的大小，同一药物还有“重质”和“轻质”之分，如果粉粒聚集比较疏松，粉粒间孔隙比较大，则堆密度小，为“轻质”；若较小的粉粒填充于较大的粉粒之间，粉粒之间孔隙较小，则堆密度大，为“重质”，药品生产中根据需要选择重质或轻质粉粒。

堆密度测定可用如下方法：取100ml干燥、洁净量筒，置天平上称重（精确到0.1g），记作 m_1；量筒中缓缓倒入粉粒至95ml左右，再称重，记作 m_2；轻轻抹平量筒上部颗粒，读取其体积（精确到0.1ml），记作 V_0，则堆密度 $\rho_0=(m_2-m_1)/V_0$（g/ml），此时粉粒没有被压缩，测得的堆密度又称最松堆密度。若轻敲筒壁使粉粒处于最紧状态，读取最终体积 V_f，可测得最紧堆密度 ρ_f。

（二）固体粉粒的流动性

有些粉粒能自由流动；有些粉粒则有较强的黏着性，黏结在一起不易流动。粉粒的流动性是其重要性质之一，对于药剂工作意义重大。

1. 粉体流动性的表示方法

（1）休止角：是指将固体粉粒堆积成尽可能陡的圆锥体形状的“堆”，堆的斜边与水平线的夹角，常用 α 表示。休止角越小，流动性越好。一般认为 $\alpha \leq 30°$ 时，流动性好；$\alpha \leq 40°$ 时，可以满足固体制剂生产过程中对流动性的要求；$\alpha > 40°$，则流动性差，需采取措施改善其流动性。

（2）流速：是指单位时间内粉粒由一定孔径的孔或管中流出的量。粉粒的流速大，则流动性好，均匀性也较好。

（3）压缩度：根据最松堆密度 ρ_0 与最紧堆密度 ρ_f 计算压缩度 C，则：$C=[(\rho_f-\rho_0)/\rho_f]\times 100\%$。

压缩度是粉粒流动性的重要指标之一，其大小反映粉粒的聚集和松软状态。压缩度20%以下时流动性较好，压缩度增大时流动性下降，当 C 值达到40%～50%时粉粒很难从容器中自动流出。

2. 影响流动性的因素 粉粒的流动性的好坏，首先与药物或辅料本身的性质有关；其次，粉粒的其他性质如粒子的大小及其分布、粒子的形态、粒子表面粗糙程度、含湿量和密度等对流动性也有显著的影响。

（1）粒子大小及其分布：一般认为，当粒子的粒径大于 200μm 时，休止角较小，流动性良好；当粒径在 100～200μm 范围时，为过渡阶段，随着粒径的减小，粉粒比表面积增大，粒子间的摩擦力增大，休止角增大，流动性变差；当粒径小于 100μm 时，其黏着力大于重力，休止角大幅度增大，流动性差。

粉粒的粒度分布对其流动性也有影响。粒径较大的粉粒流动性较好，但在其中加入粒径较小的粉末，能使流动性变差，加入的细粉量越多，粒径越小，对休止角的影响越大。反之，在流动性不好的细粉末中加入较粗的粒子，可克服其黏着性，使其流动性得到改善。

（2）粒子形态及其表面粗糙性：呈球形或近似球形的粉粒在流动时，粒子较多发生滚动，粒子间摩擦力小，所以流动性较好；而粒子形状越不规则、表面粗糙，粉粒间摩擦力越大，流动性就越差。

（3）含湿量：粉粒含湿量较高，表面会吸附一层水膜，使粉粒间的黏着力增强，休止角增大，流动性变差；但当粉粒吸湿超过一定量后，吸附的水分消除了粒子表面黏着力而起润滑作用，休止角减小，流动性增大。含湿量对流动性的影响因粉粒品种的不同而不同。

（4）加入其他成分的影响：在粉粒中加入滑石粉和微粉硅胶等，改善了粉粒表面的粗糙度，可增加其流动性，这种可改善粉粒流动性的材料称为助流剂。

（5）密度：受重力影响时，粒子的密度大则有利于流动。一般粉粒的密度大于 $0.4g/cm^3$ 时，可以满足粉粒操作中流动性的要求。

（三）粒度与粒度分布

粒度是指反映粒子大小的参数，是决定粉粒其他性质的最基本性质，常用粒径表示；粒度分布指不同粒度的粉粒占粉粒总量的百分数，有区间分布和累积分布两种表示形式，区间分布表示一系列粒径区间中颗粒的百分含量，累积分布也称积分分布，它表示小于或大于某粒径颗粒的百分含量，测定可用大小不一的套筛来进行。

《中国药典》收载测定粉粒粒度与粒度分布的方法有显微镜法、筛分法、光散射法三种。固体制剂制备时粒子大小的测定常用筛分法，筛分法又分为手动筛分法、机械筛分法、空气喷射筛分法。手动筛分法和机械筛分法适用于测定大部分粒径大于 75μm 的样品，对于粒径小于 75μm 的样品，则采用空气喷射筛分法或其他适宜的方法。手动筛分法有单筛分法和双筛分法两种，单筛分法可以测定某种粒度的粉粒所占的百分比，双筛分法可以同时测出几种粒度的粉粒所占的比例。光散射法借助散射仪进行，可测定 0.02～3500μm 的粉粒。

粉粒的粒度及粒度分布可影响药物的分剂量及充填均匀性，也影响片剂的成形及重量差异，根据具体情况需要合适的粒度与粒度分布。

链 接 筛分法测定粉粒的粒度与粒度分布

（1）单筛分法：准备规定规格的药筛。称取供试品，置药筛中，按水平方向旋转振摇至少 3min，并不时在垂直方向轻叩筛，取筛下的颗粒及粉末，称定重量，计算其所占比例（%）。

（2）双筛分法：按剂型或品种项下规定，准备两个药筛套合在一起（下层的筛下配有密合的接收容器）。取单剂量包装的 5 袋（瓶）或多剂量包装的 1 袋（瓶），称定重量，置上层药筛（孔径大的）中，保持水平状态筛分，左右往返，边筛动边拍打 3min。根据产品粒度标准要求，取不能通过大孔径筛和能通过小孔径筛的颗粒及粉末，称定重量，计算其所占比例（%）。

（四）固体粉微的润湿性与吸湿性

1. 润湿性 是指固体界面由固-气界面变为固-液界面的现象。粉体的润湿性对片剂、胶囊剂、颗粒剂等固体制剂的崩解性、溶出性等具有重要意义。

固体的润湿性可用接触角 θ 表示，当液滴滴到固体表面时，润湿性不同可出现不同形状，如图 7-2

所示。液滴在固液接触边缘的切线与固体平面间的夹角称接触角。液滴在固体表面铺成薄层状，即接触角约等于 0°，为完全润湿。液滴在固体表面呈一完整的球形，即接触角约等于 180°，为完全不润湿。接触角越小，润湿性越好。

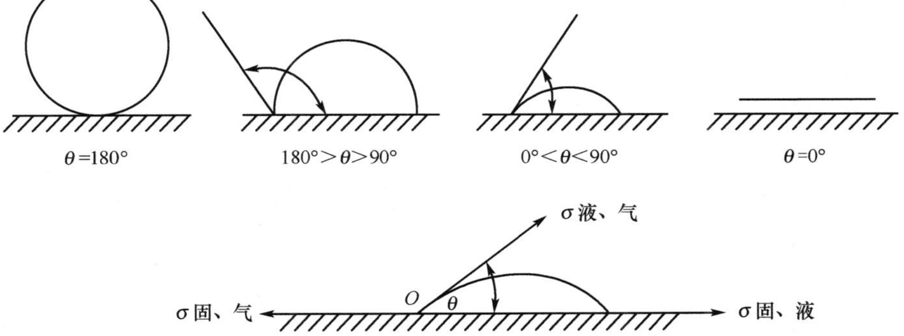

图 7-2　液体在固体表面的润湿

2. 吸湿性　是指固体表面吸附水分的现象。药物的吸湿性与空气状态有关。当空气中水蒸气分压大于物料表面产生的水蒸气压时发生吸湿（吸潮）；空气中水蒸气分压小于物料表面产生的水蒸气压时失去结晶水（风化）。粉体药物的吸湿性会导致粉体的流动性下降，甚至液化，影响到粉体的稳定性。

（1）水溶性药物的吸湿性：水溶性药物在相对湿度较低的环境下几乎不吸湿，但当相对湿度增大到一定值时，吸湿量急剧增加，一般把这个吸湿量开始急剧增加的相对湿度称为临界相对湿度（critical relative humidity，CRH）。CRH 是水溶性药物的特征参数。物料的 CRH 越小则越易吸湿；反之则不易吸湿。

在复方制剂中水溶性物质的混合物吸湿性更强，根据 Elder 假说，水溶性药物混合物的 CRH 约等于各成分 CRH 的乘积，而与各成分的量无关。即

$$CRH_{AB}=CRH_A \cdot CRH_B \qquad (7\text{-}2)$$

式中，CRH_{AB} 表示 A 与 B 物质混合后的临界相对湿度；CRH_A 和 CRH_B 分别表示 A 物质和 B 物质的临界相对湿度。

（2）水不溶性药物的吸湿性：水不溶性药物的吸湿性随着相对湿度变化而缓慢发生变化，没有临界点，但不可忽视此类药物的生产及贮存环境。

考点：固体粉粒的密度、流动性、粒度标示方法及影响因素

第 2 节　固体制剂常用辅料

不同辅料具有不同功能，常用辅料的作用主要有填充作用、黏合作用、吸附作用、崩解作用和润滑作用等。另外，根据需要还可加入着色剂、矫味剂等，以提高患者的顺应性。

固体制剂的辅料必须性质稳定，无生理活性，不与主药发生任何物理化学反应，对人体无毒、无害、无不良反应，不影响主药的疗效和含量测定。根据各种辅料所起的作用不同，将辅料分为五大类进行讨论。

一、稀释剂与吸收剂

稀释剂又称为填充剂，主要作用是用来增加制剂的重量或体积。例如，片剂的直径一般不小于 6mm，每片重量一般不小于 100mg。稀释剂的加入不仅可保证一定的体积大小，而且可以减少主药成分的剂量偏差，改善药物的压缩成形性等。制剂中若含有液体成分如挥发油时，需加入适当的辅料将液体吸收以便进一步操作，此种辅料称为吸收剂。稀释剂与吸收剂在散剂、颗粒剂、胶囊剂、片剂等固体制剂的制备中应用广泛。

（一）淀粉

淀粉是固体制剂制备中最常用的稀释剂。包括玉米淀粉、马铃薯淀粉、小麦淀粉，其中常用的是玉米淀粉。淀粉为白色或类白色粉末，性质稳定，吸湿性小，可与大多数药物配伍，价格便宜。淀粉在散剂、颗粒剂、胶囊剂中的稀释作用较好，但单独使用时可压性较差，因此常与可压性较好的糖粉、糊精等混合使用。

（二）糖粉

糖粉即蔗糖粉，指结晶性蔗糖经低温干燥、粉碎而成的白色粉末，有矫味和黏合作用，在颗粒剂制备时广泛使用。本品黏合力强，可用来增加片剂的硬度，使片剂的表面光滑美观。但糖粉的吸湿性较大，用量大时，会使制粒、压片困难，长期贮藏会使片剂的硬度过大，崩解超限或溶出降低。一般不单独使用，常与糊精、淀粉等混合使用。

（三）糊精

糊精是淀粉水解的中间产物，为白色或类白色无定形粉末，在冷水中溶解较慢，易溶于热水，不溶于乙醇，在无蔗糖型颗粒剂中应用广泛。糊精具有较强的黏结性，使用不当会使片剂表面出现麻点、水印及造成片剂崩解或溶出迟缓，在含量测定时影响测定结果的准确性和重现性，因此常与糖粉、淀粉等混合使用。

（四）乳糖

乳糖指含有一分子结晶水的α-乳糖，无吸湿性，是散剂等固体制剂的理想填充剂。为白色结晶性颗粒或粉末，易溶于水，无臭，味微甜，性质稳定，可与大多数药物配伍。用喷雾干燥法制成的乳糖为非结晶型，有良好的流动性和黏合性，可供粉末直接压片用。

（五）可压性淀粉

可压性淀粉又称为预胶化淀粉，为白色或类白色粉末，具有良好的流动性、可压性、润滑性和干黏合性，并有较好的崩解作用。作为多功能辅料，常用于粉末直接压片。

（六）可压性蔗糖

可压性蔗糖为白色或类白色结晶性粉末或微小颗粒，无臭、味甜。由蔗糖与其他辅料如麦芽糊精共结晶制得，也可用干法制粒工艺制得，在水中极易溶解，可用于咀嚼片的直接压片。

（七）微晶纤维素

微晶纤维素（microcrystalline cellulose，MCC）为微白色或类白色粉末或颗粒状粉末，具有良好的可压性。除作稀释剂外，还可作黏合剂、助流剂、崩解剂等，适用于粉末直接压片。

（八）糖醇类

甘露醇、山梨醇为白色、无臭、具有甜味的结晶性颗粒或粉末，具有一定的甜味。在口中溶解时吸热，有清凉感，适用于咀嚼片等，但价格较高，常与蔗糖配合使用。

（九）无机盐类

无机盐类主要包括一些无机钙盐，如硫酸钙、磷酸氢钙及碳酸钙等，常用于含挥发油组分的吸收剂。应注意硫酸钙对某些主药（四环素类药物）的含量测定有干扰时不宜使用。

二、润湿剂与黏合剂

（一）润湿剂

润湿剂是指本身没有黏性，但可诱发物料的黏性的液体辅料。常用的润湿剂有以下两种。

1. **纯化水** 是制粒时最常用的润湿剂，无毒、无味、价低。但处方中水溶性成分较多时可能出现发黏、结块、湿润不均匀、干燥后颗粒发硬等现象，最好选择适当浓度的乙醇-水溶液，以克服上述不足，溶液的混合比例根据物料性质与试验结果调节。

2. **乙醇** 可用于遇水易分解的药物或遇水黏性太大的药物。随着乙醇浓度的增大，润湿后所产生的黏性降低。使用时根据原辅料的性质选择不同的浓度，常用浓度为30%～70%。

（二）黏合剂

黏合剂是指使无黏性或黏性不足的物料具有黏性，从而使物料聚结成粒或压缩成型的辅料。常用黏合剂有以下几种。

1. 淀粉浆　是最常用的黏合剂，常用浓度为 8%～15%。若物料的可压性较差，可将浓度提高到 20%。淀粉浆的制备方法主要有煮浆法和冲浆法两种：煮浆法是将淀粉混悬于全部量的水中，在夹层容器中加热并不断搅拌，直至糊化；冲浆法是将淀粉混悬于少量（1.0～1.5 倍）水中，然后根据浓度要求冲入一定量的沸水，不断搅拌成糊状。由于淀粉价廉易得，且黏合性良好，因此是制粒中首选的黏合剂。

2. 纤维素衍生物　是指将天然的纤维素经处理后制成的各种纤维素的衍生物。主要有 5 种。

（1）甲基纤维素（methyl cellulose，MC）：是纤维素的甲基醚化物，具有良好的水溶性，可形成黏稠的胶浆，常用浓度为 2%～10%。

（2）羟丙纤维素（hydroxypropyl cellulose，HPC）：是纤维素的羟丙基醚化物，易溶于冷水，加热至 50℃发生胶化或溶胀现象。既可作湿法制粒的黏合剂，也可作粉末直接压片的干黏合剂。

（3）羟丙甲纤维素（hydroxypropylmethyl cellulose，HPMC）：是纤维素的羟丙甲基醚化物，易溶于冷水，不溶于热水，常用浓度为 2%～5%。

（4）羧甲纤维素钠（carboxymethyl cellulose sodium，CMC-Na）：是纤维素的羧甲基醚化物的钠盐，溶于水，不溶于乙醇，常用浓度为 1%～2%。

（5）乙基纤维素（ethyl cellulose，EC）：是纤维素的乙基醚化物，不溶于水，可溶于乙醇等有机溶剂中，可作为对水敏感性药物的黏合剂。本品的黏性较强，且在胃肠液中不溶解，会对片剂的崩解及药物的释放产生阻滞作用。目前常用作缓、控释制剂的包衣或骨架材料。

3. 聚维酮（polyvinylpyrrolidine，PVP）　为白色至乳白色粉末，具引湿性。溶于水、乙醇，因此可用于水溶性或水不溶性物料及对水敏感性药物的制粒，还可用作直接压片的干黏合剂。

4. 明胶　明胶溶于水形成胶浆，黏性较大，常用浓度为 5%～20%。

5. 其他黏合剂　如 50%～70%的蔗糖溶液、海藻酸钠溶液等。

三、崩　解　剂

（一）崩解剂的概念

崩解剂是指促使固体制剂在胃肠液中迅速碎裂成细小颗粒的辅料。例如，片剂由较大压力压制而成，空隙率小，结合力强，即使易溶性药物压制成片后也很难迅速溶解。因为片剂的崩解是药物溶出的第一步，所以崩解时限为检查片剂质量的主要内容之一。除了缓控释片、口含片、咀嚼片、舌下片、植入片等有特殊要求的片剂外，一般片剂和有崩解时限要求的固体制剂均需加入崩解剂。

（二）崩解剂的作用机制

崩解剂的主要作用是消除因黏合剂或高度压缩而产生的结合力，从而使制剂变为细小颗粒或粉末。崩解剂的作用机制如下。

1. 毛细管作用　崩解剂在制剂中形成易于润湿的毛细管通道，当制剂置于溶液中时，水能迅速地随毛细管进入制剂内部，使整个制剂润湿而崩解。淀粉及其衍生物、纤维素衍生物在制剂中具有毛细管作用。

2. 膨胀作用　崩解剂自身具有很强的吸水膨胀性从而分解制剂的结合力。

3. 润湿热作用　物料在水中溶解时产热，使制剂内部残存的空气膨胀，促使制剂崩解。

4. 产气作用　一类由于化学反应产生气体的崩解剂，如在泡腾片中加入的枸橼酸或酒石酸与碳酸钠或碳酸氢钠遇水产生二氧化碳气体，借助气体的膨胀而使片剂崩解。

（三）崩解剂的种类

（1）干淀粉：是一种最为传统、经典的崩解剂。在 100～105℃下干燥 1h，使含水量在 8%以下。吸水性较强，吸水膨胀率为 186%左右。适用于水不溶性或微溶性药物，而对易溶性药物的崩解作用较差。

（2）羧甲淀粉钠（CMS-Na）：是一种性能优良、价格低廉的崩解剂。吸水膨胀作用非常显著，吸水后体积可膨胀至原体积的300倍，用量一般为1%～6%。

（3）低取代羟丙纤维素（L-HPC）：是近年来国内应用较多的一种崩解剂。具有很大的表面积和孔隙率，有很好的吸水速度和吸水量，其吸水膨胀率为500%～700%。用量一般为2%～5%。

（4）交联羧甲纤维素钠（CCNa）：由于交联键的存在不溶于水，能吸收数倍于本身重量的水而膨胀，所以具有较好的崩解作用。当与羧甲淀粉钠合用时，崩解效果更好，但与干淀粉合用时崩解作用会降低。用量一般为5%～10%。

（5）交联聚维酮（PVPP）：是流动性良好的白色粉末，在水中迅速溶胀形成无黏性的胶体溶液，崩解性能十分优越。用量一般为1%～4%。

（6）泡腾崩解剂：是专用于泡腾制剂的特殊崩解剂，最常用的是由枸橼酸或酒石酸与碳酸钠或碳酸氢钠组成的混合物。遇水时产生二氧化碳气体，使制剂在几分钟之内迅速崩解。含有这种崩解剂的制剂应妥善包装，避免受潮造成崩解剂失效。

（7）表面活性剂：作为一种辅助崩解剂，能增加疏水性制剂的润湿性，使水分迅速渗透到固体制剂内部，加速制剂的崩解和药物的溶出。常用的表面活性剂有聚山梨酯80、十二烷基硫酸钠等，单独使用崩解效果不好，常与干淀粉等混合作用。

（四）崩解剂的加入方法

崩解剂的加入方法有外加法、内加法和内外加法。

（1）外加法：将崩解剂加入整粒后的干颗粒中，制剂的崩解发生在颗粒之间。采用此法加入，崩解迅速，但颗粒内无崩解剂，制剂不易崩解成细粉，故溶出较差。

（2）内加法：将崩解剂加于制粒过程中，制剂的崩解发生在颗粒内部。采用此法加入，崩解较慢，由于崩解发生在颗粒内，制剂一经崩解便会成为细粉，利于溶出。

（3）内外加法：将崩解剂分成两部分，内加一部分，外加一部分，制剂的崩解既发生在颗粒内部又发生在颗粒之间，从而达到良好的崩解效果。通常内加部分占崩解剂总量的50%～75%，外加部分占崩解剂总量的25%～50%，根据崩解剂的性能调节加入量。此法集中了前两种方法的优点，可使制剂的崩解既发生在颗粒内部又发生在颗粒之间，有良好的崩解效果。

因此，在相同的用量下，对崩解速度而言，外加法＞内外加法＞内加法；对溶出速率而言，内外加入法＞内加法＞外加法。

表面活性剂作为辅助崩解剂的加入方法有：溶于润湿剂或黏合剂中；与崩解剂混合加入干颗粒中；制成醇溶液，喷入干颗粒中。

课堂互动

某样品（普通片）在小试压片后送检，检验报告显示：样品在8min内全部崩解，崩解时限检查合格；样品15min内平均溶出率仅为70.32%，溶出检查不合格（参比制剂15min内平均溶出率在85%以上）。现打算从崩解剂的加入方式调整，试分析如何调整？

四、润滑剂

（一）润滑剂的作用

广义的润滑剂包括三种辅料，即助流剂、抗黏剂和润滑剂（狭义）。

（1）助流剂：降低颗粒之间摩擦力，从而改善粉体流动性，减少重量差异。

（2）抗黏剂：防止制备时物料黏着于冲头与冲模表面，保证制备操作顺利进行及制剂表面光洁。

（3）润滑剂：降低制备时制剂与冲模壁之间的摩擦力，以减少冲模的磨损和使制剂容易脱离冲模，保证制剂的完整性。

（二）润滑剂的种类

润滑剂可根据亲水性的强弱分为水溶性润滑剂与水不溶性及疏水性润滑剂两类。水溶性润滑剂主要用于需要完全溶解于水中的片剂（如泡腾片），水不溶性及疏水性润滑剂应用较常见，大部分片剂选择这类润滑剂，用量少，效果好。

（1）硬脂酸镁：为疏水性的润滑剂，易与颗粒混匀，减少颗粒与冲模之间的摩擦力，经制备得到的制剂表面光洁美观。用量一般为 0.1%～1.0%，如用量过大，由于其疏水性，会使制剂的崩解（或溶出）迟缓，可加入适量表面活性剂如十二烷基硫酸钠等改善。另外，本品有弱碱性，会影响某些药物如阿司匹林、某些抗生素及有机碱盐的稳定性。

（2）微粉硅胶：不溶于水，亲水性强，为优良的助流剂，可用于粉末直接压片。常用量为 0.1%～0.3%。

（3）滑石粉：不溶于水，为优良的助流剂，一般不单独使用，常与硬脂酸镁合用，常用量一般为 0.1%～3.0%。

（4）氢化植物油：一般指氢化大豆油，不溶于水，溶于液状石蜡。应用时将其溶于轻质液状石蜡，然后喷于干颗粒表面利于均匀分布。常用量一般为 1%～6%。

（5）聚乙二醇类（PEG4000，PEG6000）：为水溶性润滑剂，制得片剂的崩解与溶出不受影响。

（6）十二烷基硫酸钠：为水溶性润滑剂，不仅能增强片剂的机械强度，还可以促进片剂的崩解和药物的溶出。

课堂互动

从制备的角度分析，如何通过处方优化提高小儿用药的依从性？

（三）润滑剂的加入方法

润滑剂的加入方法有以下三种。

（1）压片前直接加到干颗粒中进行总混。

（2）先用 60 目筛筛出颗粒中部分细粉，与润滑剂充分混匀后再加到干颗粒中总混。

（3）将润滑剂溶于适宜的溶剂中或制成混悬液或乳浊液，喷入颗粒中混匀后将溶剂挥发，液体润滑剂一般采用此法。

五、其他辅料

在制备过程中还会加入一些着色剂、矫味剂、稳定剂等辅料以改善制剂的口味和外观、增加识别度、提高稳定性等。

（一）着色剂

所用色素必须是药用级或食用级，色素的最大用量一般不超过 0.05%。

（二）矫味剂

口含片、咀嚼片、泡腾片、口崩片等常用芳香剂、甜味剂作矫味剂以矫正制剂的不良气味，增加用药依从性。

（三）稳定剂

有些制剂在处方中加入适宜的稳定剂，以提高药物的稳定性。

考点：固体制剂常用辅料的种类、典型代表；崩解剂的加入方法

第3节 散　剂

一、概　述

（一）散剂的概念与特点

1. 散剂的概念　散剂（powder）是指原料药物或与适宜的辅料经粉碎、均匀混合制成的干燥粉末状制剂。散剂是我国中药传统剂型之一，至今仍是中医常用剂型。除作为剂型直接应用于临床外，也可

经进一步加工成其他剂型如片剂、颗粒剂、丸剂、胶囊剂等，其制备技术也是制备其他剂型的基础。

2. 散剂的特点

（1）制法简便，运输、携带方便，生产成本低。

（2）比表面积大，易分散、溶出快、奏效快。

（3）内服可分布于胃肠道黏膜表面，避免局部刺激；外用于溃疡、外伤流血等疾病可起到保护黏膜、吸收分泌物、促进凝血和愈合作用。

（4）便于分剂量与服用，尤其适用于吞服片剂、胶囊等困难的小儿和老人。

由于药物粉碎后比表面积增大，其嗅味、刺激性及化学活性也相应增加，某些挥发性成分易散失，故腐蚀性强、易挥发、易吸湿或风化的药物一般不宜制成散剂。

（二）散剂的分类

1. 按用途分类 《中国药典》将散剂分为口服散剂和局部用散剂。口服散剂一般溶于或分散于水、稀释液或者其他液体中服用，也可直接用水送服；局部用散剂可供皮肤、口腔、咽喉、腔道等处应用。专供治疗、预防和润滑皮肤的散剂也可称为撒布剂或撒粉。

2. 按组成分类 散剂按组成可分为单散剂和复方散剂。单散剂是由一种药物组成，而复方散剂是由两种或两种以上药物组成。

3. 按剂量分类 散剂按剂量可分为分剂量散剂和不分剂量散剂。分剂量散剂是将散剂按一次服用量单独包装，由患者遵医嘱按包服用；不分剂量散剂是以多次应用的总剂量形式发出，由患者遵医嘱分取剂量使用。

此外，按散剂成分性质可分为毒剧药散剂、浸膏散剂、泡腾散剂等。

（三）散剂的质量要求

1. 供制散剂的原料药均应粉碎。除另有规定外，口服用散剂为细粉，儿科用和局部用散剂应为最细粉。

2. 散剂应干燥、疏松、混合均匀、色泽一致。制备含有毒性药、贵重药或药物剂量小的散剂时，应采用配研法混匀并筛分。

3. 散剂可单剂量包（分）装，多剂量包装者应附分剂量的用具。含有毒性药的口服散剂应单剂量包装。

4. 散剂中可含或不含辅料。口服散剂需要时亦可加矫味剂、芳香剂、着色剂等。

5. 除另有规定外，散剂应密闭贮存，含挥发性原料药物或易吸潮原料药物的散剂应密封贮存。

6. 散剂用于烧伤治疗如为非无菌制剂的，应在标签上标明“非无菌制剂”；产品说明书中应注明“本品为非无菌制剂”，同时在适应证下应明确“用于程度较轻的烧伤（Ⅰ°或浅Ⅱ°）”；注意事项下规定“应遵医嘱使用”。

二、散剂的制备

（一）散剂的制备

散剂的制备工艺流程，如图 7-3 所示。

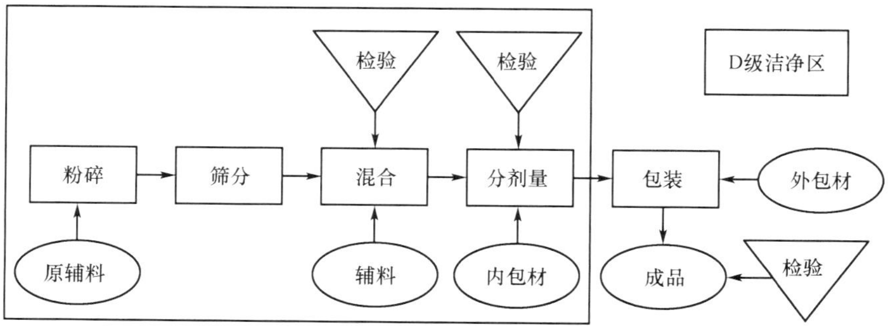

图 7-3 散剂的制备工艺流程图

1. 粉碎与筛分　制备散剂的固体原辅料，一般均需进行粉碎与筛分处理。粉碎的粒度应根据药物的性质、作用及给药途径而定。口服散剂中，药物应粉碎成细粉；难溶性药物应粉碎成极细粉或微粉以加速其溶解和吸收；用于治疗胃溃疡的不溶性药物应粉碎成最细粉，以利于其发挥保护作用及药效；用于皮肤、腔道等的局部用散剂，应粉碎成最细粉，以减轻对黏膜的机械刺激并保证药效。

粉碎时根据药物的性质和粒度要求选择适宜的粉碎方法和设备，并及时筛分。有关内容详见第 6 章。

2. 混合　散剂的均匀性是散剂安全有效的基础，主要通过混合来实现，因此混合是制备散剂的关键工序。混合时要注意选择适宜的设备、方法、时间等以保证混合效率。有关内容详见第 6 章。

3. 分剂量　分剂量是将均匀混合的散剂，按需要的剂量分成等重份数的过程。常用的分剂量方法有重量法和容量法。大量生产时多采用容量法分剂量。

（1）重量法：将每个单剂量准确称量，分装。此法的特点是分剂量准确但操作效率低，常用于含毒性药物、贵重药物、药物剂量小的散剂。

（2）容量法：将散剂填入一定容量的容器中进行分剂量。此法的优点是分剂量快捷，可以实现连续操作，常用于大生产。其缺点是分剂量的准确性会受到散剂的物理性质（如松密度、流动性等）、分剂量速度等的影响，要注意保持操作条件的一致性，以减少误差。

散剂定量分包机及散剂分量器就是利用容量法分剂量的原理设计的。为了保证分剂量的准确性，应结合药物的堆密度、流动性、吸湿性等理化性质进行小试或中试放大实验。

（二）散剂制备举例

1. 一般药物散剂

例 7-1　口服补液盐散 I

【处方】　氯化钠 1750g　氯化钾 750g　碳酸氢钠 1250g　葡萄糖 11 000g　共制成 1000 包

【制法】　①取葡萄糖、氯化钠粉碎成细粉，混匀，分装于大袋中；②将氯化钾、碳酸氢钠粉碎成细粉，混匀，分装于小袋中；③将大、小袋同装于一包，即得。

【分析】　①本品为《中国药典》（2020 年版）二部收载的一种电解质补充药，用于腹泻、呕吐等引起的轻度和中度脱水。②本品将氯化钠、葡萄糖和氯化钾、碳酸氢钠分开包装，是因为氯化钠、葡萄糖易吸湿，若混合包装，易造成碳酸氢钠水解，碱性增大。③必须加入规定量的凉开水（不得为沸水），溶解成溶液使用。④心力衰竭、高钾血症、急慢性肾衰竭少尿患者禁用。⑤本品易吸潮，应密封贮藏于干燥处。

2. 含特殊药物的散剂　毒性药品、麻醉药品、精神药品等特殊药品一般用药剂量小，称取、使用不便，易耗损。常在特殊药品中添加一定比例量的稀释剂制成稀释散（又称倍散、贮备散），以便于临时配方和使用。常用的倍散有十倍散、百倍散和千倍散。十倍散是由 1 份药物加 9 份稀释剂混合均匀制成，即 1∶10 的倍散。倍散的比例可按药物的剂量而定，如剂量在 0.01～0.1g 者，可制成十倍散；如剂量在 0.01g 以下者，可制成百倍散或千倍散。制备倍散时，应采用等量递加法逐级稀释混合，为保证倍散的均匀性，可加着色剂进行着色。着色时十倍散应深一些，百倍散稍浅，这样可根据倍散颜色的深浅判别倍散的浓度。

常用的稀释剂有乳糖、淀粉、糊精、蔗糖、葡萄糖及一些无机物如沉降磷酸钙、碳酸镁等，其中乳糖因流动性好、不易吸潮而较常用。常用的着色剂有胭脂红、品红、亚甲蓝等，使用浓度一般为 0.005%～0.01%。

例 7-2　硫酸阿托品百倍散

【处方】　硫酸阿托品 1.0g　1%胭脂红乳糖 1.0g　乳糖适量　制成 100g

【制法】　①取少量乳糖置乳钵中研磨，使乳钵内壁饱和后倾出；②将硫酸阿托品与胭脂红乳糖在乳钵中研匀；③按等量递加法逐级加入所需要的乳糖量，至全部色泽均匀，即得。

【分析】 ①本品为胆碱受体阻断药，主要用于胃肠、肾、胆绞痛等。②硫酸阿托品为医疗用毒性药品，应加入稀释剂制成倍散使用，乳糖为稀释剂，胭脂红乳糖为着色剂，利于检查倍散的均匀性；③为保证剂量准确，应用重量法分剂量；④1%胭脂红乳糖的配制：取胭脂红置乳钵中，加90%乙醇适量，研匀，加少量乳糖吸收并研匀，按等量递加法加入全部乳糖并至颜色均匀为止，于50～60℃干燥，筛分，即得。

课堂互动

硫酸阿托品一般使用剂量为0.001g，试分析如何制得可以直接使用的硫酸阿托品？如何区分硫酸阿托品与硫酸阿托品百倍散？

3. 含低共熔组分的散剂 当两种或两种以上药物按一定比例混合后出现润湿或液化的现象称为共熔，此混合物称为低共熔混合物。发生共熔现象的药物有樟脑与薄荷脑、苯酚、麝香草酚，乙酰水杨酸与对乙酰氨基酚、咖啡因等。共熔现象在研磨混合时通常出现得较快，其他方式的混合出现较慢。含有共熔组分的制剂是否需混合使其产生共熔，应根据共熔后对药理作用的影响及处方中含有其他固体成分的数量而定，一般有以下几种情况。

（1）药物共熔后，药理作用增强：宜采用共熔。例如，灰黄霉素与聚乙二醇6000形成共熔混合物后比其单独成分吸收快、疗效好。处方设计时尽量减少药物的处方量。

（2）药物共熔后，药理作用减弱：禁用共熔法。例如，乙酰水杨酸与对乙酰氨基酚、咖啡因共熔后，疗效降低，应分别处理，避免低共熔现象。

（3）共熔后，药理作用无变化：如固体组分较多，可先将共熔组分进行共熔处理，再用其他组分吸收混合，使分散均匀。例如，痱子粉中的薄荷脑、樟脑、麝香草酚的共熔。

（4）处方中含有挥发油或其他足以溶解共熔组分的液体时：可先将共熔组分溶解，再喷至其他固体组分中混合均匀。

例7-3 痱子粉

【处方】 水杨酸14g　氧化锌60g　硼酸85g
升华硫40g　麝香草酚6g　薄荷脑6g
薄荷油6g　樟脑6g　淀粉100g　滑石粉加至1000g

【制法】 ①先将麝香草酚、薄荷脑和樟脑研磨形成低共熔物，与薄荷油混匀；②另将升华硫、水杨酸、硼酸、氧化锌、淀粉、滑石粉共置于球磨机内混合粉碎成细粉，过七号筛；③将此混合粉置于混合筒内（附有喷雾设备的混合机），喷入含有薄荷油的低共熔物，混匀，筛分，即得。

【分析】 ①本品中麝香草酚、薄荷、樟脑在混合时发生低共熔，利用此现象便于和其他药物混匀；②本品有吸湿、止痒及收敛作用，适用于汗疹、痱子等。

4. 中药散剂 中药散剂的处方比较复杂，配制方法与散剂的方法基本相同。

例7-4 冰硼散

【处方】 冰片50g　硼砂（炒）500g　朱砂60g　玄明粉500g

【制法】 ①取朱砂以水飞法粉碎成极细粉，干燥后备用；②另取硼砂粉碎成细粉，与研细的冰片、玄明粉混合均匀；③将朱砂与上述混合粉末按等量递增法混匀，过七号筛，即得。

【分析】 ①朱砂为暗红色粒状体，质重而脆，水飞法可获得极细粉。采用等量递增法易于混合均匀。②用于咽喉疼痛、牙龈肿痛、口舌生疮。

三、散剂的质量检查

除另有规定外，散剂应进行以下相应检查。

（一）粒度

除另有规定外，化学药局部用散剂和用于烧伤或严重创伤的中药局部用散剂及儿科用散剂，照下述方法检查，应符合规定。

取供试品 10g，精密称定，化学药散剂置七号筛（中药散剂置六号筛）中（筛下配有密合的接收容器），筛上加盖。按水平方向旋转振摇至少 3min，并不时在垂直方向轻叩药筛。取筛下的粉末，精密称定重量，不得少于 95%。

（二）外观均匀度

取供试品适量，置光滑纸上，平铺约 $5cm^2$，将其表面压平，在明亮处观察，应色泽均匀，无花纹与色斑。

（三）干燥失重或水分

化学药和生物制品散剂照干燥失重测定法[《中国药典》(2020 年版）四部通则]检查，在 105℃干燥至恒重，减失重量不得过 2.0%。中药散剂照水分测定法[《中国药典》(2020 年版）四部通则]检查，不得过 9.0%。

（四）装量差异

单剂量包装的散剂照下述方法检查，应符合规定。

除另有规定外，取供试品 10 袋（瓶），分别精密称定每袋（瓶）内容物的重量，求出内容物的装量与平均装量。每袋（瓶）装量与平均装量相比较[凡有标示装量的散剂，每袋（瓶）装量应与标示装量相比较]，按表 7-1 中的规定，超出装量差异限度的散剂不得多于 2 袋（瓶），并不得有 1 袋（瓶）超出装量差异限度的 1 倍。

表 7-1　单剂量包装散剂装量差异限度

平均装量或标示装量	装量差异限度（中药、化学药）	平均装量或标示装量	装量差异限度（中药、化学药）
0.1g 及 0.1g 以下	±15%	1.5g 以上至 6.0g	±7%
0.1g 以上至 0.5g	±10%	6.0g 以上	±5%
0.5g 以上至 1.5g	±8%		

凡规定检查含量均匀度的化学药和生物制品散剂，一般不再进行装量差异的检查。

（五）装量

除另有规定外，多剂量包装的散剂，照最低装量检查法[《中国药典》(2020 年版）四部通则]检查，应符合规定。

（六）微生物限度

除另有规定外，照非无菌产品微生物限度检查[《中国药典》(2020 年版）四部通则]检查，应符合规定。

（七）无菌

除另有规定外，用于烧伤［除程度较轻的烧伤（Ⅰ°或浅Ⅱ°外）]、严重创伤或临床必须无菌的局部用散剂，照无菌检查法[《中国药典》(2020 年版）四部通则]检查，应符合规定。

四、散剂的包装与贮藏

由于散剂的表面积较大，容易吸湿、风化及挥发，若包装不当容易吸潮，产生潮解、结块、变色、分解、霉变等现象，严重影响散剂的质量及用药安全。因此，散剂在包装与贮藏中应主要解决防潮问题，包装时应选择适宜的包装材料和包装方法。

（一）包装材料

主要有塑料薄膜袋、铝塑复合膜袋、塑料瓶（管）、玻璃瓶（管）等。

（1）塑料薄膜袋：材质较软，成本较低，但有透气、透湿性，应用受限。

（2）铝塑复合膜袋：硬度较大，密封性、避光性好，防湿、防气性能好，目前应用广泛。

（3）玻璃瓶（管）：性质稳定，阻隔性好，尤其适用于含芳香挥发性成分、毒性药物及吸湿性成分的散剂。

（二）包装方法

分剂量散剂多用袋包装，包装后须严密热封。不分剂量散剂多用瓶（管）包装，为避免运输过程中因组分密度不同而分层，包装时应注意将药物填满压紧。

（三）贮藏

散剂应密闭贮藏，含挥发性原料药物或易吸潮原料药物的散剂应密封贮藏。贮藏时应避免重压、撞击，以防包装破裂，造成漏粉。

考点：散剂的制备工艺流程；特殊散剂的制备方法；散剂的质检项目

第4节 颗 粒 剂

一、概 述

（一）颗粒剂的概念与特点

1. 颗粒剂的概念 颗粒剂（granule）是指原料药物与适宜的辅料混合制成具有一定粒度的干燥颗粒状制剂。

2. 颗粒剂的特点 颗粒剂的分散程度小于散剂，大于胶囊剂、片剂等其他固体制剂，具有以下特点：①飞散性、附着性、聚结性、吸湿性等较散剂小，分剂量比散剂容易；②分散度比片剂、胶囊剂大，有利于药物的吸收和发挥疗效；③可包衣，包衣后颗粒具有防潮、缓释、肠溶等性质，改变药物的释放速度和吸收位置；④服用方便，可根据需要加入着色剂、矫味剂等制成色、香、味俱全的颗粒剂，提高用药依从性，尤其适用于小儿。因此，颗粒剂是一种颇具发展前景的剂型。

（二）颗粒剂的分类

根据颗粒剂在水中的分散状况可分为可溶颗粒（通称为颗粒）、混悬颗粒、泡腾颗粒。采用包衣技术，颗粒剂又可分为肠溶颗粒剂、缓释颗粒剂等。以少量辅料及非糖甜味剂代替蔗糖而开发的无糖颗粒剂适用于禁糖患者。

1. 可溶颗粒 绝大多数可溶颗粒为水溶颗粒，用水冲服，如左旋咪唑颗粒、头孢羟氨苄颗粒、板蓝根颗粒等。

2. 混悬颗粒 混悬颗粒是指难溶性原料药物与适宜辅料混合制成的颗粒剂。临用前加水或其他适宜的液体振摇即可分散成混悬液，如罗红霉素颗粒、小儿感冒颗粒等。除另有规定外，混悬颗粒剂应进行溶出度检查。

3. 泡腾颗粒 泡腾颗粒是指含有碳酸氢钠和有机酸，遇水可放出大量气体而呈泡腾状的颗粒剂，如维生素C泡腾颗粒等。有机酸一般用枸橼酸、酒石酸等。使用泡腾颗粒时要注意应将颗粒溶解于水中，待气泡完全消失、颗粒溶解完后再饮用。

4. 缓释颗粒 缓释颗粒是指在规定的释放介质中缓慢地非恒速释放药物的颗粒剂，如美沙拉嗪缓释颗粒等。缓释颗粒应进行释放度检查。缓释颗粒不得咀嚼。

5. 肠溶颗粒 肠溶颗粒是指用肠溶材料包裹颗粒或其他适宜方法制成的颗粒剂。肠溶颗粒耐胃酸而在肠液中释放活性成分或控制药物在肠道内定位释放，可防止药物在胃内分解失效，避免对胃的刺激，如肠必清肠溶颗粒剂等。肠溶颗粒应进行释放度检查。肠溶颗粒不得咀嚼。

（三）颗粒剂的质量要求

1. 原料药物与辅料应均匀混合。含药量小或含毒、剧药物的颗粒剂，应根据原料药物的性质采用适宜方法使其分散均匀。

2. 凡属挥发性原料药物或遇热不稳定的药物在制备过程应注意控制适宜的温度条件，凡遇光不稳定的原料药物应遮光操作。

3. 除另有规定外，挥发油应均匀喷入干燥颗粒中，密闭至规定时间或用包合等技术处理后加入。

4. 根据需要颗粒剂可加入适宜的辅料，如稀释剂、黏合剂、分散剂、着色剂和矫味剂等。为了防潮、掩盖原料药物的不良气味，也可对颗粒进行包衣。必要时，包衣颗粒应检查残留溶剂。

5. 颗粒剂应干燥，颗粒均匀，色泽一致，无吸潮、软化、结块、潮解等现象。除另有规定外，颗粒剂应密封，置干燥处贮存，防止受潮。

6. 颗粒剂的微生物限度、溶出度、释放度、含量均匀度等应符合要求。

二、颗粒剂的制备

（一）颗粒剂的制备

颗粒剂的制备工艺流程见图 7-4。

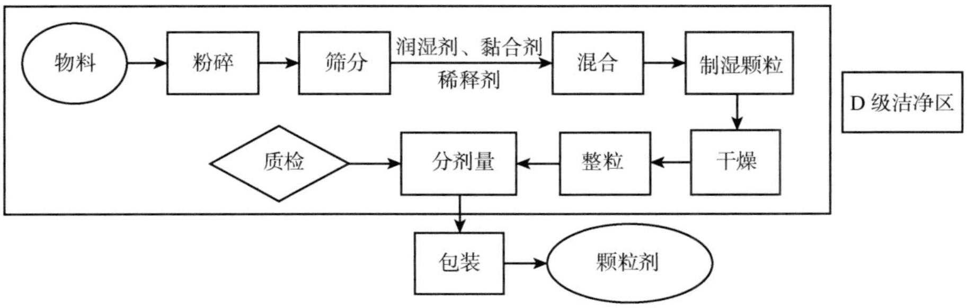

图 7-4　颗粒剂制备工艺流程图

1. 准备物料　药物的粉碎、筛分、混合操作与散剂的制备过程相同。在制备过程中根据需要可添加适宜的辅料，颗粒剂的辅料主要有填充剂、黏合剂、润湿剂、矫味剂、泡腾剂等。辅料的选用要根据药物本身的性质、制备工艺、辅料自身的性质及价格等因素进行决定。

2. 制粒　制粒方法可分为两大类，即湿法制粒和干法制粒。湿法制粒主要包括挤压制粒、转动制粒、高速搅拌制粒、流化床制粒、喷雾制粒等。由于湿法制粒所得的颗粒经过表面润湿，表面光滑、外形美观、耐磨性较强、压缩性能好，在制备中应用最为广泛，是目前制备颗粒剂的主要方法。有关制颗粒的方法和设备详见第 6 章有关内容。

3. 干燥　湿法制粒后应立即采用适宜的干燥方法进行干燥，防止颗粒结块或者受压变形。在干燥过程中，温度的选择要根据颗粒中各组分的性质，热稳定性高的颗粒可选择较高的干燥温度如 80～100℃来缩短干燥的时间，热稳定性差的颗粒干燥温度应控制在 60℃以下。在颗粒剂的制备过程中，常用的干燥方法有厢式干燥、流化床干燥、喷雾干燥、红外线干燥、微波干燥、冷冻干燥等。有关内容详见第 6 章。

4. 整粒　干燥后的颗粒因粘连、结块必须进行适当的整理，以获得具有一定粒度的均匀颗粒。整粒采用过筛分级的办法，一般用振荡筛整粒，去除不能通过一号筛的粗颗粒和能通过五号筛的细粉。

5. 总混　为保证颗粒的均匀性，将制得的颗粒置于混合筒中进行混合获得均匀的颗粒。若处方中含挥发性成分，可直接喷入干颗粒中混匀或者先溶于适量 95%乙醇中，雾化喷洒于干颗粒中混匀。密闭数小时，使挥发性药物渗入颗粒中。

6. 分剂量与包装　将经中间产品检查合格的颗粒按单剂量或多剂量装入适宜的包装袋中。颗粒剂在制备与贮藏期间应注意控制适宜的温度和湿度条件，凡遇光不稳定的药物应避光操作和贮藏。

（二）颗粒剂制备举例

例 7-5　板蓝根颗粒

【处方】　板蓝根 1400g

【制法】　取板蓝根 1400g，加水煎煮二次，第一次 2h，第二次 1h，合并煎液，滤过，滤液浓缩至相对密度为 1.20（50℃），加乙醇使含醇量为 60%，静置使沉淀，取上清液，回收乙醇并浓缩至适量。取稠膏，加入适量的蔗糖粉和糊精，制成颗粒，干燥，制成 1000g，即得。

【分析】　①本品为板蓝根经加工制成的颗粒，采用煎煮法提取有效成分时应注意调整火侯，并不断搅拌，以免稠膏底部糊化；②制软材时，可根据膏的黏稠程度和蔗糖粉、糊精的加入情况，加适量乙醇调整软材至适宜。

三、颗粒剂的质量检查

除另有规定外，颗粒剂应进行以下相应检查。

（一）粒度

除另有规定外，照双筛分法测定：取单剂量包装颗粒 5 袋（瓶）或多剂量包装颗粒 1 袋，称定重量，置药筛中，保持水平状态过筛，左右往返，边筛动边拍打 3min。不能通过一号筛与能通过五号筛的总和不得超过供试量的 15%。

（二）干燥失重或水分

除另有规定外，化学药品和生物制品颗粒剂照干燥失重测定法[《中国药典》（2020 年版）四部通则]测定，于 105℃干燥（含糖颗粒应在 80℃减压干燥）至恒重，减失重量不得超过 2.0%；中药颗粒剂照水分测定法[《中国药典》（2020 年版）四部通则]测定，水分不得超过 8.0%。

（三）溶化性

除另有规定外，颗粒剂照下述方法检查，溶化性应符合规定。

可溶颗粒检查法：取供试品 10g（中药单剂量包装取 1 袋），加热水 200ml，搅拌 5min，立即观察，可溶颗粒应全部溶化或轻微浑浊。

泡腾颗粒剂检查法：取供试品 3 袋，将内容物分别转移至盛有 200ml 水的烧杯中，水温为 15～25℃，应迅速产生气体而呈泡腾状，5min 内颗粒均应完全分散或溶解在水中。

颗粒剂按上述方法检查，均不得有异物，中药颗粒还不得有焦屑。混悬颗粒以及已规定检查溶出度或释放度的颗粒剂可不进行溶化性检查。

（四）装量差异

单剂量包装的颗粒剂按下述方法检查，应符合规定，见表 7-2。

取供试品 10 袋（瓶），除去包装，分别精密称定每袋（瓶）内容物的重量，求出每袋（瓶）内容物的装量与平均装量。每袋（瓶）装量与平均装量相比较[凡无含量测定的颗粒剂或有标示装量的颗粒剂，每袋（瓶）装量应与标示装量比较]，超出装量差异限度的颗粒剂不得多于 2 袋（瓶），并不得有 1 袋（瓶）超出装量差异限度 1 倍。

表 7-2 颗粒剂装量差异限度

平均装量或标示装量（g）	装量差异限度（%）	平均装量或标示装量（g）	装量差异限度（%）
1.0 或 1.0 以下	±10	1.5 以上至 6.0	±7
1.0 以上至 1.5	±8	6.0 以上	±5

凡规定检查含量均匀度的颗粒剂，一般不再进行装量差异检查。

（五）装量

多剂量包装的颗粒剂，照最低装量检查法[《中国药典》（2020 年版）四部通则]检查，应符合规定。

（六）其他

微生物限度等应符合规定。

课堂互动

板蓝根颗粒的制备

板蓝根	1400g
糖粉	适量
糊精	适量

1. 试分析各组分在处方中所起的作用。

2. 采用湿法制粒法制备，主要步骤有哪些？

3. 所制得的板蓝根颗粒需进行哪些项目的质检。

四、颗粒剂的包装与贮藏

颗粒剂的包装和贮藏与散剂基本相同，重点在于防潮，尤其是泡腾颗粒。另外应注意保持其均匀性。除另有规定外，颗粒剂应密封，置干燥处贮藏，防止受潮。包装时应注意选择合适的包装材料和包装方法。

考点：颗粒剂的分类；颗粒剂的制备工艺流程；颗粒剂的质检项目

第5节 胶 囊 剂

一、概 述

（一）胶囊剂的概念和特点

1. 胶囊剂的概念 胶囊剂（capsule）是指原料药物或与适宜辅料充填于空心胶囊或密封于软质囊材中制成的固体制剂，主要供口服用。

2. 胶囊剂的特点

（1）可掩盖药物的不适气味、提高药物稳定性。因药物包裹于胶囊中，胶囊对药物的苦、臭味有遮盖作用；对光敏感或遇湿热不稳定的药物有保护和稳定作用。

（2）药物生物利用度高。与片剂相比，胶囊剂可不加黏合剂和压力，所以在胃肠道中分散快、吸收好、生物利用度高。

（3）可弥补其他固体剂型的不足。含油量高或液态的药物难以制成片、丸剂时，可制成软胶囊剂。

（4）可延缓药物的释放速度和定位释药。先将药物制成颗粒，然后用不同释放速率的高分子材料包衣（或制成微囊），按需要的比例混匀装入空胶囊中，可制成缓释、控释、肠溶等多种类型的胶囊剂。

（5）整洁、美观、易于识别。胶囊壳可制成各种颜色或印字，利于识别且外表美观。

胶囊剂的应用也有局限性。由于胶囊剂的囊材成分主要是明胶，具有脆性和水溶性，若填充的药物是水溶液或稀乙醇溶液，能使胶囊壁溶化；若填充吸湿性很强的药物，会使胶囊壁干燥脆裂；而填充风化性药物可使胶囊壁软化；pH 高于 7.5 或低于 2.5 的油性液体会使明胶变性而破损。易溶性药物和小剂量的刺激性药物，由于胶囊壳溶解后，药物释放过快，局部浓度过高而加剧胃黏膜刺激。因此，具有这些性质的药物不宜制成胶囊剂。

课堂互动

使用胶囊时经常看到有家长将胶囊壳打开，倾出内容物，溶于水后给小孩子服用。大家觉得这种服用方法合适吗？为什么？

（二）胶囊剂的分类

胶囊剂可分为硬胶囊、软胶囊（胶丸）、缓释胶囊、控释胶囊和肠溶胶囊。

1. 硬胶囊 是指采用适宜的制剂技术，将原料药物或加适宜辅料制成的均匀粉末、颗粒、小片、小丸、半固体或液体等，充填于空心胶囊中的胶囊剂。空胶囊是由明胶或其他适宜的药用材料制成的具有弹性的两节圆筒，分别称为囊体和囊帽，两者能互相紧密套合。如头孢拉定胶囊、感冒清胶囊等。

2. 软胶囊 又称胶丸，是指将一定量的液体原料药物直接包封，或将固体原料药物溶解或分散在适宜的辅料中制备成溶液、混悬液、乳状液或半固体，密封于软质囊材中的胶囊剂。可用滴制法或压制法制备。软质囊材一般是由胶囊用明胶、甘油或其他适宜的药用辅料单独或混合制成。如维生素 AD

胶丸、藿香正气软胶囊等。

3. 缓释胶囊 是指在规定的释放介质中缓慢地非恒速释放药物的胶囊剂。如布洛芬缓释胶囊、盐酸二甲双胍缓释胶囊等。缓释胶囊应进行释放度检查。

4. 控释胶囊 是指在规定的释放介质中缓慢地恒速释放药物的胶囊剂。如盐酸地尔硫䓬控释胶囊、吲哚美辛控释胶囊等。控释胶囊应进行释放度检查。

5. 肠溶胶囊 是指用肠溶材料包衣的颗粒或小丸充填于胶囊而制成的硬胶囊，或用适宜的肠溶材料制备而得的硬胶囊或软胶囊。肠溶胶囊不溶于胃液，但能在肠液中崩解而释放活性成分。如阿司匹林肠溶胶囊、奥美拉唑肠溶胶囊等。除另有规定外，肠溶胶囊应符合迟释制剂的有关要求，并进行释放度检查。

（三）胶囊剂的质量要求

1. 胶囊剂的内容物不论是原料药物还是辅料，均不应造成囊壳的变质。

2. 小剂量原料药物应用适宜的稀释剂稀释，并混合均匀。

3. 硬胶囊可根据下列制剂技术制备不同形式内容物填充于空心胶囊中。

（1）将原料药物加适宜的辅料如稀释剂、助流剂、崩解剂等制成均匀的粉末、颗粒或小片。

（2）将普通小丸、速释小丸、缓释小丸、控释小丸或肠溶小丸单独填充或混合填充，必要时加入适量空白小丸做填充剂。

（3）将原料药物粉末直接填充。

（4）将原料药物制成包合物、固体分散体、微囊或微球。

（5）溶液、混悬液、乳状液等也可采用特制灌囊机填充于空心胶囊中，必要时密封。

4. 胶囊剂应整洁，不得有黏结、变形、渗漏或囊壳破裂等现象，并应无异臭。

5. 胶囊剂的溶出度、释放度、含量均匀度、微生物限度等应符合要求，必要时，内容物包衣的胶囊剂应检查残留溶剂。

6. 除另有规定外，胶囊剂应密封贮存，其存放环境温度不高于30℃，湿度应适宜，防止受潮、发霉、变质。

二、胶囊剂的制备

（一）硬胶囊剂的制备

硬胶囊剂制备工艺流程如图7-5所示。其制备过程包括空胶囊的制备、内容物的制备、填充、封口及抛光等工艺过程。

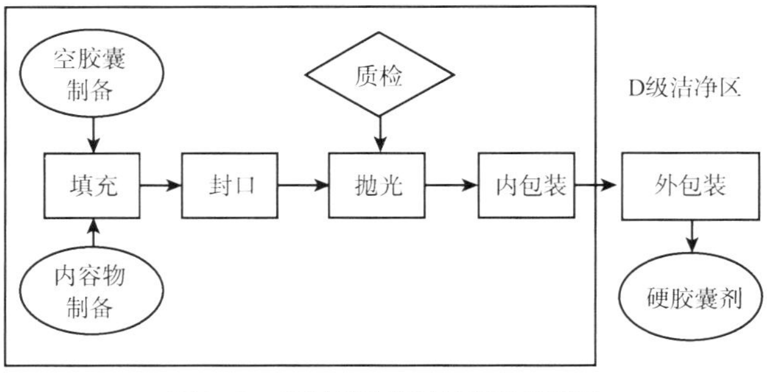

图7-5 硬胶囊剂制备工艺流程图

1. 空心胶囊的选择

（1）原材料的要求：制备空胶囊的主要材料（明胶）为动物的皮、骨、腱与韧带中胶原蛋白经不完全酸水解、碱水解或酶降解后纯化得到的制品，或为上述三种不同明胶制品的混合物。除应符合《中国药典》（2020年版）四部药用辅料该品种项下各种规定外，还应具有一定的胶冻力、pH等物理性质。胶原的来源不同，明胶的物理性质则有很大的差异。例如，以骨骼为原料制成的骨明胶，质地坚硬、性脆、透明度较差；以猪皮为原料制成的猪皮明胶，则富有可塑性，透明度也好，故采用优质骨明胶及皮明胶的混合胶较为理想。

（2）附加剂的加入：制备明胶空心胶囊除以明胶为主要原料外，常加入适量的附加剂，如增塑剂、遮光剂及防腐剂等，以改善囊壳的理化性质，增加胶囊的稳定性。①由于明胶易吸湿又易脱水，为了增加空胶囊的坚韧性与可塑性，可适当加入少量增塑剂，如山梨醇或甘油等；②为了使蘸模后明胶的流动性减弱，可加入琼脂等增加胶液的胶胨力；③为了使成品便于鉴别和美观，胶液中也可加入食用染料着色；④增加空胶囊的光泽，可加入少量十二烷基硫酸钠；⑤对光敏感的药物，可加入蔽光剂（2%～3%二氧化钛）制成不透光的空胶囊；⑥为了防止胶囊在贮藏中发生霉变，可加入尼泊金类作防腐剂；⑦必要时也可加芳香性矫味剂，如0.1%的乙基香草醛和不超过2%的香精油。

链 接　胶囊剂的“荤”与“素”

胶囊剂具有很多得天独厚的优点，但仍有部分人群会避开胶囊，原因在于胶囊壳的主要成分是明胶、甘油和水，明胶一般源于猪皮和猪骨，而世界上不少国家和地区的人因为宗教的缘故，不吃猪肉和其他猪制品，这大大限制了胶囊剂的使用范围。

为了突破这一限制，胶囊壳的生产厂家开发了“素胶囊”，也称“植物胶囊”，即采用HPMC、海藻胶等非动物来源的材料作胶囊壳，大大拓展了胶囊剂的使用范围。目前，“素胶囊”跟“荤胶囊”相比仍存在不少的问题如力学性能差、价格昂贵等，有待进一步研究开发。

（3）空心胶囊的制备：硬胶囊壳一般由专门的胶囊厂制备，制备方法大致可分为溶胶、配液、蘸胶、干燥、拔壳、切割、整理及质量检查等工序（图7-6），也可由自动化生产线来完成。空胶囊应在受控环境中制备，在温度10～25℃、相对湿度35%～65%条件下保存。

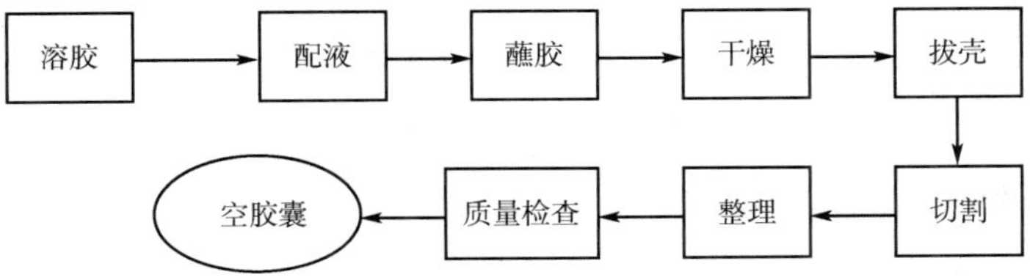

图7-6　空胶囊壳制备工艺流程图

（4）空心胶囊的规格与种类：我国药用明胶硬胶囊的规格共分为8个型号，但常用的是0～5号，其号数越大，容积越小（表7-3）。小容积胶囊为儿童用药或填充贵重药品。明胶硬胶囊的品种有透明、不透明及半透明3种。由于药物填充多用容积分剂量，而药物的密度、晶型、细度及剂量不同，所占的容积也各不相同，故应按药物剂量、所占容积来选用合适的空胶囊。

表7-3　空胶囊号数与容积

空胶囊号数	0	1	2	3	4	5
近似容积（ml）	0.75	0.55	0.40	0.30	0.25	0.15

2. 内容物的制备　如药物通过粉碎至适当粒度就能满足硬胶囊剂的填充要求，则可直接填充。但是，更多的情况是在药物中添加适量的辅料后，才能满足制备或治疗的要求。常用辅料有稀释剂，如淀粉、微晶纤维素、蔗糖、乳糖、氧化镁等；润滑剂，如硬脂酸镁、硬脂酸、滑石粉、二氧化硅等。添加辅料可采用与药物混合的方法，也可采用与药物一起制粒的方法，然后再进行填充。

（1）药物为粉末：流动性好的药物可直接填充。当主药剂量小于所选用胶囊填充量的一半时，常须加入稀释剂，如淀粉类、PVP等。如果主药质轻密度小，常采用1%～2% PVP乙醇溶液制粒，以便于填充。

（2）药物为颗粒或小丸：对于流动性差的药物，可将药物制成颗粒、小丸后再填充入胶囊壳内。以浸膏为原料的中药颗粒剂，引湿性强，富含黏液质及多糖类物质，可加入无水乳糖、微晶纤维素、预胶化淀粉、滑石粉等辅料以改善引湿性。特殊释药性能的药物，可先进行包衣等操作后再进行填充。

（3）药物为液体或半固体：硬胶囊剂也可填充液体或半固体药物。往硬胶囊内填充液体药物，需要解决液体在囊帽与囊体接合处的泄漏问题，必要时密封。

3. 物料的填充 物料在填充时，应综合考虑物料的性质，如物料的外观形状、物料是否均匀、物料是否分层、物料的流动性等，来选择适合的填充设备。

企业生产中常用的硬胶囊剂生产设备为全自动胶囊填充机，如图 7-7、图 7-8 所示。

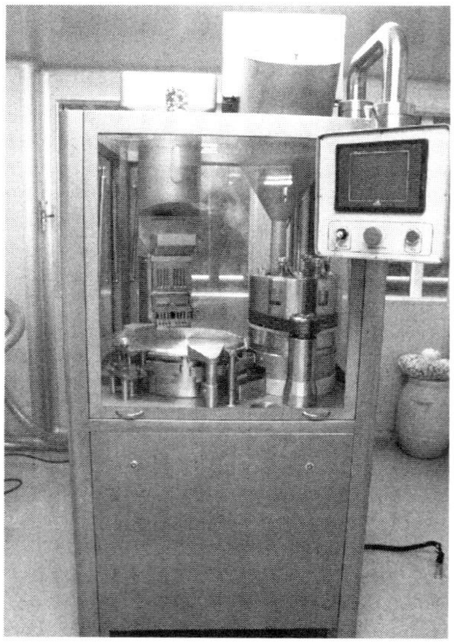

图 7-7 全自动胶囊填充机

（1）定向排列工位：杂乱空心胶囊经过定向排列装置排列成囊帽在上的状态，落入主工作盘上的囊板孔中。

（2）体帽分离工位：利用囊板上各孔径的微小差异和真空抽力，使囊帽留在上囊板，囊体落入下囊板孔中。

（3）体帽错位工位：上囊板连同囊帽移开，囊体上口置于计量充填装置下方以便充填药物。

（4）计量充填工位：采用模板式计量或插管式计量方式将药物充填到下囊板的囊体中。

（5）剔除废囊工位：将未分离开的空胶囊由上囊板中剔除，使其不与装药的胶囊混合。

（6）闭合工位：上下囊板孔轴线对位，利用外加压力将囊帽与装药后的囊体闭合。

（7）出料工位：将闭合后的胶囊从上下囊板孔中顶出。

（8）清洁工位：利用吸尘系统将上下囊板孔中的药粉、碎胶囊皮等清除（图 7-8）。

（二）软胶囊剂的制备

1. 胶囊壳 软胶囊壳与硬胶囊壳的组成相似，主要含明胶、增塑剂等成分。软胶囊应具有一定可塑性与弹性，其硬度与干明胶、增塑剂（甘油、山梨醇或两者的混合物）、水之间的质量比有关，以干明胶∶增塑剂∶水=1∶（0.4～0.6）∶1 为宜。若增塑剂用量过低，则囊壁较硬；反之，则较软。

2. 内容物 内容物可以是各种油类或对明胶无溶解作用的液体药物、药物溶液或混悬液，也可以是固体药物。

3. 制备方法 可分为滴制法和压制法两种。制备软胶囊时，成型与药物填充是同时进行的。

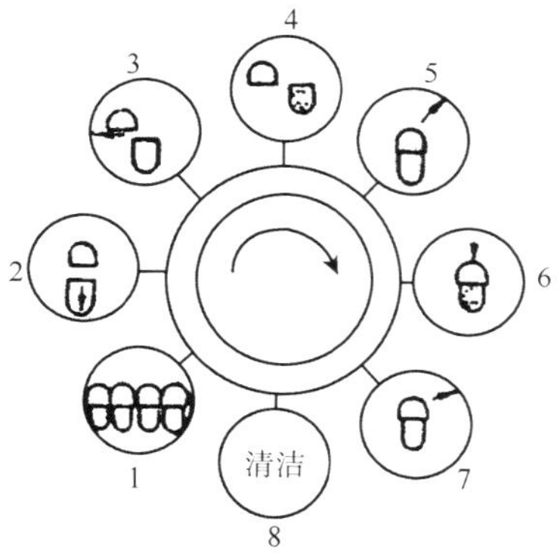

图 7-8 全自动胶囊填充机工作过程示意图

（1）滴制法：工艺流程如图 7-9 所示。

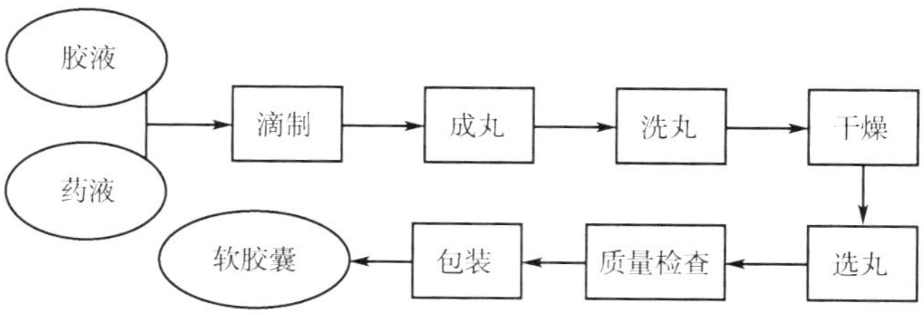

图 7-9 滴制法制备软胶囊的工艺流程图

滴制法制备软胶囊一般选用滴丸机。滴丸机的主要结构包括动力滴丸系统和冷却系统两部分，其中动力滴丸系统包括调速电机和柱塞、泵体组成的三柱泵，冷却系统包括冷却箱和液状石蜡储箱，见图 7-10。

如图 7-11 所示，滴制时，明胶液与油状药物分别由三柱泵压出，通过滴丸机的双孔喷头，在严格的同心条件下按不同的速度滴出，先喷出胶液，再喷出药液，待停止喷药液后再停止喷胶液。定量的胶液包裹着定量的药液滴入不相混溶的液状石蜡冷却液中，界面张力的作用使之成为球形，并逐渐凝固成胶丸。

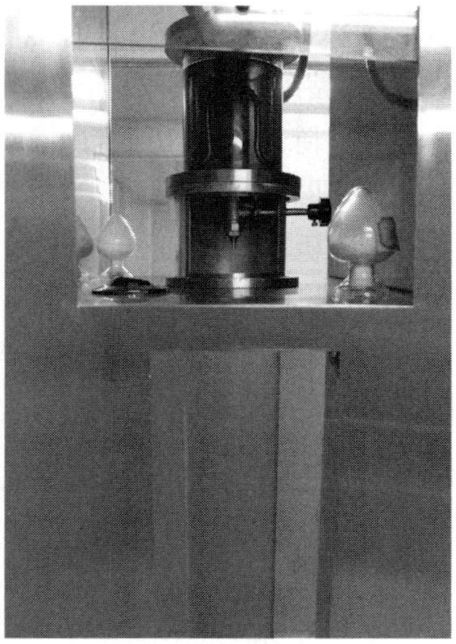

图 7-10　滴丸机

影响滴制法制胶丸的因素有胶液与药液的温度、滴速、冷却液的温度、滴头大小等。一般胶液和药液应保持在 60℃，喷头处应为 75～80℃，冷却液应为 13～17℃。

将制得的胶丸先用纱布拭去附着的液状石蜡，室温条件下鼓风干燥，再经石油醚洗涤 2 次，95%的乙醇洗涤 1 次后于 25～35℃烘干即得。

用本法制备的软胶囊是无缝的，所以又常称无缝胶丸。

（2）压制法：是制备软胶囊的另一种重要方法。

将明胶与甘油、水等溶解后制成胶板或胶带，再将药物置于两块胶板之间，用钢模压制成形。在连续生产时，可采用自动旋转轧囊机。制备时由涂胶机箱、鼓轮制出的两条胶带连续不断地向相反方向移动，在接近旋转模之前逐渐接近，一部分经加压结合，此时药液从填充泵经导管由楔形注入器定量注入自动旋转轧囊机两胶带之间。由于旋转模不停地转动，胶带与药液被压入模槽中，模孔凸缘使胶带全部轧压结合，并将药液包裹成胶丸，剩余的胶带即自动切割分离。胶带在接触模孔的一面需涂润滑油，成型胶丸用石油醚洗涤胶丸，再置于 21～24℃条件下干燥即得（图 7-12）。

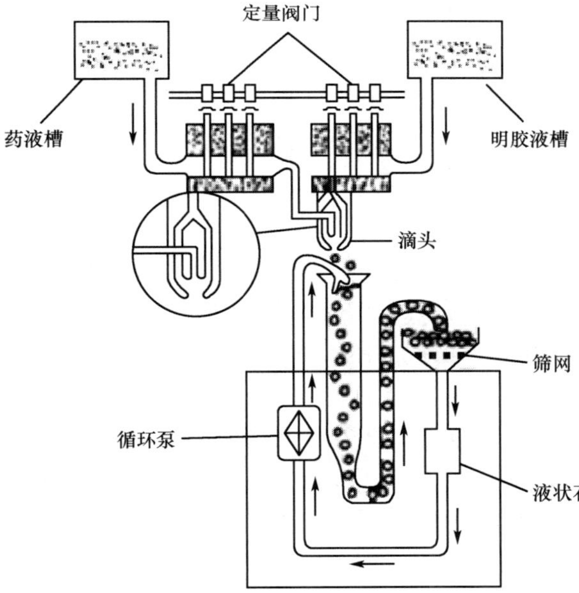

图 7-11　软胶囊滴制原理图

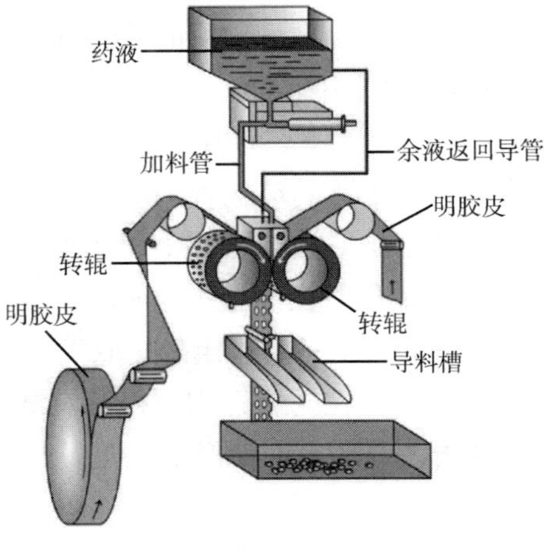

图 7-12　软胶囊压制原理图

旋转轧囊机通过更换模具可制成大小、形状各异的密封软胶囊。本法制备的软胶囊是有缝的，所以也称有缝胶囊。

例 7-6　维生素 AD 胶丸制备

【处方】　维生素 A 3000 单位；维生素 D 300 单位；明胶 100 份；甘油 55～56 份；鱼肝油（或精炼油）适量；纯化水 120 份。

【制法】　将维生素 A、维生素 D 溶于鱼肝油或植物油中，调整浓度使每丸含维生素 A 为标示量的 90.0%～120.0%，含维生素 D 为标示量的 85.0%以上；另取明胶、甘油、纯化水制成胶浆，

70～80℃保温 1～2h，消泡、过滤。以液状石蜡为冷却液，用滴制法制备，收集冷凝的胶丸，用纱布拭去黏附的冷却液，室温下冷风吹 4h，放于 25～35℃下烘 4h，再经石油醚洗涤 2 次（每次 3～5min），除去胶丸外层液状石蜡，用 95%的乙醇洗涤，最后经 30～35℃，烘干 2h，筛选，质检，包装，即得。

【分析】

1. 本品采用滴制法制备。
2. 在制备胶浆时，可采取抽真空的方法以尽快除去胶浆中的气泡。

三、胶囊剂的质量检查

除另有规定外，胶囊剂应进行以下相应检查。

（一）外观

胶囊剂应整洁，不得有黏结、变形、渗漏或囊壳破裂等现象，并应无异臭。囊壳不应变质。

（二）水分

中药硬胶囊剂内应进行水分检查。

取供试品内容物，照水分测定法[《中国药典》（2020 年版）四部通则]检查，不得超过 9.0%。

硬胶囊内容物为液体或半固体者不检查水分。

（三）装量差异

除另有规定外，取供试品 20 粒（中药取 10 粒），分别精密称定重量，倾出内容物（不得损失囊壳），硬胶囊囊壳用小刷或其他适宜的用具拭净；软胶囊或内容物为半固体或液体的硬胶囊囊壳用乙醚等易挥发性溶剂洗净，置通风处使溶剂挥尽，再分别精密称定囊壳重量，求出每粒内容物的装量与平均装量。每粒装量与平均装量相比较（有标示装量的胶囊剂，每粒装量应与标示装量比较），按表 7-4 规定，超出装量差异限度的不得多于 2 粒，并不得有 1 粒超出限度 1 倍。

表 7-4 胶囊剂装量差异限度规定

平均装量或标示装量	装量差异限度
0.30g 以下	±10%
0.30g 或 0.30g 以上	±7.5%（中药±10%）

凡规定检查含量均匀度的胶囊剂，一般不再进行装量差异的检查。

（四）崩解时限

按《中国药典》（2020 年版）四部通则规定的方法检查。除另有规定外，取供试品 6 粒，分别置升降式崩解仪吊篮的玻璃管中（化药胶囊如漂浮于液面，可加挡板；中药胶囊加挡板）进行检查。硬胶囊应在 30min 内全部崩解；软胶囊应在 1h 内全部崩解，以明胶为基质的软胶囊可改在人工胃液中进行检查。如有 1 粒不能完全崩解，应另取 6 粒复试，均应符合规定。

肠溶胶囊，除另有规定外，取供试品 6 粒，按上述装置与方法，先在盐酸溶液（9→1000）中不加挡板检查 2h，每粒的囊壳均不得有裂缝或崩解现象；继将吊篮取出，用少量水洗涤后，每管加入挡板，再按上述方法，改在人工肠液中进行检查，1h 内应全部崩解，如有 1 粒不能完全崩解，应另取 6 粒复试，均应符合规定。

凡规定检查溶出度或释放度的胶囊剂，可不进行崩解时限的检查。

（五）其他

溶出度、释放度、微生物限度等应符合规定。

四、胶囊剂的包装与贮藏

胶囊剂的包装与贮藏条件由胶囊剂的囊材性质决定，包装材料与贮藏环境如湿度、温度和贮藏时间对胶囊剂的质量都有明显的影响，高温、高湿不仅会使胶囊吸湿、软化、变黏、膨胀、内容物结团，而且会造成微生物滋生。一般应选用密闭性能良好的玻璃容器、透湿系数小的塑料容器或泡罩式包装，在不高于 30℃、湿度适宜的干燥阴凉处密封贮藏。

考点：胶囊剂的特点；硬胶囊剂的制备工艺流程；软胶囊剂的制备方法；胶囊剂的质检项目

第6节 中药丸剂

一、概 述

（一）中药丸剂的概念与特点

1. 中药丸剂的概念 中药丸剂是指饮片细粉或饮片提取物加适宜的黏合剂或适宜的辅料制成的球形或类球形固体制剂。包括蜜丸、水蜜丸、水丸、糊丸、蜡丸、浓缩丸和滴丸等。

（1）蜜丸：是指饮片细粉以炼蜜为黏合剂制成的丸剂。

（2）水蜜丸：是指饮片细粉以炼蜜和水为黏合剂制成的丸剂。

（3）水丸：是指饮片细粉以水（或根据制法用黄酒、醋、稀药汁、糖液、含 5%以下炼蜜的水溶液等）为黏合剂制成的丸剂。

（4）糊丸：是指饮片细粉以米粉、米糊或面糊等为黏合剂制成的丸剂。

（5）蜡丸：是指饮片细粉以蜂蜡为黏合剂制成的丸剂。

（6）浓缩丸：是指饮片或部分饮片提取浓缩后，与适宜的辅料或其余饮片细粉，以水、炼蜜或炼蜜和水等为黏合剂制成的丸剂。根据所用黏合剂的不同，分为浓缩水丸、浓缩蜜丸和浓缩水蜜丸等。

（7）滴丸：是指原料药物与适宜的基质加热熔融混匀，滴入不相混溶、互不作用的冷凝介质中制成的球形或类球形制剂。

2. 中药丸剂的特点

（1）传统丸剂服用以后释药速度缓慢且持久，适合于慢性病的治疗和调养。

（2）应用范围较广。可容纳半固体或液体药物，也可包衣掩盖不良气味，提高药物稳定性。

（3）制备工艺简单，无须复杂的生产设备。

（4）其服用量一般较大，不适宜婴幼儿服用。

（5）多数不适合急症用药；生物利用度低，且容易滋生微生物。但中药滴丸剂起效迅速，生物利用度高。

（二）中药丸剂的分类

1. 按黏合剂及大小不同分类 可分蜜丸（每丸重量在 0.5g 或以上的称大蜜丸，每丸重量在 0.5g 以下的称小蜜丸）、水丸、水蜜丸、糊丸、浓缩丸和微丸等类型。

2. 按制备方法不同分类 可分为滴制丸、泛制丸、塑制丸。

（三）中药丸剂的质量要求

1. 除另有规定外，供制丸剂用的药粉应为细粉或最细粉。

2. 蜜丸应细腻滋润，软硬适中。浓缩丸所用饮片提取物应按制法规定，采用一定的方法提取浓缩制成。蜡丸制备时，将蜂蜡加热熔化，待冷却至适宜温度后按比例加入药粉，混合均匀。

3. 除另有规定外，水蜜丸、水丸、浓缩水蜜丸和浓缩水丸均应在 80℃以下干燥；含挥发性成分或淀粉较多的丸剂（包括糊丸）应在 60℃以下干燥；不宜加热干燥的应采用其他适宜的方法干燥。

4. 根据原料药物的性质、使用与贮藏的要求，凡需包衣和抛光的丸剂，应使用各品种制法项下规定的包衣材料进行包衣和抛光。

5. 除另有规定外，丸剂外观应圆整，大小、色泽应均匀，无粘连现象。蜡丸表面应光滑无裂纹，丸内不得有蜡点和颗粒。

6. 丸剂的含量均匀度和微生物限度应符合要求。

7. 除另有规定外，丸剂应密封贮存，防止受潮、发霉、虫蛀、变质。

二、中药丸剂的制备

（一）中药丸剂常用辅料

（1）黏合剂：常用不同规格的炼蜜、糖浆、米糊或面糊等，也可用药材浸出液浓缩而成的清膏或浸膏兼作黏合剂。

（2）润湿剂：药材细粉本身有黏性时，仅需用润湿剂以诱发其黏性，使之黏结成丸。常用的润湿剂有水、酒（黄酒、白酒）、醋（米醋）、稀药汁等。

链 接 蜂蜜的炼制

蜂蜜具有补中、润燥、止痛、解毒等功效。生蜂蜜中含有较多杂质、酶及水分，黏性不足，成丸后在贮藏时易虫蛀、霉变，可通过加热炼制，杀死其中的酶及微生物，除去过多的水分，增加其黏性，达到纯化的目的。

炼蜜可分为嫩蜜、中蜜、老蜜三种规格。

嫩蜜：指蜂蜜加热至105～115℃而得的制品。色泽无明显变化，稍有黏性。含水量在18%～20%，相对密度为1.34左右。适用于黏性较强的药物制丸。

中蜜：指蜂蜜加热至116～118℃，出现均匀淡黄色细气泡的制品。用手指捻之多有黏性，但两手指分开时无长白丝出现。含水量在14%～16%，相对密度为1.37左右。适用于黏性适中的药物制丸。

老蜜：指蜂蜜加热至119～122℃，出现有较大红棕色气泡时的制品。黏性强，两手指捻之出现白丝，滴入冷水中形成边缘清楚的团状。含水量在10%以下，相对密度为1.40左右。多用于黏性差的矿物或纤维较重的药物制丸。

（二）中药丸剂的制备

常用的制备方法为塑制法、泛制法，有些中药丸剂用到滴制法。

1. 塑制法 塑制法是将药材细粉与适量辅料混合制成湿度适宜的可塑性丸块后，制丸条、分割、搓圆、干燥、分装制成丸剂的方法。

塑制法制备丸剂的一般工艺流程如图7-13所示。

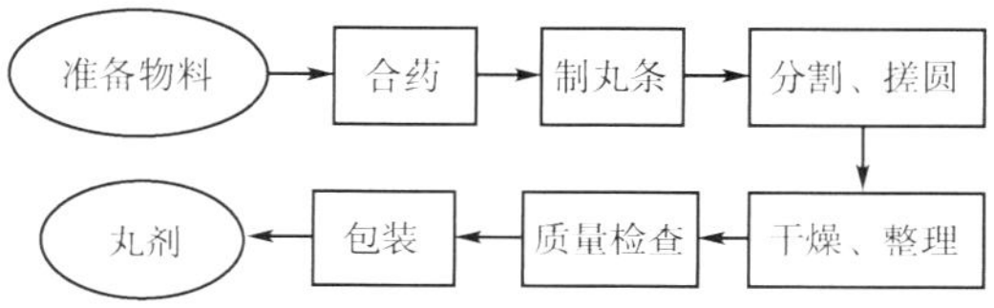

图7-13 塑制法制备丸剂工艺流程图

（1）原辅料的准备：药材原料需经炮制、粉碎并通过五号筛或六号筛（80～100目筛）。所用的辅料主要是黏合剂或润湿剂，按适当方法加以处理，备用。

（2）合药：将混匀的药材粉末（或加有辅料）加入黏合剂或润湿剂研和，制成适宜的可塑性丸块。优良的丸块应软硬适宜，里外一致，无可见性粉末，不黏手，不黏附器壁。

（3）制丸条：丸块软材须放置一定时间，使黏合剂或润湿剂渗透到药粉内，充分诱发丸块的黏性和可塑性，利于搓条。丸条应精细均匀，表面光滑，无裂缝，内面充实而无空隙。

（4）分割和搓圆：小量制备时，可将丸条等量分割后用搓丸板搓圆。大量制备时用双滚筒轧丸机将丸条按丸重等量切割成“毛丸”并搓圆。

（5）干燥和整理：根据丸剂性质选择不同温度、不同方法进行干燥。一般丸剂（如浓缩丸）可在80℃以下干燥；如果含有芳香挥发性成分应在60℃以下干燥；蜜丸一般不干燥，直接用消毒蜡纸包装。

2. 泛制法 泛制法是指将药材粉末加入黏合剂或润湿剂后逐层增大制成适宜大小丸剂的方法。

泛制法制备丸剂的一般工艺流程如图7-14所示。

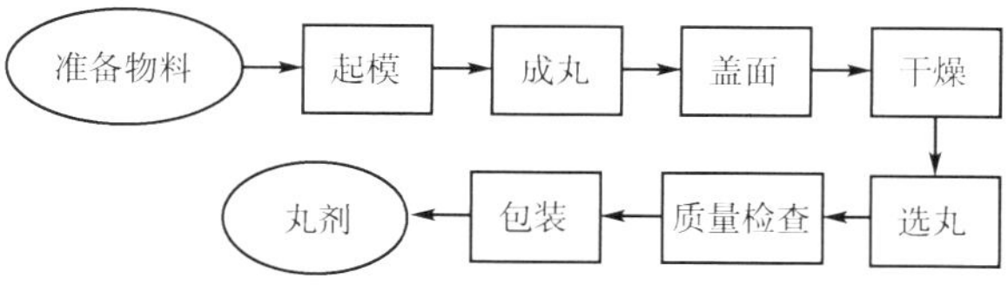

图7-14 泛制法制备工艺流程图

（1）机械泛丸时，可先将少量药材细粉放入包衣锅内，启动包衣锅慢速转动，用喷雾器将润湿剂喷入，制成丸核。

（2）喷润湿剂，再加药粉，使丸核逐渐增大，变成丸模（起模）。

（3）反复加润湿剂和加药粉，丸模体积逐步增大，润湿剂量与药粉量也随丸粒的增大而增加，直到制成药丸。

（4）筛选出合格丸粒，放在包衣锅内充分滚动，加少量润湿剂（亦可加极细药粉与水或其他润湿剂的混合浆），继续滚动直至丸面光洁、色泽一致、形状圆整为止。

（三）丸剂制备举例

例 7-7　麦味地黄丸

【处方】　麦冬 60g　五味子 40g　熟地黄 160g　山茱萸（制）80g　牡丹皮 60g　山药 80g　茯苓 60g　泽泻 60g

【制法】　以上八味中，取泽泻、麦冬、茯苓粉碎成粗粉，加水煎煮两次，第一次 3h，第二次 2h，合并煎液，滤过，滤液浓缩成相对密度为 1.30～1.35（20℃）的清膏；另取熟地黄切片，加水煎煮 3 次，第一次 3h，第二次 2h，第三次 1h，合并煎液，滤过，滤液浓缩成相对密度为 1.30～1.35（20℃）的清膏；另取五味子、牡丹皮 33.5g、山茱萸（制）46.9g，照流浸膏剂与浸膏剂项下的渗漉法操作，用 70%的乙醇作溶剂，浸渍 24h 后进行渗漉，收集渗漉液，回收乙醇，浓缩成相对密度为 1.30～1.35（20℃）的清膏；将山药、剩余的牡丹皮和山茱萸（制）粉碎成细粉，与上述各清膏混匀，制丸，干燥，打光，即得。

三、中药丸剂的质量检查

中药丸剂的质量检查项目主要有外观、水分、重量差异、装量差异、装量、溶散时限、微生物限度检查等，其各项均应符合《中国药典》（2020 年版）四部通则规定。

溶散时限按《中国药典》（2020 年版）四部通则规定的方法检查。

除另有规定外，取供试品 6 丸，选择适当孔径筛网的吊篮（丸剂直径在 2.5mm 以下的用孔径约 0.42mm 的筛网；在 2.5～3.5mm 的用孔径约 1.0mm 的筛网；在 3.5mm 以上的用孔径约 2.0mm 的筛网），照崩解时限检查法（通则 0921）片剂项下的方法加挡板进行检查。小蜜丸、水蜜丸和水丸应在 1h 内全部溶散；浓缩丸和糊丸应在 2h 内全部溶散。操作过程中如供试品黏附挡板妨碍检查时，应另取供试品 6 丸，以不加挡板进行检查。

上述检查，应在规定时间内全部通过筛网。如有细小颗粒状物未通过筛网，但已软化且无硬心者可按符合规定论。

蜡丸照崩解时限检查法（通则 0921）片剂项下的肠溶衣片检查法检查，应符合规定。

除另有规定外，大蜜丸及研碎、嚼碎后或用开水、黄酒等分散后服用的丸剂不检查溶散时限。

四、中药丸剂的包装与贮藏

中药丸剂种类不同，其包装稍有差异，包装和贮藏条件的选择应根据药丸的自身性质，一般均应密封包装贮藏。通常水丸多装于纸袋或塑料袋中密封，含芳香药物或较贵重药物的水丸多装于玻璃质或瓷质小瓶中。大蜜丸的包装多用蜡纸盒、塑料盒或蜡皮包装。

考点：中药丸剂的分类；丸剂塑制法制备工艺流程；丸剂泛制法制备工艺流程

第 7 节　滴　丸　剂

课堂互动

从概念、剂型特点、组成、制备工艺等角度比较和讨论滴丸和胶丸这两种剂型的异同之处，并通过查阅药典，概括目前临床常用的这两种剂型制剂品种及其用途。

一、概　　述

（一）滴丸剂的概念与特点

1. 滴丸剂的概念　滴丸剂是指原料药物与适宜的基质加热熔融混匀，滴入不相混溶、互不作用的冷凝介质中制成的球形或类球形制剂，主要供口服。

2. 滴丸剂的特点

（1）疗效迅速，生物利用度高。

（2）可使液体药物制成固体滴丸，便于服用和运输，如满山红油滴丸及芸香油滴丸等。

（3）工艺条件易于控制，质量稳定，因受热时间短，能增加易氧化、易挥发性药物的稳定性。

（4）应用方便，滴丸剂可口服、外用或进行局部治疗。

（5）由于可供使用的基质品种少，且难滴制大丸（一般丸重不超过 100mg）、载药量有限等原因，一般仅适宜于剂量小的药物。

（二）滴丸剂的质量要求

1. 滴丸剂应外观圆整，大小、色泽应均匀，无粘连现象。

2. 滴丸冷凝介质必须安全无害，且与原料药物不发生作用。在滴制成丸后，滴丸表面应无冷凝介质黏附。

3. 根据原料药物的性质与使用、贮藏的要求，供口服的滴丸可包糖衣或薄膜衣，必要时，薄膜包衣滴丸应检查残留溶剂。

二、滴丸剂的制备

（一）滴丸剂常用基质及冷凝液

1. 常用基质　滴丸剂中的基质是药物的载体与赋形剂，其与滴丸的成型、溶出度、稳定性等有密切关系。

常用基质可分为水溶性基质、脂溶性基质、混合基质三种。

（1）水溶性基质：有 PEG 类、硬脂酸钠、聚氧乙烯单硬脂酸酯（S-40）、甘油明胶等。

（2）脂溶性基质：有硬脂酸、单硬脂酸甘油酯、虫蜡、氢化植物油等。

（3）混合基质：在实际的制备过程中，也经常把水溶性基质和脂溶性基质混合使用，这两者混合后称为混合基质。混合基质可承载更多的药物，可调整熔点，还可对溶出速度或溶散时限进行调节，如 PEG 6000 与适量的硬脂酸配合使用。

2. 常用冷凝液

（1）冷凝液的概念：用于冷却液体，使其成为固体丸粒的液体称为冷凝液。

（2）冷凝液应具备的条件：冷凝液有较好的稳定性，有适宜的密度和黏度，以保证液滴上浮或下沉，并使其在冷凝液中缓慢运动，冷凝液还应有适宜的表面张力，以确保液滴能顺利形成滴丸。

（3）冷凝液的种类：冷凝液分为水溶性冷凝液与脂溶性冷凝液两类。一般情况下，水溶性基质滴丸选择脂溶性冷凝液，脂溶性基质滴丸选择水溶性冷凝液。常见的水溶性冷凝液有水、不同浓度乙醇等，常见的脂溶性冷凝液有液状石蜡、二甲基硅油、植物油等。

（二）滴丸剂的制备

1. 滴丸剂的制备工艺　滴丸剂采用滴制法进行制备，其工艺流程如图 7-15 所示。

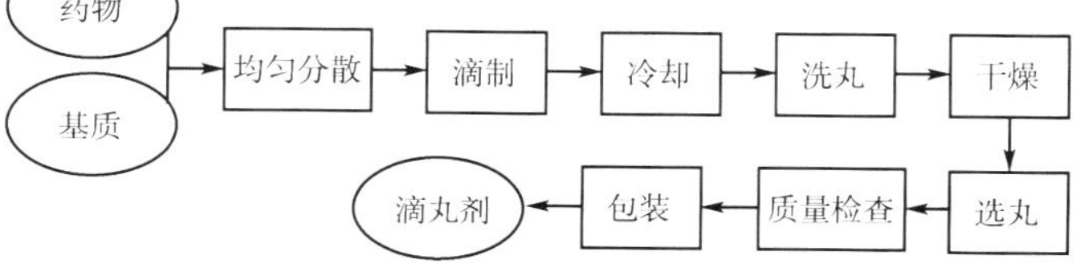

图 7-15　滴制法制备滴丸工艺流程图

将选好的基质加热熔化，将药物分散在已经熔化的基质当中，混匀。药液在80～90℃保温。调整好冷凝液的温度，一般为10～15℃，调节滴头的速度，将药液滴入冷凝液中。当丸粒冷却后，从冷凝液中滤出滴丸，并剔除废丸，用纱布擦除冷凝液，冷风吹干，并在室温下晾置4h。按药典规定进行质量检查，合格后对产品进行包装贮藏。

2. 滴制设备 大量制备滴丸一般使用滴丸机，参考软胶囊的滴制法。

为保证滴丸剂质量符合规定，在制备滴丸时要注意：选择适宜的基质与冷凝液，确定合适的滴管内外口径，滴制过程中保持恒温，滴制液静压恒定，滴出口与冷凝液液面之间的距离适宜等。

链 接 影响滴丸剂丸重及圆整度的因素

1. 影响滴丸丸重的主要因素

（1）滴管口径。

（2）温度：温度上升表面张力下降，丸重减小，反之增大。因此，操作时注意保持恒温。

（3）滴管口与冷凝液液面的距离：距离过大液滴会因重力作用被跌散产生细粒，多次试验结果显示，选择不超过5cm的距离较适宜。

2. 影响滴丸圆整度的主要因素

（1）液滴在冷凝液中的移动速度：液滴与冷凝液的密度相差大、冷凝液的黏度小会增加液滴的移动速度。移动速度越快，受的力越大，其形越扁。

（2）冷凝液的性质：适当增加冷凝液与液滴的亲和力，使液滴中空气排出，有利于提高成丸的圆整度。

（3）冷凝液的温度：梯度冷却有利于滴丸均匀冷却成型，但使用甲基硅油时可以不用梯度冷却，只需控制好滴丸出口温度（40℃左右），如苏冰滴丸。

（三）滴丸剂的制备举例

例7-8 苏冰滴丸

【处方】 苏合香脂100g 冰片200g PEG6000 700g

【制法】 取PEG6000放入铝锅，油浴上加热至90～100℃熔融，然后加入苏合香脂及冰片，搅拌溶解，移至储液器中，80～90℃保温；调节滴管阀门，将药液滴入液状石蜡冷凝液（10～15℃）冷凝成型；取出滴丸沥尽并擦除液状石蜡，在滑石粉中滚动，在石灰箱内干燥，即得。

【分析】 这是冠心苏合蜜丸改良而成的滴丸。苏冰滴丸与冠心苏合蜜丸相比，具有体积小、崩解快、溶出好、显效快和疗效高等优点。经临床验证，苏冰滴丸的疗效与蜜丸相似，但因剂量较小，相对地提高了疗效。

例7-9 芸香油滴丸

【处方】 芸香油835g 硬脂酸钠100g 虫蜡25g 水40g

【制法】 将以上三种药物放入烧瓶中，摇匀，加水后再摇匀，装上回流冷凝器，振摇下100℃加热，全部熔化后冷却至77℃，移入储液器内；药液保持65℃由滴管滴入含1%硫酸的冷却水溶液中，滴丸成形后取出，放入冷水浸洗，再倒入垫有吸水纸的盘内，吸去水迹，即得。

【分析】 本例有两个特殊之处，一是药液的相对密度轻于冷凝液，所以应用上浮式滴制设备和方法；二是冷凝液中含有硫酸，能与液滴和丸粒表面的硬脂酸钠反应生成硬脂酸而附着在滴丸表层，制成肠溶性滴丸。因而避免了芸香油对胃的刺激作用，减少了它的恶心、呕吐等副作用。

三、滴丸剂的质量检查

除另有规定外，滴丸剂应进行以下相应检查。

（一）外观

滴丸剂应外观圆整，大小、色泽应均匀，无粘连现象。

（二）重量差异

取供试品 20 丸，精密称定总重量，求得平均丸重后，再分别精密称定每丸的重量。每丸重量与标示丸重相比较（无标示丸重的，与平均丸重比较），按表 7-5 中的规定，超出重量差异限度的不得多于 2 丸，并不得有 1 丸超出限度 1 倍。

表 7-5 滴丸剂重量差异限度规定

标示丸重或平均丸重	重量差异限度	标示丸重或平均丸重	重量差异限度
0.03g 及 0.03g 以下	±15%	0.1g 以上至 0.3g	±10%
0.03g 以上至 0.1g	±12%	0.3g 以上	±7.5%

包糖衣的滴丸应检查丸芯的重量差异并符合规定，包糖衣后不再检查重量差异。

凡进行装量差异检查的单剂量包装及进行含量均匀度检查的滴丸，一般不再进行重量差异的检查。

（三）溶散时限

按照《中国药典》（2020 年版）四部通则中崩解时限检查法片剂项下的方法不加挡板进行检查。取供试品 6 丸，普通滴丸应在 30min 内全部溶散，包衣滴丸应在 1h 内全部溶散，如有细小颗粒状物未通过筛网，但已软化且无硬心者可按符合规定论。

（四）微生物限度

按照《中国药典》（2020 年版）四部通则中微生物限度检查法进行检查，应符合规定。

四、滴丸剂的包装与贮藏

滴丸剂在包装与贮藏时，要充分考虑到滴丸自身的性质，尤其是基质性质。一般情况下，滴丸应密封贮藏，防止受潮、发霉、虫蛀、变质。

考点：滴丸剂的特点；滴丸剂的基质与冷凝液；滴丸剂的制备工艺流程

自测题

一、选择题

【A 型题】

1. 粉体密度的大小顺序正确的是（　　）
   A. 堆密度＞粒密度＞真密度
   B. 粒密度＞真密度＞堆密度
   C. 堆密度＞真密度＞粒密度
   D. 真密度＞粒密度＞堆密度
   E. 粒密度＞堆密度＞真密度
2. CRH 为散剂哪项性质的评价指标（　　）
   A. 流动性　B. 吸湿性　C. 粘附性
   D. 风化性　E. 聚集性
3. 下列关于药物吸湿性的说法不正确的是（　　）
   A. 水不溶性药物的混合物的吸湿性具有加和性
   B. 根据 Elder 假说，水溶性药物混合物的 CRH 约等于各成分 CRH 的乘积，而与各成分的量无关
   C. 一般药物的 CRH 越大，药物越容易吸湿
   D. 一般药物的 CRH 越小，药物越容易吸湿
   E. 药物应贮藏于湿度低于其 CRH 的环境下
4. 关于粉体润湿性的叙述正确的是（　　）
   A. 粉体的润湿性与颗粒的崩解无关
   B. 粉体的润湿性用接触角表示
   C. 粉体的润湿性用休止角表示
   D. 接触角小，粉体的润湿性差
   E. 休止角小，粉体的润湿性差
5. 将 CRH 为 78%的水杨酸钠 15g 与 CRH 为 88%的苯甲酸 10g 混合，混合物的 CRH 为（　　）
   A. 69%　B. 78%　C. 88%
   D. 82%　E. 80%
6. 若因药物剂量过小（一般在 100mg 以下）压片有困难时，常需加入何种辅料来克服（　　）
   A. 润湿剂　B. 黏合剂　C. 填充剂
   D. 润滑剂　E. 崩解剂
7. 甘露醇常作为咀嚼片的（　　）
   A. 稀释剂　B. 崩解剂　C. 润滑剂
   D. 黏合剂　E. 矫味剂
8. 粉末直接压片时，既可作填充剂、又可作黏合剂、还兼有崩解作用的辅料（　　）
   A. 甲基纤维素　B. 微晶纤维素
   C. 乙基纤维素　D. 羟丙甲纤维素
   E. 羟丙纤维素

9. 主要用于片剂的填充剂是（ ）
A. 羧甲淀粉钠 B. 甲基纤维素
C. 淀粉 D. 乙基纤维素
E. 交联聚维酮

10. 主要用于片剂的黏合剂是（ ）
A. 羧甲淀粉钠 B. 羧甲纤维素钠
C. 干淀粉 D. 表面活性剂
E. 交联聚维酮

11. 最适合作片剂崩解剂的是（ ）
A. 羟丙甲纤维素 B. 硫酸钙
C. 微粉硅胶 D. 低取代羟丙纤维素
E. 甲基纤维素

12. 片剂中加入过量的哪种辅料，很可能会造成片剂的崩解迟缓（ ）
A. 硬脂酸镁 B. 聚乙二醇
C. 乳糖 D. 糊精
E. 滑石粉

13. 粉体流速反映的是（ ）
A. 粉体的流动性 B. 粉体的空隙度
C. 粉体的比表面 D. 粉体的润湿性
E. 粉体的粒密度

14. 休止角表示粉体的（ ）
A. 流动性 B. 疏松性
C. 摩擦性 D. 流速
E. 粒子形态

15. 关于崩解剂有关内容的叙述错误的是（ ）
A. 崩解剂作用是克服黏合剂或加压成片剂形成的结合力
B. 泡腾崩解剂由枸橼酸或酒石酸加碳酸钠或碳酸氢钠组成
C. 外加法有利于药物崩解
D. 崩解速率的顺序是：内外加法＞内加法＞外加法
E. 内加法有利于药物的溶解

16. 关于润滑剂的叙述错误的是（ ）
A. 增加颗粒流动性
B. 阻止物料黏附于冲头或冲模上
C. 促进片剂在胃内润湿
D. 减少冲模的磨损
E. 减少充填时的重量差异

17. 不是用作片剂稀释剂的是（ ）
A. 硬脂酸镁 B. 乳糖
C. 淀粉 D. 甘露醇
E. 硫酸钙

18. 反映难溶性固体药物在体内吸收情况的体外指标主要是（ ）
A. 溶出度 B. 崩解时限
C. 片重差异 D. 脆碎度
E. 硬度

19. 以下辅料中，具有崩解作用的辅料是（ ）
A. 淀粉 B. 干淀粉
C. 淀粉浆 D. 糖粉
E. 糊精

20. 下面关于崩解剂的叙述，正确的是（ ）
A. 淀粉浆既有黏合作用又有崩解作用
B. 制备片剂都必须加入崩解剂
C. 干淀粉可做崩解剂
D. 崩解剂应在压片前加入
E. 崩解剂应在制粒前加入

21. 可用于制备缓、控释片剂的辅料是（ ）
A. 乳糖 B. 乙基纤维素
C. 微晶纤维素 D. 淀粉
E. 糊精

22. 一种或多种药物混合制成的粉末制剂是（ ）
A. 散剂 B. 膏剂
C. 合剂 D. 糊剂
E. 颗粒剂

23. 符合散剂制备一般规律的是（ ）
A. 剂量大的药物制成倍散
B. 为减少混合器械的吸附损失，应先加入量少的组分
C. 含液体组分的药物不能制成散剂
D. 堆密度差异大时，重者先放，轻者后放
E. 组分数量差异大时采用配研法

24. 散剂优点不包括（ ）
A. 起效快 B. 剂量可增减
C. 掩盖药物的不良嗅味 D. 制法简单
E. 运输携带方便

25. 散剂在贮藏过程中的关键是（ ）
A. 防止微生物污染 B. 防潮
C. 控制温度 D. 避免光线照射
E. 防止氧化

26. 泡腾颗粒遇水产生大量气泡，是由于颗粒剂中酸与碱发生反应，放出的气体是（ ）
A. 氢气 B. 二氧化碳
C. 氧气 D. 氮气
E. 空气

27. 关于颗粒剂质量的叙述正确的是（ ）
A. 化学药品干燥失重为不超过 6.0%
B. 要求能通过一号筛的颗粒大于 15%
C. 要求能通过五号筛的颗粒大于 15%
D. 中药颗粒剂水分不超过 8.0%
E. 化学药品颗粒剂水分不超过 8.0%

28. 制备空心胶囊的主要材料是（ ）
A. 甘油 B. 水
C. 蔗糖 D. 明胶
E. 聚乙二醇 400

29. 下列哪种药物宜做成胶囊剂（ ）
A. 风化性药物 B. 药物水溶液
C. 吸湿性药物 D. 具苦味或臭味的药物

E. 溶解性、刺激性大的药物

30. 关于胶囊剂的叙述，哪一条是错误的（ ）
A. 制备软胶囊方法有滴制法和压制法
B. 无吸湿性的药物可以做成胶囊
C. 胶囊剂的生物利用度一般较片剂高
D. 胶囊剂的最佳贮存条件是温度不超过 35℃
E. 空心胶囊的大小有多种规格

31. 下列关于胶囊剂的叙述，不正确的是（ ）
A. 吸收好，生物利用度高
B. 可提高药物的稳定性
C. 可避免肝脏的首过效应
D. 可掩盖药物的不良嗅味
E. 可制成缓释、控释或肠溶胶囊

32. 不宜制成软胶囊的药物是（ ）
A. 维生素 A 油液 B. 维生素 C 水溶液
C. 维生素 D 油液 D. 维生素 E 油液
E. 药物的油溶液

33. 软胶囊具有很好的弹性，其原因主要是其中含有（ ）
A. 水分 B. 明胶
C. 甘油 D. 蔗糖
E. 色素

34. 《中国药典》现行版规定，一般硬胶囊剂的崩解时限为（ ）
A. 15min B. 20min
C. 30min D. 45min
E. 60min

35. 口服制剂吸收速度的顺序（ ）
A. 片剂＞胶囊剂＞散剂＞混悬剂＞溶液剂
B. 片剂＞散剂＞胶囊剂＞溶液剂＞混悬剂
C. 散剂＞胶囊剂＞片剂＞混悬剂＞溶液剂
D. 混悬剂＞溶液剂＞片剂＞胶囊剂＞散剂
E. 溶液剂＞混悬剂＞散剂＞胶囊剂＞片剂

36. 不属于炼蜜的目的是（ ）
A. 增加黏性
B. 除去杂质
C. 杀死微生物和灭活酶的活性
D. 增加甜味
E. 提高纯度

37. 每丸重量在多少以下的称小蜜丸（ ）
A. 2.5g B. 1.5g
C. 1.0g D. 0.5g
E. 3.0g

38. 以 PEG 为基质制备滴丸时应选以下哪项作冷却剂（ ）
A. 水与乙醇的混合物
B. 乙醇与甘油的混合物
C. 液状石蜡与乙醇的混合物
D. 液状石蜡
E. 纯化水

39. 下列不是滴丸的优点的是（ ）
A. 每丸的含药量较大
B. 可增加药物稳定性
C. 可减少药物对胃肠道的刺激
D. 为高效速效剂型
E. 生产设备简便，操作简单

【B 型题】

（第 40～44 题共用备选答案）
A. 需做外观均匀度检查
B. 需做无菌检查
C. 需做溶化性检查
D. 需做沉降体积比
E. 需做溶散时限检查

40. 散剂（ ）
41. 颗粒剂（ ）
42. 葡萄糖输液（ ）
43. 混悬剂（ ）
44. 中药丸剂（ ）

（第 45～47 题共用备选答案）
A. CMC-Na B. MC
C. 硬脂酸镁 D. CMS-Na
E. EC

45. 主要用于片剂的崩解剂是（ ）
46. 主要用作缓释材料的是（ ）
47. 可作片剂润滑剂的是（ ）

（第 48～52 题共用备选答案）
A. 纯化水 B. 聚乙二醇
C. 硬脂酸镁 D. 羧甲淀粉钠
E. 预胶化淀粉

48. 可作片剂的水溶性润滑剂的是（ ）
49. 属于疏水性润滑剂的是（ ）
50. 属于固体制剂多功能辅料的是（ ）
51. 属于固体制剂优良崩解剂的是（ ）
52. 为常用润湿剂的是（ ）

【X 型题】

53. 泡腾崩解剂的组成成分包括（ ）
A. 枸橼酸 B. 酒石酸
C. 硬脂酸 D. 碳酸钠
E. 碳酸氢钠

54. 可用于粉末直接压片的辅料是（ ）
A. 糖粉 B. 喷雾干燥乳糖
C. 可压性淀粉 D. 微晶纤维素
E. 淀粉

55. 对粉体特性叙述正确的有（ ）
A. 粉体的粒度越小其流动性越好
B. 休止角越小流动性越好
C. 两种粉体的密度差异大不利于混合操作
D. 休止角越大流动性越好
E. 改变粉体的孔隙率可调整片剂的崩解性能

56. 影响粉体流动性的因素有（　　）
A. 粉体的粒径　　B. 粉体粒子的表面状态
C. 粉体的吸湿性　　D. 粉体粒子的形状
E. 粉体的溶解性能

57. 在粉体中加入硬脂酸镁的目的是（　　）
A. 降低粒子间的摩擦力　　B. 降低粒子间的静电力
C. 延缓崩解　　D. 促进湿润
E. 增加流动性

58. 下列关于胶囊剂的叙述正确的是（　　）
A. 易风化药物不宜制成胶囊剂
B. 有些胶囊可使药物免受光线破坏
C. 难溶于水的药物微粉化后装入胶囊可提高生物利用度
D. 可延缓药物的释放
E. 吸湿性药物装入胶囊可防止吸湿结块

59. 硬胶囊剂的内容物可以为（　　）
A. 粉末　　B. 颗粒
C. 小丸　　D. 水溶液
E. 油溶液

60. 软胶囊制备方法有（　　）
A. 水飞法　　B. 滴制法
C. 压制法　　D. 填充法
E. 热熔法

61. 关于中药丸剂的说法正确的是（　　）
A. 除另有规定外，供制丸剂用的药粉应为中粉或细粉
B. 蜜丸应细腻滋润，软硬适中
C. 除另有规定外，丸剂应密封贮存，防止受潮、发霉、虫蛀、变质
D. 传统丸剂服用以后释药速度缓慢且持久，适合于慢性病的治疗和调养
E. 制备工艺简单，无须复杂的生产设备

62. 塑制法制备丸剂的工艺流程主要包括（　　）
A. 分割　　B. 搓圆
C. 起模　　D. 制丸块
E. 制丸条

63. 滴制法制备滴丸的工艺过程有（　　）
A. 制软材　　B. 滴制
C. 冷却　　D. 干燥
E. 选丸

64. 中药丸剂制备常用的黏合剂或润湿剂包括（　　）
A. 蜂蜜　　B. 水
C. 面糊　　D. 糖浆
E. 醋或酒

65. 滴丸剂的基质可分为哪几类（　　）
A. 水溶型　　B. 乳剂型
C. 油溶型　　D. 混悬型
E. 醇溶型

二、填空题

1. 滴丸剂除主药以外的赋形剂均称_________，用来冷却的溶液称为_________。
2. 分别写出下列物料的英文缩写：羟丙甲纤维素_________；邻苯二甲酸醋酸纤维素_________；聚乙二醇_________；聚乙烯吡咯烷酮_________；乙基纤维素_________。
3. 崩解剂的作用机制有_________；_________；_________；_________。
4. 崩解剂的加入方法有_________；_________；_________；其中_________方法溶出速率最大。
5. 润滑剂的作用有_________；_________；_________。

三、简答题

1. 简述一般胶囊剂装量差异的标准及合格与否的判断方法。
2. 简述影响固体粉粒流动性的因素。

（刘利军　王芝春）

第8章

片　　剂

第1节　概　　述

一、片剂的概念、特点与分类

（一）片剂的概念

片剂（tablet）是指原料药物或与适宜的辅料制成的圆形或异形的片状固体制剂。片剂是现代临床应用最为广泛的剂型之一，以普通口服片为主，也有口腔用片及外用片等。《中国药典》二部收载的片剂占制剂品种的40%以上。

片剂是在传统散剂和丸剂的基础上发展而来的，有着悠久的历史，在公元10世纪后叶出现的模印片可以说是片剂的原型。1943年，英国人卜罗克登用一模圈和药杵，发明了手工压制片；1872年，John Wyeth等创制了压片机；19世纪末，随着机械工业的发展，单冲、多冲和旋转式压片机相继出现和不断改进，片剂的产量和质量得到了迅速的发展。

近十几年来，随着人们对片剂成型理论、崩解溶出机制及各种新型辅料的深入研究，流化制粒技术、粉末直接压片技术、全自动高速压片机、程控高效包衣机、生产工序联动化、智能化等技术与设备相继研发以后，使片剂的生产技术、加工设备、质量标准等方面更加完善。加上GMP内容的完善及管理的严格实施，都为进一步提高药品质量打下了牢固的基础。

（二）片剂的特点

片剂在临床应用上主要具有以下优点。

（1）剂量准确：片剂按片分剂量，含量差异较小，患者服用剂量准确。

（2）质量稳定：片剂是经压制而成的干燥固体剂型，理化性质稳定，较长时间贮存不易变质。

（3）服用、携带方便：片剂呈固体形态，体积小，便于服用、携带和运输。

（4）成本低：片剂生产的机械化、自动化程度较高，产量大、生产效率高，成本低。

（5）便于识别：片剂可以通过冲模，压上药名、规格或生产厂家缩写等标记，便于识别；也可以通过特有的包衣颜色、几何形状、包装样式等予以区别。

（6）能适应临床用药的多种要求：可采用不同的工艺技术制成各种类型的片剂，如包衣片、分散片、缓释控释片、多层片等，达到肠溶、速效、长效、缓控释等目的。

但片剂也有如下缺点，在生产制备及临床应用中应给予关注或采取相应的措施。

（1）儿童、老人、昏迷患者及其他吞咽困难者不易吞服。

（2）含挥发性成分的片剂，贮存较久时含量易下降。

（3）片剂辅料、工艺若选择不当或贮存不当，会影响崩解时限和溶出度，降低药物生物利用度。

（4）除个别品种外，片剂普遍不具有应急性，不适合急症的治疗。

（三）片剂的分类

1. 口服用片剂

（1）普通片（compressed tablet）：是指原料药物与辅料经均匀混合等操作，压制而成的片剂。常用的未包衣的片剂（亦称素片）多属此类，其片重一般为0.1～0.5g，直径一般为6～12mm。

（2）包衣片（coated tablet）：是指在普通压制片外面包裹衣膜的片剂。根据衣膜材料的不同，包衣片又可分为以下几种。①糖衣片（sugar coated tablet）：在素片（片芯）外包糖衣，包衣材料主要是蔗糖。②薄膜衣片（film coated tablet）：在素片（片芯）外包高分子薄膜材料的片剂。③肠溶片（enteric coated tablet）：在素片外用肠溶性包衣材料进行包衣的片剂，片剂包肠溶衣后，可防止原料药物在胃内分解失效，对胃产生刺激或控制原料药物在肠道内的定位释放。④结肠定位肠溶片：可方便治疗结肠部位疾病等。

（3）多层片（multiplayer tablet）：是指由两层或多层药物组成的片剂。每层含不同的药物，或每层的药物相同而辅料不同。这类片剂有两种：一种按照上、下顺序分为两层或多层；另一种是先将一种颗粒压成片芯，再将另一种颗粒压包在片芯之外，形成片中有片的结构。制成多层片不但可避免复方制剂中不同药物之间的配伍变化，也可制成一层由速效颗粒制成，另一层由缓释颗粒制成的片剂，以此达到控制药物释放的目的。

（4）咀嚼片（chewable tablet）：是指在口腔中咀嚼后吞服的片剂。咀嚼片一般应选择甘露醇、山梨醇、蔗糖等水溶性辅料作填充剂和黏合剂，硬度要适宜。咀嚼片适合于儿童或吞咽困难的患者，可用于助消化药、维生素及胃药，如复方氢氧化铝片、三硅酸镁片、钙片等。注意服用方法是咀嚼后吞服，避免直接用水冲服，否则不但起不到应有的疗效，还可能造成身体不适。

（5）分散片（dispersion tablet）：是指在水中能迅速崩解并均匀分散的片剂。分散片中的药物应是难溶性的。分散片可加水分散后口服，也可将分散片含于口中吮服或吞服。分散片应进行溶出度和分散均匀性检查。

（6）泡腾片（effervescent tablet）：是指含有碳酸氢钠和有机酸，遇水可产生气体而呈泡腾状的片剂。泡腾片不得直接吞服。其中的药物应是易溶的，加水产生气泡后应能溶解，泡腾片应冷水或温开水溶解后服用。

链 接 分散片与泡腾片有何异同之处?

分散片和泡腾片在水或胃肠液内都可以快速崩解成混悬液或溶液，其不同之处在于以下方面。①服用方法不同：分散片除可加水分散后口服，也可含于口中吮服或吞服，泡腾片须用温开水溶解后服用，切忌直接吞服或含服。②药物性质不同：分散片一般适合于剂量小、溶解度低的药物，做成分散片的目的是为了提高溶解度，增大溶出度和生物利用度，如大环内酯类药物就常做成分散片；泡腾片一般适合于剂量比较大的营养成分或活性药物，如维生素 C 泡腾片，每片含有维生素 C1000mg。③崩解机制不同：泡腾片是因为崩解剂遇水发生反应，产生 CO_2 促使药片崩解，而分散片的崩解是靠具有强大吸水膨胀能力的崩解剂加速药片的分散和溶解。

（7）可溶片（soluble tablet）：是指临用前能溶于水的非包衣片或薄膜包衣片剂。可溶片应溶解于水中，溶液可呈轻微乳光。可供口服、外用、含漱等用。可溶片应进行崩解时限检查，介质为水，温度 20℃±5℃，除另有规定外，各片均应在 3min 内全部崩解并溶化，如阿莫西林可溶片。

（8）缓释片（sustained release tablet）：是指在规定的释放介质中缓慢地非恒速释放药物的片剂。缓释片服药次数少、作用时间长，增加患者用药的依从性；且血药浓度平稳，可避免峰谷现象，减少了毒副作用，如尼莫地平缓释片、硝苯地平缓释片等。

（9）控释片（controlled release tablet）：是指在规定的释放介质中缓慢地恒速释放药物的片剂。控释片维持血药浓度恒定，效力持久，多见于心血管药物，如硝苯地平控释片、氯化钾渗透泵片等。

（10）口崩片（orally disintegrating tablet）：是一种新型片剂，是指在口腔内不需要用水即能迅速崩解或溶解的片剂，一般适合小剂量原料药物，常用于吞咽困难或不配合服药的患者，如利培酮口腔崩解片、阿立哌唑口腔崩解片等。口崩片应口感良好、容易吞咽，对口腔黏膜无刺激，可采用粉末直接压片法或冷冻干燥法制备。

（11）微型片（microtablet）：一般指直径小于 2mm 的小型片剂，为药物制剂中间剂型，可以装入空心胶囊中，如盐酸普罗帕酮微型片胶囊。

2. 口腔用片剂

（1）口含片（buccal tablet）：是指含于口腔中缓慢溶化产生局部或全身作用的片剂。口含片中的药物一般是易溶性的，主要起局部消炎、杀菌、收敛、止痛或局部麻醉作用，如西瓜霜润喉片、金莲花润喉片等。这一类片剂的片重、直径和硬度均可大于普通片。口含片的溶化性照崩解时限检查法检查，除另有规定外，各片均不应在10min内全部崩解或溶化。

（2）舌下片（sublingual tablet）：是指置于舌下能迅速溶化，药物经舌下黏膜吸收发挥全身作用的片剂。舌下片可防止胃肠液pH及酶对药物的不良影响，也可避免肝脏对药物的首过效应。舌下片中的药物应是易溶性的，适用于急症的治疗。硝酸甘油等血管扩张剂、甲睾酮等激素类药物常制成舌下片应用。舌下片照崩解时限检查法检查，除另有规定外，应在5min内全部崩解或溶化。

舌下片服用时，置舌下含化，含后30min内不宜吃东西或饮水，注意不要用舌头加速其溶解，不要咀嚼或吞咽药物。

（3）口腔贴片（buccal patch）：是指粘贴于口腔，经黏膜吸收后起局部或全身作用的片剂。这类片剂用于全身作用时可避开肝脏的首过效应，迅速达到治疗浓度；用作局部治疗时剂量小、副作用少，在口腔滞留可达20h，维持药效时间长，又便于随时中止给药，如硝酸甘油贴片、乙酸地塞米松贴片等。

3. 外用片剂 阴道片（vaginal tablet）与阴道泡腾片（vaginal effervescent tablet）是指置于阴道内使用的片剂。阴道片和阴道泡腾片的形状应易置于阴道内，可借助器具将阴道片送入阴道。阴道片在阴道内应易溶化、溶散或融化、崩解并释放药物，主要起局部消炎杀菌作用，也可给予性激素类药物。具有局部刺激性的药物，不得制成阴道片。阴道片应进行融变时限检查，阴道泡腾片还应进行发泡量检查。

4. 其他用途的片剂

（1）皮下注射用片（hypodermic tablet）：是指供皮下或肌内注射用的无菌片剂。注射时溶解于灭菌注射用水中。现已很少使用。

（2）植入片（implant tablet）：是指通过手术或特制的注射器埋植于皮下缓缓溶解、吸收产生长久药效（长达数月至数年）的无菌片剂。一般为长度不大于8mm的圆柱体，灭菌后单片避菌包装。多为剂量小、作用强烈的激素类药物，常将纯净的药物结晶，在无菌条件下压制而成或制成片剂后进行灭菌。

链 接 中药片剂分类

全粉末片：指处方中全部药材粉碎成细粉，加适宜的辅料制成的片剂。

浸膏片：指药材用适当的溶剂和方法提取制得浸膏，以全量浸膏制成的片剂。

半浸膏片：指部分药材细粉加稠浸膏混合制成的片剂。

二、片剂质量要求

为了保证和提高片剂的治疗效果，各国药典对收载的片剂均制定有严格的质量要求，《中国药典》（2020年版）要求片剂在生产与贮藏期间应符合下列规定，并按药典等药品质量标准的要求进行相关质量项目的检查。

1. 原料与辅料混合均匀。含药量小或含毒、剧药物的片剂，应采用适宜方法使药物分散均匀。

2. 凡属挥发性或对光、热不稳定的药物，在制片过程中应采取遮光、避热等适宜方法，以避免成分损失或失效。

3. 压片前的物料、颗粒或半成品应控制水分，以适应制片工艺的需要，防止片剂在贮存期间发霉、变质。

4. 口含片、口腔贴片、咀嚼片、分散片、泡腾片、嘣片等根据需要可加入矫味剂、芳香剂和着色剂等附加剂，以提高患者服药的依从性。

5. 为增加稳定性、掩盖药物不良嗅味、改善片剂外观等，可对片剂进行包衣。必要时薄膜包衣片剂应检查残留溶剂。

6. 片剂外观应完整光洁，色泽均匀，有适宜的硬度和耐磨性，以免包装、运输过程中发生磨损或破碎，除另有规定外，对于非包衣片，应符合片剂脆碎度检查法的要求。

7. 片剂的溶出度、释放度、含量均匀度、微生物限度等应符合要求。

8. 除另有规定外，片剂应密封贮存，有冷藏要求的产品应冷链贮藏和运输。

考点：片剂的特点、种类、质量要求

第 2 节　片剂的制备

片剂的制备一般是将药物与辅料，经适当的制剂技术处理，再填充于一定形状的模孔内，经加压而制成片状。用于压片的物料，必须具备三个条件，即良好的流动性、可压性和润滑性。良好的流动性能使物料顺利而足量地流入模孔，达到正确分剂量的目的，减小片剂的重量差异；良好的可压性则使物料受压时易于成型，即在适度的压力下，压成硬度符合要求的片剂，减少裂片、松片现象，即保证药片在胃肠中的崩解合格，又适合包装、运输等的要求；良好的润滑性能保证片剂不黏冲、不挂模，可得到完整、光洁的片剂。为此，根据药物的理化性质和临床要求，片剂制备时，一般将原辅料处理成粉末或颗粒，再压制成形。

根据对原辅料的处理方式不同，片剂的生产工艺可分为制粒压片法和直接压片法两种。制粒压片法又分为湿法制粒压片法和干法制粒压片法；后者又分为粉末（结晶）直接压片法和空白颗粒压片法。原辅料的制粒，可有效改善物料的流动性和可压性等，更有利于片剂的制备。

考点：用于压片的物料应具备的条件、片剂的制备方法分类

一、湿法制粒压片法

湿法制粒压片法是将原料药物（主药）和辅料的粉末均匀混合后，加入黏合剂或润湿剂制备湿颗粒，湿颗粒经干燥、整粒、添加适宜辅料混合后压制成片的工艺方法。本法可较好地解决粉末流动性差和可压性差的问题，适合于对湿、热比较稳定的药物，是片剂生产最常用的方法，其工艺流程如图 8-1 所示，具体介绍如下。

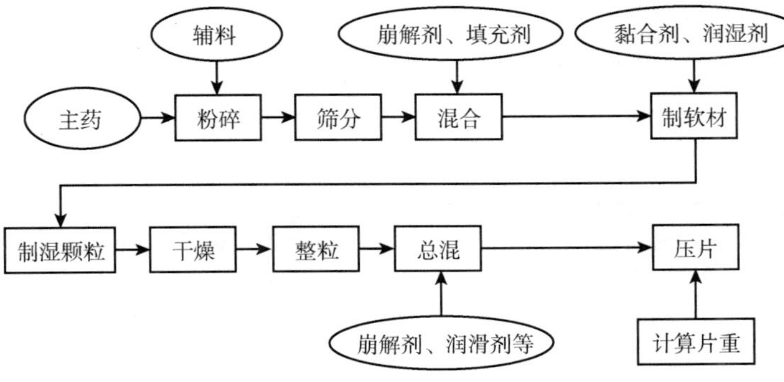

图 8-1　湿法制粒压片工艺流程图

（一）原辅料的处理

1. 原辅料的质量检查及预处理　处方中的主药、辅料，在投料前，必须经过鉴别、含量测定等质量检查，均应符合相应质量标准。合格的物料经干燥、粉碎、过筛等预处理，以达到细粉标准为宜，对毒剧药、贵重药及有色的原辅料宜更细一些，以便于混合均匀，含量准确，并可避免裂片、黏冲和花斑等现象。贮藏时易受潮、发生结块的原辅料必须经过干燥处理后再粉碎过筛。

2. 根据处方称量及混合 由于粉末的色泽、粗细和相对密度的不同，可先用较粗号的筛过筛一两次，使之初步混合，再用较细的筛过筛使之充分混合。剧毒药或微量药物应取 120～150 目的细粉，先与部分辅料混合，然后用 80～100 目筛过筛 1～3 次充分混匀。处方中各组分量差异较大时，可采用等量递增法混合。处方中的一些挥发性药物或挥发油应在颗粒干燥后加入以免受热损失。大量生产可采用槽型混合机、高速搅拌制粒机等设备进行混合，见第 6 章固体制剂单元操作。

（二）制颗粒

1. 制湿颗粒 湿法制粒方法主要有挤压制粒法、高速混合制粒法、流化制粒法等。工艺及设备详见第 6 章固体制剂单元操作。原辅料混合后，加入黏合剂或润湿剂制成软材，再挤压通过筛网或其他适宜的方法，制成湿颗粒。片剂生产制湿颗粒一般采用 10～18 目筛网，根据药物性质、片重控制等选择合适大小的筛网。

2. 湿颗粒干燥 湿颗粒制成后，应及时干燥，放置过久湿粒易结块或受压变形。

（1）干燥温度：由原料性质而定，一般以 50～60℃为宜。对湿热稳定的药物可适当放宽至 70～80℃。温度过高可使颗粒中含有的淀粉粒或糖粉糊化或熔化，不但使颗粒坚硬，而且片剂不易崩解。

（2）干燥设备：颗粒干燥可用箱式干燥器、沸腾干燥器、微波干燥器或远红外干燥器等加热干燥设备。用箱式干燥器干燥时，应定时翻动颗粒，以减少因可溶性成分在颗粒之间迁移而造成片剂含量不均匀等问题。用流化床干燥可减少可溶性成分在颗粒间的迁移，但可能因颗粒在流化过程中的相互碰撞和摩擦而产生细粉，此细粉中可能含有的可溶性成分较高。

（3）干颗粒的质量要求：①干燥程度要适宜，主药和含水量应符合要求，含水量一般控制在 1%～3%，中药干颗粒含水量一般为 3%～5%。也有例外，如四环素片的干颗粒含水量要求为 10%～14%，而阿司匹林片干颗粒的含水量要求为 0.3%～0.6%。干颗粒含水量还与空气湿度有关，生产车间空气相对湿度应符合工艺要求。②细粉含量适宜，应控制在 20%～40%，一般片重在 0.3g 以上时，含细粉的量可控制在 20%左右，片重小于 0.3g 时，细粉量控制在 30%左右。③颗粒松硬程度应适宜，颗粒太松，振摇后容易变成细粉，压片时容易出现松片、裂片、片重差异大等现象。颗粒太硬，可使片剂表面产生麻点，且影响崩解和溶出。

3. 整粒 整粒是颗粒干燥后的一项重要操作。无论是使用箱式干燥器干燥后的颗粒，还是采用一步制粒机制得的颗粒，总会有一部分颗粒相互粘连结块，需经过筛整粒，才能成为适合压片的均匀干颗粒。干颗粒的过筛一般用摇摆式颗粒机，选用适宜的筛网进行。由于颗粒干燥时体积缩小，所以，整粒所用的筛网孔径一般较制湿粒时小一些，选用时可根据干颗粒的松紧情况灵活掌握。若干颗粒较疏松，宜选用较粗的筛网以免破坏颗粒和增加细粉；干颗粒较粗硬，应用较细的筛网，一些坚硬的大块可用旋转挤压式制粒机过筛或用其他粉碎机械磨碎（见表 8-1）。过筛整粒时筛网一般选用 12～20 目筛。

表 8-1 片剂的质量、筛目和冲头直径

片重（mg）	制粒筛目数	整粒筛目数	冲头直径（mm）	片重（mg）	制粒筛目数	整粒筛目数	冲头直径（mm）
50	18	16～20	5～5.5	200	14	12～16	8～8.5
100	16	14～20	6～6.5	300	12	10～16	9～10.5
150	16	14～20	7～8	500	10	10～12	12

4. 总混 总混是整粒后压片前的一项工艺操作，指的是颗粒在干燥、整粒后，为顺利压片，需要向颗粒中加入片剂处方中尚未加入的其他组分，并混合均匀的制剂过程。总混通常意味着一批片剂批号的确立。

总混时可能需要加入的物料包括外加的崩解剂、润滑剂、挥发油及挥发性药物、小剂量的药物或对湿热不稳定的药物。

（1）加入润滑剂与崩解剂：润滑剂与崩解剂常在过筛整粒后加入。外加的崩解剂应先干燥过筛，再加入干颗粒中充分搅匀，也可将崩解剂及润滑剂等与干颗粒一起加入混合器内进行总混合。使用混合器时，应控制有关工艺参数，如批次量及混合时间等，定期进行工艺验证，以保证混合均匀。

（2）加入挥发油及挥发性药物：若在干颗粒中加挥发油，如薄荷油、桂皮油、八角茴香油等，最好加于润滑剂与颗粒混匀后筛出的部分细粒中，混匀后，再与全部干粒混匀，这样可避免润滑剂混合不匀和产生花斑。此外，可用 80 目筛从颗粒中筛出适量细粉，用以吸收挥发油，再加于干颗粒中混匀。若所加的挥发性药物为固体（薄荷脑）时可先用适量乙醇溶解，或与其他成分混合研磨共熔后喷入干颗粒中，混匀后，置于桶内密闭数小时，使挥发油在颗粒中渗透均匀，以防止挥发油吸附于颗粒表面导致压片时产生裂片。

（3）加小剂量的药物和对湿热不稳定的药物：小剂量的药物主要问题是不容易与辅料混合均匀，应先将大部分辅料制备成空白颗粒，留取少部分辅料过 80 目筛，与小剂量药物按等量递增法混合均匀，之后再与空白颗粒总混。对湿热不稳定的药物若采用湿法制粒，也应先将其他药物和辅料制成颗粒，干燥、整粒后，再将对湿热不稳定的药物加入混合均匀，以避免药物的活性丧失。

（三）压片

1. 片重计算方法 尽管片剂投料是按照处方准确计算后进行的，但是经过一系列的操作，原辅料会有所损耗，所以压片前应通过计算，确定合适的片重。

（1）按主药含量计算片重：若为单方制剂，对其中主药含量进行测定，根据含量计算片重。计算方法如下：

$$片重=\frac{每片含主药量（标示量）}{干颗粒中主药的百分含量（实测值）} \tag{8-1}$$

例 8-1 乙酰螺旋霉素片中每片含乙酰螺旋霉素 0.1g，测得预压片颗粒中乙酰螺旋霉素含量为 48.5%，计算应压片重。

$$片重=\frac{0.1}{48.5\%}=0.206(g)$$

若为复方制剂时，则须按照每片各主药所允许的误差范围（即标示量范围），计算质量合格范围，再在各主药合格的质量范围内选择共性合格范围，然后计算其平均值而得理论片重。

例 8-2 设某片颗粒中含 A 47.00%、B 32.00%、C 7.00% 3 种成分，试计算片重。A、B、C 3 种成分在片剂中理论量、标示量范围和颗粒含量情况如表 8-2 所示。

表 8-2 复方片剂各组分的理论量、理论波动范围和颗粒含量

组分	A	B	C
理论量（g）	0.226	0.162	0.035
理论波动范围（g）	0.215～0.237	0.154～0.170	0.0315～0.0385
颗粒含量（100%）	47.00	32.00	7.00

将以上数值，分别代入式（8-1）中，计算出按各个成分计算的片重范围如下：

$$A（下限）=\frac{0.215}{0.47}=0.457(g) \qquad A（上限）=\frac{0.237}{0.47}=0.504(g)$$

$$B（下限）=\frac{0.154}{0.32}=0.481(g) \qquad B（上限）=\frac{0.170}{0.32}=0.531(g)$$

$$C（下限）=\frac{0.0315}{0.07}=0.450(g) \qquad C（上限）=\frac{0.0385}{0.07}=0.550(g)$$

在上述 3 个组分计算的片重范围的下限中，选择最大数值 0.481g，在上限中选择最小数值 0.504g，求出每片颗粒重，即应压片重：$\frac{0.481+0.504}{2}=0.492(g)$。

（2）按干颗粒总重计算片重：中药片剂成分复杂，没有准确的含量测定法，可根据实际投料量与应制备的总片数，按式（8-2）计算片重。

$$片重=\frac{颗粒总重}{应压片数} \quad (8\text{-}2)$$

例 8-3 预制备某中药浸膏片，要求每片含相当于原药材 5g，现投料原药材 2500kg，制备流浸膏后，加入吸收剂制颗粒，共制得干颗粒 238.9kg，压片前又加入润滑剂 2.5kg，试计算应压片重。

①应压片数：$\frac{2500\times1000}{5}$=50万（片）

②颗粒总重：$(238.9+2.5)\times1000=241\,400(g)$

③应压片重：$\frac{241\,400}{50万}=0.48(g)$

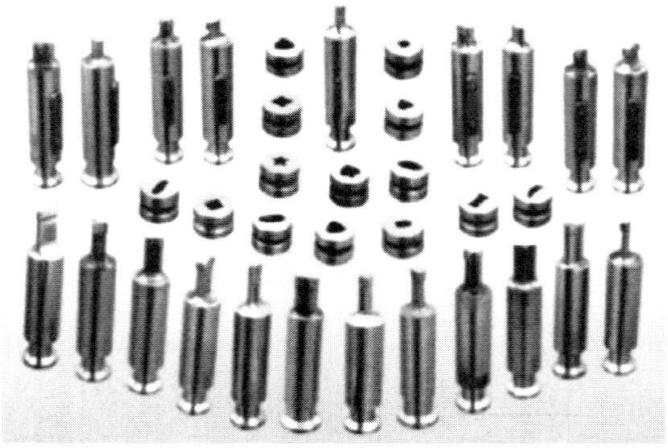

图 8-2 各式冲模

2. 压片机和压片过程 将粉末或者颗粒压缩成各种形状的片剂的机器称为压片机，压片机冲模的结构决定了片剂的形状、大小和硬度，冲模基本结构是由上冲、下冲和中模组成，冲头的端面形状可以是平面，也可以是浅凹形、深凹形（一般用于包糖衣片）或特深凹形（一般用于丸形片剂的制备），也可以在端面上刻文字、数字、字母、线条，以标明产品的名称、规格、商标等。线条便于一分为二或一分为四服用。冲头和模孔截面的形状可以是圆形，也可以是三角形、长圆形等异形形状（图 8-2），圆片的直径一般为 5.5～14.0mm。

根据结构不同，压片机分为单冲压片机、多冲旋转压片机，以及在此基础上的两次（三次）压缩压片机、多层压片机、压制包衣机等。

（1）单冲压片机：一般为手动和电动两用，由一副冲模组成，压片时下冲固定不动，仅上冲运动加压（图 8-3、图 8-4）。位于下冲杆的出片调节器用以调节下冲推片时抬起的高度，使恰与模圈的上缘相平；片重调节器用以调节下冲下降的深度，以调节模孔的容积而控制片重；位于上冲杆的压力调节器的用途是调节上冲下降的距离，上冲下降多，上下冲间的距离近，压力大，反之则小。

单冲压片机的压片流程：①上冲抬起，饲粉器移动到模孔之上；②下冲下降到适宜的深度（根据片重调节，使容纳的颗粒重等于片重），饲粉器在模孔上摆动，颗粒填满模孔；③饲粉器由模孔上移开，使模孔中的颗粒与模孔的上缘相平；④上冲下降并将颗粒压缩成片；⑤上冲抬起，下冲随之上升到模孔上缘相平时，饲粉器再次移到模孔之上将压成药片推开，同时进行第二次饲粉，如此反复进行。

单冲压片机为单侧施压的压片方式，压力分布不均匀，易产生松片、裂片等问题。单冲压片机的产量一般为 80～100 片/分钟，适用于新产品的试制或小量生产。

（2）旋转式压片机：结构包括绕轴而旋转的机台、上下冲模、压轮、片重调节器、压力调节器、加料斗、饲粉器、吸尘器等部件（图 8-5、图 8-6）。机台分为 3 层，机台的上层装有若干上冲，中层装模圈，下层的对应位置装着下冲。机器转动时，上冲与下冲各自随机台转动并沿着固定的上、下冲轨道有规律地升、降运动；当上冲和下冲分别经过彼此对应的上、下压轮时，上冲向下、下冲向上运动并对模孔中的颗粒加压；机台中层装有一个固定的饲粉器，颗粒由处于饲粉器上方的加料斗不断地通过饲粉器流入模孔；压力调节器装在下压轮的下方，通过调节下压轮的高低位置，改变上、下冲头在模圈中的相对距离，当下压轮升高时，上、下冲头间的距离缩短，压力加大，反之压力减小。片重调节器装在下冲轨道上，用来调节下冲经过刮粉器时的高度，以调节模孔的容积而改变片重。

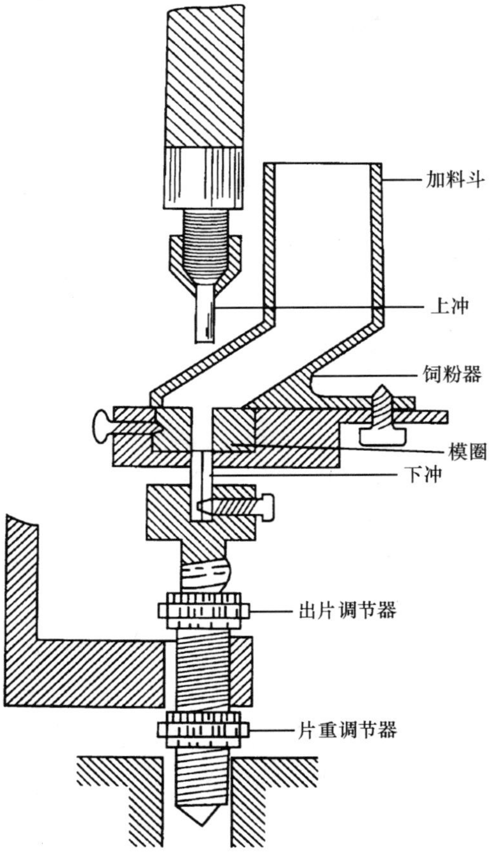

图 8-3 单冲压片机示意图

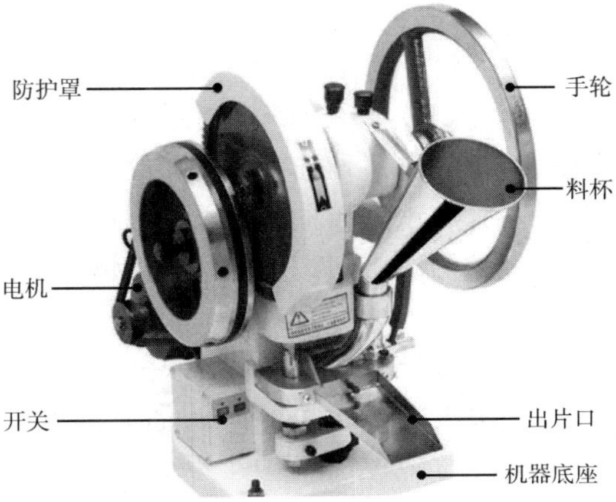

图 8-4 单冲压片机

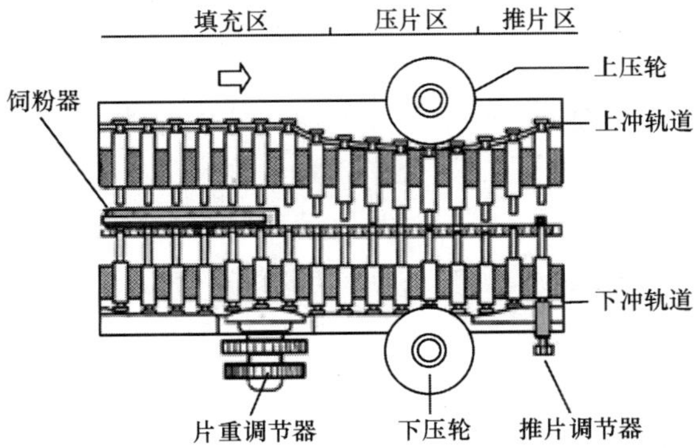

图 8-5 旋转式压片机示意图

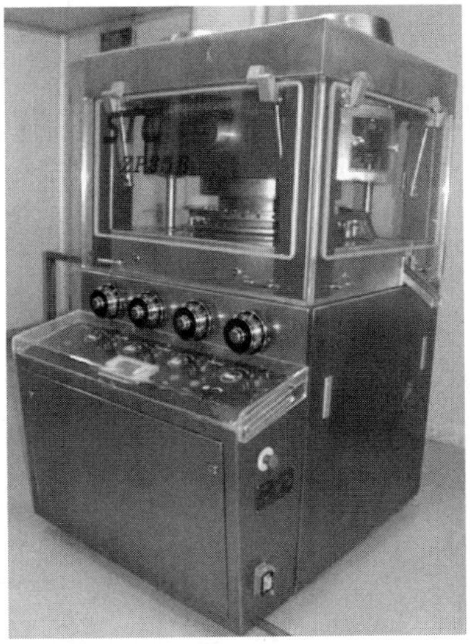

图 8-6 旋转式压片机

旋转式压片机的压片过程如下。①充填：下冲转到饲粉器之下时，颗粒填入模孔，当下冲转动到片重调节器上面时，再上升到适宜高度，经刮粉器将多余的颗粒刮去。②压片：当下冲转动至下压轮的上面，上冲转动到上压轮的下面时，两冲之间的距离最小，将颗粒压缩成片。③推片：压片后，上、下冲分别沿轨道上升和下降，当下冲转动至推片调节器的上方时，下冲抬起并与转台中层的上缘相平，药片被刮粉器推出模孔导入容器中，如此反复进行。

普通型旋转式压片机有 19 冲、33 冲、35 冲等型号，按流程分有单流程及双流程等。单流程压片机，如国产 ZP-19 型仅有一套压轮（上下压轮各一个），旋转一周每个模孔仅压制出一个药片；双流程压片机，如国产 ZP-33 型机台中盘每旋转一周可进行两次压制工序，即每付冲模在中盘旋转一周时可压制出两个药片。旋转式压片机的饲粉方式相对合理，片重差异较小，由上、下冲相对加压，压力分布均匀，生产效率较高，ZP-19 型旋转压片机最大产量 8 万～10 万片/小时。

（3）高速压片机：高速压片机有 24 冲、28 冲、55 冲等多种型号，具有精度高、全封闭、防粉尘、压力大、噪声低、自动程序控制、生产效率高等特点，最大生产能力可达 50 万片/小时等。该类压片机在传动、加压、充填、加料、冲头导轨、控制系统等方面都明显优于普通压片机。具体表现在以下几个方面。

1）加料系统：加料采用负压将待压颗粒吸入至压片机的加料器内，再通过计量、混合、出料等流程送入中模，使送入中模的颗粒物料更加均匀。

2）充填：由于下冲下行轨道设计为五档可调节，每档调节范围均为 4mm，因此，可按压制品种确定压片片重后，任选其中某一档轨道运行，控制系统调节充填深度范围为 0～2mm。

3）加压：压力部件有相对独立的调节机构和控制机构，压力部件采用压力传感器，对压力的微弱变化而产生的电信号进行采样、放大、运算并控制调节压力，使操作自动化。为克服一次压制成型性差，设计有预压和主压。预压的目的是为了使颗粒在压片过程中排除空气，对主压起到缓冲作用。由于经过两次压缩，受压时间延长，成型性增加，压成的片剂密度均匀，片剂的质量有较大的提高。

4）剔废：是高速压片机不可缺少的功能。剔废功能的原理是：压片机上压轮装有压力应变器，它可检测每一次压片时的冲杆反力，冲杆反力在上、下限内所压出的片剂为合格品，反之为不合格品。对于某一规格的片剂，压片机将手动调试片重、硬度的结果转为冲杆反力，作为检测标准由电脑执行。剔废器有一压缩空气的吹气孔面向出片通道，平时吹气孔是关闭的。当出现废片时，电脑根据产生废片的冲杆顺序号，指令吹气孔开关，压缩空气可将不合格片剔出。出片处采用双通道结构，左通道为剔除废片的通道，右通道是合格品的通道，两通道通过出片槽底的旋转电磁铁进行切换，电脑同时指令出片机构，挡住合格片通道，使废片进入废片通道。

5）吸尘和筛片：在压片机模圈上方的加料器旁、下层转盘的上方各有一个吸尘口，将模圈所在的转盘上、下方的粉尘吸出。吸尘器的另一个功能是将筛片机内的粉尘吸去，防止室内粉尘的飞扬。

3. 压片操作 在确认压片房间及设备清洁完好后，取少量混合后的物料，进行试压（试车），调节压片机的填充量、压力，使产品片重、硬度和崩解时限等符合要求，再正式压片。

压片过程中，可能会因为冲模黏附物料、填充量波动等原因，导致片面外观、片重、硬度等的变化，所以必须定时检查药片质量，并及时进行调整。

压片后，对物料、设备、房间分别整理、收集、清洁、消毒，将合格品、余品、不合格品称重、贴标签，计算收率，物料放至规定的地方。设备、房间卫生经检查合格后换“已清洁”标识。

考点：湿法制粒压片的工艺流程及操作要点；片剂片重的计算方法

二、干法制粒压片法

干法制粒压片法是原辅料经干法制粒，添加适宜辅料，再压制成形的工艺，适合于对湿、热不稳定且粉末直接压片流动性差、可压性差的药物。其工艺流程如图 8-7 所示。

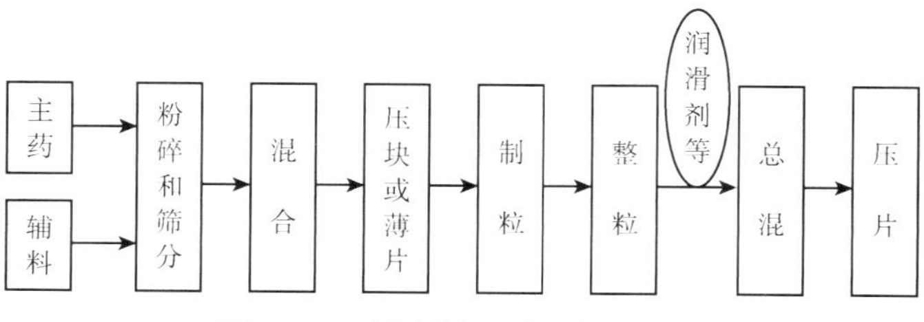

图 8-7 干法制粒压片工艺流程图

三、粉末直接压片法

粉末直接压片法是将药物粉末与适宜的辅料混合后，不经制粒而直接压制成形的工艺。对湿、热不稳定且流动性好、可压性好的药物可选用粉末直接压片法，其工艺流程如图 8-8 所示。

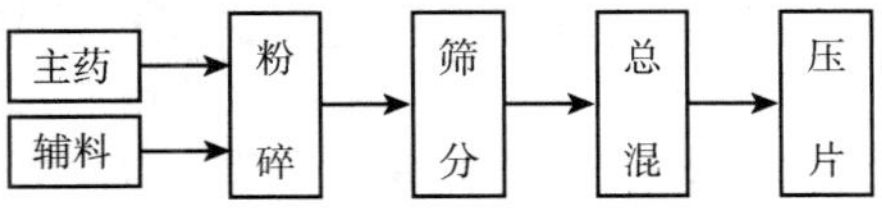

图 8-8 粉末直接压片工艺流程图

粉末直接压片法与制粒压片法比较，具有工艺过程简单、工序少，有利于生产的连续化和自动化。但本法在生产上还存在一些问题，如绝大多数药物粉末或辅料不具备良好的流动性和可压性，粉末直接压片对压片机的精度要求高等，制约了该工艺的应用。当片剂中药物的剂量较小时，直接压片用辅料的性能决定了混合物的流动性和压缩成型性，所以找到流动性、可压性、崩解性能好的辅料，是粉末直接压片工作的重点。粉末直接压片常用的辅料有喷雾干燥乳糖、预胶化淀粉等填充剂、微晶纤维素等干燥黏合剂、微粉硅胶等助流剂、羧甲淀粉钠等崩解剂。

四、空白颗粒压片法

空白颗粒压片法是将药物粉末和预先制好的辅料颗粒（空白颗粒）混合进行压片的方法。为混合均匀，可从空白颗粒中筛出一部分细粉，与药物粉末混合，然后再和空白颗粒混合均匀。因为辅料预先制粒，也可算作制粒压片法。

本法适合于对湿热敏感不宜制粒，而且压缩性成形差的药物，也可用于剂量小的物料，可将小剂量药物用适宜的溶剂分散后喷洒在空白颗粒上，使药物分散更均匀。这类药物可借助辅料颗粒的优良压缩特性而制成片剂。

考点： 片剂制备的方法及适用药物

五、片剂制备中常见的问题及解决办法

在片剂制备过程中会出现各种各样的问题，这些问题有的出现在压片过程中，有的出现在贮存过程中，有的会影响后续的包衣和内外包装，因此，这些问题必须在压片工序解决，否则会使片剂的外观、内在质量、释放指标、稳定性甚至疗效产生偏差。导致这些问题的原因需综合考虑，与药物性质、处方组成、生产工艺、机械设备、操作技术、环境控制等因素有关，应针对性地从药物、颗粒、机械、环境几个方面分析和解决，当然，问题的产生也可能是操作工对机器不够熟练或机器调节不到位造成的，下面我们主要讨论由于物料及设备、环境原因造成的问题及对应的措施。

药品生产处方工艺一旦报批，不能随意改变，所以在产品试制阶段，应进行充分的验证，以确保产品工艺参数的稳定。

1. 裂片 是指片剂受到震动或在贮存过程中从腰间（厚度中间）裂开成薄片的现象，如果从药片的顶部或底部裂开，剥落一层，称为顶裂，从中间开裂称为腰裂。产生裂片的原因及解决办法见表 8-3。

表 8-3 裂片产生的原因及解决方法

裂片的原因	解决办法	裂片的原因	解决办法
含易脆碎、富含纤维的物料	调整处方，筛选辅料	颗粒过干、含水量不足	喷入 70%～90%浓度的适量乙醇
含有油性物料	加吸收剂或糖粉	压片压力过大或车速过快	调节压力、车速
颗粒中细粉太多	再整粒或重新制粒	冲模不符合要求	检查、更换冲模
润滑剂过量	调整润滑剂用量	压片环境温湿度过低	调整压片环境温湿度
黏合剂选择不当或用量不足	加干黏合剂或更换黏合剂重新制粒		

2. 松片 是指片剂硬度不够，受振动即出现松散破碎的现象。主要原因及解决办法见表 8-4。

表 8-4 松片产生的原因及解决方法

松片的原因	解决办法	松片的原因	解决办法
含纤维性物料	粉碎、调整处方	黏合剂选择不当、黏性不足或用量不足	加干黏合剂或更换黏合剂重新制粒
含有油性物料	加吸收剂或糖粉	压片机的压力不够	加大压片机压力
颗粒中细粉过多、流动性差	再整粒或重新制粒	压片冲头长短不齐	检查、更换冲头
颗粒水分不当、颗粒过干	喷入 70%～90%浓度的适量乙醇		

3. **黏冲** 是指片剂的表面被冲头黏去一薄层或一小部分，造成片面粗糙不平或有凹痕的现象。黏冲按严重程度分为：片面粗糙、凹陷、掀盖和拉丝。拉丝指的是片剂的侧边圆柱面上丝状拉痕、粗糙或有缺痕，也可称为黏模。造成黏冲的主要原因及解决办法见表 8-5。

表 8-5 黏冲产生的原因及解决方法

黏冲的原因	解决办法
药物或辅料易吸湿	调整处方、控制环境湿度
颗粒不够干燥或吸潮	控制水分、充分干燥、控制环境湿度
润滑剂选用不当、用量不足或混合不均	更换润滑剂、调节用量、混合均匀
冲头表面粗糙、锈蚀、不洁	清洁或更换冲头
冲头刻字太深或有棱角	更换冲头或用微量液状石蜡润滑刻字
颗粒粗细悬殊、流速不均、进粉不匀	干颗粒用 14 目筛网整粒
黏合剂选择不当或黏合剂质量原因（细粉太多，超过 10%）	以 40 目筛网筛出细粉、更换黏合剂
压片机的压力调节不当	调节压片机压力
压片机冷启动或车速太快	先热机或先用热颗粒上机、调节车速

4. **片重差异超限** 是指片重差异超过药典规定的范围。产生的原因及解决办法见表 8-6。

表 8-6 片重差异超限产生的原因及解决方法

片重差异超限的原因	解决办法
颗粒内的细粉太多、颗粒大小相差悬殊	筛去细粉、重新制粒
颗粒流动性不好、充填前后不一致	加微粉硅胶以改善流动性
加料斗内的颗粒时多时少	调节料斗并保证含 1/3 体积以上的颗粒
双轨压片机两个加料器不平衡	平衡加料器
冲头、冲模吻合度不好	检查、更换冲头冲模
下冲升降不灵活、涩冲	调节或更换下冲
压片机的车速过快	适当降低压片机车速

5. **含量均匀度超限** 含量均匀度超限指的是片剂中活性成分的含量均匀度超出药典规定的限度。含量均匀度超限的原因有两个：①主药和辅料混合不均匀；②可溶性成分在颗粒内和颗粒间迁移。解决的办法：制软材和制粒过程中，制定合理的原辅料混合工艺，使混合均匀；通过完善和改进干燥工艺防止可溶性成分迁移。

链 接 可溶性成分的迁移

可溶性成分的迁移是湿颗粒干燥过程中，可溶性成分随水分移动至颗粒表面的现象。

干燥是水分汽化的过程。湿颗粒干燥时，水分汽化发生在颗粒表面而不是内部，待表面水分散失后，内部水分才慢慢渗透、扩散至颗粒表面，在此过程中，水分会“沿途”将可溶性成分带到并积留在颗粒表面，使得颗粒表面的可溶性成分含量高于颗粒内部，造成内外含量不均，这就是可溶性成分的迁移。

随水分迁移的可以是药物或辅料，可发生在颗粒内部或颗粒之间。可能的后果是，由于干颗粒在整粒、压片过程中相互碰撞、摩擦或挤压，颗粒表面脱落细粉，造成细粉中可溶性成分含量较高，而造成片剂含量均匀度超限或花斑，所以颗粒的干燥要采取适宜的工艺。

6. 崩解迟缓 指片剂不能在药典规定的时限内完全崩解或溶解。其原因及解决办法见表8-7。

表8-7 崩解迟缓产生的原因及解决方法

崩解迟缓的原因	解决办法	崩解迟缓的原因	解决办法
崩解剂选择或用量不当	更换崩解剂或加大用量	疏水性润滑剂用量过多	降低疏水性润滑剂用量
黏合剂的黏性太强或用量太大	更换黏合剂或减少用量	压片压力过大和片剂硬度过大	调节压片压力、降低片剂硬度
颗粒过粗、过硬	粗粒过筛、重新用高浓度乙醇润湿制粒		

7. 溶出超限 片剂在规定时间内未能溶解出规定限度的药物量，即为溶出超限或溶出度不合格。片剂崩解时限合格未必溶出度合格，溶出度不合格则不能保证药物的疗效，因此对于难溶性药物、治疗窗狭窄的药物或缓控释制剂要测定溶出度。导致溶出超限的原因：①导致崩解时限不合格的所有原因；②药物溶解度不够；③药物为疏水性药物。解决的办法：保证崩解时限合格、增加药物溶解度、应用固体分散体等新技术、加表面活性剂等。

8. 变色和花斑 片剂表面颜色发生改变或出现色泽不一的斑点、阴影或麻点等现象，导致片剂外观不合格，多见于有色片剂或中药片。产生的原因：①药物引湿、氧化、变色；②混料不匀；③有色颗粒松紧不一致；④污染压片机的油污等。解决办法：针对药物调配处方组分、混合均匀、重新制粒、清洁机械等。

9. 叠片 指两个片剂叠压成一片的现象。主要是机械原因，例如：①由于黏冲或上冲卷边等原因致使片剂黏在上冲，此时颗粒填入模孔中又重复压一次成叠片；②由于下冲上升位置太低，不能及时将片剂顶出，而同时又将颗粒加入模孔内重复加压而成。压成叠片可使压片机及冲模受损，应解决黏冲问题，确保冲模规格及安装完好，排除压片机的故障，避免造成叠片及机器损伤。

10. 卷边 指轧好的片剂周围一圈的边过高或呈半圆形刻痕的现象。原因主要是冲头与模圈碰撞，使冲头卷边。解决办法：立即停车，检查、更换冲头和重新调节机器。

11. 吸潮变色 多见于中药片剂，常在包衣之后或在贮存过程中出现色斑、暗纹、变色、软化、变形等现象。主要原因：片剂中有强烈吸湿性的成分，有时即使包衣、铝塑包装等手段也无法阻隔吸潮变色。主要的解决办法：环境湿度控制、筛选合适种类和用量的辅料稀释吸湿性物料、双铝包装、铝箔封口瓶装、高质量的包衣等。

考点：片剂制备中常见的问题及解决办法

第3节 片剂的包衣

一、概 述

片剂的包衣是指在压制片表面均匀地包裹上适宜的材料使药物与外界隔离的工艺操作。被包裹的压制片称片芯或素片，包裹层的材料称为衣料，包成的片剂称包衣片。

（一）包衣的目的

（1）掩盖片剂的不良气味：如具有苦味的盐酸小檗碱片，包成糖衣片后，可掩盖其苦味。

（2）防潮、避光，增加药物的稳定性：如氯化钾片、多酶片等易吸潮，用高分子材料包以薄膜衣后，可有效防止片剂吸潮变质。

（3）改变药物释放的位置：如阿司匹林对胃有强刺激性，可以制成肠溶衣片，使药物在小肠部位释放。

（4）控制药物释放的速度：如阿米替林包衣片通过调整包衣膜的厚度和通透性，即可达到缓释的目的。

（5）防止药物的配伍变化：如将一种药物压成片芯，另一种药物加于包衣材料中包于隔离层外；或将两种药物分别制成颗粒，包衣后混合压片，以减少接触机会。

（6）改善片剂的外观：使片剂美观、易于识别，并增加患者用药的依从性。

（二）对包衣片芯的要求

用于包衣的压制片（片芯），在弧度、硬度和崩解时限等方面与一般压制片有所不同。

（1）弧度：在外形上必须具有适宜的弧度，一般选用深弧度，尽可能减小棱角，以利于减少片重增重幅度，防止衣层包裹后在边缘处断裂。

（2）硬度：片芯的硬度应较一般压制片高，一般不低于 50N，脆碎度也应较一般压制片低，不得超过 0.5%。必须能承受包衣过程的滚动、碰撞和摩擦。

（3）崩解时限：为达到包衣片的崩解要求，压制片芯时一般宜选用崩解效果好而用量少的崩解剂，如羧甲淀粉钠等。

（三）包衣的种类

根据包衣材料不同，片剂的包衣通常分糖包衣、薄膜包衣等类型。糖包衣是沿用已久的传统包衣工艺，正逐步被薄膜包衣工艺所替代，薄膜包衣材料根据溶解性能不同又可分为胃溶型、肠溶型和水不溶型三类。

（四）包衣的质量要求

衣层应均匀、牢固，与主药不起作用，包衣片崩解时限应符合药典规定，经较长时间贮存，仍能保持光洁、美观、色泽一致，并无裂片现象，且不影响药物的溶出与吸收。

考点： 包衣的目的、对片芯的要求及包衣片分类

二、常用的包衣方法及包衣设备

包衣方法有滚转包衣法、流化包衣法、压制包衣法等。

（一）滚转包衣法

滚转包衣法又称锅包衣法，是片剂最常用的包衣方法。根据包衣锅性能不同，又可分为普通滚转包衣法、埋管包衣法及高效包衣法等数种。

1. 普通滚转包衣法 使用设备为倾斜式包衣锅（图 8-9），有莲蓬形或荸荠形等，其结构由动力部分、加热鼓风和吸粉装置等几部分组成。包衣锅的中轴与水平面一般为 30°～45°，在设定转速下，片剂在锅内借助于离心力和摩擦力的作用，随锅内壁向上移动，然后沿弧线滚落而下，在包衣锅口附近形成漩涡状的运动。包衣锅内如采用加挡板的方法可改善药片的运动状态，使药片具有均衡的翻转运动，达到较佳的混合状态。

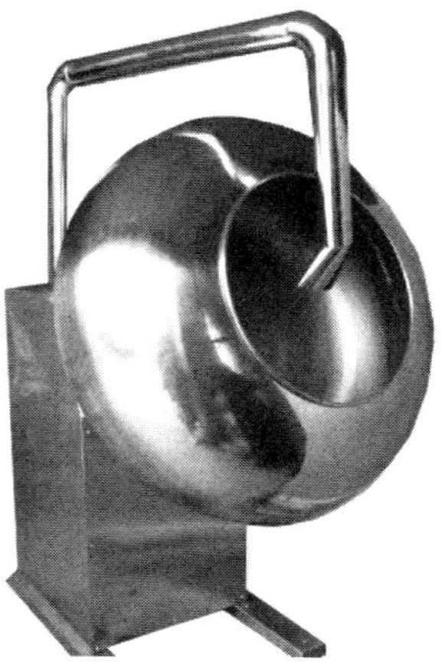

图 8-9 荸荠式包衣锅

包衣材料可采取手工加入的方式，在包衣锅滚转过程中，使包衣材料均匀地黏附在片芯上。但由于锅内空气交换效率低、干燥速度慢、粉尘及有机溶剂污染环境不易克服等原因，目前仅用于实验室操作。

喷雾包衣法是锅包衣法的改良方式，可分为有气喷雾和无气喷雾两种。有气喷雾是包衣溶液随气流一起从喷枪口喷出，适用于溶液包衣；无气喷雾则是将具有一定黏性、含有一定比例固态物质的溶液或悬浮液在较大压力下从喷枪口喷出，液体喷出时不带气体，除适用于溶液包衣外，也适用粉糖浆、糖浆的包衣。

2. 埋管包衣法 采用有气喷雾包衣形式，在普通包衣锅的底部装有通

入包衣溶液、压缩空气和热空气的埋管。包衣时，包衣用浆液由气流式喷嘴喷洒到翻动着的片床内，干热空气也伴随着雾化过程同时从埋管吹出，穿透整个片床进行干燥，湿空气从排出口经集尘器过滤后排出。由于雾化过程可连续进行，故包衣时间缩短，不但可避免包衣时粉尘飞扬，而且减轻了劳动强度。

3. 高效包衣法 使用高效包衣机（图 8-10），采用无气喷雾包衣形式，可以进行全封闭的喷雾包衣。包衣锅为短圆柱形并沿水平轴旋转，锅壁为多孔壁，壁内装有带动颗粒向上运动的挡板，喷雾器装于颗粒层斜面上方，热风从转锅前面的空气入口引入，透过颗粒层从锅的夹层排出。该方法适用于包制薄膜衣和肠溶衣，缺点是小粒子的包衣易粘连。

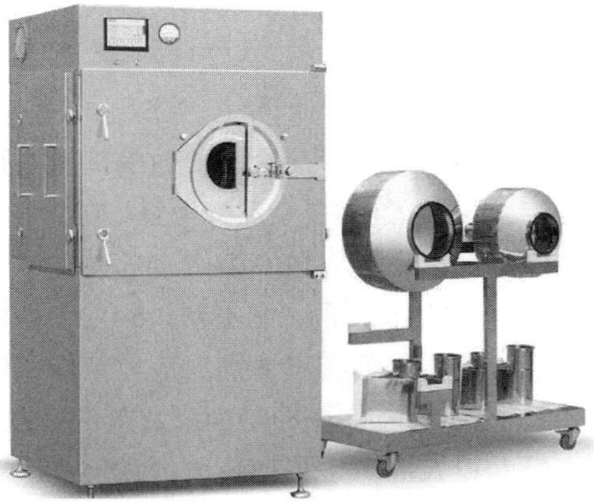

图 8-10 高效包衣机

（二）流化包衣法

流化包衣法的基本原理与流化制粒法相类似：快速上升的空气压入包衣室内，使流化床上的片剂上下翻腾处于流化（沸腾）状态，悬浮于空气流中，与此同时，喷入包衣溶液，使其均匀地分布于片剂的表面，通过加热空气使溶剂迅速挥散，从而在片剂的表面留下薄膜状的衣层。按此过程循环进行，即可制得薄膜衣片剂。

具体的操作方法如下：①由进料口装入合适数量的片剂，关闭进料口，开启鼓风机，调节风量，使片剂在包衣室内呈现有规律的悬浮运动状态；②开启包衣溶液桶的活塞，使包衣溶液流入喷嘴，同时通入喷嘴的压缩空气将包衣溶液呈雾状喷入包衣室，附着于片剂表面；③关闭包衣溶液的进口，开启空气预热管，吹入加热的空气，使包衣室内达到 50～60℃，片剂被迅速干燥，然后再包第二层、第三层，直到合格为止。在实际工作中，由进气和排气的温差就可以判断和控制溶剂的蒸发速度，从而合理地调节包衣溶液的喷入量；如果排气温度过低，说明包衣室内溶剂量过大，应减少包衣溶液的喷入量；反之，表示喷入量不足。

流化包衣法包衣速度快、时间短、工序少，当喷入包衣溶液的速度恒定时，则喷入时间与衣层增重成线性关系，容易实现自动控制；整个生产过程在密闭的容器中进行，无粉尘，环境污染小。但采用流化包衣法包衣时，要求片芯的硬度稍大一些，以免在沸腾状态时造成缺损。该方法特别适合小粒子的包衣。

（三）压制包衣法

一般采用两台压片机联合起来压制包衣片，两台压片机以特制的传动器连接配套使用。一台压片机专门用于压制片芯，然后由传动器将压成的片芯输送至包衣转台的模孔中（此模孔内已填入包衣材料作为底层），随着转台的转动，片芯的上面又被加入约等量的包衣材料，然后加压，使片芯压入包衣材料中间而形成压制的包衣片剂。本方法的优点：可以避免水分、高温对药物的不良影响，生产流程短、自动化程度高、劳动条件好，但对压片机械的精度要求较高，目前国内采用得较少。

考点：常用的包衣方法及设备

三、包衣过程及包衣材料

（一）糖包衣

糖包衣是指以蔗糖为主要包衣材料的包衣工艺。所用材料价廉、易得、毒性小，形成的衣层遮盖作用强，外观好。缺点是辅料用量多、操作时间长，受操作经验影响大，其工艺流程见图 8-11。

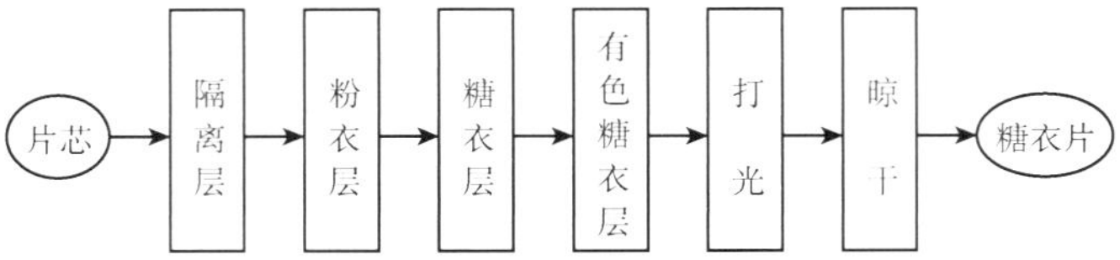

图 8-11 包糖衣工艺流程图

片剂糖衣由里到外共 5 种衣层，分别是隔离层、粉衣层、糖衣层、有色糖衣层和蜡层。每层包衣材料及操作要点如下。

1. 包隔离层 目的是提高衣层的固着能力和防止后续包衣过程中水分浸入片芯，凡含引湿性、易溶性或酸性药物的片剂，需要包隔离层。用于隔离层的材料必须是不透水的材料，主要有 10%～15% 明胶浆、15%～20%虫胶乙醇溶液、10%玉米朊乙醇溶液等。其中最常用的是玉米朊乙醇溶液。操作时，先将一定量素片放入包衣锅中，随着包衣锅的运转，加入适量玉米朊乙醇溶液，以能使片芯全部润湿为度，迅速搅拌，低温下（40～50℃）使衣层充分干燥。一般需包 4～5 层，直至片芯全部包严为止。如果包隔离层用到有机溶剂，应注意防爆防火。

2. 包粉衣层 目的是消除片剂的棱角，多采用交替加入糖浆和滑石粉的办法，在隔离层的外面包上较厚的粉衣层。常用糖浆浓度为 65%～75%（g/g），滑石粉需过 100 目筛。操作时一般采用洒一次浆、撒一次粉，然后热风干燥 20～30min（40～55℃），重复以上操作 15～18 次，直到片剂的棱角消失。为了增加糖浆的黏度，也可在糖浆中加入 10%的明胶或阿拉伯胶。

3. 包糖衣层 目的是使片面平整、坚硬、光洁。操作时，分次加入 60%～70%的糖浆，并逐次减少用量，以湿润片面为度，在低温（40℃）下缓缓吹风干燥，一般包裹 10～15 层。

4. 包有色糖衣层 目的是为了片剂的美观和便于识别。包有色糖衣层与上述包糖衣层的工序完全相同，区别仅在于在糖浆中添加食用色素。每次加入的有色糖浆中色素的浓度应由浅到深，以免产生花斑，一般须包制 8～15 层。

5. 打光 目的是为了增加片面的光泽和疏水性。打光剂一般使用四川产的米心蜡，常称川蜡、虫蜡、川白蜡等。川蜡用前须精制，即加热至 80～100℃熔化后过 100 目筛，去除悬浮杂质，并掺入 2%的硅油混匀，冷却，粉碎，过 80 目筛，每万片约用川蜡细粉 3～5g。

糖衣片打光后，出锅，晾片，即得。

（二）薄膜包衣

薄膜包衣是指以高分子材料为主要包裹材料的包衣工艺，由于包裹衣层较薄，故称为薄膜衣。薄膜包衣和糖包衣比较，具有以下优点：①减少包衣时间，节省物料和劳动力成本；②片重仅有较少增加；③物料和生产工艺可实现标准化，包衣操作易实现自动化。

1. 包衣过程 可用滚转包衣法，常用高效包衣机。包衣锅须有可靠的排气装置，以排除易燃、有毒的有机溶剂，包衣时包衣液以细流或喷雾加入，在片芯表面均匀分布，通过热风使溶剂蒸发，反复若干次即得。也可以用空气悬浮包衣法。包薄膜衣的生产工艺流程见图 8-12。

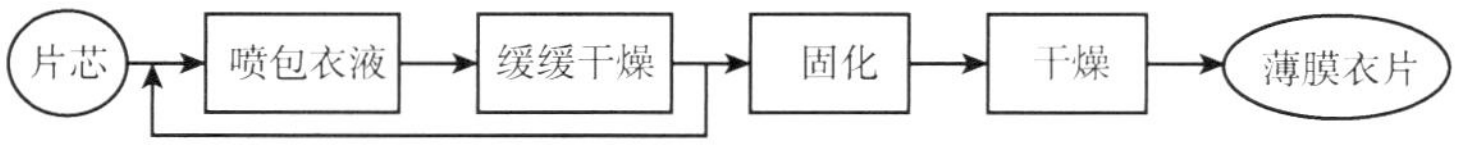

图 8-12 包薄膜衣工艺流程图

滚转包衣法包薄膜衣操作步骤如下。

（1）包衣锅内应装入适当形状的挡板，以利于片芯的转动与翻动。

（2）将片芯放入锅内，喷入一定量的薄膜包衣液，使片芯表面均匀润湿。

（3）缓缓吹入热风，使溶剂蒸发（温度最好不超过 40℃，以免干燥过快，出现粗糙、皱皮甚至起泡现象；也不能干燥过慢，否则出现粘连或剥落）。如此重复上述操作若干次，直至达到一定厚度。

（4）在室温或略高于室温下自然放置 6～8h，使薄膜衣固化完全。

（5）在 50℃下干燥 12～24h，以完全除去残留的有机溶剂。

2. 包衣材料

（1）高分子成膜材料：按衣层的作用分为胃溶型、肠溶型、水不溶型三大类，现分述如下。

1）胃溶型成膜材料：指在水或胃液中能溶解的高分子材料，用于一般片剂提高防潮性能。主要材料有以下几种。①羟丙甲纤维素（HPMC），是一种常用的薄膜衣材料，成膜性能好，制成的膜在一定温度下抗裂、稳定，生产中常用较低浓度的 HPMC 进行薄膜包衣；②羟丙纤维素（HPC），常用本品的 2%水溶液包制薄膜衣，与 HPMC 比较，优点是避免了使用有机溶媒，缺点是干燥过程中易产生较大的黏性，影响片剂的外观；③聚丙烯酸树脂Ⅳ号，在盐酸溶液（9→1000）中（1h 内）略溶，在水中不溶。

2）肠溶型成膜材料：指有一定的耐酸性，在胃酸条件下能保持完整致密，而到肠液环境下能开始溶解，即在 pH 较高的环境中能溶解的高分子材料，用于肠溶片。主要材料有以下几种。①邻苯二甲酸醋酸纤维素（CAP），又称乙酸纤维素酞酸酯，本品可溶于 pH 6.0 以上的缓冲液中，胰酶能促进其溶解，是应用较广泛的肠溶性包衣材料。包衣时一般用 8%～12%的乙醇丙酮混合液。②聚丙烯酸树脂Ⅱ号、聚丙烯酸树脂Ⅲ号，也是常用的肠溶性包衣材料。

3）水不溶型成膜材料：是指在水中不溶解的高分子材料，可通过加入致孔剂等附加剂，调节药物释放速度，制成缓释或控释片剂。①乙基纤维素，不溶于水，易溶于乙醇、丙酮等有机溶媒，成膜性良好。一般是将其制成水分散体使用。②醋酸纤维素，溶解性能与乙基纤维素类似，成膜性良好，是渗透泵式控释制剂最常用的包衣材料。

（2）薄膜衣附加剂

1）增塑剂：是指能增加包衣材料可塑性的物料。加入增塑剂可降低聚合物分子之间的作用力，增加了柔韧性，减少了衣膜裂纹发生率。常用的增塑剂有两类：水溶性增塑剂有丙二醇、甘油、聚乙二醇；非水溶性增塑剂有甘油三乙酯、邻苯二甲酸酯、液状石蜡、二甲硅油等。

2）致孔剂：又称释放速度调节剂。蔗糖、氯化钠、聚乙二醇、表面活性剂（聚山梨酯类、脂肪酸山梨坦类等）等水溶性物质都可选作某些纤维素衣料的致孔剂。其原理是将纤维素衣料与一定比例的致孔剂混合，在胃肠环境中，水溶性材料迅速溶解，薄膜溶蚀后形成具有一定直径和数量孔隙的多孔膜，使药物溶液按一定速度扩散。

3）着色剂与遮光剂：包薄膜衣时，应用着色剂和蔽光剂的目的除了易于识别不同类型的片剂及改善产品外观外，还可遮盖某些有色斑的片芯或不同批号的片芯色调差异。着色剂有水溶性、水不溶性两类。水溶性着色剂的遮盖能力不强，在片剂干燥过程中易发生色素的“迁移”；水不溶性着色剂，如色淀（lakes）则可防止色素迁移。色淀是由吸附剂氧化铝、滑石粉或硫酸钙吸附色素而制成。遮光剂可提高片芯对光的稳定性，一般选用散射率较大的无机染料，如二氧化钛（钛白粉）。

（3）溶剂：能溶解、分散成膜材料及成膜附加剂，并使包衣材料在片芯表面均匀分布，且能挥发的液体。有乙醇、丙酮等有机溶剂，这类溶剂黏度较低，易挥发除去，但易燃易爆、有一定毒性，应考虑使用安全。目前常采用水为溶剂，把水不溶型高分子材料，做成水分散体进行包衣。

考点：包糖衣及包薄膜衣工艺流程及包衣物料

四、包衣过程中常见的问题和解决办法

包衣片在片剂中比较普遍。包衣质量直接影响片剂的外观和内在质量，因此包衣是片剂生产过程中十分重要的工艺和技术。影响包衣质量的关键因素包括：包衣片芯的质量（如脆碎度、硬度、外观、形态、水分等）、包衣设备的参数（如转速、温度、角度等）、包衣工艺条件和操作方法。如果包衣质量相关的关键因素控制不好，就会在包衣过程中和贮存时发生问题。

（一）包糖衣容易出现的问题和解决办法

1. 糖浆不粘锅 原因是锅壁上蜡未除尽，一锅包衣完成后，应充分刷洗干净，再进行下锅的包衣。

2. 粘锅 加糖浆过多，搅拌不匀，应注意加糖浆的量和及时搅拌。

3. 片面不平　撒粉太多并且没有及时混匀，或干燥温度过高，干燥速度过快，应注意撒粉量和干燥温度。

4. 色泽不均匀　片面粗糙（糖衣层不平整）、有色糖浆用量过少、温度过高、干燥太快，衣层未干就加蜡打光等，应注意糖衣层包衣质量、有色糖浆逐渐加深、低温干燥等。

5. 龟裂与爆裂　糖浆与滑石粉用量不当、芯片太松、温度太高、干燥太快，应注意包粉衣质量控制，保证每次加料充分干燥。

6. 露边与麻面　衣料用量不当，温度过高或吹风过早，应注意糖浆用量的适宜，干燥温度的适宜。

7. 膨胀磨片或剥落　片芯与糖衣层未干，崩解剂过多，应注意保证每次加料充分干燥。

（二）包薄膜衣容易出现的问题和解决办法

1. 皱皮　衣料、干燥条件不当。

2. 气泡　固化条件不当，干燥过快。

3. 花斑　增塑剂、色素等选择不当，溶剂将可溶性成分带到衣膜表面。

4. 剥落　衣料不当，两次包衣间隔时间太短。

5. 色泽不匀　喷雾不均匀，色素分布不匀。

6. 片面粗糙　干燥温度高，溶剂挥发快。

薄膜包衣出现的问题，除包衣材料选择、包衣处方的问题外，单看操作的问题，应注意协调好包衣锅转速、包衣液喷量、干燥速度三个参数，使包衣液在片面充分铺展开后再干燥，这样可使片面更细腻。

（三）包肠溶衣容易出现的问题和解决办法

1. 不能安全通过胃部　衣料不当、衣层太薄、衣层强度不够，或包衣锅转动过程中因片剂硬度不够，边缘磨损严重。

2. 肠溶衣片肠内不溶解（排片）　衣料不当，衣层太厚，贮存变质。

解决包肠溶衣出现的问题，主要注意以下几个方面：①选择合适的包衣材料，并严格包衣液的配制控制；②片芯的硬度适当，不能太小，硬度太大又可能影响崩解；③衣层的厚度、片剂的增重适当。

考点：包衣过程中常见的问题

第 4 节　片剂的质量检查

为了保证药品质量，确保安全、有效及适合运输和贮存，除另有规定外，应对片剂质量做如下检查。

一、外　观

片剂外观应完整光洁，色泽均匀，有适宜的硬度和耐磨性。

二、重 量 差 异

表 8-8　片剂重量差异限度

平均片重或标示片重（g）	重量差异限度（%）
＜0.30	±7.5
≥0.30	±5

重量差异应符合现行版药典对片重差异限度的要求，见表 8-8。

片重差异过大，意味着每片中主药含量不一，对治疗可能产生不利影响，具体的检查方法如下：取 20 片，精密称定总重量，求得平均片重后，再分别称定每片的重量，每片重与平均片重相比较（凡无含量测定的片剂或有标示片重的中药片剂，每片重量应与标示片重比较），超出表 8-9 中重量差异限度的不得多于 2 片，并不得有 1 片超出限度 1 倍。糖衣片的片芯应检查重量差异并符合规定，包糖衣后不再检查重量差异。薄膜衣片应在包薄膜衣后检查重量差异并符合规定。

凡规定检查含量均匀的片剂，一般不再进行重量差异检查。

三、含量均匀度

含量均匀度是指小剂量药物在每个片剂中的含量是否偏离标示量及偏离的程度，必须由逐片检查的结果才能得出正确的结论。除另有规定外，每片（个）标示量小于25mg或主药含量小于每片（个）质量的25%者，均应检查含量均匀度。具体方法按《中国药典》（2020年版）附录进行检查。

四、硬度与脆碎度

片剂应有适宜的硬度和脆碎度，以免在包装、运输等过程中破碎或磨损。药典中虽然对片剂硬度没有作出统一的规定，但各生产企业往往根据本厂的具体情况制定了各自的内控标准。硬度测定的仪器有孟山都（Monsanto）硬度计，其是通过弹簧推动压板对片剂加压，由弹簧的长度变化来反映压力的大小。

脆碎度是指非包衣片经过振荡、碰撞而引起的破碎程度，在一定程度上能反映片剂的硬度和物理强度。测定脆碎度选用脆碎度测定仪，用于检查非包衣片的脆碎情况。片重0.65g或以下者取若干片，使其总质量约6.5g；片重大于0.65g者取10片；按《中国药典》（2020年版）附录规定进行检查，减失质量不得过1%，并不得检出断裂、龟裂及粉碎片。一般一批产品仅测一次，如减失重量超过1%时，应复测两次，三次的平均值不得过 1%。如片剂形状或大小使其在圆筒中形成不规则滚动时，可参照《中国药典》（2020年版）要求检查；对于形状或大小在圆筒中形成严重不规则滚动或特殊工艺生产的片剂，不适合本法检查，可不进行脆碎度检查。对易吸水的制剂，操作时应注意防止吸湿，通常控制相对湿度小于40%。

五、崩 解 时 限

崩解是指片剂等口服固体制剂在规定时限内全部崩解溶散或成碎粒，除不溶性包衣材料或破碎的胶囊壳外，应全部通过筛网。如有少量不能通过筛网，但已软化或轻质上漂且无硬心者，可做符合规定论。《中国药典》（2020年版）附录崩解时限检查法规定了崩解仪的结构和试验方法，其结构主要是一个可升降的吊篮，吊篮中有6根玻璃管（底部镶有直径2mm的筛网）。测定时，吊篮往复通过37℃±1℃的水，其中的6个药片应在规定的时间内全部崩解并通过筛网。如有1片不能完全崩解，应另取6片复试，均应符合规定。其具体要求见表8-9。

表8-9 片剂的崩解时限

片剂	崩解时限
普通压制片	15min内全部崩解
糖衣片	60min内全部崩解
薄膜衣片	30min内全部崩解
肠溶片	盐酸溶液（9→1000）中2h不得有裂缝、崩解或软化等现象，在磷酸盐缓冲液（pH6.8）中1h内应全部崩解
结肠定位肠溶片	盐酸溶液（9→1000）及pH6.8以下的磷酸盐缓冲液中，均不得有裂缝、崩解或软化现象，在pH7.5～8.0的磷酸盐缓冲液中1h内应完全崩解
口含片	各片均不应在10min内全部崩解或溶化
舌下片	各片均应在5min内全部崩解并溶化
可溶片	各片均应在3min内全部崩解并溶化（20℃±5℃）
泡腾片	5min内全部崩解（250ml烧杯，20℃±5℃，200ml水）
口崩片	60s内全部崩解（特殊装置，37℃±1℃，900ml水，一次一片，测6片）
分散片	15～25℃，3min内全部崩解
中药浸膏（半浸膏、全粉、中药薄膜衣）片	全粉片各片均应在30min内全部崩解；浸膏（半浸膏片）各片均应在1h内全部崩解

中药浸膏（半浸膏、全粉、中药薄膜衣）片，崩解时限检查时，每管加挡板一块，若供试品黏附挡板，应另取 6 片，不加挡板检查。

凡规定检查溶出度、释放度、或分散均匀性的片剂，不再进行崩解时限检查，咀嚼片不进行崩解时限检查，阴道片照融变时限检查法检查，应 30min 内全部融化，或崩解溶散，如有一片不符合规定，应另取 3 片复试，均应符合规定。

六、溶出度与释放度

溶出度是指活性药物从片剂、胶囊剂或颗粒剂等普通制剂中，在规定条件下溶出的速率和程度，在缓释制剂、控释制剂、肠溶制剂及透皮贴剂等制剂中也称释放度。

溶出和溶解是药物吸收和发挥疗效的先决条件，片剂崩解度合格未必溶出合格，因此对于某些制剂要测定溶出度。难溶性药物的溶出是其吸收的限制过程，实践证明，很多片剂药物的体外溶出与吸收有相关性，因此，溶出度测定法作为反映或模拟体内吸收情况的试验方法，在固体制剂的质量评定方面具有重要意义。凡规定检查溶出度或释放度的不再检查崩解时限。

片剂中除规定有崩解时限外，对以下情况还要进行溶出度的测定以控制或评定其质量：①含有在消化液中难溶的药物；②与其他他成分容易发生相互作用的药物；③久贮后变为难溶性药物；④剂量小、药效强、副作用大的药物片剂。《中国药典》（2020 年版）收载检测溶出度的方法有七种，包括篮法（第一法）、桨法（第二法）、小杯法（第三法）、浆碟法（第四法）、转筒法（第五法）、流池法（第六法）、往复筒法（第七法），具体产品按其质量标准进行。

七、发　泡　量

阴道泡腾片照《中国药典》（2020 年版）附录规定检查，取 10 片，取 25ml 具塞刻度试管 10 支，按规定量加入水（片重 1.5g 及其以下，2.0ml；片重 1.5g 以上，4.0ml），置 37℃±1℃水浴中 5min，各管投入一片，20min 内观察最大发泡量的体积，平均发泡体积应不少于 6ml，且少于 4ml 的不得超过 2 片。

八、分散均匀性

分散片照《中国药典》（2020 年版）附录规定，照崩解时限检查法检查，取 6 片，15～25℃，应在 3min 内全部崩解并通过筛网。如有少量不能通过筛网，但已软化成轻质上漂且无硬心者，符合要求。

九、微生物限度

以动物、植物、矿物来源的非单体成分制成的片剂，生物制品片剂，以及黏膜或皮肤炎症、腔道等局部用片剂（如口腔贴片、外用可溶片、阴道片、阴道泡腾片等），照《中国药典》（2020 年版）非无菌产品微生物限度检查，应符合规定。规定检查杂菌的生物制品片剂，可不进行微生物限度检查。

考点：片剂质量检查项目、标准及检查方法

第 5 节　片剂的包装与贮藏

一、片剂的包装

适宜的包装是保证片剂质量的重要措施，片剂包装的原则是密封、防潮、隔气、必要时遮光，剧毒药品应有安全防偷换和儿童安全包装措施。

（一）按片剂包装剂量分类

有多剂量包装和单剂量包装两种形式。

1. 多剂量包装　几片至几百片包装在一个容器中，为多剂量包装。常用的包装容器有玻璃瓶（管）、塑料瓶等。

（1）玻璃瓶（管）：是应用最多的包装容器。它具有优良的保护性能；不被水汽、空气穿透；棕色玻璃有避光作用，能阻挡大部分紫外光；本身显化学惰性、不易变质；价格低廉；容易制成各种形状和大小的包装容器。最大的缺陷是质重、性脆，易于破损。

（2）塑料瓶（盒）：是应用日益广泛的包装容器，其原料有聚乙烯、聚苯乙烯和聚氯乙烯等。它的突出优点是不易破碎，质地轻巧，容易制成各种形状。但其缺点也较明显，如对环境的隔离作用不如玻璃制品，塑料组成中的某些物质（如稳定剂）有可能迁移而进入药品，或与片剂中的某些组成（如挥发性物质或油类）发生化学反应。

2. 单剂量包装 单剂量包装指将片剂单个隔开，使每片均处于密封状态。主要分为泡罩式（也称水泡眼）包装和双铝复合膜包装两种形式，既提高了对产品的保护作用，也有利于杜绝交叉污染。

（1）泡罩式包装：其底层材料（背衬材料）为无毒铝箔与聚氯乙烯的复合薄膜；面层材料为硬质PVC。在吸泡式包装机上，硬质PVC经热压后形成水泡眼，片剂进入水泡眼后，即可热封成泡罩式的包装。

（2）双铝复合膜包装：是由两层铝箔经黏合或热压而形成的带状包装。

（二）按片剂包装功能分类

1. 防湿隔气包装 瓶类容器的透湿与透气主要与瓶口的密封有关，如衬垫材料的透湿度、瓶口端面的平滑程度、瓶口周边长度、瓶盖的透湿度、瓶盖与瓶子间的压紧程度等，也与塑料瓶体的厚度和均匀性有关。采用复合铝箔、纸塑复合材料封口，使瓶口密封质量得到很大提高。带状包装与泡罩包装防湿隔气与黏合剂有关，也与黏合剂涂敷的均匀性、黏结密封长度、黏结条件等有关。

2. 遮光包装 为防止光敏药物受光分解，应采用遮光容器包装或在容器外加避光外包装。遮光容器可采用遮光材料，如铝箔等，或采用在材料中加入紫外线吸收剂或遮断剂等方法。可见光遮断剂有氧化铁、氧化钛、酞菁染料、蒽醌类等，紫外线吸收剂有水杨酸衍生物、苯并三唑类等。白色高密度聚乙烯塑料瓶和琥珀色塑料瓶的遮光效果都比较好，故常用来包装片剂、胶囊剂等。

3. 安全包装 安全包装包括防偷换安全包装和儿童安全包装。

为保证药品储运和使用的安全，药品包装必须加封口、封签、封条或使用防盗盖、瓶盖套等。防偷换包装是具有识别标志或保险装置的一种包装，如包装被启封过，即可从标志或保险装置的破损或脱落而识别。包装容器的封口、纸盒的封签和厚纸箱用压敏胶带的封条等都可起到防偷换目的。另外还可采取如下措施。

（1）采用防盗瓶盖：这种瓶盖与普通螺旋瓶盖的区别是在它的下部有较长的裙边，此裙边超过螺纹部分形成一个保险环，保险环内下侧有数个棘齿被限定于“瓶颈”的固定位置。保险环内上侧有数个联结条联结于盖的下部。当拧转瓶盖时，联结条断裂，由此从保险环是否脱落来判断瓶盖是否被开启，起到防偷换目的。

（2）内部密封箔：在盛装固体药剂广口瓶的瓶口黏接一层铝箔或纸塑膜可起到密封和显示是否被启封的作用。

（3）其他包装形式：采用单元包装、透明薄膜外包装、瓶盖套热收缩包装等进行封口。

（4）儿童安全包装：是为了防止幼儿误服药物，带有保护功能的特殊包装形态。通过各种封口、封盖使容器的开启有一种复杂顺序，以有效地防止好奇的幼儿开启，但成人使用时不会感到困难。儿童安全包装可采取如下措施。

1）采用安全帽盖：安全帽盖按其开启方式可分为按压旋开盖、挤压旋开盖、锁舌式嵌合盖（结合盖）、制约环盖等。

2）采用高韧性塑料薄膜的带状包装：如采用PVC/AL/PET复合材料撕开式的泡罩包装，取药时，需从打孔线撕开，然后从未热合的一角撕开背层材料取出药片。

二、片剂的贮藏

除另有规定外，片剂应密封贮存，防止受潮、发霉、变质。对光敏感的片剂，应避光保存（宜采用棕色瓶包装）。受潮后易分解变质的片剂，应在包装容器内放干燥剂（如干燥硅胶），并加用防潮袋。

考点：片剂的包装及贮藏要点

第 6 节　片剂制备处方举例

例 8-3　复方阿司匹林片

【处方】	阿司匹林	226.8g
	对乙酰氨基酚	136.0g
	咖啡因	35.0g
	淀粉	66.3g
	16%淀粉浆	85.0g
	酒石酸	2.3g
	轻质液状石蜡	0.3g
	滑石粉	15.0g
	共制成	1000 片

【制法】　将对乙酰氨基酚、咖啡因分别粉碎后过 100 目筛，再与 1/3 处方量的淀粉混匀，然后加入 16%的淀粉浆制成软材，过 14 目尼龙筛制粒，在 60～70℃温度下干燥，干颗粒过 12 目筛整粒，整粒后加入阿司匹林、酒石酸、剩余的淀粉（先在 100～105℃烘干）、吸附了轻质液状石蜡的滑石粉总混，再过 12 目尼龙筛，颗粒含量检测合格后，用 12mm 冲压片，即得。

【分析】　处方中阿司匹林、对乙酰氨基酚和咖啡因为主药，淀粉为填充剂/（干）崩解剂，16%淀粉浆为黏合剂，酒石酸为稳定剂，轻质液状石蜡和滑石粉为润滑剂。

本品属于含有不稳定药物的片剂，在处方调整和工艺制备时应注意：①阿司匹林遇水易水解成损伤胃黏膜的水杨酸和乙酸，并在湿润状态下遇金属离子易发生催化反应，因此应避免在湿法制粒时加入阿司匹林，同时，在处方中加入 1%阿司匹林量的酒石酸作稳定剂，过筛时使用尼龙筛网，并不得使用硬脂酸镁，而是采用滑石粉作润滑剂；②本品三主药混合制粒和干燥时易产生低共熔现象，所以应分开制粒，同时避免了阿司匹林直接与水接触，保证了制剂的稳定性；③阿司匹林可压性极差，采用较高浓度的淀粉浆为黏合剂；④处方中加入液状石蜡，可促使滑石粉更容易吸附在颗粒表面，压片震动时不易脱落；⑤阿司匹林有一定的疏水性，必要时可加入适宜的表面活性剂，如 0.1%的吐温 80 等以加快片剂的润湿、崩解和溶出。

例 8-4　盐酸环丙沙星片

【处方】	盐酸环丙沙星	291.0g
	淀粉	100.0g
	低取代羟丙纤维素（L-HPC）	40.0g
	十二烷基硫酸钠	2.0g
	1. 5%羟丙甲纤维素（HPMC）	适量
	硬脂酸镁	4.0g
	共制成	1000 片

【制法】　将盐酸环丙沙星、淀粉、L-HPC、十二烷基硫酸钠混合均匀，加入 1.5%HPMC 适量制成软材，用 14 目筛制粒，60℃通风干燥，14 目筛整粒，加入硬脂酸镁混匀，压片，包薄膜衣，即得。

【分析】 本品属于性质稳定、易成型的片剂。处方中盐酸环丙沙星为主药，淀粉为稀释剂，L-HPC为崩解剂并兼有黏合作用，十二烷基硫酸钠起促进崩解作用，羟丙甲纤维素为黏合剂，硬脂酸镁为润滑剂。

例 8-5 乙酸氢化可的松片

【处方】 乙酸氢化可的松	20.0g
乳糖	48.0g
淀粉	110.0g
7%淀粉浆	30.0g
硬脂酸镁	1.6g
共制成	1000 片

【制法】 将乳糖、淀粉混合均匀后，过 20 目筛 3 次，加入 7%淀粉浆混匀后制软材，过 16 目筛制粒，湿颗粒在 70～80℃干燥，干颗粒过 16 目筛整粒，即得空白颗粒。取乙酸氢化可的松与硬脂酸镁过 60 目筛混匀，加入空白颗粒中，充分混匀，称重，含量测定，计算片重，压片即得。

【分析】 本品为小剂量药物制成的片剂。①乙酸氢化可的松为主药，乳糖和淀粉为稀释剂，淀粉浆为黏合剂，硬脂酸镁为润滑剂；②由于处方中主药含量少，为减少制粒时的耗损，先将辅料制成空白颗粒；③也可以用微晶纤维素为辅料与主药混匀后直接压片。

例 8-6 维生素 C 泡腾片

【处方】 维生素 C	100.0g
酒石酸	450.0g
碳酸氢钠	650.0g
蔗糖粉	1600.0g
糖精钠	20.0g
氯化钠	适量
色素	适量
香精	适量
单糖浆	适量
PEG 6000	适量
共制成	1000 片

【制法】 取维生素 C、酒石酸分别过 100 目筛，混匀，以 95%乙醇和适量色素溶液制成软材，过 14 目筛制湿粒，于 50～55℃干燥，备用；另取碳酸氢钠、蔗糖粉、氯化钠、糖精钠和单糖浆适量制成软材，过 12 目筛，于 50～55℃干燥，与上述干颗粒混合，16 目筛整粒，加适量香精的醇溶液，密闭片刻，加适量 PEG 6000 混匀，压片，片重 3.0g。

【分析】 本例为泡腾片剂的制备。处方中维生素 C 为主药，碳酸氢钠和酒石酸为泡腾崩解剂，蔗糖粉为黏合剂，氯化钠、糖精钠、香精为矫味剂，聚乙二醇 6000 为水溶性润滑剂。泡腾片处方设计中也可以用碳酸氢钾、碳酸钙等代替碳酸氢钠，以适应某些不宜多食钠的患者。

例 8-7 抗酸咀嚼片

【处方】 氢氧化铝（干凝胶粉）	300.0g
氢氧化镁	85.0g
甘露醇	220.0g
糖粉	110.0g
5%PEG6000（溶于 50%乙醇）	适量
水杨酸甲酯	0.13g
留兰香油	0.01g

硬脂酸镁　　　　　　　　　0.4g
共制成　　　　　　　　　　1000片

【制法】 取氢氧化铝、氢氧化镁、甘露醇和糖粉充分混匀后，加5% PEG 6000醇溶液适量混合制软材，过14目筛，于55～60℃干燥，过14目筛整粒，用硬脂酸镁与水杨酸甲酯、留兰香油混合，过100目筛，然后加到干粒中，混合10min，用10mm平冲压片。

【分析】 本品组成中氢氧化铝和氢氧化镁为制酸剂。粒度宜细，片剂嚼服后分散表面积大，制酸效果好。甘露醇和糖粉为甜味剂，前者还有凉爽感。PEG 6000可增强氢氧化铝等的分散效果，水杨酸甲酯有止痛作用。留兰香油为芳香矫味剂。本品为嚼服片，不需加崩解剂。

考点：片剂的处方分析、制备工艺及注意事项：普通片剂、稳定性低的药物、小剂量、泡腾片、咀嚼片

自测题

一、选择题

【A型题】

1. 下列是片剂的特点的叙述，不包括（　　）
   A. 体积较小，其运输、贮存及携带、服用都比较方便
   B. 片剂生产的机械化、自动化程度较高
   C. 性状稳定，剂量准确，成本及售价都较低
   D. 可以制成不同释药速度的片剂而满足临床医疗或预防的不同需要
   E. 生物利用度高于胶囊剂
2. 关于肠溶片的叙述，错误的是（　　）
   A. 胃内不稳定的药物可包肠溶衣
   B. 强烈刺激胃的药物可包肠溶衣
   C. 在胃内不崩解，而在肠中必须崩解
   D. 肠溶衣片服用时不宜嚼碎
   E. 必要时也可将肠溶片粉碎服用
3. 下列哪种片剂可避免肝脏的首过作用（　　）
   A. 泡腾片　　B. 分散片
   C. 舌下片　　D. 普通片
   E. 溶液片
4. 舌下片给药途径是（　　）
   A. 口服　　B. 黏膜
   C. 呼吸道　　D. 皮肤
   E. 注射
5. 关于咀嚼片的叙述，错误的是（　　）
   A. 适用于吞咽困难的患者
   B. 适用于小儿给药
   C. 不需要检查崩解时限
   D. 治疗胃部疾患的药物可以制成咀嚼片
   E. 属于口腔用片剂
6. 下列哪种片剂用药后可缓缓释药，持疗效几周、几月甚至几年（　　）
   A. 多层片　　B. 植入片
   C. 包衣片　　D. 肠溶衣片
   E. 缓释片
7. 关于粉末直接压片的叙述，错误的是（　　）
   A. 简化了片剂生产工艺
   B. 减少了片剂生产设备
   C. 生产过程产尘较多
   D. 有利于劳动保护
   E. 适合于对湿热敏感的药物制片
8. 35冲双流程旋转式压片机旋转一圈可压出（　　）
   A. 33片　　B. 35片
   C. 70片　　D. 105片
   E. 140片
9. 下列属于湿法制粒压片的方法是（　　）
   A. 结晶药物直接压片
   B. 粉末直接压片
   C. 软材过筛制粒压片
   D. 强力干压制粒压片
   E. 药物和微晶纤维素混合后压片
10. 单冲压片机调节片重的方法为（　　）
    A. 调节下冲下降的位置
    B. 调节下冲上升的高度
    C. 调节上冲下降的位置
    D. 调节上冲上升的高度
    E. 调节饲粉器的位置
11. 黄连素片包薄膜衣的主要目的是（　　）
    A. 防止氧化变质　　B. 防止胃酸分解
    C. 控制定位释放　　D. 避免刺激胃黏膜
    E. 掩盖苦味
12. 下列哪项为包糖衣的工序（　　）
    A. 粉衣层→隔离层→有色糖衣层→糖衣层→打光
    B. 隔离层→粉衣层→糖衣层→有色糖衣层→打光
    C. 粉衣层→隔离层→糖衣层→有色糖衣层→打光
    D. 隔离层→粉衣层→有色糖衣层→糖衣层→打光
    E. 粉衣层→有色糖衣层→隔离层→糖衣层→打光
13. 包粉衣层的主要材料是（　　）
    A. 糖浆和滑石粉　　B. 稍稀的糖浆
    C. 食用色素　　D. 川蜡
    E. 10%乙醇溶液

14. 目前片剂生产上广泛使用的包衣方法是（　　）
A. 滚转包衣法　B. 悬浮包衣法
C. 压制包衣法　D. 液中包衣法
E. 流化包衣法
15. 压片机的工作过程为（　　）
A. 混合→压片→出片　B. 制粒→压片→出片
C. 压片→出片　D. 填料→压片
E. 填料→压片→出片
16. 在一定的液体介质中，药物从片剂中溶出的速度和程度称为（　　）
A. 硬度　B. 脆碎度
C. 崩解度　D. 溶出度
E. 含量均匀度
17. 某片剂平均片重为0.5g，其重量差异限度为（　　）
A. ±1%　B. ±2.5%
C. ±5%　D. ±7.5%
E. ±10%
18. 片剂贮存的关键为（　　）
A. 防潮　B. 防热
C. 防冻　D. 防虫
E. 防光
19. 压片时出现松片现象，下列克服办法中不恰当的是（　　）
A. 选黏性较强的黏合剂或湿润剂重新制粒
B. 颗粒含水量控制适中
C. 减少黏合剂用量
D. 调整压力
E. 细粉含量控制适中
20. 小剂量药物片剂比普通片剂，必须测定的项目是（　　）
A. 脆碎度　B. 溶出度
C. 崩解时限　D. 硬度
E. 含量均匀度
21. 某片剂中主药每片含量为0.2g，测得颗粒中主药的百分含量为50%，则理论压片片重为（　　）
A. 0.1g　B. 0.2g
C. 0.3g　D. 0.4g
E. 0.5g
22. 《中国药典》规定片剂的脆碎度检查，取样正确的是（　　）
A. 片重为0.65g取样5片
B. 片重大于0.65g取样10片
C. 片重小于0.65g取样10片
D. 片重大于0.65g者取若干片使总重量为6.5g
E. 片重小于0.65g者取20片

【B型题】

（第23～27题共用备选答案）
A. 裂片　B. 松片
C. 崩解迟缓　D. 黏冲
E. 片重差异大
23. 压力过大或黏合剂过量可能造成片剂的（　　）
24. 冲头表面粗糙将主要造成片剂的（　　）
25. 润滑剂混合不均匀，可能发生（　　）
26. 颗粒过干或弹性复原率大可发生（　　）
27. 片剂硬度不够，可发生（　　）

（第28～32题共用备选答案）
A. 尽快消除片剂的棱角
B. 使其表面光滑平整、细腻坚实
C. 为了片剂的美观和便于识别
D. 增加片剂的光泽和表面的疏水性
E. 形成一层不透水的屏障，防止糖浆中的水分浸入片芯
28. 包糖衣时，包隔离层的目的是（　　）
29. 包糖衣时，包粉衣层的目的是（　　）
30. 包糖衣时，包糖衣层的目的是（　　）
31. 包糖衣时，包色衣层的目的是（　　）
32. 包糖衣时，打光的目的是（　　）

（第33～37题共用备选答案）
A. 薄膜衣片　B. 分散片
C. 糖衣片　D. 普通片
E. 舌下片
33. 要求在15～25℃的水中3min即可崩解分散的是（　　）
34. 崩解时限为15min的是（　　）
35. 崩解时限为30min的是（　　）
36. 崩解时限为1h的是（　　）
37. 崩解时限为5min的是（　　）

（第38～42题共用备选答案）
A. 丙烯酸树脂Ⅳ号　B. 乙基纤维素
C. CAP　D. 川蜡
E. 滑石粉
38. 胃溶包衣材料（　　）
39. 肠溶包衣材料（　　）
40. 包糖衣材料（　　）
41. 不溶性包衣材料（　　）
42. 糖衣片打蜡的材料（　　）

【X型题】

43. 以下哪些是对片剂的一般质量要求（　　）
A. 硬度适中
B. 小剂量的药物，应符合含量均匀度的要求
C. 符合融变时限的要求
D. 符合崩解度或溶出度的要求
E. 符合重量差异的要求
44. 关于粉末直接压片的叙述正确的有（　　）
A. 省去了制粒、干燥等工序，节能省时
B. 是国内应用广泛的一种压片方法
C. 产品崩解或溶出较快
D. 适用于对湿热不稳定的药
E. 粉尘飞扬小
45. 制备片剂的方法有（　　）

A. 空白颗粒压片法　B. 湿法制粒压片法
C. 干法制粒压片法　D. 滚压法
E. 重压法

46. 片剂制备过程中制粒目的是（　　）
A. 加速片剂崩解　B. 利于片剂干燥
C. 利于片重差异控制　D. 增加颗粒流动性
E. 减少细粉吸附与飞扬

47. 压片时可因以下哪些原因而造成片重差异超限（　　）
A. 颗粒流动性差
B. 压力过大
C. 加料斗内的颗粒过多或过少
D. 黏合剂用量过多
E. 颗粒干燥不足

48. 下列片剂崩解超时限的原因叙述中，正确的是（　　）
A. 崩解剂用量过少
B. 颗粒粗细相差悬殊
C. 黏合剂的黏性太强
D. 疏水性润滑剂用量太多
E. 压片时压力过大

49. 一般来说，造成黏冲的原因主要是（　　）
A. 颗粒含水量过多　B. 压力不够
C. 冲模表面粗糙　D. 润滑剂使用不当
E. 环境湿度过大

50. 在包薄膜衣的时，除成膜材料以外，尚需加入哪些物料（　　）
A. 增塑剂　B. 遮光剂
C. 色素　D. 溶剂
E. 保湿剂

51. 在片剂中除规定有崩解时限外，对以下哪种情况还要进行溶出度测定（　　）
A. 含有在消化液中难溶的药物
B. 与其他成分容易发生相互作用的药物
C. 久贮后溶解度降低的药物
D. 溶解度大的药物
E. 剂量小、药效强、副作用大的药物

52. 需做崩解时限检查的片剂有（　　）
A. 普通压制片　B. 缓释、控释片
C. 糖衣片　D. 泡腾片
E. 咀嚼片

二、名词解释

1. 溶出度
2. 裂片
3. 松片
4. 黏冲

三、简答题

1. 简述湿法制粒压片的工艺流程。
2. 简述片剂包衣的目的。
3. 简述片剂糖包衣的工艺流程及各层的目的。
4. 请分析片剂崩解时限超标的原因及措施。

（王芝春）

第9章

栓剂、膜剂与涂膜剂

第1节　栓　　剂

一、概　　述

（一）栓剂的概念

栓剂（suppository）是药物与适宜基质制成的供腔道给药的固体制剂。药物可以是药材提取物、药材细粉、原料药等。栓剂属于固体制剂，常温下为固体，使用时被塞入人体腔道，在体温下能溶解于分泌液或迅速软化熔融，释放药物而发挥局部或全身作用。

栓剂的主要优点有避免肝脏首过效应，不受或少受胃肠道 pH 或酶的破坏；避免对胃黏膜的刺激性，可在腔道起润滑、抗菌等局部作用，适宜于不能或不愿口服给药的患者，以及不宜口服的药物。栓剂的主要缺点是不如口服剂型便捷，生产成本比片剂、胶囊剂高。

链 接　栓剂的发展

栓剂是古老剂型之一，在国内外都有悠久的历史。国外埃及的《伊伯氏草本》中就有记载栓剂。我国《史记·扁鹊仓公列传》《伤寒论》《肘后备急方》《证治准绳》中均载有类似记载，如蜜煎导方是用于通便的肛门栓，半夏和水为丸纳入鼻中的鼻用栓剂，用巴豆和鹅脂制成的耳用栓剂等。随着各项技术发展，栓剂的应用范围日渐扩大。

（二）栓剂的分类

根据使用部位不同，栓剂分为直肠栓、阴道栓、尿道栓、喉道栓、耳用栓、鼻用栓等。为适应机体应用部位，栓剂的形状及重量各不相同，一般均有明确规定。直肠栓每颗重量约为 2g，长 3～4cm，儿童用重量约 1g，长约 1cm。阴道栓每颗重量 2～5g，直径 1.5～2.5cm。尿道栓男用的重约 4g，长 1～1.5cm；女用的重约 2g，长 0.60～0.75cm。直肠栓多为鱼雷形、圆锥形、圆柱形等，最常用的是鱼雷形，因为它在使用时会因括约肌收缩而易被压入直肠内。阴道栓有鸭嘴形、球形、卵形等，最常用的是鸭嘴形，原因是同重量的栓剂表面积最大。尿道栓一般为棒状，有男女之分，但临床应用比较少。图 9-1 为栓剂外形示意图。

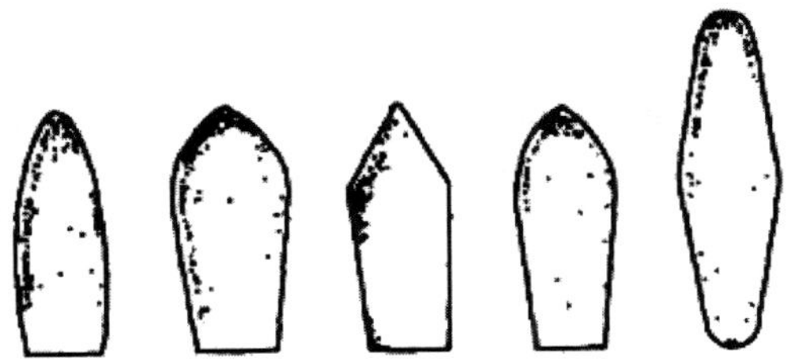

A. 肛门栓外形

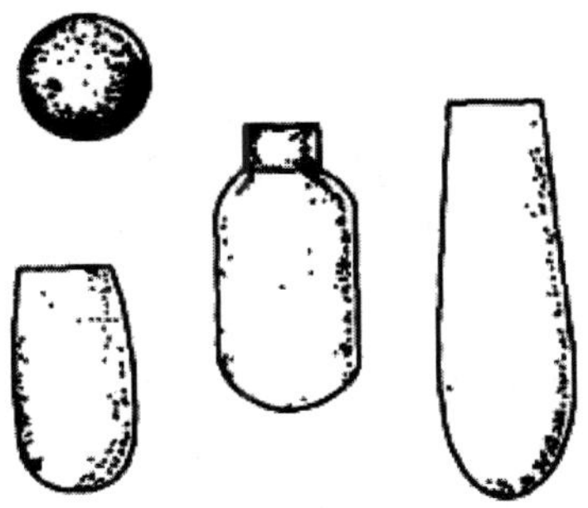

B. 阴道栓外形

图 9-1　栓剂的形状

根据制备工艺和释药特点不同，栓剂可以分为双层栓、中空栓、泡腾栓、微囊栓、骨架控释栓、渗透泵栓、凝胶缓释栓、控释栓、缓释栓等。

（三）栓剂的作用特点

1. 作用部位 栓剂既可作用于局部也可作用于全身。栓剂的局部作用是栓剂释放药物，直接在用药部位发挥作用。主要有通便、消炎、止痛、止痒等作用，常用药物为通便剂、局麻剂、杀菌剂等，如甘油栓、甲硝唑栓等。栓剂的全身作用是指通过直肠给药，药物由腔道吸收至血液循环起全身治疗作用。全身作用的栓剂有解热镇痛、抗菌消炎、抗肿瘤等作用，常用药物多为非甾体抗炎药、抗恶性肿瘤药等，此类栓剂要求进入腔道后迅速释放药物，如对乙酰氨基酚栓、青蒿素栓、癌痛灵栓等。

2. 直肠吸收途径 栓剂在体内的直肠吸收途径有三条。第一条是栓剂塞入距肛门 6cm 处，通过直肠上静脉入肝门静脉，经过肝脏代谢后入体循环；第二条是栓剂塞入距肛门 2cm 处，药物 50%～70% 经直肠中下静脉和肛管静脉进入下腔静脉，不经过肝脏代谢入体循环；第三条是药物经直肠黏膜入淋巴系统，此途径吸收的效果媲美血液吸收。

3. 影响因素 栓剂的吸收与很多因素有关。第一，吸收途径。直肠栓在不同的放置位置会有不同的吸收途径。第二，生理因素。肠道内容物会过多影响直肠栓药物的释放及吸收，使用前一般需要提前排便。腹泻、组织脱水等改变肠道内部微环境的病变也会影响栓剂的吸收。第三，pH 及直肠液缓冲能力。直肠的 pH 主要由直肠栓中溶解的药物决定，一般来说，弱酸、弱碱类药物好吸收，分子型药物易通过肠黏膜。第四，药物的理化性质。例如，直肠栓和阴道栓中药物的溶解度、解离度、粒度等理化性质会影响药物的吸收。第五，基质。直肠栓或阴道栓如果使用的是油脂性基质，其中的水溶性药物能很快释放于分泌液中，所以吸收较快；其中的脂溶性药物，由于须由油相转入水性分泌液中才起作用，所以吸收较慢。直肠栓或阴道栓如果使用的是水溶性基质，那么其中的药物由于油/水分配系数小，不易透过类脂膜，只有小分子药物可透过膜上微孔而吸收。第六，附加剂。适量的表面活性剂有助于栓剂药物的释放。

链 接 关于栓剂的使用

肛门栓常用于痔疮，可稍冷藏以便于使用，使用时患者排空大小便，清洗肛门内外，侧卧，栓剂尖端用植物油等润滑后向肛门插入，并用手指缓缓推进，深度距肛门口幼儿约 2cm，成人约 3cm，合拢双腿并保持侧卧姿势 15min，1～2h 不大小便，注意个人卫生。阴道栓常用于妇科炎症，一般临睡前给药，使用时用水或油润滑尖端，患者使用前需清洗阴道内外，仰卧位，栓剂塞入深处，患者合拢双腿 20min，1～2h 不排尿，注意月经期停用，注意个人卫生。

考点： 栓剂的分类、发挥局部作用和全身作用的放置位置

（四）栓剂的质量要求

《中国药典》（2020 年版）规定，栓剂中的原料药物与基质应混合均匀，其外形要完整光滑，放入腔道后应无刺激性，应能融化、软化或溶化，并与分泌液混合，逐渐释放出药物，产生局部或全身作用；并应有适宜的硬度，以免在包装或贮存时变形。

二、栓剂的基质与附加剂

栓剂的处方中包括药物、基质、附加剂。供制备栓剂用的固体药物，应制成细粉，并通过六号筛。一般来说，选择基质时需要考虑的因素包括：基质的熔点与凝固点相差小，在室温时有适宜的硬度与韧性，塞入腔道时不碎裂或变形，在体温时易软化、熔化或溶解；与药物混合后不起反应，并且不妨碍主药的作用与含量测定；对黏膜无刺激性、无毒性、无过敏性，起局部作用的栓剂能缓慢持久释放药物，起全身作用的栓剂能迅速释放药物；基质稳定，在贮存过程中不发生理化性质变化，不易霉变等；具有润湿或乳化的能力，能容纳较多的水；适应于热熔法和冷压法制备栓剂并且易于脱模；油脂性基质还应要求酸价应小于 0.2，皂化价为 200～245，碘价小于 7。

栓剂基质可以分为脂溶性基质和水溶性基质两大类。栓剂的附加剂包括硬化剂、增稠剂、乳化剂等。

（一）脂溶性基质

1. 可可脂　它是由梧桐科可可属植物的种子提炼制成的一种固体脂肪。本品为淡黄白色固体。主要含硬脂酸、棕榈酸、油酸、亚油酸和月桂酸的甘油酯，无刺激性，可塑性好，在体温下迅速熔化。可可脂有 α、β、β′、γ 四种晶型，其中 β 型最稳定，熔点为 34℃，加热与冷却速度过快会引起结晶转型，所以使用时应缓慢加热至 2/3 的可可脂熔化，让余热使其全部熔化，以防止晶型转化。

2. 半合成脂肪酸甘油酯　是由游离脂肪酸（C_{12}～C_{18}）与甘油酯化而得到的一酯、二酯、三酯的混合物。这类基质有适宜的熔点，不易酸败，是目前比较理想的取代天然油脂的栓剂基质。主要有椰油酯、山苍子油酯、棕榈酸酯、硬脂酸丙二醇酯等。

（1）椰油酯：是椰子油加硬脂酸再与甘油酯化而成。本品为乳白色块状物，有油脂臭，吸水能力大于 20%，熔点为 35.7～37.9℃，凝固点为 30.6～32.6℃，刺激性小，抗热能力较强。

（2）山苍子油酯：是由山苍子油水解、分离得月桂酸再加硬脂酸与甘油经酯化而得的油酯，也可直接用化学品合成，称为混合脂肪酸酯。三种单酯混合比例不同，产品的熔点也不同，其规格有 34 型（33～35℃）、36 型（35～37℃）、38 型（37～39℃）、40 型（39～41℃）等，其中最常用的为 36 型和 38 型。本品为黄色或乳白色块状物，主要理化性质与可可豆脂相似。

（3）棕榈酸酯：是由棕榈油酸加硬脂酸、甘油经酯化而得的油酯。本品为乳白色固体，抗热能力强，酸价和碘价低，对直肠和阴道黏膜均无不良影响。

（4）硬脂酸丙二醇酯：是由硬脂酸和丙二醇经酯化而成，是硬脂酸丙二醇单酯与双酯的混合物，为乳白色或微黄色蜡状固体，稍有脂肪臭，水中不溶，遇热水可膨胀，熔程为 36～38℃，对腔道黏膜无明显的刺激性，安全无毒。

（二）水溶性基质

1. 甘油明胶　将甘油、明胶、水按 70：20：10 的比例在水浴上加热融合，蒸去大部分水，放冷凝固而成。甘油明胶不易折断，有弹性，药效缓和持久。药物溶出速率与其甘油明胶成分的比例有关，甘油和水的比例增大有利于溶解。因为本品水分较多，所以需要加入抑菌剂防止霉变，鞣酸等与蛋白配伍产生变化的不宜使用此类基质，本基质多用于阴道栓，多贮存于干燥处。

2. 聚乙二醇类（PEG）　是乙二醇聚合的高分子聚合物的总称，常用作难溶性药物的载体。PEG 为结晶性载体，无生理作用，易溶于水，熔点较低，遇体温不熔化，但能缓缓溶于体液中而释放药物。本品不宜与水杨酸、乙酰水杨酸、银盐、鞣酸等药物配伍。本品有一定的黏膜刺激性，在纳入腔道前先用水湿润栓剂或在表面涂一层鲸蜡醇可以一定程度减轻刺激。本品吸湿性较强，吸湿后易变形，保存时应注意防潮，多贮存于干燥处。

链 接　聚乙二醇的物理性质

聚乙二醇的物理性状随乙二醇的聚合度、分质量不同而有所不同，分子量越大物理状态趋向固态，反之趋向液态，其平均分子量为 200、400 及 600 者为无色透明液体，1000 者为软蜡状，4000 以上者为固体。可以根据需要将不同分子量的 PEG，以一定比例加热融合，制成硬度适当的栓剂基质。

3. 聚氧乙烯（40）单硬脂酸酯　属于非离子型表面活性剂。国内商品名为“S-40”，国外商品名为“Myrj52”，是聚乙二醇的单硬脂酸酯和二硬脂酸酯的混合物，可含有少量乙二醇。本品呈淡黄色或白色蜡状固体，熔点 39～45℃，可溶于乙醇、水、丙酮等，不溶于液状石蜡。本品可与聚乙二醇合用，获得崩解性、释放度均较好的基质。

4. 泊洛沙姆　属于非离子型表面活性剂。是聚氧乙烯与聚氧丙烯的聚合物，易溶于水。常用型号为泊洛沙姆 188 型，熔点为 52℃，能促进药物的吸收，还有缓释与延效的作用。

（三）附加剂

栓剂在制备时，有时常加入一些附加剂，具体如下。

（1）硬化剂：若制得的栓剂在贮藏或使用时过软，可加入适量的硬化剂，如白蜡、鲸蜡醇、硬脂酸等。

（2）增稠剂：当药物与基质混合时，因机械搅拌情况不良或生理上需要时，栓剂制品中可酌加增稠剂，常用的增稠剂有氢化蓖麻油、单硬脂酸甘油酯、硬脂酸铝等。

（3）乳化剂：当栓剂处方中含有与基质不能相混合的液相，特别是在此相含量较高时（大于5%）可加适量的乳化剂。

（4）吸收促进剂：起全身治疗作用的栓剂，为了增加全身吸收，可加入吸收促进剂以促进药物被直肠黏膜的吸收。常用的吸收促进剂有表面活性剂（如聚山梨酯80等）、氮酮（azone）等。

（5）着色剂：可选用脂溶性着色剂或水溶性着色剂。使用水溶性着色剂时，必须注意加水后对pH和乳化剂乳化效率的影响，还应注意控制脂肪的水解和栓剂中的色移现象。

（6）抗氧剂：对易氧化的药物应加入抗氧剂，如叔丁基羟基茴香醚（BHA）、叔丁基对甲酚（BHT）、没食子酸酯类等。

（7）抑菌剂：当栓剂中含有植物浸膏或水性溶液时，可使用抑菌剂，如对羟基苯甲酸酯类。使用抑菌剂时应验证其溶解度、有效剂量、配伍禁忌及直肠对它的耐受性。

三、栓剂的制备

（一）置换价

1. 置换价 通常情况下栓剂模型的容量是固定的，但栓剂的质量会随着药物和基质的密度变化而发生改变，为保持栓剂含药量准确，准确计算基质用量，保证投料准确性，引入置换价的概念。置换价（f）指药物的重量与同体积基质重量的比值。置换价的公式为

$$f=\frac{W}{G-(M-W)} \tag{9-1}$$

式中，f为置换价，W为每粒栓剂的平均含药重量，G为不含药基质的空白栓，M为含药栓重。[$G-$（$M-W$）]即为纯基质栓剂与含药栓中基质的重量之差，亦即为与药物同体积的基质重量。

例9-1 某含药栓10枚重20g，空白栓5枚重9g，已知此含药量为20%，计算此药物对此基质的置换价。

解：已知W=（2.0×0.2）=0.4（g） G=1.8g M=2.0g，代入式（9-1）可得

$$f=\frac{W}{G-(M-W)}=\frac{2.0\times0.2}{1.8-(2.0-0.4)}=2.0$$

答：置换价为2.0。

2. 基质的用量 制备含药栓需基质的理论用量（X）为

$$X=(G-W/f)\times n \tag{9-2}$$

式中，n为拟制备药栓的数目。

例9-2 现制备鞣酸栓剂1000粒，每粒含鞣酸0.2g，以可可脂为基质，模孔纯基质栓重2.0g，鞣酸对该基质的转换价为1.6，计算所需基质的质量。

解：已知f=1.6 W=0.2g W=2.0g，代入公式（9-2）可得

$$X=（G-W/f）\times n=（2.0-0.2\div1.6）\times1000=1875（g）$$

答：需基质1875g。

（二）制备方法

栓剂可用热熔法与冷压法制备，热熔法也称为模制成形法，冷压法也称为挤压成形法，应用较多的是热熔法。基质不同，制备方法也有差别，水溶性基质的栓剂较多采用热熔法制备，而油脂性基质的栓剂两种方法都可以制备。

1. **冷压法**（cold compression method）　此法主要用于大量油脂性基质栓剂的生产。一般采用等量递加法将药物和基质混合均匀，手工搓捏成形或加入制栓模型机压制成形即可。此法可避免高温对药品的影响，但是由于生产效率低，空气混入带来栓重的不稳定性，现在较少使用。

2. **热熔法**（heat fusion method）　此法可以应用于油脂性基质和水溶性基质，可以用于少量生产也可以用于大量生产。先按药物的置换价、栓剂用量等计算基质和药物的质量，混合后，用水浴或蒸汽浴对基质进行熔化，温度控制在50℃左右，当有2/3量基质熔解时，即停止加热，用余热将剩余基质熔化，过滤除杂后，按药物性质以不同方式将主药乳化或混悬在基质中，最后将混合物一次倾入到栓剂模具内，模具提前冷却，涂上润滑剂，直至稍溢模具口停止，冷却，待完全凝固后，削去多余部分，开模，取出，品质检查，包装即得。

热熔法制备栓剂的过程中应该根据给药途径及制备工艺的特点选择合适的模具，栓剂模孔内应涂润滑剂，便于栓剂脱模。基质的润滑剂一般使用极性相反的试剂，如油脂性基质的栓剂使用水性润滑剂，如软肥皂、甘油各1份与90%乙醇溶液5份制成的润滑剂；水溶性基质的栓剂使用油类润滑剂，如液状石蜡、植物油等。

栓剂的模具如图9-2所示，多是金属、硬质塑料、橡胶等材质。目前栓剂的生产多是自动化生产线，效率高，质量稳定，产量高，一般使用自动栓剂灌装机，可以完成栓壳的成形、灌装药物、整形、封口、打批号、剪切等，制成栓剂成品。

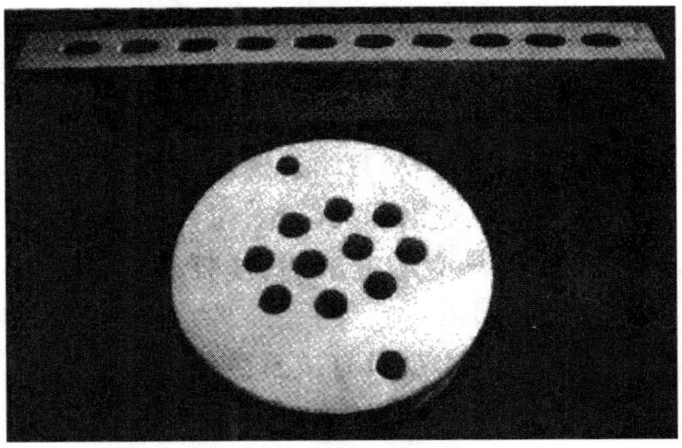

图9-2　栓剂的模型

（三）举例

例9-3　甘油栓

【处方】　甘油1820g，硬脂酸钠180g，共制1000粒。

【制法】　取甘油，在蒸汽夹层锅内加热至120℃，加入研细干燥的硬脂酸钠，不断搅拌，使之熔解，继续保温在85～95℃，直至溶液澄清，滤过，浇模，冷却成型，削去溢出部分，脱模，即得。

【类别】　润滑性泻药。

【贮藏】　密封，在30℃以下保存。

【规格】　1.82g。

【分析】　本品以硬脂酸钠为基质，药物为甘油，两者混合后硬化呈凝胶状。制备时栓模内壁润滑剂选用脂溶性基质，如液状石蜡等。

例9-4　克霉唑栓

【处方】　克霉唑150g，聚乙二醇400 1200g，聚乙二醇4000 1200g，共制1000粒。

【制法】　取克霉唑粉研细，过六号筛，备用。另取聚乙二醇400和聚乙二醇4000置于水浴上加热熔化，加入克霉唑细粉，搅拌至溶解，迅速倾入阴道栓模内，至稍微溢出模口，冷却后削平，脱模，即得。

【类别】　抗真菌药。

【规格】　0.15g。

【贮藏】　密封，在30℃以下保存。

【分析】　处方中聚乙二醇混合物的熔程为45～50℃，加热时勿使温度过高，并防止混入水分。两种聚乙二醇用量可随季节、地区不同而进行调整。因为此基质为水溶性基质，药物渗透性较强，且不污染衣服，所以应用广泛。

考点：栓剂基质的分类、热熔法制备栓剂的流程、置换价的计算

四、栓剂的质量检查

除另有规定外，栓剂应进行以下项目检查。

1. 重量差异 照下述方法检查，应符合规定。

表 9-1 栓剂的重量差异限度表

平均粒重或标示粒重	重量差异限度
1.0g 及 1.0g 以下	±10%
1.0g 以上至 3.0g	±5%
3.0g 以上	±7.5%

取供试品 10 粒，精密称定总重量，求得平均粒重后，再分别精密称定每粒的重量。每粒重量与平均粒重相比较（有标示粒重的中药栓剂，每粒重量应与标示粒重比较），按表 9-1 中的规定，超出重量差异限度的不得多于 1 粒，并不得超出限度 1 倍。

凡规定检查含量均匀度的栓剂，一般不再进行重量差异检查。

2. 融变时限 除另有规定外，照融变时限检查法（《中国药典》通则 0922）检查，应符合规定。

链 接 融变时限的检查法

取供试品 3 粒，在室温放置 1h 后，置于盛有 4L 的温度 37.0℃±0.5℃水的容器中，脂肪性基质的栓剂 3 粒均应在 30min 内全部融化、软化或触压时无硬心；水溶性基质的栓剂 3 粒均应在 60min 内全部溶解。如有 1 粒不符合规定，应另取 3 粒复试，均应符合规定。

3. 微生物限度 除另有规定外，照非无菌产品微生物限度检查：微生物计数法（《中国药典》通则 1105）、控制菌检查（《中国药典》通则 1106）及非无菌药品微生物限度标准（《中国药典》通则 1107）检查，应符合规定。

考点： 栓剂的质量检查标准

五、栓剂的包装与贮藏

（一）栓剂的包装

《中国药典》（2020 年版）规定，栓剂所用内包装材料应无毒性，并不得与原料药物或基质发生理化作用。栓剂常用包材是蜡纸、锡纸、铝箔、塑料等。少量的栓剂可用蜡纸、锡纸包裹，大量的栓剂往往采用自动化机械设备生产，可用复合膜单独包装或泡罩式包装装入内压容器内。

（二）栓剂的贮藏

《中国药典》（2020 年版）规定，除另有规定外，栓剂应在 30℃以下密闭贮存和运输，防止因受热、受潮而变形、发霉、变质。生物制品原液、半成品、成品的生产及质量控制应符合相关品种要求。油脂性基质的栓剂贮存主要是低温保存，一般在冰箱中冷藏（0℃±2℃）。水溶性基质的栓剂贮存，主要是低温密闭保存，密闭主要是防止环境中过多或者过少水分使栓剂软化或失水收缩变硬。

第 2 节 膜剂与涂膜剂

一、膜 剂

（一）概述

膜剂（film）是指原料药物与适宜的成膜材料经加工制成的膜状制剂，供口服或黏膜用。根据膜剂的结构类型分类，有单层膜、多层膜（复合）与夹心膜等。膜剂的形状、大小和厚度等视用药部位的特点和含药量而定。一般膜剂的厚度为 0.1～0.2μm，面积为 1cm^2 的可供口服，面积为 0.5cm^2 的供眼用。

膜剂是在 20 世纪 60 年代开始研究并应用的一种新型制剂；70 年代国内对膜剂的研究应用已有较大发展，并投入生产。目前国内正式投入生产的膜剂约有 30 余种。

膜剂的特点：工艺简单，生产中没有粉末飞扬；成膜材料较其他剂型用量小；含量准确；稳定性好；吸收快；膜剂体积小，质量轻，应用、携带及运输方便。采用不同的成膜材料可制成不同释药速度的膜剂，既可制备速释膜剂又可制备缓释或恒释膜剂。缺点是载药量小，只适合于小剂量的药物，膜剂的重量差异不易控制，吸收率不高。

膜剂质量要求：膜剂可供口服或黏膜外用，在质量要求上，除要求主药含量合格外，应符合下列质量要求。①膜剂外观应完整光洁，厚度一致，色泽均匀，无明显气泡。多剂量的膜剂，分格压痕应均匀清晰，并能按压痕撕开；②膜剂所用的包装材料应无毒性、能够防止污染、方便使用，并不能与原料药物或成膜材料发生理化作用；③除另有规定外，膜剂应密封贮存，防止受潮、发霉和变质。

（二）成膜材料

成膜材料的性能、质量不仅对膜剂的成形工艺有影响，而且对膜剂的质量及药效产生重要影响。理想的成膜材料应具有下列条件。①生理惰性，无毒、无刺激；②性能稳定，不降低主药药效，不干扰含量测定，无不适臭味；③成膜、脱膜性能好，成膜后有足够的强度和柔韧性；④用于口服、腔道、眼用膜剂的成膜材料应具有良好的水溶性，能逐渐降解、吸收或排泄，外用膜剂应能迅速、完全释放药物；⑤来源丰富、价格便宜。

常用的成膜材料有以下几种。

1. 天然的高分子化合物　天然的高分子化合物材料有明胶、虫胶、阿拉伯胶、琼脂、淀粉、糊精等。此类成膜材料多数可降解或溶解，但成膜性能较差，故常与其他成膜材料合用。

2. 聚乙烯醇（PVA）　是由聚醋酸乙烯酯经醇解而成的结晶性高分子材料。为白色至微黄色粉末或半透明状颗粒。根据其聚合度和醇解度不同，有不同的规格和性质。国内采用的 PVA 有 05-88 和 17-88 等规格。其中平均聚合度分别为 500～600 和 1700～1800，分别以“05”和“17”表示。两者醇解度均为 88%±2%，以“88”表示。两种成膜材料均能溶于水，PVA05-88 聚合度小，水溶性大，柔韧性差；PVA17-88 聚合度大，水溶性小，柔韧性好。两者以适当比例（如 1∶3）混合使用则能制得很好的膜剂。经验证明成膜材料中在成膜性能、膜的抗拉强度、柔韧性、吸湿性和水溶性等方面，均以 PVA 为最好。PVA 对眼黏膜和皮肤无毒、无刺激，是一种安全的外用辅料。口服后在消化道中很少吸收，80%的 PVA 在 48h 内随大便排出。PVA 在载体内不分解亦无生理活性。

3. 乙烯-醋酸乙烯共聚物（EVA）　是乙烯和醋酸乙烯在过氧化物或偶氮异丁腈引发下共聚而形成的水不溶性高分子聚合物。为透明、无色粉末或颗粒。EVA 的性能与其分子量及醋酸乙烯含量有很大关系。随分子量增加，共聚物的玻璃化温度和机械强度均增加。在分子量相同时，则醋酸乙烯比例越大，材料溶解性、柔韧性和透明度越大。EVA 无毒，无臭，无刺激性，对人体组织有良好的相容性，不溶于水，能溶于二氯甲烷、氯仿等有机溶剂。本品成膜性能良好，膜柔软，强度大，常用于制备眼、阴道、子宫等控释膜剂。

其他尚有聚乙烯醇缩醛、甲基丙烯酸酯-甲基丙烯酸共聚物、羟丙纤维素、羟丙甲纤维素、聚维酮等。

考点：膜剂中常用的成膜材料

（三）膜剂的制备工艺

1. 膜剂一般组成

主药	0～70%（W/W）
成膜材料（PVA 等）	30%～100%
增塑剂（甘油、山梨醇等）	0～20%
表面活性剂（聚山梨酯 80、十二烷基硫酸钠、豆磷脂等）	1%～2%
填充剂（$CaCO_3$、SiO_2、淀粉）	0～20%
着色剂（色素、TiO_2 等）	0～2%（W/W）
脱膜剂（液状石蜡）	适量

2. 制备方法

（1）匀浆制膜法：本法常用于以 PVA 为载体的膜剂。其工艺过程为：将成膜材料溶解于水，过滤，将主药加入，充分搅拌溶解。不溶于水的主药可以预先制成微晶或粉碎成细粉，用搅拌或研磨等方法均匀分散于浆液中，脱去气泡。小量制备时倾于平板玻璃上涂成宽厚一致的涂层，大量生产可用涂膜机（图 9-3）涂膜。烘干后根据主药含量计算单剂量膜的面积，剪切成单剂量的小格。

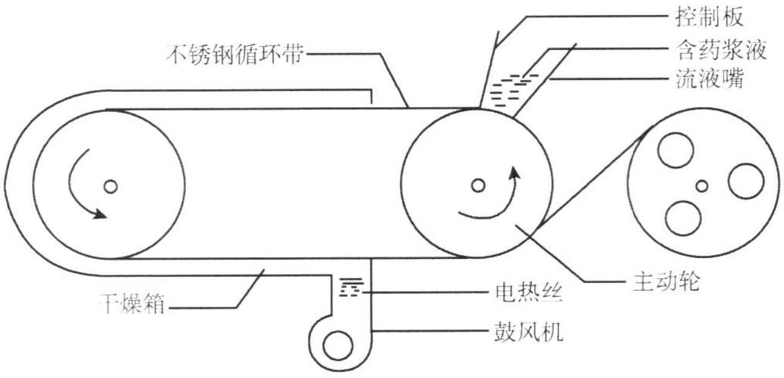

图 9-3 涂膜机示意图

（2）热塑制膜法：将药物细粉和成膜材料，如 EVA 颗粒相混合，用橡皮滚筒混炼，热压成膜；或将热融的成膜材料，如聚乳酸、聚乙醇酸等在热融状态下加入药物细粉，使溶入或均匀混合，在冷却过程中成膜。

（3）复合制膜法：以不溶性的热塑性成膜材料（如 EVA）为外膜，分别制成具有凹穴的底外膜带和上外膜带，另用水溶性的成膜材料（如 PVA 或海藻酸钠）用匀浆制膜法制成含药的内膜带，剪切后置于底外膜带的凹穴中。也可用易挥发性溶剂制成含药匀浆，以间隙定量注入的方法注入底外膜带的凹穴中。经吹风干燥后，盖上上外膜带，热封即成。这种方法一般用机械设备制作。此法一般用于缓释膜的制备，如眼用毛果芸香碱膜剂（缓释一周）在国外即用此法制成。与单用匀浆制膜法制得的毛果芸香碱眼用膜剂相比具有更好的控释作用。复合膜的简便制备方法是先将 PVA 制成空白覆盖膜后，将覆盖膜与药膜用 50%乙醇粘贴，加压，60℃±2℃烘干即可。

例 9-5 复方替硝唑口腔膜剂

【处方】	替硝唑	0.2g
	氧氟沙星	0.5g
	聚乙烯醇（PVA17-88）	3.0g
	羧甲纤维素钠	1.5g
	甘油	2.5g
	糖精钠	0.05g
	纯化水	加至 100g

【制法】 先将聚乙烯醇、羧甲纤维素钠分别浸泡过夜，溶解。将替硝唑溶于 15ml 热纯化水中，氧氟沙星加适量稀醋酸溶解后加入，加糖精钠、纯化水补至足量。放置，待气泡除尽后，涂膜，干燥分格，每格含替硝唑 0.5mg，氧氟沙星 1mg。

例 9-6 毛果芸香碱膜剂

【处方】	硝酸（或盐酸）毛果芸香碱	15g
	聚乙烯醇（05-88）	28g
	甘油	2g
	纯化水	30ml

【制法】 称取聚乙烯醇，加纯化水、甘油搅拌溶胀后于 90℃水浴上加热溶解，趁热将溶液用 80 目筛网滤过，滤液放冷后加入硝酸（或盐酸）毛果芸香碱，搅拌使溶解，然后涂膜，经含量测定后划痕分格，每格内含硝酸（或盐酸）毛果芸香碱 2.5mg。

（四）膜剂的质量检查

除另有规定外，膜剂应进行以下相应检查。

1. 重量差异 照下述方法检查，应符合规定。

检查法：除另有规定外，取供试品 20 片，精密称定总重量，求得平均重量，再分别精密称定各片的重量。每片重量与平均重量相比较，按表 9-2 规定，超出重量差异限度的不得多于 2 片，并不得有 1 片超

表 9-2 膜剂的重量差异限度

平均重量	重量差异限度
0.02g 以下至 0.02g	±15%
0.02g 以上至 0.20g	±10%
0.20g 以上	±7.5%

出差异限度1倍。

凡进行含量均匀度检查的膜剂，一般不进行重量差异检查。

2. 微生物限度　除另有规定外，照非无菌产品微生物限度检查，应符合规定。

考点：生膜剂的质量检查项目

二、涂　膜　剂

（一）概述

涂膜剂是指原料药物溶解或分散于含成膜材料的溶剂中，涂搽患处后形成薄膜的外用液体制剂。用时涂于患处，有机溶剂挥发后形成薄膜，对患处有保护作用，同时能逐渐释放出所含药物而起治疗作用，一般用于慢性无渗出液的皮损、过敏性皮炎、牛皮癣和神经性皮炎等。

涂膜剂常由药物、成膜材料和挥发性有机溶剂三部分组成。常用的成膜材料有聚乙烯醇缩甲乙醛、聚乙烯醇缩甲丁醛等，一般加入增塑剂，如邻苯二甲酸二丁酯、甘油等。常用挥发性有机溶剂，如乙醇、丙酮、乙酸乙酯等及其混合溶剂。涂膜剂制备工艺简单，一般用溶解法制备。涂膜剂如以聚乙烯醇等水溶性高分子材料为成膜材料，也可用纯化水为溶剂。

课堂互动

涂膜剂与涂剂、洗剂等外用制剂比较，在处方组成、剂型特点及临床应用等方面有哪些异同点？

（二）涂膜剂的制备

涂膜剂常采用溶解法制备：先将成膜材料溶解，再与药物、附加剂等混合均匀。若药物可溶于溶剂，将药物溶解后与成膜材料溶液混合；若药物不溶于溶剂，应先加少量溶剂充分研磨后再与成膜材料溶液混合；若为中药，应先以适宜方法提取制成乙醇提取液或提取物的乙醇-丙酮溶液，再与成膜材料溶液混合。

例9-7　癣净涂膜剂

【处方】						
	水杨酸	400g	苯甲酸	400g	硼酸	40g
	鞣酸	300g	苯酚	20g	薄荷脑	10g
	氮酮	10ml	甘油	100ml	聚乙烯醇124	40g
	纯化水	400ml	95%（V/V）乙醇		加至	1000ml

【制法】　取聚乙烯醇124加入纯化水和甘油中充分膨胀后，在水浴上加热使完全溶解；另取水杨酸、苯甲酸、硼酸、鞣酸、苯酚及薄荷脑依次溶于适量95%乙醇中，加入氮酮，再添加95%乙醇使成500ml，搅匀后缓缓加至聚乙烯醇124溶液中，随加随搅拌，搅匀后迅速分装，密闭，即得。

【注意事项】　本品用于治疗手、足、股癣。金属离子能使处方中所含鞣酸、水杨酸、苯酚等变色，故制备及使用时应避免与金属器具接触。

自测题

一、选择题

【A型题】

1. 目前，具有全身治疗作用的栓剂主要是（　　）
   A. 阴道栓　B. 尿道栓　C. 喉道栓　D. 鼻腔栓　E. 直肠栓
2. 栓剂油脂性基质的酸价要求（　　）
   A. ＜0.5　B. ＜0.4　C. ＜0.3　D. ＜0.2　E. ＜0.1
3. 下列属于栓剂油脂性基质的是（　　）
   A. 可可脂　B. 甘油明胶　C. 聚乙二醇　D. 泊洛沙姆　E. 白蜡
4. 下列较适宜的成膜材料是（　　）
   A. PVA　B. 卡波普　C. CAP　D. 明胶　E. PEG
5. 甘油在膜剂中主要作用是（　　）
   A. 黏合剂　B. 增加胶液的凝结力

C. 增塑剂　　D. 脱膜剂

E. 保湿剂

6. 下列即可作软膏基质又可作膜剂成膜材料的是（　　）

A. CMC-Na　　B. PVA

C. PEG　　D. PVP

E. EVA

7. 关于膜剂的叙述中，错误的是（　　）

A. 膜剂系药物与成膜材料经加工制成的薄膜状制剂

B. 外观应完整光洁、厚度一致，色泽均匀，无明显气泡

C. 生产工艺简单，易于掌握

D. 给药途径范围广

E. 分剂量不太方便

8. 膜剂中除药物、成膜材料外常加甘油或山梨醇作为（　　）

A. 避光剂　　B. 脱膜剂

C. 抗氧剂　　D. 着色剂

E. 增塑剂

9. 下列有关成膜材料 PVA 的叙述中，错误的是（　　）

A. 具有良好的成膜性及脱膜性

B. 其性质主要取决于分子量和醇解度

C. 醇解度 88%的水溶性较醇解度 99%的好

D. PVA 是来源于天然的高分子化合物

E. 无毒、无刺激性

10. 为克服药物之间的配伍禁忌和分析上干扰，可制成（　　）

A. 夹心型膜剂　　B. 口服膜剂

C. 单层膜剂　　D. 阴道用膜剂

E. 多层复方膜剂

11. 下列关于膜剂的叙述中正确的是（　　）

A. 应做重量差异检查或有些品种应做含量均匀度检查

B. 膜剂系药物溶解或分散于成膜材料的有机溶剂中，有机溶剂挥散后所形成的薄膜制剂

C. 膜剂系药物溶解或分散于具有挥发性成膜材料中所形成的薄膜制剂

D. 膜剂只可外用或腔道使用

E. 膜剂载药量不限

【B 型题】

（第 12～15 题共用备选答案）

A. 甘油明胶　　B. 聚乙二醇

C. 泊洛沙姆　　D. 没食子酸酯类

E. 氢化蓖麻油

12. 栓剂增稠剂（　　）

13. 目前液体栓剂基质中应用最广泛的高分子材料（　　）

14. 吸湿性较强，对黏膜产生刺激性（　　）

15. 栓剂抗氧剂（　　）

（第 16～20 题共用备选答案）

A. 口服膜剂　　B. 口腔用膜剂

C. 眼用膜剂　　D. 阴道用膜剂

E. 皮肤、黏膜用膜剂

16. 冻疮药膜（　　）

17. 口腔溃疡膜剂（　　）

18. 安定膜剂（　　）

19. 外用避孕膜剂（　　）

20. 鼻用止血消炎膜剂（　　）

【X 型题】

21. 下列关于栓剂的正确叙述为（　　）

A. 栓剂可完全避免药物的首过效应

B. 栓剂引入直肠的深度越小，首过效应越轻

C. 栓剂可分为全身作用和局部作用栓剂两种

D. 局部作用栓剂中的水溶性药物应选择油脂性基质

E. 全身作用栓剂应快速释药

22. 下列有关膜剂的特点叙述，正确的为（　　）

A. 易自动化生产

B. 可节省大量辅料

C. 不具速效作用

D. 多层复方膜剂具有缓释性

E. 生产工艺简单，便于掌握

23. 涂膜剂的主要优点有（　　）

A. 制备工艺简单

B. 不用裱背材料，使用方便

C. 体积小，重量轻，便于携带、运输和贮存

D. 成膜性能较火棉胶好

E. 分取剂量方便

二、填空题

1. 一般膜剂最常用的成膜材料为________，其外文缩写________，其性质主要是由其________和________来决定。

2. 膜剂常用的制备方法有________和________、________三种。医院制剂小量制备时常采用________法。

3. 涂膜剂的处方是由________、________和________三部分组成。

4. 膜剂按给药途径分类有________、________、________、________、________及________等。

三、名词解释

1. 膜剂　2. 涂膜剂

四、问答题

1. 已知某栓剂的置换价为 1.31，纯基质平均栓重 0.6g，每枚栓剂的平均含药重量为 0.3275g，试计算含药栓需要基质的重量。

2. 理想的膜剂成膜材料应具备哪几方面的条件？

（郑　丽　韩永红）

第10章
外用膏剂与贴剂

第1节 软膏剂、乳膏剂与糊剂

一、概　　述

（一）概念、特点

1. 含义 软膏剂（ointment）是指原料药物与油脂性或水溶性基质混合制成的均匀的半固体外用制剂。乳膏剂（cream）是指原料药物溶解或分散于乳状液型基质中形成的均匀半固体制剂。糊剂（paste）是指大量的原料药物固体粉末（一般25%以上）均匀地分散在适宜的基质中所组成的半固体外用制剂。

2. 特点 软膏剂、乳膏剂与糊剂均属于半固体外用制剂，除具有一定的黏附性外，还具有热敏性和触变性，外用可以长时间紧贴、黏附或铺展在用药部位而发挥作用。

（1）热敏性和触变性：热敏性表现在遇热熔化而流动，触变性表现在施加外力时黏度降低，静止时黏度升高，不利于流动，这些性质可以使软膏剂长时间贴附在用药部位发挥作用。

（2）局部治疗作用：如抗感染、消毒、止痒、止痛和麻醉等，软膏剂、乳膏剂通过药物分子（或离子）作用于表皮或渗入表皮下组织发挥局部治疗或保护皮肤作用。糊剂与一般软膏剂相比，含药量高、稠度大、吸水能力强，主要起吸湿、收敛和保护作用。

（3）全身作用：某些药物经透皮吸收后也能产生全身作用，如硝酸异山梨酯乳膏用于治疗心绞痛。

（二）分类

软膏剂因原料药物在基质中分散状态不同，分为溶液型软膏剂和混悬型软膏剂。溶液型软膏剂为原料药物溶解（或共熔）于基质或基质组分中制成的软膏剂；混悬型软膏剂为原料药物细粉均匀分散于基质中制成的软膏剂。乳膏剂由于基质不同，可分为水包油型乳膏剂和油包水型乳膏剂。糊剂可分为含水凝胶性糊剂和脂肪糊剂。

软膏剂与乳膏剂按照药物作用的深度又可将其分为局限在皮肤表面发挥作用的软膏剂与乳膏剂、透过皮肤内部发挥作用的软膏剂与乳膏剂和穿透真皮而吸收进入体循环发挥全身性治疗作用的软膏剂与乳膏剂。

（三）质量要求

软膏剂、乳膏剂与糊剂应无酸败、异臭、变色、变硬等变质现象，乳膏剂不得有油水分离和胀气现象；软膏剂、乳膏剂均应有适宜的黏稠性，易涂布于皮肤或黏膜上，不融化，黏稠度随季节变化应很少，且应均匀、细腻无粗糙感；用于创伤、严重烧伤的软膏剂与乳膏剂应无菌。

考点： 软膏剂类型、质量要求

链接 乳膏剂的使用注意事项

（1）涂敷前先将皮肤清洗干净。

（2）对有破损、溃烂、渗出的部位不要涂敷。

（3）涂敷部位若有烧灼或瘙痒、发红、肿胀、出疹等反应，应立即停药，并将局部药物洗净。

（4）部分药物涂敷后采用封包（即用塑料膜、胶布包裹皮肤）可显著地提高角质层的含水量，使含水量由15%增至50%，以增加药物的吸收并可提高疗效。

（5）某些治疗关节痛、肌肉痛等软膏，涂敷后轻轻按摩可提高疗效。

二、基质及附加剂

软膏剂等半固体制剂主要由药物和基质组成，基质不仅是赋形剂，而且还直接影响着制剂的质量及药物的释放和吸收。基质应符合下列要求：润滑无刺激，稠度适宜，易于涂布；性质稳定，与主药不发生配伍变化；具有一定吸水性，能吸收病灶部位分泌物；不妨碍皮肤的正常功能，具有良好的释药性能；易洗除，不污染衣物。

软膏剂基质可分为油脂性基质、水溶性基质。乳膏剂基质主要由水相、油相和乳化剂3种组分构成，又分为水包油型和油包水型乳剂基质。

软膏剂、乳膏剂基质应均匀、细腻，涂于皮肤或黏膜上无刺激性。在实际应用时，还应根据其类型特点和作用要求，添加适宜的附加剂来保证制剂的质量和适应临床用药要求。常加入的附加剂有保湿剂、抑菌剂、增稠剂、抗氧剂及透皮促进剂等。

（一）油脂性基质

油脂性基质属于强疏水性物质，包括烃类、类脂及动、植物油脂等，其中以烃类基质凡士林最为常用。此类基质涂于皮肤能形成封闭性油膜，促进皮肤水合作用，对表皮增厚、角化、皲裂有软化保护作用，但释药性差，疏水性强，不易用水洗除，主要用于遇水不稳定的药物制备软膏剂。该类基质一般不单用于制备软膏剂，为克服其疏水性常加入表面活性剂以增加吸水量，或制成乳剂型基质。

1. 烃类 是由石油蒸馏后得到的多种饱和烃的混合物。

（1）凡士林（vaseline）：又称软石蜡，是液体和固体烃类组成的半固体混合物，熔程为38～60℃，有黄、白两种，后者是由前者漂白而得，无臭、无刺激性，性质稳定。凡士林可单独用作软膏剂基质，能与多种药物配伍，尤其适用于遇水不稳定的药物，如某些抗生素类；但释药性、对皮肤穿透性差，只适用于皮肤表面病变；凡士林仅能吸收约 5%的水，故不适用于有多量渗出液的患处，也不能与较大量的水性药液配伍。凡士林中加入适量羊毛脂、胆固醇或某些高级醇类可提高其吸水性能。例如，在凡士林中加入15%羊毛脂可吸收水分达50%。水溶性药物与凡士林配伍时，还可加适量表面活性剂，如聚山梨酯类加入基质中以增加其亲水性。

（2）石蜡（paraffin）与液状石蜡（liquid paraffin）：石蜡为固体饱和烃混合物，熔程为50～65℃；液状石蜡为液体饱和烃的混合物，能与多数脂肪油或挥发油混合。两者主要用于调节软膏剂的稠度。

课堂互动

复方新霉素软膏

【处方】	硫酸新霉素　200万U	杆菌肽25万U	液状石蜡适量
	凡士林	适量	制成1000g

【分析】 复方新霉素软膏的基质属于哪一类?液状石蜡的作用是什么?

2. 油脂类 是从动物或植物中得到的高级脂肪酸甘油酯及其混合物，如植物油、豚脂等。

通常所用的植物油包括花生油、芝麻油、棉籽油等，主要用于调节基质的稠度或作为乳剂型基质的油相。植物油因分子结构中存在不饱和键，稳定性不如烃类，遇光、空气、高温等易氧化酸败，用时应酌情添加抗氧剂；或将植物油氢化成稳定性较好的氢化植物油作基质用。豚脂等动物油脂因稳定性差，已很少使用。

3. 类脂类 是指高级脂肪酸与高级脂肪醇化合而成的酯及其混合物，有类似脂肪的物理性质，但化学性质较脂肪稳定，且具有一定的表面活性作用及吸水性能，多与油脂类基质合用。

（1）羊毛脂（wool fat）：一般指无水羊毛脂，为淡棕黄色、黏稠、微具特殊臭味的半固体，熔程为36～42℃，主要成分是胆固醇的棕榈酸酯及游离的胆固醇类。羊毛脂具有良好的吸水性，可吸收2

倍的水形成 W/O 乳剂型基质；其性质接近皮脂，有利于药物的透皮吸收。由于本品黏性太大而很少单用作基质，常与凡士林合用，以改善凡士林的吸水性和渗透性。为取用方便常吸收 30%的水分以改善黏稠度，称为含水羊毛脂。

（2）蜂蜡（bees wax）与鲸蜡（spermaceti wax）：蜂蜡的主要成分为棕榈酸蜂蜡醇酯，熔程为 62～67℃，鲸蜡的主要成分为棕榈酸鲸蜡醇酯，熔程为 42～50℃。两者均含少量的游离高级脂肪醇而具一定的表面活性作用，属于弱的 W/O 型乳化剂，在 O/W 型乳剂基质中起稳定作用；均不易酸败，常用于取代乳剂型基质中的部分脂肪性物质以调节基质稠度或增加稳定性。

4. 硅酮（silicone） 又称硅油或二甲基硅油，本品为无色、无臭的淡黄色透明油状液体，疏水性强，能与羊毛脂、硬脂酸甘油酯、聚山梨酯类、脂肪酸山梨坦类等混合；具有很好的润滑作用且易涂布，对皮肤无刺激性，但对眼有刺激性故不宜做眼膏基质。常用于乳膏中作润滑剂，也常与其他油脂性基质合用制成防护性软膏，用来防止水性物质及酸、碱液的刺激和腐蚀。

例 10-1 复方苯甲酸软膏

【处方】	苯甲酸 120g	水杨酸 60g	液状石蜡 100g
	羊毛脂 100g	石蜡适量	凡士林加至 1000g

【制法】 取苯甲酸、水杨酸细粉（过 100 目筛），加液状石蜡研成糊状；另取羊毛脂、凡士林、石蜡加热熔化，经细布滤过，温度降至 60℃以下时加入上述药物，搅匀并至冷凝即得。

【分析】 本品用熔合法制备，处方中羊毛脂、凡士林常配合使用，石蜡的用量根据气温决定，以使软膏有适宜稠度；苯甲酸、水杨酸在过热基质中易挥发，冷却后会析出粗大的药物结晶，因此，配制温度宜控制在 50℃以下。

（二）水溶性基质

水溶性基质包括天然或合成的水溶性高分子物质。最常用的水溶性基质主要是合成的聚乙二醇类高分子聚合物。此类基质的特点是：无油腻性，易涂展、易洗除；能与水溶液混合并吸收组织渗出液，多用于湿润、糜烂创面，有利于分泌物的排除，也常用作腔道黏膜或防油保护性软膏的基质。释放药物较快；易霉变，常需加入抑菌剂，又因基质中的水分易蒸发，使基质变硬，常需加入保湿剂。

聚乙二醇（PEG）类高分子聚合物，其物理性状随分子质量的增大而由液体逐渐过渡到蜡状固体，PEG 700 以下均为无色透明液体，PEG 1000、PEG 1500 及 PEG 1540 是半固体，PEG 2000 以上是固体。药剂中常用的平均分子量为 300～6000，应用时应按适当比例配合使用，可制成半固体的软膏基质。此类基质具有强烈的亲水性，易溶于水，适合皮肤局部用药，具有不堵塞毛孔、能与皮肤渗出液混合且易洗除等优点。该类基质化学性质稳定且不易酸败，但因其较强的吸水性，久用可引起皮肤脱水干燥。另外本品可与苯酚、苯甲酸、鞣酸、水杨酸等络合，并能降低酚类抑菌剂的抑菌活性。

例 10-2 PEG 类水溶性基质制备

【处方】		Ⅰ	Ⅱ
	PEG 4000	400g	500g
	PEG 400	600g	500g

【制法】 称取两种成分混合后，水浴加热至 65℃，搅拌至冷凝成软膏状。

【分析】 PEG 4000 为蜡状固体，熔程为 50～58℃，PEG 400 为黏稠液体，两种成分用不同比例可调节软膏稠度，处方Ⅱ的稠度大于处方Ⅰ，适合于夏天应用。此基质极易溶于水，故不能与大量的水溶液配伍，加入鲸蜡醇与硬脂醇可增加其吸水性。

考点： 软膏基质类型、特点与适用范围

（三）乳剂型基质

乳剂型基质（乳状液型基质）由油相、水相和乳化剂三种组分组成。常用的油相多为固体和半固体物质，主要有硬脂酸、石蜡、蜂蜡、高级醇（如十八醇）等，有时为调节稠度而加入液状石蜡、凡士林或植物油等；水相多为纯化水、药物的水溶液及一些亲水性的物质。

乳剂型基质的特点：①对水和油都有一定的亲和力，不阻止皮肤表面分泌物的分泌和水分的蒸发，对皮肤的正常功能影响较小；②药物的释放和透皮吸收较其他基质快（尤其是 O/W 型基质）；③由于基质中水分的存在，增强了润滑性，易于涂布；④油腻性小，较油脂性基质易于洗除。乳剂型基质不宜用于遇水不稳定的药物（如金霉素、四环素等），适用于亚急性、慢性、无渗出液的皮肤损伤和皮肤瘙痒症。因 O/W 型乳剂基质制成的乳膏在用于分泌物较多的病灶部位时，其吸收的分泌物可重新透入皮肤（反向吸收），故忌用于糜烂、溃疡、水疱及脓疱症。

乳剂型基质有 O/W 型或 W/O 型两类，见表 10-1。

表 10-1 两类乳剂型基质对比表

类型	外观	优点	缺点
O/W 型（雪花膏）	白如雪	①无油腻性，能与大量水混合；②稳定性、润滑性、保护性较差	①外相含水较多，贮存过程中可能霉变，常加入抑菌剂；②水分易蒸发使软膏变硬、变干，常需加入保湿剂
W/O 型（冷霜）	似护肤脂	①油腻性较不含水的油脂性基质小，易涂布；②稳定性、润滑性、保护性较好	①吸收的分泌物可因反向吸收而使炎症恶化，故不适用于分泌物较多的皮肤病，如湿疹等；②吸水量少，不能与水混合

乳化剂在乳剂型基质的形成中起主要作用，乳剂型基质常用的乳化剂如下。

1. O/W 型乳剂型基质常用的乳化剂

（1）一价皂：常用钠、钾、铵的氢氧化物、硼酸盐或三乙醇胺等的有机碱与脂肪酸（如硬脂酸或油酸）作用生成的新生皂，HLB 值一般为 15～18。

（2）脂肪烷基硫酸钠类：常用十二烷基硫酸钠，属阴离子型乳化剂，用于配制 O/W 型乳膏，皮肤刺激性较小。本品 HLB 值为 40，因此常与其他 W/O 型乳化剂合用调节 HLB 值，以达到油相所需范围。常用的辅助 W/O 型乳化剂有十六醇或十八醇、单硬脂酸甘油酯、脂肪酸山梨坦等。

（3）聚山梨酯类：HLB 值为 10.5～16.7，为 O/W 型乳化剂。各种非离子型乳化剂均可单独使用制成乳剂型基质，但为调节 HLB 值常需与其他乳化剂合用。

（4）聚氧乙烯醚的衍生物类：常用平平加 O、乳化剂 OP。平平加 O 是以十八（烯）醇聚乙二醇醚为主要成分的混合物，乳化剂 OP 是以聚氧乙烯（20）月桂醚为主的烷基聚氧乙烯醚的混合物，HLB 值为 14～16，属 O/W 型乳化剂。为调节 HLB 值，常与其他乳化剂合用。

课堂互动

乳膏基质处方

【处方】 硬脂酸 170g　羊毛脂 20g　液状石蜡 100ml
三乙醇胺 20ml　甘油 50ml　羟苯乙酯 1g
纯化水加至 1000g

试分析上述处方属何种类型乳膏基质?处方中各组分起什么作用?

例 10-3 以有机胺皂为乳化剂的 O/W 型乳剂型基质制备

【处方】 硬脂酸 100g　蓖麻油 100g　羟苯乙酯（0.1%） 0.8g
液状石蜡 100g　三乙醇胺 8g　甘油 40g
纯化水 452g

【制法】 取硬脂酸、蓖麻油、液状石蜡置于蒸发皿中，在水浴上加热（75～80℃）使其熔化（油相）；另取三乙醇胺、羟苯乙酯、甘油与水混匀（水相），将水相加热至同一温度，再缓缓加入油相中，边加边搅拌直至乳化完全，放冷，即得。

【分析】 本品为 O/W 型乳剂型基质，三乙醇胺与部分硬脂酸形成有机胺皂起乳化作用，加入 0.1% 的羟苯乙酯作抑菌剂，甘油为保湿剂，还可在基质中加入适量单硬脂酸甘油酯，以增加油相的吸水能力，达到稳定 O/W 型乳剂的目的。

例 10-4 含十二烷基硫酸钠的乳剂型基质制备

【处方】 硬脂醇 220g　白凡士林 250g　十二烷基硫酸钠 15g
丙二醇 120g　羟苯甲酯 0.25g　羟苯丙酯 0.15g
纯化水适量　共制 1000g

【制法】 取硬脂醇、白凡士林在水浴中熔化，加热至 70～80℃（油相）；另将十二烷基硫酸钠、丙二醇、羟苯甲酯、羟苯丙酯与纯化水混匀，并加热至 70～80℃（水相），再将水相加至同温度的油相中，搅拌至冷凝即得。

【分析】 本品为 O/W 型乳剂型基质。处方中的十二烷基硫酸钠为 O/W 型乳剂的主要乳化剂；硬脂醇与白凡士林同为油相，前者起辅助乳化及稳定作用，后者防止基质水分蒸发并留下油膜，有利于角质层水合并具有润滑作用；羟苯甲酯、羟苯丙酯为抑菌剂，丙二醇为保湿剂。

例 10-5 含聚山梨酯类的乳剂型基质制备

【处方】 硬脂酸 60g　聚山梨酯 80 44g　油酸山梨坦 16g
硬脂醇 60g　液状石蜡 90g　白凡士林 60g
甘油 100g　山梨酸 2g　纯化水适量　共制 1000g

【制法】 取硬脂酸、白凡士林、硬脂醇、液状石蜡、油酸山梨坦置容器中水浴上加热熔融（油相）；另将聚山梨酯 80、甘油、山梨酸与水溶解混匀（水相），并将水相加热至 80℃左右后，将油相加入水相中，边加边搅拌，直至冷凝。

【分析】 本品为 O/W 型乳剂型基质。处方中的聚山梨酯 80 为 O/W 型乳剂的主要乳化剂；油酸山梨坦为 W/O 型乳化剂，用以调节适宜的 HLB 值而形成稳定的 O/W 型乳状液型基质；硬脂醇为增稠剂，且可使制得的乳状液型基质光亮细腻；甘油为保湿剂，山梨酸为抑菌剂。

2. W/O 型乳剂型基质常用的乳化剂

（1）多价皂：由二、三价金属（钙、镁、锌、铝等）的氢氧化物与脂肪酸作用形成的多价皂，HLB 值小于 6，形成 W/O 型乳剂型基质。新生多价皂较易形成且稳定。

（2）十六醇及十八醇：十六醇（鲸蜡醇），熔程为 45～50℃，十八醇（硬脂醇），熔程为 56～60℃，均为白色粉末、颗粒、片状或块状物；属弱的 W/O 型乳化剂，起辅助乳化、稳定和增稠作用。

（3）硬脂酸甘油酯：是单、双硬脂酸甘油酯的混合物，不溶于水，溶于热乙醇及乳剂型基质的油相中，有一定亲油性，是一种较弱的 W/O 型乳化剂。常作为反型乳化剂，与较强的 O/W 型乳化剂，如十二烷基硫酸钠合用，制备 O/W 型乳剂型基质。

（4）脂肪酸山梨坦：即司盘类，HLB 值为 4.3～8.6，为 W/O 型乳化剂。为制得稳定的 W/O 型基质，常需与其他乳化剂合用调节适当的 HLB 值。

课堂互动

乳膏剂基质处方

【处方】 硬脂酸 12g　单硬脂酸甘油酯 3.5g　液状石蜡 6g　凡士林 1g
羊毛脂 5g　三乙醇胺 1g　甘油 9g　纯化水 90ml

【制法】 取硬脂酸、单硬脂酸甘油酯、液状石蜡、凡士林与羊毛脂置容器中于水浴上加热熔融（油相），另将三乙醇胺、甘油与纯化水溶解混匀（水相），并将水相加热至 80℃同一温度后，将两相混合并快速搅拌，保持加热 5min 后冷却搅拌至室温，得到均匀的乳膏剂基质；当加入主药混合时，基质分层破裂再经过振摇也不能恢复到原来的分散状态。

问题：不能恢复原分散状态可能是什么原因？

例 10-6 W/O 型乳剂型基质制备

【处方】 单硬脂酸甘油酯 120g　蜂蜡 50g　石蜡 50g
白凡士林 50g　液状石蜡 250g　油酸山梨坦 20g

聚山梨酯 80 10g　　羟苯乙酯 1g　　纯化水加至 1000g

【制法】 将油相成分（单硬脂酸甘油酯、蜂蜡、石蜡、白凡士林、液状石蜡、油酸山梨坦）与水相成分（聚山梨酯 80、羟苯乙酯、纯化水）分别加热至 85℃，然后将水相加入油相中，边加边搅拌至冷凝，即得。

【分析】 处方中油酸山梨坦与硬脂酸甘油酯同为主要乳化剂，形成 W/O 型乳剂基质。处方中聚山梨酯 80 用以调节适宜的 HLB 值，起稳定作用。单硬脂酸甘油酯、蜂蜡、石蜡均为固体，有增稠作用，单硬脂酸甘油酯用量大，制得的乳膏光亮细腻。蜂蜡中含有的蜂蜡醇也能起到较弱的乳化作用。

考点：乳剂基质的类型、特点与制备

（四）附加剂

软膏剂、乳膏剂中根据需要常可加入适宜的附加剂来改善其性能，增加稳定性或改善药物的透皮吸收。常用的附加剂有抗氧剂、抑菌剂、保湿剂、增稠剂、皮肤渗透促进剂等。

1. 抗氧剂 软膏、乳膏中的某些活性成分、油脂类基质等易氧化酸败，为增加其稳定性可在软膏中添加抗氧剂。常用的抗氧剂有没食子酸烷酯、维生素 E、维生素 C、亚硫酸盐等。也可酌情加入抗氧剂的辅助剂，如枸橼酸、酒石酸、依地酸二钠盐等。

2. 抑菌剂 为了防止乳剂型基质、水溶性基质受微生物的污染，可加入抑菌剂，常用的抑菌剂有三氯叔丁醇、苯甲酸、乙酸苯汞、对羟基苯甲酸酯类（尼泊金酯）等。

3. 保湿剂 一般是一类具有强吸湿性的物质，其与水强力结合而达到阻止水分蒸发的效果，常用的有甘油、丙二醇、山梨醇等。

4. 增稠剂 是为了提高软膏乳膏产品黏度或稠度，改善稳定性和流变性的一类物质。常用的有月桂醇、鲸蜡醇、硬脂醇、山梨醇、月桂酸、硬脂酸、纤维素及其衍生物等。

5. 皮肤渗透促进剂 在外用软膏剂、乳膏剂中加入皮肤渗透促进剂可明显增加药物的释放、透皮和吸收。常用的有表面活性剂、氮酮、二甲基亚砜等。

（1）表面活性剂：在软膏、乳膏基质中添加表面活性剂，可增加基质的吸水性、可洗性，还对药物有促渗的效果。选用的非离子型表面活性剂主要增加角质层流动性，刺激性较小，但促渗作用较差。离子型表面活性剂与皮肤相互作用较强，如应用较多的十二烷基硫酸钠（SDS），但在连续应用后，会产生皮肤的刺激性，出现红肿、干燥或粗糙化。

（2）二甲基亚砜（DMSO）：具有强吸湿性，可提高角质层的水合作用，是应用比较广泛的促渗剂。缺点是有异臭，使用浓度较高时，可能引起皮肤发红、瘙痒、脱屑、过敏等症状。

（3）氮酮（月桂氮酮）：是一种新型、高效、安全的优良促渗剂。本品为无色、无味的液体，具有用量少、对皮肤毒性及刺激性低的特点。氮酮的作用机制是与皮肤角质层间质的脂质发生作用，增加脂质流动性，减小了药物的扩散阻力。氮酮对亲水性药物的促渗作用强于对亲脂性药物，但起效缓慢，滞后时间可达 2～10h，但其作用时间可长达数日。氮酮与其他促进剂合用效果更好，如与丙二醇、油酸等均可配伍使用。

三、制　备

（一）生产工艺流程

软膏剂、乳膏剂与糊剂生产工艺流程见图 10-1。

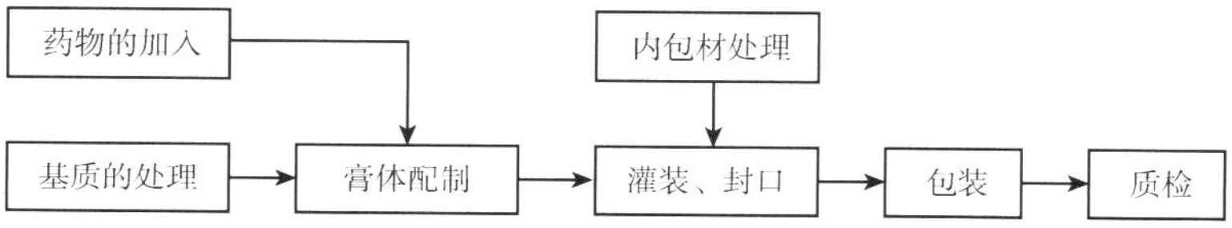

图 10-1 软膏剂、乳膏剂与糊剂生产工艺流程图

（二）基质的处理

基质的处理主要是针对凡士林、液状石蜡等油脂性基质，若质地纯净可直接取用，若混有异物或在大生产时应先加热熔化后，用数层细布（绒布或绸布）或 120 目铜丝筛网趁热滤过除去杂质，如需灭菌的基质，可再分别加热至 150℃灭菌 1h 以上，并除去水分。

（三）药物的加入方法

1. 软膏剂因原料药物在基质中的分散状态不同，其中溶液型软膏剂为原料药物溶解（共熔）于基质或基质组分中制成，混悬型软膏剂为原料药物细粉均匀分散于基质中制成；乳膏剂系原料药物溶解或分散于乳状液型基质中形成的均匀的半固体制剂。因此，软膏剂、乳膏剂等制备时常根据药物的性质决定药物的加入方法。

2. 不溶性药物宜先用适宜方法制成细粉，并通过六号筛。取药粉先与少量基质或液体组分，如液状石蜡、植物油、甘油等研匀成糊状，再按递增法与其余基质混匀。

3. 可溶于基质中的药物宜溶解在基质的组分中制成溶液型软膏。

4. 某些在处方中含量较小的药物，如皮质激素类、生物碱盐类等，可用少量适宜的溶剂溶解后，再加至基质中混匀。

5. 半固体黏稠性药物，如鱼石脂中某些极性成分，不易与凡士林混匀，可先加等量蓖麻油或羊毛脂混匀，再加入基质中。

6. 共熔性成分共存时，如樟脑、薄荷脑、麝香草酚等，可先研磨至共熔后再与基质混匀；单独使用时可用少量适宜溶剂溶解，再加入基质中混匀，或溶于约 40℃的基质中。

7. 中药浸出物为液体（如煎剂、流浸膏）时，可先浓缩至膏状再加入基质中。固体浸膏可加少量水或稀醇等研成糊状，再与基质混合。

（四）膏体的制备

1. 研合法　适用于基质各组分及药物在常温下能均匀混合的基质。也适用于主药对热不稳定或不溶于基质的药物混合。小剂量制备时可用软膏板、软膏刀调制，或利用乳钵研磨制备。操作时先取少量的基质与药物粉末研磨成糊状，再按等量递加法与其余基质混匀。大量生产时常用三滚筒研磨机（图 10-2）。

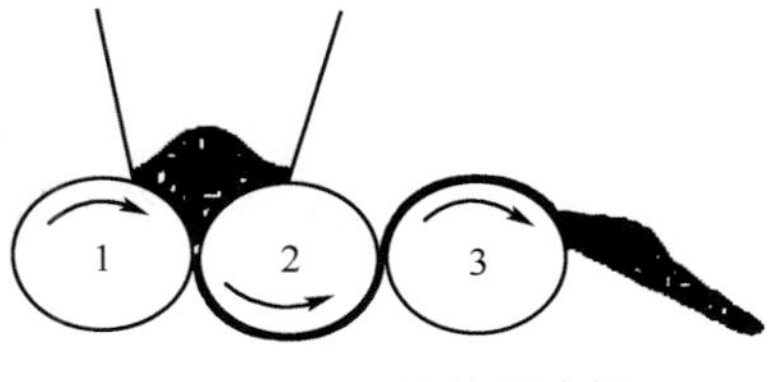

图 10-2　三滚筒研磨机

2. 熔合法　适用于在常温下不能与药物均匀混合的基质。基质组分的熔点各不相同，含有固体、半固体和液体类基质的情况。制备时应先熔化熔点高的基质，再将其余基质按熔点高低顺序依次加入熔化，最后加液体成分，以避免低熔点物质受热分解。待全部基质熔化后，再加入药物细粉，搅拌直至冷凝成膏状。

大量制备时，通常在附有加热装置（水浴或蒸汽夹层锅）并装有电动搅拌器的容器中进行，通过齿轮泵循环数次混匀。

采用熔合法制备软膏剂时应注意以下几点。

（1）冷却速度不能过快，以防止基质中的高熔点组分析出。

（2）冷凝成膏状后应停止搅拌，以免带入过多气泡。

（3）如含有不溶性药物，必须先研成细粉，搅拌混合均匀；若膏体不够细腻，则需通过机械进一步滚研混合，使之无颗粒感。

（4）挥发性成分应在基质冷却至近室温时才加入。

3. 乳化法　是专供制备乳膏剂的方法。制备时将处方中的油溶性成分在水浴或夹层锅中加热至 70～80℃使成油溶液（油相）；另将水溶性成分溶于水后一起加热至 70～80℃使成水溶液（水相），水相的温度略高于油相的温度；然后将两相混合，搅拌至冷凝，最后加入油、水两相均不溶解的药物成分（需预先粉碎成细粉），搅拌研磨，混合分散均匀即得。

采用乳化法制备乳膏剂时应注意以下问题。

（1）控制好加热温度：尤其是以新生皂为乳化剂的乳膏剂，温度过高，制成的乳膏剂较粗糙不细腻；温度过低，反应不完全，制得的乳膏剂不稳定。两相分别加热时应注意水相的温度要略高于油相的温度，防止两相混合时油相中的组分过早析出或凝结。

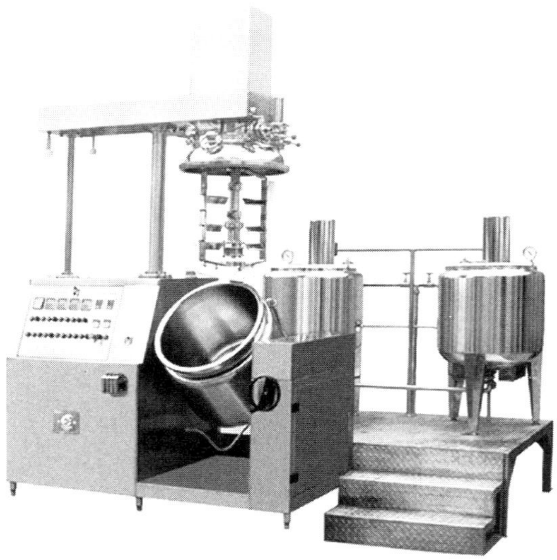

图 10-3 升降真空乳化机

（2）油水两相的混合方法：①分散相逐渐加入连续相中，适用于含少量分散相的乳剂系统；②连续相逐渐加到分散相中，适用于多数乳剂系统，此种混合方法的最大特点是混合过程中乳剂会发生转型，从而使分散相粒子分散得更细微；③两相同时混合，适用于连续或大批量生产，需要一定的设备，如输送泵、连续混合装置等。

（3）选用适宜的制剂设备：大量生产时，由于油相的冷却温度不易控制均匀，或两相搅拌不匀而使基质不够细腻，因此常将温度降至30℃左右再通过胶体磨等研磨，使产品更加细腻均匀；也可采用真空设备，如升降真空均质制膏机，可防止搅拌时混入空气、避免乳膏剂在贮存时发生油水分离和酸败等（图 10-3）。

链 接 糊剂

糊剂是指多量药物细粉与适宜赋形剂制成的糊状制剂。糊剂的外观与软膏剂类似。由于含固体粉末一般在25%以上，吸水能力强，又不妨碍皮肤的正常排泄，具有收敛、消毒、吸收分泌物作用。适用于多量渗出的皮肤及慢性皮肤病如亚急性皮炎、湿疹和结痂成疮等轻度渗出性病变，中医外科及民间常用。口腔科糊剂类根管充填材料大多是由粉和液调拌成糊状，充填后可硬化，多为以氧化锌、氢氧化钙或碘仿为基质的糊剂，常用的糊剂有氧化锌丁香油糊剂、氢氧化钙糊剂、Vitapex根充糊剂。

四、质量检查

软膏剂、乳膏剂应均匀、细腻，涂于皮肤或黏膜上无刺激性。其制剂需进行鉴别、含量测定等项目检查。《中国药典》（2020年版）四部通则中规定，除另有规定外，软膏剂、乳膏剂应进行粒度、装量、无菌、微生物限度等检查；糊剂应进行装量、微生物限度等检查。

（一）粒度检查

除另有规定外，混悬型软膏剂、含饮片细粉的软膏剂照下述方法检查，应符合规定。

取供试品适量，置于载玻片上涂成薄层，薄层面积相当于盖玻片面积，共涂3片；照《中国药典》（2020年版）四部通则粒度和粒度分布测定法进行测定，结果均不得检出大于180μm的粒子。

（二）装量检查

按照《中国药典》（2020年版）四部通则最低装量检查法检查，应符合规定。

（三）无菌检查

用于烧伤[除程度较轻的烧伤（Ⅰ°或浅Ⅱ°外）]、严重创伤或临床必须无菌的软膏剂与乳膏剂，照《中国药典》（2020年版）四部制剂通则无菌检查法检查，应符合规定。

（四）微生物限度检查

按照《中国药典》（2020年版）四部制剂通则，除另有规定外，照非无菌产品微生物限度检查法检查，应符合规定。

考点：软膏剂与乳膏剂基质的制备、药物加入方法及质量检查

五、包装与贮藏

软膏剂、乳膏剂所用的内包装材料不应与原料药物或基质发生物理化学反应，无菌产品的内包装材料应无菌。大量生产时主要采用软膏管包装，根据软膏管的材质不同，目前多采用印字的铝质涂膜软膏管和高分子复合材料软膏管（又称复合软膏管）。铝质涂膜软膏管内壁涂层能有效隔离药物与铝的直接接触。复合软膏管主要分为铝塑和全塑复合软膏管，这类软膏管性质稳定，柔软，耐折，阻湿性、气体阻隔性均较好。而早期应用的塑料软膏管由于回弹力强、隔阻性较差等缺点，极易造成软膏变硬、变质和油水分离等现象，现已基本淘汰。

除另有规定外，软膏剂应避光密封贮存；乳膏剂应避光密封置25℃以下贮存，不得冷冻；糊剂应避光密闭置25℃以下贮存，不得冷冻。贮存中不得有酸败、异臭、变色、变硬、油水分离及胀气现象。

第2节　凝　胶　剂

一、概　　述

（一）概念、种类

凝胶剂（gel）是指药物与能形成凝胶的辅料制成的具凝胶特性的稠厚液体或半固体制剂。除另有规定外，凝胶剂限局部用于皮肤及体腔，如鼻腔、阴道和直肠。

乳状液型凝胶剂又称为乳胶剂。由高分子基质（如西黄蓍胶等）制成的凝胶剂也可称为胶浆剂。由小分子无机药物（如氢氧化铝）的小粒子以网状结构存在于液体中形成的凝胶剂，属两相分散系统，也称为混悬型凝胶剂。混悬型凝胶剂可具有触变性，静止时为半固体，搅拌或振摇时则成为液体。

（二）特点

凝胶剂制备工艺简单，形态美观，易于涂布使用；局部给药后易于吸收，不污染衣物，稳定性好。凝胶剂具有良好的生物相容性，具有缓释、控释作用。

（三）质量要求

1. 凝胶剂应均匀、细腻，常温时保持胶状，不干涸或液化。
2. 混悬型凝胶剂中的胶粒应分散均匀，不应下沉、结块。
3. 根据需要，凝胶剂中可加入保湿剂、抑菌剂、抗氧剂、乳化剂、增稠剂和透皮吸收促进剂等。
4. 凝胶剂 pH 检查应符合规定。
5. 除另有规定外，凝胶剂应避光、密闭贮存，并应防冻。

二、凝胶剂的基质

凝胶基质分为水性凝胶基质和油性凝胶基质两类。水性凝胶基质一般由水、甘油或丙二醇与纤维素衍生物、卡波姆、海藻酸盐、西黄蓍胶、明胶、淀粉等制成；油性凝胶基质常由液状石蜡与聚氧乙烯或脂肪油与胶体硅或铝皂、锌皂构成。

临床上应用较多的是水性凝胶基质。水性凝胶基质大多在水中溶胀成水性凝胶而不溶解，此类基质一般无油腻感，易于涂展，易于洗除；能吸收组织渗出液，不妨碍皮肤正常功能；稠度小，利于药物释放，特别是水溶性药物的释放。缺点是润滑性较差，容易失水和霉变，常需加入较大量的保湿剂和抑菌剂。常用的水性凝胶基质主要是卡波姆和纤维素衍生物。

1. 卡波姆　商品名为卡波普，按黏度不同分为卡波姆 934、卡波姆 940、卡波姆 941 等。本品为白色疏松性粉末，可在水中迅速溶胀，但不溶解，水分散液呈酸性，黏度较低。当用碱中和时，在水中逐渐溶解，黏度迅速增大，浓度较大时形成具有一定强度和弹性的半透明状凝胶。在 pH 6～11 达到最大黏度或稠度。卡波姆凝胶具有显著的塑性流变性质。以卡波姆为基质的凝胶剂具有释药快、无油腻性、易于涂展、润滑舒适、对皮肤和黏膜无刺激性等优点，特别适于治疗脂溢性皮肤病。

例 10-7 卡波姆为基质水凝胶制备

【处方】 卡波姆 940 10g 甘油 50g 聚山梨酯 80 2g 氢氧化钠 4g
乙醇 50g 羟苯乙酯 0.5g 纯化水加至 1000g

【制法】 取卡波姆 940、甘油、聚山梨酯 80 与 300ml 纯化水混合，将氢氧化钠溶于 100ml 纯化水中后加入上述液体中搅拌，再将羟苯乙酯溶于乙醇后逐渐加入搅匀，即得透明凝胶。

【注解】 氢氧化钠为 pH 调节剂，甘油为保湿剂，羟苯乙酯为抑菌剂。

2. 纤维素衍生物 一些纤维素衍生物可在水中溶胀或溶解为胶性物质，调节适宜的稠度可形成水性凝胶基质。此类基质有一定的黏度，随着分子量、取代度和介质的不同而具有不同的黏度。常用的有羧甲纤维素钠（CMC-Na）、甲基纤维素（MC）、羟丙甲纤维素（HPMC）等。常用浓度为 2%～6%。这类基质涂布于皮肤时附着性较强，较易失水干燥而有不适感，易腐败，通常都需要加保湿剂甘油（10%～15%）、抑菌剂羟苯乙酯（0.2%～0.5%）。

例 10-8 纤维素衍生物为基质水凝胶制备

【处方】 羧甲纤维素钠 50g 甘油 150g 三氯叔丁醇 5g
纯化水加至 1000g

【制法】 取羧甲纤维素钠与甘油研匀后，加入热纯化水中，放置使溶胀形成凝胶，然后加入三氯叔丁醇水溶液，并加纯化水至 1000g，搅匀，即得。

三、水性凝胶剂的制备

水性凝胶剂制备时，通常将处方中的水溶性药物先溶于部分水或甘油中，必要时加热；处方中其余成分按基质配制方法先制成水性凝胶基质，再与药物溶液混匀，然后加水至足量搅匀即得。水不溶性的药物可先用少量水或甘油研细、分散，再与基质搅匀。

例 10-9 双氯芬酸钠凝胶剂制备

【处方】 双氯芬酸钠 5.0g 卡波姆 940 5.0g 丙二醇 50g 三乙醇胺 7.5g
乙醇 150ml 羟苯乙酯 0.5g 纯化水加至 500g

【制法】 将卡波姆 940 加入适量纯化水中，放置过夜，使其充分溶胀，于搅拌下加入三乙醇胺，制成凝胶基质。另取双氯芬酸钠、羟苯乙酯溶于丙二醇及乙醇中，于搅拌下加入凝胶基质中，再纯化水加至足量，搅匀，即得。

【注解】 本品为透明状半固体凝胶。本品用于缓解肌肉、软组织和关节的轻至中度疼痛，也可用于骨关节炎的对症治疗。

四、凝胶剂的质量检查

《中国药典》（2020 年版）四部通则规定，凝胶剂应检查以下项目。

1. 粒度 除另有规定外，混悬型凝胶剂取适量供试品，涂成薄层，薄层面积相当于盖玻片面积，共涂 3 片，照粒度和粒度分布测定法检查，均不得检出大于 180μm 的粒子。

2. 装量 按照最低装量检查法检查，应符合规定。

3. 无菌 用于烧伤[除程度较轻的烧伤（Ⅰ°或浅Ⅱ°外）]、严重创伤或临床必须无菌的凝胶剂，照无菌检查法检查，应符合规定。

4. 微生物限度 除另有规定外，照微生物限度检查法检查，应符合规定。

考点：凝胶剂的概念、特点，水性凝胶基质的制备及质量检查

第 3 节 眼 膏 剂

一、概 述

眼膏剂是指由药物与适宜基质均匀混合，制成溶液型或混悬型膏状的无菌眼用半固体制剂。

眼膏剂较一般滴眼剂在用药部位滞留时间长，疗效持久，可减少给药次数，并能减轻眼睑对眼球的摩擦，但使用后一定程度上会造成视物模糊，所以多以睡觉前使用为主。

链 接

眼用半固体制剂包括眼膏剂、眼用乳膏剂、眼用凝胶剂。眼用乳膏剂是由药物与适宜基质混合均匀，制成的乳膏状的无菌眼用半固体制剂。眼用凝胶剂是由药物与适宜辅料制成的凝胶状无菌眼用半固体制剂。

眼膏剂常用的基质，一般是用黄凡士林8份，液状石蜡、羊毛脂各1份混合而成。可根据气候与季节变化适当增减液状石蜡的用量以调节稠度。基质中羊毛脂有表面活性作用，具有较强的吸水性和黏附性，使眼膏与泪液容易混合，并易附着于眼黏膜上，使基质中药物容易透过眼黏膜。

眼膏基质应加热熔融后用适当滤材保温过滤，并在150℃干热灭菌1～2h，备用。也可将各组分分别灭菌供配制用。

二、眼膏剂的制备

眼膏剂的制备与一般软膏剂制法基本相同，但配料、灌装的暴露工序必须在无菌的生产操作环境中进行。所用基质、药物、器械与包装材料等均应严格灭菌处理。配制容器、乳化罐等用具需经热水、洗涤剂、纯化水反复清洗，最后用75%乙醇喷雾擦拭。包装用软膏管出厂时均已灭菌密封，使用时先除去外包装，再对内包装袋采用紫外线照射灭菌处理。

眼膏剂配制时，凡主药易溶于水而且性质稳定的，可先配成少量水溶液，用适量灭菌基质或羊毛脂研磨吸收后，再逐渐递加其余基质，研匀即可；若为不溶性药物应粉碎成极细粉，用少量的液状石蜡研匀，再逐渐递加其余基质，混合分散均匀，最后灌装于灭菌容器中，密封。

例10-10 红霉素眼膏制备

【处方】 红霉素 0.5g　　液状石蜡适量

眼膏基质　适量　　共制 100g

【制法】 取红霉素加适量灭菌液状石蜡研成细腻糊状物，然后加少量灭菌眼膏基质研匀，再分次递加眼膏基质使成全量，研匀，无菌分装即得。

【注意事项】 红霉素不耐热，温度超过60℃就容易分解，所以应待眼膏基质冷却后加入。

三、眼膏剂的质量检查

1. 粒度 混悬型眼膏剂需进行粒度检查，即取3个容器的半固体供试品，将内容物全部挤于合适的容器中，搅拌均匀，取适量（相当于主药10μg）置于载玻片上，涂成薄层，薄层面积相当于盖玻片面积，共涂3片，照粒度和粒度分布测定法（通则0982第一法）测定，每个涂片中大于50μm的粒子不得超过2个，且不得检出大于90μm的粒子。

2. 金属性异物 取供试品10个，分别将全部内容物置于底部平整光滑、无可见异物和气泡、直径为6cm的平底培养皿中，加盖依法检查。在10个供试品中，每个含金属性异物超过8粒者不得过1个，且其总数不得过50粒；如不符合上述规定，应另取20个复试；初试、复试结果合并计算，30个中每个内含金属性异物超过8粒者，不得过3个，且其总数不得过150粒。

3. 装量差异 取供试品20个，分别称定内容物重量，计算平均装量，每个装量与平均装量相比较（有标示装量的应与标示装量相比较）超过平均装量±10%者，不得过2个，并不得有超过平均装量±20%者。凡规定检查含量均匀度的眼用制剂，一般不再进行装量差异检查。

4. 无菌 按照《中国药典》（2020年版）无菌检查法检查，应符合规定。

四、眼膏剂的应用及注意事项

1. 眼膏剂的基质应过滤并灭菌，不溶性药物应预先制成极细粉。眼膏剂、眼用乳膏剂、眼用凝胶剂应均匀、细腻、无刺激性，并易涂布于眼部。

2. 包装容器应无菌，不易破裂，其透明度应不影响可见异物检查；除另有规定外，每个容器的装量应不超过 5g。

3. 手术、伤口、角膜损伤用的眼膏剂不得添加抑菌剂或抗氧剂，且应包装于无菌容器内供一次性使用。

4. 眼膏剂还应符合《中国药典》(2020 年版)相应剂型制剂通则项下的有关规定，如眼用凝胶剂还应符合凝胶剂的规定。

5. 眼膏剂的含量均匀度等应符合要求。

6. 眼膏剂应遮光密封贮存，在启用后最多可使用 4 周。

考点：眼膏剂特点与常用的基质，眼膏剂质量检查与使用注意事项

第 4 节 贴 膏 剂

贴膏剂是指将原料药物与适宜的基质制成膏状物，涂布于背衬材料上供皮肤贴敷，可产生全身性或局部作用的一种薄片状柔性制剂。包括凝胶贴膏、橡胶贴膏。

贴膏剂是一种现代透皮给药制剂，具有无首过效应、无胃肠道破坏、毒副作用小、药效持久、使用方便等优点，缺点是需要克服皮肤的屏障作用、药品品种少等。

链 接 传统膏药

传统膏药可分为黑膏药（以植物油、红丹为基质）、白膏药（以植物油、宫粉为基质）及松香膏药（以松香等为基质），临床以黑膏药用者居多。黑膏药系由药材、食用植物油与红丹炼制成膏料，推涂于裱褙材料上制成。一般为黑褐色的固体，加温后能粘贴于皮肤上，因此用前须烘热，软化后贴于皮肤上。中药膏药外治可消肿、拔毒、生肌，主治肌肤红肿、痈疽、疮疡等症。内治可以活血通络、驱风寒、壮筋骨、止痛、消痞，主治跌打损伤、风湿痹痛等，其作用比软膏剂持久。

一、凝胶贴膏剂

(一) 概述

凝胶贴膏剂（巴布膏剂或凝胶膏剂）是指将原料药物与适宜的亲水性基质混匀后涂布于背衬材料上制得的贴膏剂。凝胶贴膏与皮肤的生物相容性好，基质的透气性、耐汗性、致敏性及刺激性均好于橡胶贴膏；载药量大，尤其适合中药浸膏。常用基质有聚丙烯酸钠、羧甲纤维素钠、明胶、甘油和微粉硅胶等。

凝胶贴膏剂的基质主要由黏着剂、保湿剂、填充剂和透皮吸收促进剂组成，还可加入软化剂、表面活性剂、抑菌剂、抗氧剂等其他成分。

(二) 制备

凝胶贴膏剂的结构包括以下三部分。

1. **背衬层** 主要作为膏体的载体，常用无纺布、人造棉布等。

2. **膏体层** 即基质和主药部分，在贴敷中产生一定的黏附性使之与皮肤紧密接触，以达到治疗目的。

3. **盖衬层** 起防黏和保护膏体的作用，常用防黏纸、塑料薄膜、硬质纱布等。

凝胶贴膏剂的制备工艺流程图，见图 10-4。

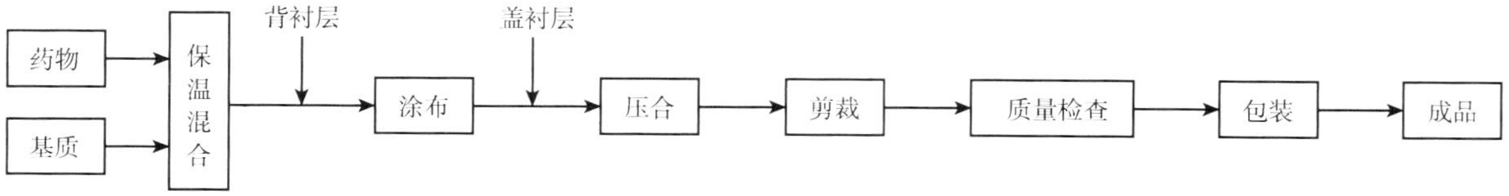

图 10-4 凝胶贴膏剂的制备工艺流程

凝胶贴膏剂的制备工艺主要包括基质原料和药物的前处理、基质成型和制剂成型三部分。基质原料类型及其配比、基质与药物的比例、配制程序等均影响凝胶膏剂的成型。基质的性能是决定凝胶膏剂质量优劣的重要因素，黏附性与赋形性是基质处方筛选的重要评价指标。

（三）质量检查

《中国药典》（2020年版）四部制剂通则规定，凝胶贴膏剂应检查以下项目。

1. 外观检查　膏料应涂布均匀，膏面应光洁，色泽一致，无脱膏、失黏现象；背衬面应平整、洁净、无漏膏现象。

2. 含膏量　取供试品1片，按照贴膏剂项下含膏量检查第二法（制剂通则0122）检查，应符合各品种项下的有关规定。

3. 赋形性　取供试品1片，置于37℃、相对湿度为64%的恒温恒湿箱中30min，取出，用夹子将供试品固定在一平整钢板上，钢板与水平面的倾斜角为60°，放置24h，膏面应无流淌现象。

4. 黏附力　除另有规定外，照黏附力测定法（通则0952第二法）检查，应符合各品种项下的有关规定。

5. 微生物限度　除另有规定外，照微生物限度检查法检查，应符合规定。

二、橡胶贴膏剂

（一）概述

橡胶贴膏剂是指原料药物与橡胶等基质混合均匀后涂布于背衬材料上制成的贴膏剂。橡胶贴膏剂化学性质稳定，可直接贴于皮肤应用，不污染皮肤或衣物。但膏料层较薄，载药量较小，维持时间较短，且有刺激性、过敏性、易老化等缺点。

（二）制备

橡胶贴膏剂的结构包括三部分。①背衬层：一般采用漂白细布，也可用无纺布等。②膏料层：由基质和药物组成，为橡胶贴膏剂的主要成分。③膏面覆盖层：常用硬质纱布、塑料薄膜、防黏纸等。

橡胶贴膏剂的制备方法常用的有溶剂法和热压法。

1. 溶剂法　常用的溶剂为汽油、正己烷，橡胶贴膏剂制备工艺流程图，见图10-5。

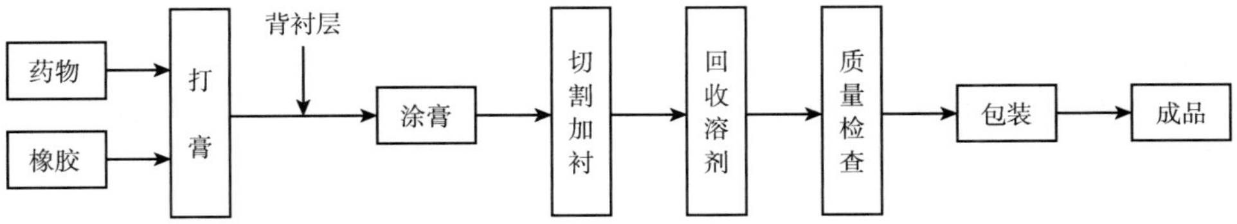

图10-5　橡胶贴膏剂制备工艺流程

（1）药料处理：药材饮片用适当的溶剂和方法提取、滤过、浓缩后备用，化学药物则粉碎成细粉或溶于溶剂中。

（2）制膏料：取生橡胶洗净，在50～60℃干燥或晾干后，切成大小适宜的条块，在炼胶机中塑炼成网状薄片，摊开放冷，消除静电后，浸于适量汽油中浸泡18～24h，待完全溶胀成凝胶状后移入打膏机中，搅拌3～4h后，分次加入凡士林、羊毛脂、氧化锌和松香等制成基质，再加入药物浸膏或细粉，继续搅拌成均匀胶浆，经滤胶机过滤后的膏浆即为膏料。

（3）涂膏：将膏料置于装好布裱褙的涂膏机上涂膏。

（4）回收溶剂：涂布了膏料的胶布，以一定的速度经过封闭的加热干燥和溶剂回收装置，进行干燥后卷于滚筒上。

（5）加衬、切割及包装：先将膏布在切割机上切成一定宽度，再移至纱布卷筒装置上，使膏面上覆盖一层硬质纱布或塑料薄膜，再切割成小块后包装。

例 10-11　复方牵正膏制备

【处方】 白附子　地龙　全蝎　僵蚕丝　川芎　白芷　当归　赤芍　防风　生姜
樟脑　冰片　薄荷脑　麝香草酚

【制法】 取除樟脑、冰片、薄荷脑和麝香草酚外的其余 10 味药材粉碎成粗粉，用 85%乙醇作溶剂，浸渍、渗漉、收集渗漉液，漉液回收乙醇并浓缩至相对密度约为 1.05，再与樟脑、冰片、薄荷脑和麝香草酚混匀；加入约 4 倍量重的由橡胶、松香、氧化锌、凡士林和羊毛脂制成的基质、制成涂料；最后进行涂膏、切段、盖衬、切成小块，即得。本品为浅棕色的片状橡胶膏，气芳香。

2. 热压法　取橡胶洗净，在50～60℃干燥或晾干后，切成大小适宜的条块，在炼胶机中塑炼成网状薄片，加入处方中油脂性药物使溶胀，再加入其他药物和锌钡白、松香等。炼压均匀，放入烘箱（60℃以上）20～30min，即可保温涂膏、切割、加衬、包装。该法在制膏工艺中省去了汽油。且制成的膏药黏性小而持久，剥离时不伤皮肤，成品有适宜香味。

（三）质量检查

《中国药典》（2020 年版）四部通则规定，橡胶贴膏剂应检查以下项目。

1. 外观检查　膏料应涂布均匀，膏面应光洁，色泽一致，无脱膏、失黏现象；背衬面应平整、洁净、无漏膏现象。涂布中若使用有机溶剂的，必要时应检查残留溶剂。

2. 含膏量　取供试品 2 片，按照贴膏剂项下含膏量检查第一法，应符合各品种项下的有关规定。

3. 耐热试验　除另有规定外，取供试品 2 片，除去盖衬，在 60℃加热 2h，放冷后膏背面应无渗油现象；膏面应有光泽，用手指触试应仍有黏性。

4. 微生物限度　除另有规定外，照微生物限度检查法检查，每 10cm 不得检出金黄色葡萄球菌和铜绿假单胞菌。

考点：凝胶贴膏剂与橡胶贴膏剂的概念、制备工艺和质量检查

第 5 节　贴　剂

一、概　述

（一）概念与特点

贴剂是指原料药物与适宜的材料制成的供贴敷在皮肤上的可产生全身性或局部作用的一种薄片状柔性制剂。贴剂经皮肤敷贴方式用药，药物由皮肤吸收进入全身血液循环，从而发挥治疗或预防疾病作用。

贴剂可用于完整皮肤表面，也可用于有疾患或不完整的皮肤表面。其中用于完整皮肤表面，能将药物透过皮肤输送进入血液循环系统起全身作用的贴剂称为透皮贴剂。

经皮吸收贴剂与常用普通剂型，如口服片剂、胶囊剂或注射剂等比较具有以下特点。

1. 避免了口服给药可能发生的肝脏首过效应及胃肠因素干扰。例如，硝酸甘油口服给药有 90%被肝脏破坏，而舌下给药则维持时间很短。硝酸甘油的贴剂则可至少维持 24h 有效浓度。

2. 可消除血药浓度“峰谷”现象，增强疗效，减轻副作用。

3. 延长作用时间，减少用药次数，改善患者用药顺应性。一般口服缓释或控释制剂，维持有效作用的时间不超过 24h，透皮贴剂每次给药可维持 1 天或数天，如东莨菪碱贴剂、雌二醇贴剂，1 次给药可维持 3 天，而可乐定贴剂，1 次给药可维持 1 周。

4. 可通过改变给药面积调节给药剂量；使用方便，患者也可随时撤销或中断治疗。贴剂更适合于婴儿、老人、不宜口服给药和需长期用药的患者。

贴剂作为一种全身用药的新剂型具有许多优点，但在应用上仍有一定的局限性，如载药量小、起效较慢，且多数药物不能达到有效治疗浓度。因此，贴剂适用于药理作用强及剂量小、分子量低和在

水、油中有适宜溶解度的药物。对皮肤有刺激性和过敏性的药物不宜制成该剂型。另外透皮贴剂生产工艺和条件也比较复杂。

链 接 经皮吸收制剂

经皮吸收制剂分为传统制剂和现代经皮给药系统。前者包括软膏剂、乳膏剂、凝胶剂、糊剂、贴膏剂、膏药、膜剂、气雾剂、喷雾剂等；后者一般指经皮给药新剂型，即贴剂（patch）。

（二）贴剂的分类

贴剂有 4 种类型，即膜控释型、黏胶分散型、骨架扩散型和微储库型。

1. 膜控释型 膜控释型贴剂的基本构造见图 10-6，该剂型主要由背衬层、药物储库、控释膜层、黏胶层和防黏层（保护层）五部分组成。

背衬层要求封闭性强，对药物、辅料、水分和空气均无渗透性，易于与控释膜复合，背面方便印刷商标、药名和剂量等文字，通常以软铝塑材料或不透性塑料薄膜如聚苯乙烯、聚乙烯、聚酯等制备。药物储库可以采用多种方法和多种材料制备，如将药物分散在聚异丁烯压敏胶中涂布，也可以混悬在对膜不渗透的黏稠流体如硅油或半固体软膏基质中，或直接将药物溶解在适宜溶剂中等；控释膜层则是由聚合物材料加工而成的微孔膜或无孔膜，如乙烯-醋酸乙烯共聚物、聚丙烯都是常用的膜材；黏胶层可以用各种压敏胶，如硅橡胶类、丙烯酸类或聚异丁烯类等。

膜控释型贴剂的释药速度与聚合物膜的结构、膜孔大小、组成、药物在其中的渗透系数、膜的厚度及黏胶层的组成及厚度有关。

2. 黏胶分散型 黏胶分散型贴剂的药物储库层及控释黏胶层均由压敏胶组成，构造见图 10-7。药物分散或溶解在压敏胶中成为药物库，均匀涂布在不渗透背衬层上。为了增强压敏胶与背衬层之间的黏结强度，通常先用空白压敏胶先涂布在背衬层上，然后覆以含药胶，在含药胶层上再覆以具有控释能力的胶层。由于药物扩散通过的含药胶层的厚度随释药时间延长而不断增加，故释药速度随之下降。为了保证恒定的给药速度，可以将黏胶层分散型系统的药库按照适宜浓度梯度制备成多层含不同药量及致孔剂的压敏胶层。

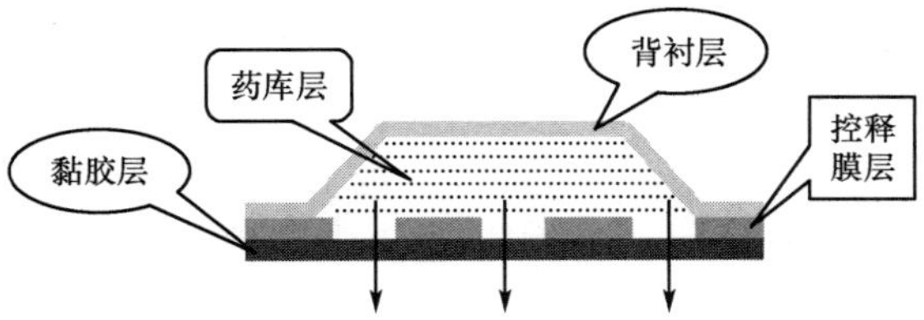

图 10-6 膜控释型贴剂结构示意图

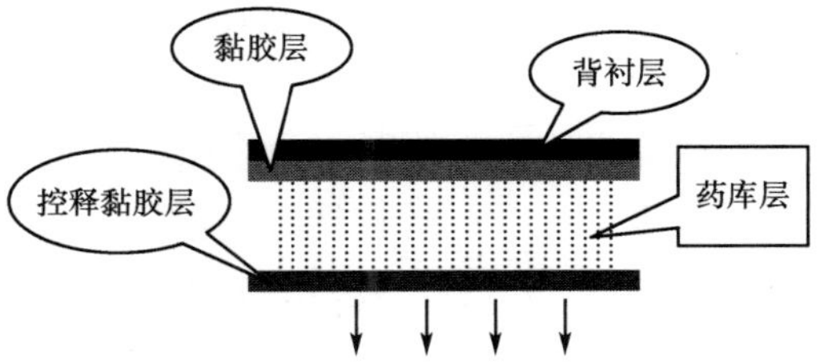

图 10-7 黏胶分散型贴剂结构示意图

3. 骨架扩散型 药物均匀分散或溶解在疏水或亲水的聚合物骨架中，然后分剂量成固定面积大小及一定厚度的药膜，与黏性材料压敏胶、背衬层及防黏（保护）层复合即成为骨架扩散型贴剂，构造见图 10-8。压敏胶层可直接涂布在药膜表面，也可以涂布在与药膜复合的背衬层。硝酸甘油贴剂即属该类型，其骨架系由聚乙烯醇、聚维酮和羟丙纤维素等形成的亲水性凝胶，制备成圆形膜片，与涂布压敏胶的圆形背衬层黏合，加防黏层即得。

4. 微储库型 微储库型系统兼具膜控释型和骨架扩散型的特点。其一般制备方法是先把药物分散在水溶性聚合物（如聚乙二醇）的水溶液中，再将该混悬液均匀分散在疏水性聚合物中，在高切变机械力下，使形成微小的球形液滴（构造见图 10-9），然后迅速交联疏水聚合物分子使之成为稳定的包含有球型液滴药库的分散系统，将此系统制成一定面积及厚度的药膜，置于黏胶层中心，加防黏层即得。

（三）贴剂的质量要求

1. 贴剂外观应完整光洁，有均一的应用面积，冲切口应光滑，无锋利的边缘。

2. 贴剂的黏附力等应符合要求，当用于干燥、洁净、完整的皮肤表面，用手或手指轻压，贴剂应能牢牢地贴于皮肤表面；从皮肤表面除去时应不对皮肤造成损伤，或引起制剂从背衬层剥离。

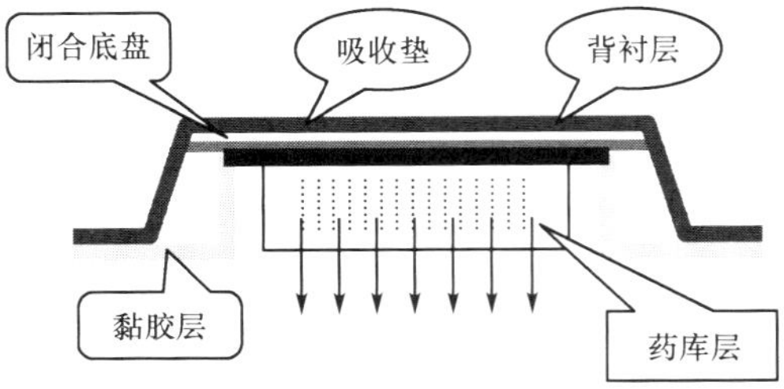

图 10-8　骨架扩散型贴剂结构示意图

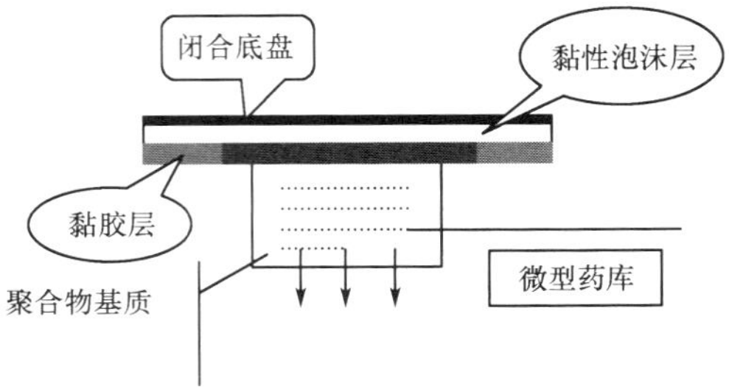

图 10-9　微储库型 TDDS 结构示意图

3. 贴剂在重复使用后对皮肤应无刺激性或引起过敏。

4. 粘贴层涂布应均匀，使用有机溶剂涂布的贴剂应对残留溶剂进行检查。此外，贴剂黏附力、重量差异、释放度、含量均匀度和微生物限度检查，按《中国药典》(2020 年版)四部通则进行检查，应符合相关规定。

考点：贴剂的概念、特点、分类及质量要求

链 接　透皮吸收贴剂研究的热点药物

（1）性激素类药物：黄体酮、睾酮、炔诺酮、前列腺素、雌二醇、雌孕激素+黄体酮等。

（2）神经系统药物：毒扁豆碱、吗啡、二氢埃托啡、酮咯酸、芬太尼。

（3）心血管药物：硝苯地平、尼群地平、氨氯地平、硝酸异山梨酯、硝酸甘油、普萘洛尔等。

（4）消炎镇痛药物：吲哚美辛、酮洛芬、氟比洛芬、布洛芬、双氯芬酸等。

（5）平喘药：妥洛特罗、特布他林。

二、贴剂中药物的吸收及影响因素

（一）药物经皮吸收途径

药物的经皮吸收过程主要包括释放、穿透及吸收 3 个阶段。释放指药物从基质中释放出来而扩散到皮肤上；穿透指药物透入表皮内起局部作用；吸收指药物进入体循环而产生全身作用过程。

药物经皮吸收进入体循环的途径主要有两条。

（1）经表皮途径：药物透过角质层和表皮，扩散至真皮和皮下脂肪组织，被毛细血管和淋巴管吸收进入体循环，是药物经皮吸收的主要途径（图 10-10）。分子型药物可以通过表皮途径进入体循环。

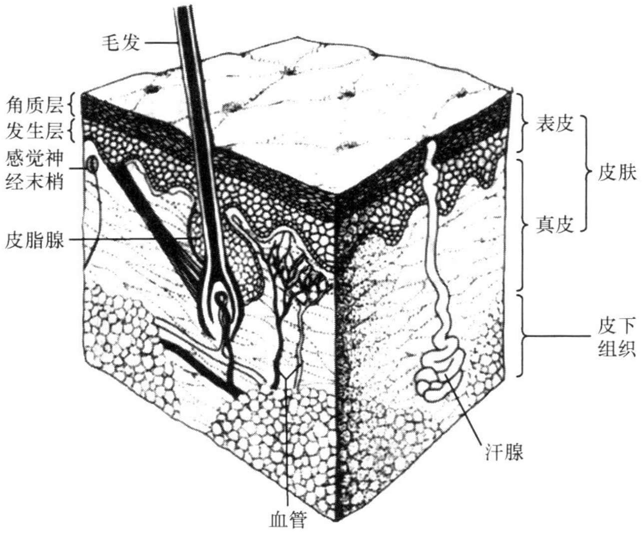

图 10-10　皮肤结构模式图

（2）经皮肤附属器途径：药物通过毛囊、皮脂腺和汗腺吸收。此途径比表皮途径快，但由于其表面积小，仅占角质层面积的1%左右，因此它不是药物经皮吸收的主要途径。

（二）影响药物经皮吸收的因素

1. 生理因素

（1）性别：一般情况下男性皮肤角质层比女性厚，因此药物透过性有性别差异。

（2）部位：给药的皮肤部位不同，其药物渗透性不一样，主要与部位的角质层厚度、皮肤附属器数量、角质层脂质构成及皮肤血流情况有关。通常情况下，阴囊＞耳后＞前额＞背部＞腹部＞足底或手掌。

（3）皮肤条件：皮肤受损时，角质层遭到破坏，可加速药物的渗透与吸收。皮肤温度、湿度的升高，药物的透过速度也随之升高。清洁皮肤有利于药物透入。

例10-12 贴剂的使用

【实例】 某患者易晕车，乘车前在药店买入东莨菪碱透皮贴剂，于乘车前贴于前额，结果无效。详细阅读说明书后，该患者改为乘车前贴于耳后，即控制了患者的晕动症。

【分析】 东莨菪碱是治疗晕动症最有效的药物，但其治疗窗很窄，并有神经系统的副作用和很短的半衰期（少于1h），妨碍其广泛地口服应用，研制东莨菪碱透皮贴剂的目的是要达到较大的作用选择性、长效和使用便利。东莨菪碱口服或肌内注射有效剂量为200μg。耳郭后是东莨菪碱透皮给药的最佳位置，使用治疗剂量500μg的贴剂，就能将有效剂量输入人体内（供3天用），仅有通常同样时间内口服或肌内注射用量的1/5，并且血药浓度几乎和控速静脉滴注所达到的浓度相等。但额头透皮性能较耳后差，不能达到有效血药浓度，故无效。

2. 药物性质

（1）以药物穿透皮肤的能力，油溶性药物＞水溶性药物。

（2）油/水分配系数较大的药物，既能油溶又能水溶的药物经皮吸收较好。

（3）通常情况下，分子量＞500的药物分子较难透过皮肤角质层，低熔点的药物容易渗透通过皮肤。

（4）药物以分子型存在时有较强的透皮能力，离子型药物则难以透过皮肤。

3. 剂型因素

（1）剂型：药物从基质中释放越快，越有利于经皮吸收。通常，半固体中药物的释放较快，骨架型贴剂中药物的释放较慢。

（2）基质：一般情况下，药物与基质的亲和力不应太大，否则药物很难从基质中释放并转移至皮肤；药物与基质的亲和力不能太小，否则会影响载药量，无法达到制剂要求。

（3）pH：给药系统内的pH能影响有机酸或有机碱类药物的解离程度，进而影响药物的经皮吸收，若基质的pH有利于药物分子型显著增加即有利于吸收。

（4）药物浓度与给药面积：一般情况下，基质中的药物浓度越高，药物的经皮吸收量就越大，但当浓度超过一定范围时，吸收量不再增加。给药面积越大，经皮吸收量也越大。因此，贴剂一般应有多种规格，但面积太大会影响患者的用药依从性，一般贴剂面积不宜超过$60cm^2$。

4. 透皮吸收促进剂 在制剂中添加适宜的透皮吸收促进剂，可降低药物通过皮肤的阻力，加速药物穿透皮肤屏障，提高药物的吸收速率，常用的透皮吸收促进剂有表面活性剂、氮酮、油酸及醇类化合物等。

（1）表面活性剂：可渗入皮肤并与皮肤成分相互作用，改变其渗透性。在表面活性剂中，阳离子型表面活性剂的促透作用优于阴离子型和非离子型表面活性剂，但会对皮肤产生刺激性，因此一般选用阴离子型、非离子型表面活性剂及卵磷脂等。

（2）氮酮：是一种新型、高效、安全的优良促渗剂，具有用量少、对皮肤毒性及刺激性低的特点。氮酮的作用机制是与皮肤角质层间质的脂质发生作用，增加脂质流动性，减小了药物的扩散阻力。氮酮对亲水性药物的渗透促进作用强于对亲脂性药物，但起效缓慢，氮酮与其他促进剂合用效果则较好，如与丙二醇、油酸等均可配伍使用。

（3）油酸：为无色油状液体，是应用较多的促透剂。油酸与皮肤中的脂肪酸有相似的结构，使角质层细胞间类脂分子排列发生变化，增加类脂的流动性，使皮肤的渗透性增大。油酸能促进阳离子药物如萘呋唑啉、阴离子型药物水杨酸及分子型药物如咖啡因、阿昔洛韦、氢化可的松、甘露醇和尼卡地平等药物的经皮渗透。当油酸与乙醇和丙二醇等潜溶剂配伍时，能提高促透作用。

（4）醇类化合物：包括乙醇、丁醇、丙二醇、甘油及聚乙二醇等，也常作为促透剂使用，能溶胀和提取角质层中的类脂，增加药物的溶解度，从而提高极性药物和非极性药物的经皮透过性。但单独使用效果不佳，如与其他促进剂合用，可起到协同作用。

此外，还有超声波法、离子导入法、电致孔法、超声波导入法等新技术和新方法用来促进药物的经皮吸收。

考点：贴剂经皮吸收的途径、影响因素及透皮吸收促进剂的特点和应用

三、贴剂的常用材料

贴剂一般由背衬层、药物储库、控释膜、黏附层和保护层五部分组成，常用材料主要是压敏胶和系列组件材料。

（一）压敏胶

压敏胶是指在轻微压力下实现粘贴的同时又容易剥离的一类胶黏材料，从而保证释药面与皮肤紧密接触及药库和控释的作用。压敏胶是经皮吸收贴剂的关键材料，理想的压敏胶应具有良好的生物相容性，对皮肤无刺激性，不引起过敏反应，具有足够的黏附力和内聚强度，化学稳定性良好，对温度和湿气稳定，且有能黏结不同类型的皮肤的适应性，能容纳一定量的药物与经皮吸收促进剂而不影响化学稳定性和黏附力。

课堂互动

透皮吸收贴剂中，压敏胶可涂布在哪几层？

常用的压敏胶主要有聚异丁烯类压敏胶、丙烯酸酯类压敏胶、硅橡胶压敏胶等。

1. 聚异丁烯类压敏胶 作为压敏胶的聚异丁烯系无定形线性聚合物，一般以液态形式出现，具有耐臭氧性、耐化学药品性及耐水性，外观色浅而透明。压敏胶可以采用不同配比的高、低分子量聚异丁烯为原料，经常加一些增黏剂、增塑剂、填料或稳定剂制成。低分子量的聚异丁烯有增黏、改善柔韧性和润湿性的作用，高分子量的聚异丁烯则有较高的剥离强度和内聚强度。在吲哚美辛贴剂的研究中，使用高、低分子量聚异丁烯混合基质，在该类贴片中大多以压敏胶基质作为药物储库，同时也作胶黏之用。

2. 丙烯酸酯类压敏胶 主要有溶液型和乳剂型两类。溶液型压敏胶一般由30%～50%的丙烯酸酯共聚物及有机溶剂组成，稳定性好，胶层无色透明，对各种膜材有较好的涂布性能和密着性能，剥离强度和初黏性也很好，但其黏合力及耐溶剂性较差，在高温时更差，交联及共聚的丙烯酸类压敏胶的黏合力和耐溶剂性有较大改善。

乳剂型压敏胶是各种丙烯酸酯单体以水为分散介质进行乳液聚合后加入增稠剂和中和剂等得到的产品。对聚乙烯和聚酯等低能表面基材不能很好地润湿，可加入丙二醇、丙二醇单丁醚等润湿剂改善。

3. 硅橡胶压敏胶 是低分子量硅树脂与线性聚二甲基硅氧烷流体经缩合而成的聚合物，其中硅树脂与聚二甲基硅氧烷在缩合中形成稳定的硅氧烷键，既是黏性调节成分，又是内聚强度调节成分，增加硅氧烷的含量可以提高其柔软性和黏性；增加树脂的用量则得到黏性较低但易于干燥的压敏胶。

（二）系列组件材料

1. **背衬材料** 是用于支持药库或压敏胶等的薄膜，应对药物、胶液、溶剂、湿气和光线等有较好的阻隔性能，同时应柔软舒适，并有一定强度。常用多层复合铝箔，即由铝箔、聚乙烯或聚丙烯等膜材复合而成的双层或三层复合膜，提高了机械强度及封闭性，同时适合热合、黏合等工艺。

2. **药物储库材料** 主要由药物、高分子基质材料、透皮吸收促进剂等构成。高分子基质材料常用醋酸纤维素、聚乙烯、聚氯乙烯、聚丙烯等。

3. **控释膜层材料** 主要控制药物的释放速度，有时也可作为药库。控释膜主要由乙烯-醋酸乙烯共聚物或聚硅氧烷等膜材料、致孔剂组成。

4. **黏附层材料** 主要起粘贴作用，有时也可起药库、控释等作用。常用的黏附层材料为压敏胶。

5. **保护层材料** 主要对透皮贴剂黏附层起保护作用。常用的材料有聚乙烯、聚氯乙烯、聚丙烯等高聚物的膜材。

考点：贴剂的基本结构、分类及每层主要材料和应用范围

四、贴剂的制备

经皮吸收贴剂根据其类型与组成有不同的制备方法，其制备工艺见图 10-11。

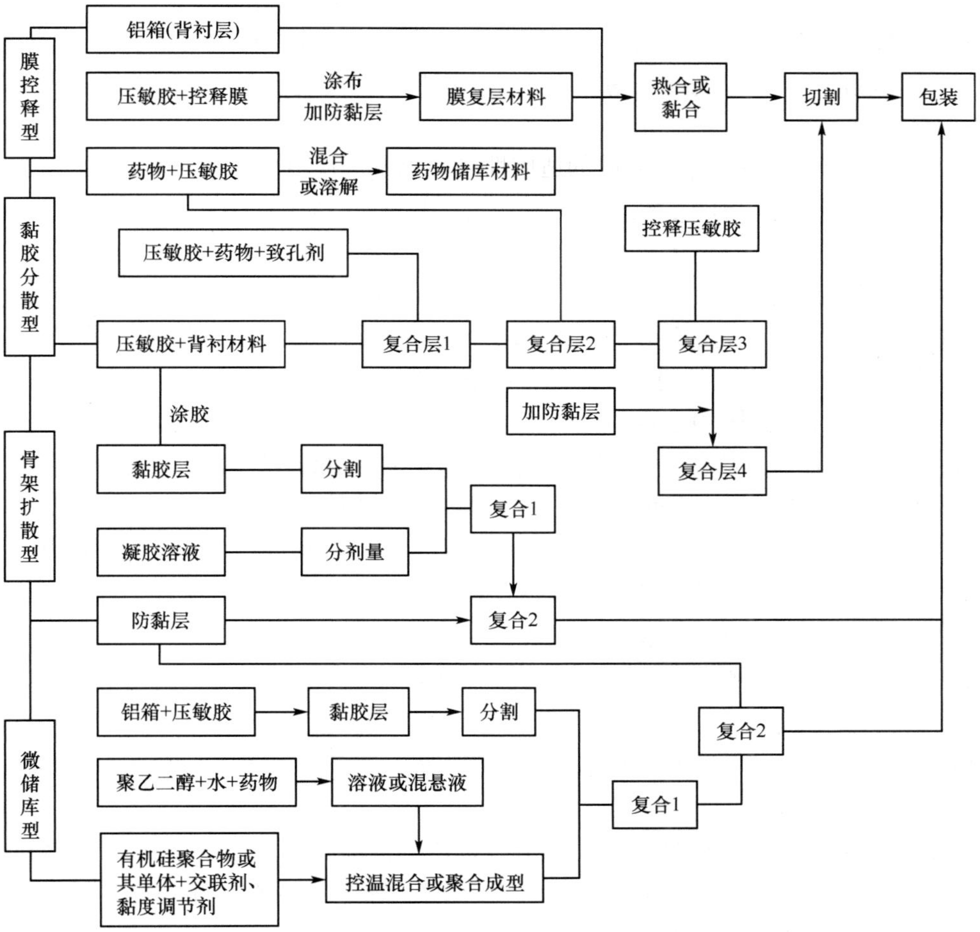

图 10-11 贴剂的制备工艺流程

例 10-13 可乐定透皮贴片制备

可乐定透皮贴片的背衬膜为聚酯膜，药物储库含可乐定、液状石蜡、聚异丁烯和胶态二氧化硅，控释膜为微孔聚丙烯膜，胶黏层含有与储库层相同的组分，保护膜为聚酯膜。

处方组成如下：

【处方】

	储库层（%）	胶黏层（%）
聚异丁烯（MML-100）	5.2	5.7
聚异丁烯（LM-MS）	6.5	7.0
液状石蜡	10.4	11.4
可乐定	2.9	0.9
庚烷	75	75
胶态二氧化硅	适量	

该贴片应用于皮肤上后能持续 7 天以恒定的速率释药。

【分析】 聚异丁烯为压敏胶，液状石蜡为增黏剂，可乐定为主药，庚烷为压敏胶溶剂；黏胶层中加入药物作为负荷剂量，使药物能较快地达到有效血药浓度。

五、贴剂的质量评价

贴剂的质量评价分为体外评价和体内评价两部分。

（一）体外评价

体外评价包括含量均匀度、释放度、黏附力、经皮渗透性测定等。

1. 含量均匀度 《中国药典》（2020 年版）四部通则规定，除另有规定或来源于动、植物多组分且难以建立测定方法的贴剂外，贴剂应进行含量均匀度检查，凡进行含量均匀度检查的中药制剂，一般不再检查重量差异。

2. 释放度 释放度常用于控制生产的重现性和透皮贴剂的质量。除另有规定或来源于动、植物多组分且难以建立测定方法的贴剂外，照溶出度与释放度测定法（通则 0931 第四法、第五法）测定，应符合规定。

3. 黏附力 贴剂为敷贴于皮肤表面的制剂，其与皮肤黏附力的大小直接影响制剂的安全性和有效性，因此应进行控制。除另有规定外，照贴剂黏附力测定法（通则 0952）测定，应符合规定。通常贴剂的压敏胶与皮肤作用的黏附力可用四个指标来衡量，即初黏力、持黏力、剥离强度及黏着力。

（1）初黏力测定：指贴剂黏性表面与皮肤在轻微压力接触时对皮肤的黏附力，即轻微压力接触情况下产生的剥离抵抗力。除另有规定外，采用滚球斜坡停止法测定贴剂的初黏力。测定时将适宜的系列钢球分别滚过置于倾斜板上的供试品黏性面，根据供试品黏性面能够粘住的最大球号，评价其初黏性的大小。

（2）持黏力测定：持黏力可反映贴剂的膏体抵抗持久性外力所引起变形或断裂的能力。测定时将供试品黏性面粘贴于试验板表面，垂直放置，沿供试品的长度方向悬挂一规定质量的砝码，记录供试品滑移直至脱落的时间或在一定时间内位移的距离。

（3）剥离强度测定：表示贴剂的膏体与皮肤的剥离抵抗力。采用 180°剥离强度试验法测定应符合规定。

（4）黏着力的测定：表示贴剂的黏性表面与皮肤附着后对皮肤产生的黏附力。本法适用于尺寸不小于 35mm×60mm 的贴剂。

4. 体外经皮渗透性测定 目的是了解药物在皮肤内的扩散过程，研究影响经皮渗透的因素和筛选经皮贴剂的处方组成等。由于角质层是大部分药物经皮扩散的主要屏障，常用离体经皮渗透的研究结果反映药物在体内的经皮吸收。通常采用体外扩散池实验来评价药物的经皮渗透性。方法是将剥离的皮肤夹在扩散池中，将药物应用于皮肤角质层面，在一定的时间间隔测定皮肤另一面接受介质中的药物浓度，分析药物通过皮肤的动力学。

（二）体内评价

体内评价主要是生物利用度测定。透皮贴剂的生物利用度研究方法主要有血药法、尿药法和血药加尿药法。

自测题

一、选择题

【A 型题】

1. 下列关于软膏剂的概念的正确叙述是（　　）
   A. 软膏剂是指药物与适宜基质混合制成的固体外用制剂
   B. 软膏剂是指药物与适宜基质混合制成的半固体外用制剂
   C. 软膏剂是指药物与适宜基质混合制成的半固体内服和外用制剂
   D. 软膏剂是指药物制成的半固体外用制剂
   E. 软膏剂是指药物与适宜基质混合制成的半固体内服制剂
2. 下列是软膏剂水溶性基质的是（　　）
   A. 植物油　B. 固体石蜡
   C. 鲸蜡　D. 凡士林
   E. 聚乙二醇
3. 软膏剂的质量要求不正确的是（　　）
   A. 软膏中药物必须能和软膏基质互溶
   B. 无不良刺激性
   C. 软膏剂的稠度应适宜，易于涂布
   D. 色泽一致，质地均匀，无粗糙感，无污物
   E. 应符合卫生学要求
4. 可促进软膏透皮吸收的物质是（　　）
   A. 羊毛脂　B. 甘油明胶
   C. 氮酮　D. 硬脂醇
   E. 凡士林
5. 研和法制备油脂性软膏剂时，如药物是水溶性的，宜先用少量水溶解，再用哪种物质吸收后与基质混合(　　)
   A. 液状石蜡　B. 羊毛脂
   C. 单硬脂酸甘油酯　D. 白凡士林
   E. 蜂蜡
6. 关于软膏剂的特点不正确的是（　　）
   A. 是具有一定稠度的外用半固体制剂
   B. 可发挥局部治疗作用
   C. 可发挥全身治疗作用
   D. 药物必须溶解在基质中
   E. 药物可以混悬在基质中
7. 不属于软膏剂的质量要求是（　　）
   A. 应均匀、细腻，稠度适宜
   B. 含水量合格
   C. 性质稳定，无酸败、变质等现象
   D. 含量合格
   E. 用于创面的应无菌
8. 对于软膏乳膏基质的叙述不正确的是（　　）
   A. 分为油脂性、乳剂型和水溶性三大类
   B. 油脂性基质主要用于遇水不稳定的药物
   C. 遇水不稳定的药物不宜选用乳剂基质
   D. 加入固体石蜡可增加基质的稠度
   E. 油脂性基质适用于有渗出液的皮肤损伤
9. 以凡士林、蜂蜡和固体石蜡为混合基质时，应采用的制法是（　　）
   A. 研和法　B. 熔和法
   C. 乳化法　D. 加液研和法
   E. 调和法
10. 凡士林基质中加入羊毛脂是为了（　　）
   A. 增加药物的溶解度　B. 防腐与抑菌
   C. 增加药物的稳定性　D. 减少基质的吸水性
   E. 增加基质的吸水性
11. 常用于 O/W 型乳剂型基质乳化剂（　　）
   A. 三乙醇胺皂　B. 羊毛脂
   C. 硬脂酸钙　D. 司盘类
   E. 胆固醇
12. 常用于 W/O 型乳剂型基质乳化剂（　　）
   A. 司盘类　B. 吐温类
   C. 月桂醇硫酸钠　D. 卖泽类
   E. 泊洛沙姆
13. 乳膏剂的制法是（　　）
   A. 研磨法　B. 熔合法
   C. 乳化法　D. 分散法
   E. 聚合法
14. 在乳剂型软膏基质中常加入羟苯酯类（尼泊金类），其作用为（　　）
   A. 增稠剂　B. 稳定剂
   C. 抑菌剂　D. 吸收促进剂
   E. 乳化剂
15. 关于乳剂型软膏基质的叙述错误的是（　　）
   A. O/W 型乳剂软膏剂也称为“冷霜”
   B. 乳剂基质的油相多是固体
   C. O/W 乳剂软膏中的药物释放与透皮吸收较快
   D. 钠肥皂为 O/W 型乳化剂
   E. 乳剂形基质有水包油和油包水型两种
16. 关于眼膏剂的错误叙述为（　　）
   A. 制备眼膏剂的基质应在 150℃干热灭菌至少 1h，放冷备用
   B. 眼膏剂应在无菌条件下制备
   C. 常用基质是黄凡士林：液状石蜡：羊毛脂为 5：3：2 的混合物
   D. 成品应为无菌制剂
   E. 眼膏剂较滴眼剂作用持久
17. 下列哪种基质不属于凝胶基质（　　）

A. 明胶　　B. 甲基纤维素（MC）
C. 卡波普　　D. 十六醇
E. CMC-Na

18. 关于眼膏剂的错误叙述是（　　）
A. 溶于基质的药物制成溶液型眼膏剂
B. 不溶于基质的药物先研磨成极细粉，过七号筛，制成混悬型眼膏剂
C. 眼膏剂所用原料药要求纯度高，且不得染菌
D. 眼膏剂成品应无菌
E. 用于眼部手术或创伤的眼膏剂不得加入抑菌剂与抗氧剂

【B 型题】

（第 19～22 题共用备选答案）
A. 白凡士林　　B. 固体石蜡
C. 卡波普　　D. 类脂
E. 冷霜

19. 水性凝胶基质（　　）
20. 具有一定的吸水性，多与其他油脂性基质合用（　　）
21. 常用于调节油脂性基质的稠度（　　）
22. W/O 型软膏剂（　　）

（第 23～26 题共用备选答案）
A. O/W 型基质　　B. W/O 基质
C. 高级脂肪醇　　D. 山梨醇
E. 羟苯酯类

23. 具有反向吸收作用的基质（　　）
24. 具有保湿作用（　　）
25. 作乳膏剂的抑菌剂（　　）
26. 有一定的吸水性，可增加乳剂基质稠度（　　）

（第 27～30 题共用备选答案）
A. 羊毛脂　　B. 硅酮
C. 丙二醇　　D. 卡波姆
E. 黄凡士林

27. 制备眼膏剂用基质（　　）
28. 制备凝胶剂用基质（　　）
29. 化学性质稳定，疏水性强，不溶于水，为较理想的疏水性基质（　　）
30. 可改善凡士林的吸水性与药物的渗透性（　　）

【X 型题】

31. 下列关于乳剂型软膏基质的叙述正确的是（　　）
A. O/W 型乳基质软膏剂也称为“冷霜”
B. O/W 型乳剂基质软膏中的药物释放与透皮吸收较快
C. 钠肥皂为 O/W 型乳剂基质的乳化剂
D. 乳剂型基质的油相多为固体
E. 乳剂型基质由油相、水相和乳化剂组成

32. 关于软膏剂基质的正确叙述为（　　）
A. 羊毛脂常与凡士林合用
B. 遇水不稳定的药物应选择乳剂型基质
C. 油脂性基质以凡士林最为常用
D. 液状石蜡属于类脂类基质
E. 油脂性基质涂于皮肤形成封闭性油膜，可促进皮肤水合作用

33. 作为乳剂型基质油相的物质是（　　）
A. 固体石蜡　　B. 蜂蜡
C. 二甲基硅油　　D. PEG400
E. 十八醇

34. 下列哪些物质可以作为水性凝胶基质（　　）
A. 卡波普　　B. 聚乙烯
C. 阿拉伯胶　　D. 海藻酸钠
E. 甘油明胶

35. 经皮吸收贴剂的优点为（　　）
A. 维持恒定的血药浓度或生理效应，增强了治疗效果
B. 可避免口服给药可能发生的首过效应
C. 延长作用时间，减少用药次数，不能改善患者用药顺应性
D. 避免口服给药胃肠灭活
E. 患者可以自行用药，也可随时终止用药

36. 经皮给药贴剂的类型有（　　）
A. 膜控释型　　B. 充填封闭型
C. 骨架扩散型　　D. 微储库型
E. 黏胶分散型

二、名词解释

1. 软膏剂
2. 乳膏剂
3. 贴膏剂
4. 贴剂
5. 凝胶剂
6. 眼膏剂

三、简答题

1. 常用软膏基质有几类？各有什么特点？
2. 简述乳状液型软膏基质的特点。
3. 简述贴剂的特点及类型。

（孙振国）

第11章
气雾剂、吸入粉雾剂和喷雾剂

气雾剂、吸入粉雾剂和喷雾剂是指药物以特殊装置给药，以气流为动力使药物达到作用部位而发挥全身或局部作用的一类制剂，用药途径分为吸入、非吸入，应对皮肤、呼吸道与腔道黏膜和纤毛无刺激性、无毒性。

第1节　气　雾　剂

一、概　述

（一）气雾剂的概念

气雾剂是指原料药物或原料药物和附加剂与适宜的抛射剂共同封装于具有特制阀门系统的耐压容器中，使用时借助抛射剂的压力将内容物呈雾状物喷至腔道黏膜或皮肤的制剂。药物喷出多呈细雾状气溶胶，也可呈烟雾状、泡沫状或细流状。气雾剂可在肺部、皮肤或其他腔道中发挥全身或局部治疗作用。

（二）气雾剂的特点

1. 气雾剂的优点

（1）具有速效和定位作用：通过特殊装置和气流作用使药物直接到达作用部位或吸收部位，起效快。

（2）药物生物利用度高：药物不经过胃肠道吸收，不受胃肠道因素的影响，无胃肠道的刺激性，无肝脏首过效应。尤其适用于易被胃肠道消化酶降解的药物、对酸不稳定的药物、胃肠道吸收差或难以吸收的水溶性大的药物、首过作用强的药物。

（3）增加药物的稳定性：药物灌装于密闭的装置中，避免了光线、空气、微生物等外界因素的影响，增加了药物的稳定性。

（4）给药剂量准确：吸入气雾剂通过装置的定量阀控制给药剂量。

（5）患者依从性好：携带、运输、使用方便。

（6）对创面机械刺激小：药物通过气流作用到达作用部位，减少对创面的机械刺激。

2. 气雾剂的缺点

（1）因气雾剂需要耐压容器、阀门系统和特殊的生产设备，所以生产成本高。

（2）气雾剂含有低沸点的抛射剂，遇热或受到撞击容易爆炸；抛射剂在皮肤黏膜上挥发具有致冷作用而引起患者的不适；抛射剂渗漏会导致药物制剂失效。

（3）吸入气雾剂给药时需要患者呼吸配合，不适用于婴幼儿和昏迷患者。

（三）气雾剂的分类

1. 按分散系统分类

（1）溶液型气雾剂：固体或液体药物溶解在抛射剂中形成均相澄明溶液，以细雾状喷出，喷出后抛射剂挥发，药物以固体或液体微粒状态到达作用部位。

（2）混悬型气雾剂：难溶性的固体药物以微粒状态分散在抛射剂中形成混悬液，以烟雾状喷出，喷出后抛射剂挥发，药物以固体微粒状态到达作用部位，喷出物呈粉末状，故又称粉末气雾剂，使用前需摇匀。

（3）乳剂型气雾剂：药物水溶液和抛射剂混合形成O/W型或W/O型乳剂型气雾剂。O/W型乳剂型气雾剂喷射时分散相中的抛射剂立即膨胀汽化，喷出物呈泡沫状，故又称泡沫气雾剂；W/O型乳剂型气雾剂喷射时连续相中的抛射剂立即膨胀汽化，喷出物呈液流状。

2. 按相的组成分类

（1）二相气雾剂：由气-液两相组成，主要包括溶液型气雾剂，气相为抛射剂产生的蒸汽，液相为药物与抛射剂所形成的均相溶液。

（2）三相气雾剂：由气-液-固或气-液-液三相组成，主要包括混悬型气雾剂与乳剂型气雾剂。混悬型气雾剂的相组成：气-液-固，气相为抛射剂产生的蒸汽，液相为抛射剂，固相是难溶性的固体药物微粒；乳剂型气雾剂的相组成：气-液-液，气相为抛射剂产生的蒸汽，两种液相分别为水相和油相（抛射剂）。

3. 按医疗用途分类

（1）吸入气雾剂：是指原料药物或原料药物与附加剂与适宜抛射剂共同装封于具有定量阀门系统和一定压力的耐压容器中，形成溶液、混悬液或乳液，使用时借助抛射剂的压力，将内容物呈雾状物喷出而用于肺部吸入的制剂。

（2）皮肤和黏膜用气雾剂：皮肤用气雾剂主要起保护创面、消毒、止痛、局部麻醉及止血等作用；阴道黏膜用气雾剂，常用O/W型泡沫气雾剂，主要用于治疗微生物、寄生虫等引起的阴道炎等，发挥局部作用；鼻黏膜用气雾剂主要适用于蛋白质或多肽类药物，发挥全身治疗作用。

（3）空间消毒用气雾剂：喷出的粒子极细（直径不超过50μm，一般在10μm以下），在空中悬浮时间较长，主要用于室内杀菌消毒。

4. 按给药定量与否分类

（1）定量气雾剂：每瓶总揿数、每揿主药含量和每揿喷量都应符合《中国药典》（2020年版）规定。主要用于肺部、口腔或鼻腔给药。其中采用定量阀门系统的吸入气雾剂称为定量吸入气雾剂（metered dose inhaler，MDI）。

（2）非定量气雾剂：对药物使用剂量无明确要求，主要用于皮肤、黏膜的气雾剂。

链 接 药物在肺部的吸收

药物在肺部的吸收与肺部的生理结构相关。肺由各级支气管、大量的肺泡和丰富的血管组成。成人的肺泡有3亿～5亿个，面积约100m^2，是人体进行气血交换的场地，也是药物吸收的主要部位；肺内有丰富的毛细血管网，血流丰富，毛细血管壁面积约90m^2，管壁很薄，厚度0.5～1.0μm，且与肺泡壁细胞相邻，膜通透性好，药物到达肺泡即可迅速吸收直接进入血液循环而显效。药物在肺部吸收与以下因素有关。①呼吸气流，药物的沉积率与呼吸频率成反比，与呼吸量成正比。吸入药物后暂停呼气（屏气）可显著增加药物在肺部的沉积。②药物性质和粒子大小，肺部沉积最好的颗粒直径是0.5～5.0μm。患者的肺功能状态、使用方法也会影响药物疗效。

（四）气雾剂的质量要求

根据《中国药典》（2020年版）四部制剂通则0113规定，气雾剂应符合以下质量要求。

1. 吸入气雾剂中所有附加剂均应对呼吸道黏膜和纤毛无刺激性、无毒性。非吸入气雾剂中所有附加剂均应对皮肤或黏膜无刺激性。

2. 二相气雾剂应澄清，三相气雾剂应混悬或乳化均匀且稳定。

3. 吸入气雾剂的雾滴（粒）控制在10μm以下，其中大多数应为5μm以下，一般不使用饮片细粉。

4. 气雾剂的容器应能耐受气雾剂所需的压力，各组成部件均不得与原料药物或附加剂发生理化作用，其尺寸精度与溶胀性必须符合要求。

5. 定量气雾剂释出的主药含量应准确、均一，喷出的雾滴（粒）应均匀。定量气雾剂包装说明书上应标明：①每瓶总揿次；②每揿主药含量或递送剂量。

6. 气雾剂用于烧伤治疗如为非无菌制剂的，应在标签上标明“非无菌制剂”；产品说明书中应注明“本品为非无菌制剂”，同时在适应证下应明确“用于程度较轻的烧伤（Ⅰ度或浅Ⅱ度）”；注意事项下规定“应遵医嘱使用”。

7. 制成的气雾剂应进行泄漏检查，确保制剂质量和使用安全。

二、气雾剂的组成

气雾剂是由抛射剂、药物与附加剂、耐压容器和阀门系统所组成。抛射剂与药物（必要时加附加剂）一同装封在耐压容器内，容器内产生压力（抛射剂气体），打开阀门，药物、抛射剂一起喷出而形成气雾，雾滴中的抛射剂进一步汽化，雾滴变得更细。雾滴的大小取决于抛射剂的类型、用量、阀门和揿钮的类型及药液的黏度等。

（一）抛射剂

抛射剂是药物喷射的动力，有时兼具有药物溶剂的作用。抛射剂多为液化气体，在常温常压下蒸汽压大于大气压呈气态，沸点低于室温，需装入耐压容器内，由阀门系统控制。当阀门开启时，抛射剂汽化的压力将容器内药液以雾状喷出到达用药部位。抛射剂的种类、用量和蒸汽压直接影响气雾剂雾化粒子的大小，因此应根据用药目的和要求选择合适的抛射剂。优良的抛射剂应满足以下要求：①沸点低，常温下蒸汽压大于大气压；②无色、无臭、无味、无毒、无致敏性、无刺激性；③化学性质稳定，惰性，不与主药和容器发生反应，不影响主药含量的测定；④不易燃烧，不易爆炸；⑤价廉易得。

1. 氢氟烷烃类（HFA）　HFA 为饱和烷烃，极性小，不溶于水，可做脂溶性药物的溶剂；化学性质稳定，不与药物发生化学反应；毒性小，刺激性小；常温下是无色、无味、无臭的气体，具有较高的蒸汽压，不易燃、不易爆，室温及正常压力下可与空气按任意比例混合；因其化学结构中不含氯原子，故不会破坏大气臭氧层，减少环境污染。HFA 作为新型的抛射剂，成为氟氯烷烃类（CFCs）的主要替代品，目前常用的是四氟乙烷（HFA-134a）和七氟乙烷（HFA-227）。

2. 二甲醚（DME）　又称甲醚，常温常压下为惰性的无色气体或压缩液体，化学性质稳定，具有轻微醚香味，沸点约 24.9℃，室温下约为 500kPa，无腐蚀、无致癌性，对大气臭氧层无破坏。对极性和非极性物质均有良好的溶解性能，在气雾剂处方中兼具推进剂和溶剂的作用。因此国际上将二甲醚作为一类新型的 CFCs 替代品。美国已将其用作两个抗真菌气雾剂的抛射剂，我国已生产以二甲醚为抛射剂的利多卡因气雾剂。但由于其易燃易爆性、致冷所产生的刺激性等缺点，其应用受到一定限制。

3. 碳氢化合物　主要品种有丙烷、正丁烷和异丁烷。此类抛射剂密度低、沸点低、易燃、易爆，不宜单独应用，常与其他类抛射剂合用。

4. 压缩气体　主要品种有二氧化碳、氮气和一氧化氮等。其化学性质稳定，惰性，不与药物发生反应，不易燃烧，安全性好。但液化后沸点较低，常温时蒸汽压较高，对容器耐压性能要求高。若在常温下充填入该类非液化压缩气体，使用时压力容易迅速降低，达不到持久喷射效果，因而在气雾剂中较少使用，主要用于喷雾剂。

链 接　氟氯烷烃类抛射剂

氟氯烷烃类（CFCs）又名氟利昂，沸点低、常温下蒸汽压略高于大气压、性质稳定、不易燃烧、液化后密度大、无味、基本无臭、毒性较小、不溶于水、可做脂溶性药物的溶剂，是优良的抛射剂。但由于该类抛射剂含氯原子，可破坏大气臭氧层，并可能产生温室效应。1987 年蒙特利尔公约限制了其使用，同时推荐 HFA 作为替代抛射剂。中国制定了药用吸入气雾剂氟氯烷烃类物质淘汰行业计划，规定自 2010 年 1 月 1 日起全面禁止含 CFCs 抛射剂气雾剂的生产和销售。

（二）药物与附加剂

1. 药物　液体、固体药物均可制备气雾剂，目前应用较多的药物有呼吸道系统用药、心血管系统用药、解痉药及烧伤用药等，近年来，多肽类药物的气雾剂给药系统的研究越来越多。

2. **附加剂** 为保证气雾剂的安全性、有效性和稳定性，常需在制剂处方中加入附加剂，如潜溶剂、润湿剂、乳化剂、助悬剂，必要时还添加抗氧剂、矫味剂、抑菌剂等。溶液型气雾剂中常需加入乙醇、甘油、1, 2-丙二醇等潜溶剂，以增加药物的溶解度。混悬型气雾剂中常需加入润湿剂、助悬剂，降低药物的沉降速度，提高药物制剂的稳定性。乳剂型气雾剂须加入吐温、司盘等乳化剂。吸入性气雾剂中加入的所有附加剂应对呼吸道黏膜和纤毛无刺激性、无毒性。非吸入气雾剂中加入的所有附加剂均应对皮肤或黏膜无刺激性。

（三）耐压容器

气雾剂的容器应能耐受气雾剂所需压力，不得与药物和附加剂发生理化作用，其尺寸精度与溶胀性符合要求，价廉、轻便。目前常用的耐压容器材质主要有金属、玻璃、塑料等。

1. **金属容器** 包括铝、不锈钢等容器。金属耐压性强，易于机械化生产，但价格贵、成本较高，对药液稳定性有一定影响，需内涂聚乙烯和环氧树脂等。

2. **玻璃容器** 化学性质稳定，耐腐蚀及抗渗透性强，易于加工成型，价廉易得。但由于其易碎，耐压性和耐撞性差，常需在外壁加一层搪塑防护层。

3. **塑料容器** 一般由热塑性好的聚丁烯对苯二甲酸树脂和乙缩醛共聚树脂等制成。塑料质地轻、牢固耐压，具有良好的抗撞击性。但塑料的某些成分可能与药物发生理化反应，而且其通透性高，对药物制剂的稳定性有一定影响。

（四）阀门系统

阀门系统是气雾剂的重要组成部分，控制药物的喷出。供吸入用的定量阀门系统可精确控制给药剂量。阀门系统坚固、耐用和结构稳定与否，直接影响到制剂的质量。阀门系统材料要求理化性质稳定，不与药物和附加剂发生理化作用，加工应精密。定量吸入气雾剂阀门系统主要由封帽、阀杆、橡胶封圈、弹簧、定量室、浸入管、推动钮等部件组成，见图 11-1。

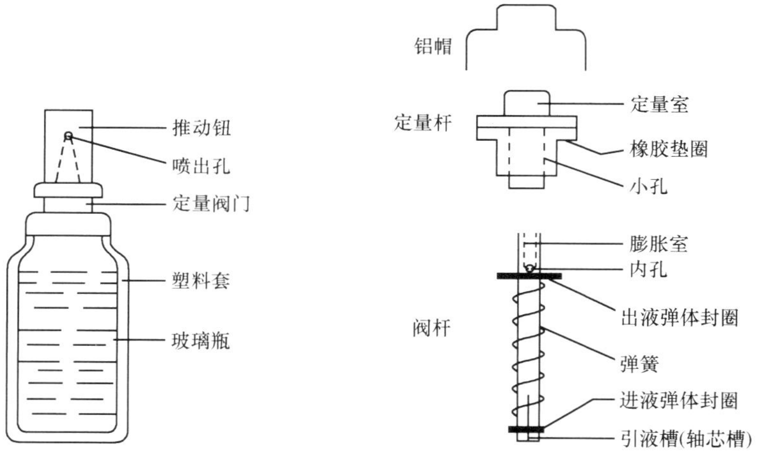

A. 气雾剂外形　　　　B. 定量阀部件

图 11-1　定量型的吸入气雾剂阀门系统的结构与组成部件

1. **封帽** 通常为铝制品，将阀门固封在容器上，必要时涂上环氧树脂等薄膜。

2. **阀杆**（轴芯） 常用尼龙或不锈钢制成。顶端与推动钮相接，其上端有内孔和膨胀室，其下端还有一段细槽或缺口以供药液进入定量杯。

3. **橡胶封圈** 有弹性，通常由丁腈橡胶制成，分进液封圈和出液封圈两种。

4. **弹簧** 不锈钢制成，套于阀杆，位于定量杯内，供推动钮上升的弹力。

5. **定量杯**（室） 由塑料或金属制成，其容量一般为 0.05～0.20ml。它决定了剂量的大小。

6. **浸入管** 塑料制成，图 11-2 为有浸入管的定量阀门启闭示意图，浸入管的作用是作为容器内药液向上输送到阀门系统的通道，向上的动力是容器的内压。

国产常用的吸入气雾剂不用浸入管，将容器倒置，使药液通过阀杆上的引液槽进入阀门系统的定量室（图 11-3）。

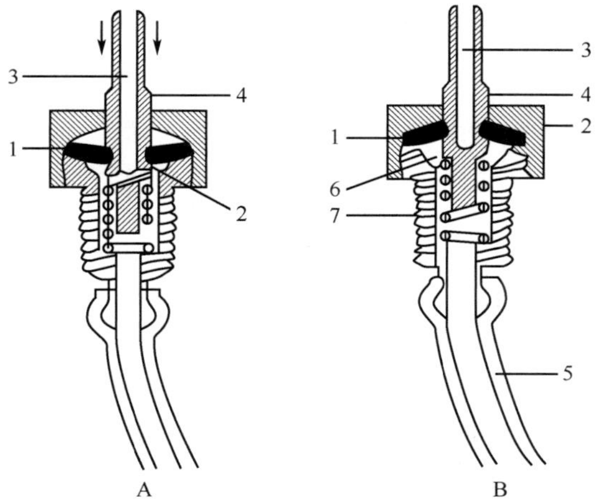

图 11-2　有浸入管的气雾剂阀门启闭示意图

A. 打开时；B. 关闭时

1. 封圈；2. 内孔；3. 膨胀室；4. 阀门杆；5. 浸入管；6. 阀室；7. 弹簧

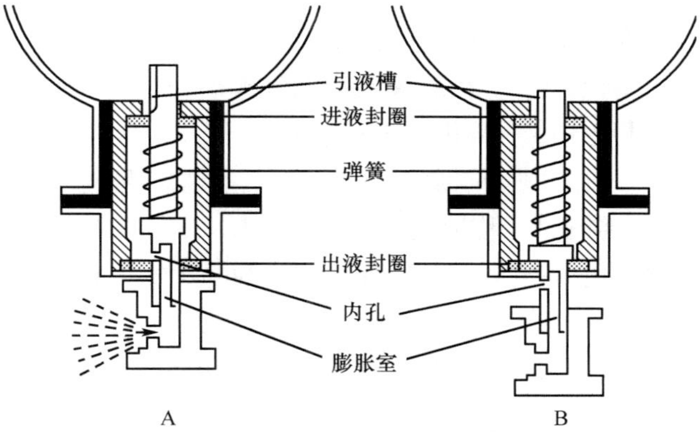

图 11-3　无浸入管的（倒喷）气雾剂阀门启闭示意图

A. 打开时；B. 关闭时

7. 推动钮　常用塑料制成，装在阀杆的顶端，推动阀杆用以开启和关闭气雾剂阀门，上有喷嘴，控制药液喷出方向。不同类型的气雾剂，选用不同类型喷嘴的推动钮。

三、气雾剂的制备

（一）气雾剂的制备

气雾剂的制备应在规定的洁净区进行，整个操作过程应注意避免微生物的污染。制备工艺流程见图 11-4。

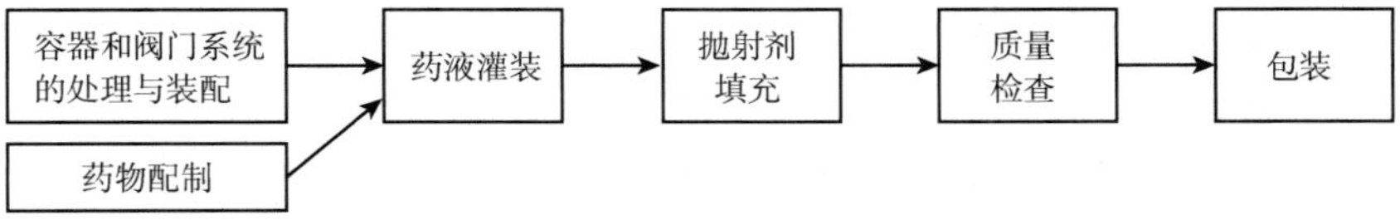

图 11-4　气雾剂制备工艺流程图

1. 容器、阀门系统的处理与装配

（1）玻瓶搪塑：将玻瓶洗净烘干，预热至 120～130℃，对玻璃容器，趁热浸入塑料黏浆中，使瓶颈以下黏附一层塑料液，倒置，在 150～170℃烘干 15min，备用。

（2）阀门系统的处理与装配：①橡胶制品在 75%乙醇中浸泡 24h，干燥备用；②塑料、尼龙零件洗净后用 95%乙醇浸泡备用；③不锈钢弹簧用 1%～3%碱液煮沸 10～30min，用水洗涤数次，用纯化水洗至无油腻，浸泡在 95%乙醇中备用。最后将上述已处理好的零件，按照阀门系统结构装配。

2. 药物的配制与分装　根据气雾剂类型及处方组成进行配制。溶液型气雾剂应配制成澄清溶液；混悬型气雾剂药物应微粉化，吸入用混悬型气雾剂药物粒度应小于 5μm，不得超过 10μm，含水量小于 0.03%，在溶剂或抛射剂中分散均匀，稳定性好；乳剂型气雾剂应乳化完全，乳滴细小，制剂稳定性好。将上述配制好的药液抽样检查，合格后定量分装在已准备好的容器内，安装阀门，轧紧封帽。

3. 抛射剂的填充　抛射剂的填充方法有压灌法和冷灌法两种。

（1）压灌法：将配制好的药液在室温下灌入耐压容器内，安装阀门并扎紧，然后通过压装机压入定量过滤后的抛射剂。压灌法的设备简单，不需低温操作，抛射剂耗损较少，我国多用此法生产。但生产速度较慢，且在生产过程中压力的变化幅度较大。目前，国外气雾剂的生产主要采用高速旋转压装抛射剂的工艺，产品质量稳定，生产效率大为提高。

（2）冷灌法：把配制好的药液放置在冷却装置中冷却至–20℃左右，抛射剂冷却至沸点以下至少5℃。然后将冷却的药液灌入耐压容器中，随后加入已冷却的抛射剂（也可两者同时装入），立即将阀门装上并轧紧。操作必须迅速完成，以减少抛射剂损失。冷灌法速度快，对阀门无影响，成品压力比较稳。但需要制冷设备和低温操作，抛射剂损失较多，此法不适合含水处方。

（二）气雾剂的处方举例

例 11-1　异丙托溴铵吸入气雾剂

【处方】　异丙托溴铵 0.37g　　无水乙醇 150.00g　　HFA-134a 844.59g
　　枸橼酸 0.04g　　纯化水 5.0g　　共制 1000g

【制法】　称取处方量的异丙托溴铵、枸橼酸，溶解在纯化水与无水乙醇混合液中，灌装入容器内。容器的上部空间用氮气或 HFA-134a 蒸汽填充，安装上阀门系统，用压灌法将抛射剂 HFA-134a 加压充填入密闭容器中，经质检合格后包装。

【分析】　该气雾剂为溶液型气雾剂，无水乙醇为潜溶剂，增加药物的溶解度，以达到有效治疗量；枸橼酸为 pH 调节剂，抑制药物的分解，加入少量纯化水可降低药物因脱水引起的分解，增加药物制剂的稳定性。异丙托溴铵是一种抗胆碱能作用的四价铵化合物，吸入后只作用于肺部而扩张支气管，不作用于全身，适用于预防和治疗与慢性阻塞性气道疾病相关的呼吸困难。

例 11-2　沙丁胺醇吸入气雾剂

【处方】　沙丁胺醇 1.31g　　卵磷脂 0.37g　　Myrj-52 0.26g　　HFA-134a 998.06g
　　共制 1000g

【制法】　将沙丁胺醇、卵磷脂、Myrj-52 与溶剂混合后进行超声粉碎，使其粒子径达到 0.1～5.0μm。然后采用合适的干燥方法得到干燥粉末，灌装扎阀，用压灌法将抛射剂 HFA-134a 加压充填入密闭容器中，经质检合格后包装。

【分析】　该气雾剂为混悬型气雾剂，水分不超过 0.5%。卵磷脂为两性离子表面活性剂，Myrj-52 为非离子型表面活性剂，两者合用可使药物微粒与抛射剂的密度相当，增加制剂的稳定剂。沙丁胺醇是一种选择性的短效 β_2 肾上腺素受体激动剂，吸入后 5min 内快速起效，作用持续 4～6h，用于缓解哮喘或慢性阻塞性肺部疾病患者的支气管痉挛，尤其适用于哮喘的急性发作。

四、气雾剂的质量检查、包装与贮藏

（一）气雾剂的质量检查

气雾剂的质量检查，按照《中国药典》（2020 年版）四部制剂通则规定的方法进行，除另有规定外，气雾剂应进行以下相应检查。

1. **递送剂量均一性**　定量气雾剂照吸入制剂（通则 0111）相关项下方法检查，递送剂量均一性应符合规定。

2. **每罐总揿次**　定量气雾剂照吸入制剂（通则 0111）相关项下方法检查，每瓶总揿次应符合规定。

3. **每揿喷量**　定量气雾剂照气雾剂（通则 0113）项下方法检查，除另有规定外，应为标示喷量的 80%～120%。凡进行每揿递送剂量均一性检查的气雾剂，不再进行每揿喷量检查。

4. **每揿主药含量**　定量气雾剂照气雾剂（通则 0113）项下方法检查，每揿主药含量应为每揿主药标示量的 80%～120%。凡规定测定递送剂量均一性的气雾剂，一般不再进行每揿主药含量的测定。

5. **喷射速率**　非定量气雾剂照气雾剂（通则 0113）项下方法检查，喷射速率应符合规定。

6. **喷出总量**　非定量气雾剂照气雾剂项下方法检查，每瓶喷出量均不得少于标示装量的 85%。

7. **微细粒子剂量与粒度**　除另有规定外，吸入气雾剂应照吸入制剂微细粒子空气动力特性测定法（通则 0951）检查。除另有规定外，微细药物粒子百分比应不少于每揿主药含量标示量的 15%。

除另有规定外，混悬型气雾剂应作粒度检查。

8. **装量**　非定量气雾剂照最低装量检查法（通则 0942）检查，应符合规定。

9. 无菌　除另有规定外，用于烧伤（除程度较轻的烧伤Ⅰ度或浅Ⅱ度外）、严重创伤或临床必须无菌的气雾剂，照无菌检查法（通则 1101）检查，应符合规定。

10. 微生物限度　除另有规定外，照微生物限度检查法检查，应符合规定。

（二）气雾剂的包装与贮藏

气雾剂采用金属、玻璃、塑料的耐压容器包装。气雾剂应置凉暗处贮存，避免暴晒受热、敲打、撞击。

五、吸入气雾剂的应用及注意事项

气雾剂品种虽然不多，但在临床上广泛应用，尤其是在呼吸系统的哮喘和慢性阻塞性肺疾病的治疗中起着重要作用。使用方法的正确性在气雾剂疗效发挥中起到重要的作用，在初次使用前应认真阅读说明书，按照说明书的使用方法在镜前练习整个使用步骤，所有气雾剂在首次使用前或超过一周未使用再次使用时先向空气中试喷，以测试气雾剂装置的完好性和保证使用剂量的准确性。使用过程中要先呼气，含住气雾剂喷嘴后按压的同时深吸气，最后屏住呼吸，同时将气雾剂从口中移开，让药物充分地沉积到肺部。

考点：气雾剂的概念、特点、分类、组成

第 2 节　吸入粉雾剂

一、概　　述

（一）吸入粉雾剂的概念

吸入粉雾剂是指固体微粉化原料药物单独或与适宜的载体材料混合均匀后，以胶囊、泡囊或多剂量储库形式，采用特制的干粉吸入装置，由患者主动吸入雾化药物至肺部的制剂，也称为干粉吸入剂（dry powder inhalation，DPI）。

（二）吸入粉雾剂的特点

1. 由患者主动吸入，使用方便；无呼吸与揿压动作协调性的问题，干扰因素少。
2. 无抛射剂，对大气无污染。
3. 药物呈干粉状，稳定性好，尤其适用于多肽和蛋白质类药物。
4. 药物以胶囊、泡囊形式给药，给药剂量准确。
5. 吸入粉雾剂不适用于婴幼儿或呼吸功能很差的患者。
6. 吸入装置要求高，药物微粉化程度高，成本高，价格昂贵。

（三）吸入粉雾剂的质量要求

1. 吸入粉雾剂应在相关品种要求的洁净环境下生产。
2. 药物粒度大小应控制在 10μm 以下，其中大多数应在 5μm 以下。
3. 粉末流动性好，可加入适宜的载体和润滑剂；所有的附加剂均应为生理可接受物质，并对呼吸道黏膜和纤毛无刺激性、无毒。
4. 胶囊型、泡囊型吸入粉雾剂应标明每粒胶囊或泡囊中的药物含量及递送剂量；临床最小推荐剂量的吸次；胶囊应置于吸入装置中吸入，而非吞服；多剂量储库型吸入粉雾剂应标明每瓶的装量、主药含量、总吸次、每吸主药含量。
5. 吸入粉雾剂置于凉暗处贮存，防止吸潮，以保持粉末的粒度、分散性和流动性。

二、吸入粉雾剂的组成

吸入粉雾剂由干粉吸入装置（DPI）和药物干粉组成。

1. 干粉吸入装置　常用的干粉吸入装置有单剂量和多剂量两种。单剂量干粉吸入装置一般把微粉化的药物按需要的单次剂量分装于独立包装的胶囊或泡囊中，使用时把该胶囊或泡囊从包装中取出再

放进吸入器内，推动弹簧夹，胶囊或泡囊即被打开，然后靠吸气使叶轮转动，药物飞扬成雾状被吸入。多剂量干粉吸入装置更复杂些，它有一个装有多个剂量药粉的容器，转动剂量轮使定量的药粉进入剂量室，然后借助吸气驱动剂量圆片使药物扬起并从喷嘴口释放，这种吸入装置每转动和吮吸一次就释放一个剂量的药物，使用比较方便。根据干粉的计量形式，吸入装置分为胶囊型、泡囊型和多剂量贮库型。

吸入装置的设计原则是增加湍流的产生，以提高装置释放的可供吸入的药物量。理想的干粉给药装置应为：装置内预先装入一些剂量，使患者易于使用；在低气流量时，仍易吸入；小剂量时，粉末剂量准确；防潮性能好；处方流动性许可时，无附加剂的纯药物也可工作；计数装置可提示患者吸入了多少剂量，无过量的危险。

吸入装置的选择，应根据主药特性选择适宜的给药装置，需长期给药的宜选用多剂量储库型装置，主药性质不稳定的则宜选择单剂量给药装置。

2. 药物干粉

（1）药物：药物须经微粉化处理，符合肺部吸收药物的粒度，同时应有一定的流动性。

（2）附加剂：药物微粉化后，表面自由能增加，容易发生聚集，流动性差，因此需加入适宜的载体材料作分散剂和稀释剂，防止粉体聚结。乳糖是常用的载体，也是目前美国食品药品管理局（FDA）批准的唯一的粉雾剂载体材料。还可加入表面活性剂、润滑剂、助流剂等附加剂，增加药物粉体的流动性。

三、吸入粉雾剂的制备

1. 吸入粉雾剂的制备工艺 药物→微粉化→与载体等附加剂混合→装入胶囊、泡囊或装置中→质量检查→包装。

2. 吸入粉雾剂制备要点

（1）主药必须进行微粉化处理，应制成粒径 5μm 左右的粉末，以便主药吸附在载体上，更好地沉积到肺部发挥疗效。

（2）主药的含量极少，有时主药的用量是载体的数百分之一，应特别注意主药与载体混合的均匀性，保证给药剂量的准确性。

（3）混合均匀的粉末应及时装入干粉吸入装置中，以免受潮。

四、吸入粉雾剂的质量检查

吸入粉雾剂的质量检查，按照《中国药典》（2020 年版）四部制剂通则的吸入制剂（通则 0111）相关项下要求进行。除另有规定外，吸入粉雾剂应进行以下相应检查：递送剂量均一性、微细粒子剂量、多剂量吸入粉雾剂总吸次、微生物限度检查等。

五、吸入粉雾剂的应用及注意事项

吸入粉雾剂在临床上广泛应用，尤其在哮喘和慢性阻塞性肺疾病的治疗中起着重要作用。但由于其装置的特殊性，使用方法的正确与否直接影响药物疗效的发挥。目前临床常用的干粉吸入装置有胶囊型、泡囊型和多剂量贮库型，其结构差异较大，但使用方法大致相同：打开装置→装药→患者深呼气→深吸气（吸入药物）→屏气→漱口。在使用中注意仔细阅读说明书使用方法。如果是单剂量胶囊型吸入装置，在取出空胶囊时，药发现有残余药粉，应将其装入吸入器，重复吸入动作，以保证吸入剂量的准确性。药物吸入完成后，患者应反复进行深咽喉部的漱口，以减少药物对咽喉部的刺激。

考点：吸入粉雾剂的概念、特点

第 3 节 喷 雾 剂

一、概 述

喷雾剂是指原料药物或与适宜的辅料填充于特制的装置中，使用时借助手动泵的压力、高压气体、超声振动或其他方法将内容物呈雾状物释出，用于肺部吸入或直接喷至腔道黏膜及皮肤等的制剂。喷雾剂的分类方法、质量要求与气雾剂都相同。按分散系统分为溶液型喷雾剂、混悬型喷雾剂、乳剂型喷雾剂；按给药途径分为吸入喷雾剂、鼻用喷雾剂及用于皮肤黏膜的喷雾剂；按定量与否分为定量喷雾剂和非定量喷雾剂。除另有规定外，喷雾剂应避光密封贮存。

喷雾剂与气雾剂相比较有以下特点。

1. 喷雾剂不含抛射剂，不需要加压包装，对大气环境无污染，可作为非吸入气雾剂的替代品。

2. 生产工艺简单，成本低，使用方便。

3. 采用新型喷雾装置制备的喷雾剂，其使用与患者的呼吸能力无关，适用于肺功能损伤的患者和儿童，也可用于定量吸入气雾剂（MDI）或干粉吸入剂（DIP）无法递送的药物的递送及大剂量药物的递送。

4. 喷雾剂雾滴粒径较大，一般以局部用药为主，也可通过肺部或鼻黏膜用药起全身作用。

二、喷 雾 装 置

喷雾装置有普通喷雾装置和新型喷雾装置，由药物容器和喷射装置（或雾化器）两部分组成。各组成部分应采用无毒、无刺激性、性质稳定、与原料药不起作用的惰性材料制成。

1. 普通喷雾装置　采用与气雾剂结构类似的喷射用阀门系统（手动泵）给药，仅需很小的触动力即可达到喷雾所需压力，不需要其他辅助装置，使用方便，适用范围广。但是，手动泵产生的压力远小于气雾剂中抛射剂所产生的压力，因此喷出的雾滴粒径较大。

2. 新型喷雾装置　采用喷射式雾化器、超声波雾化器、便携式电池驱动雾化器等新型雾化装置给药，治疗时患者平静呼吸即可，不需要患者呼吸的配合，适用于儿童或呼吸功能障碍的患者。

三、喷雾剂的质量检查

喷雾剂的质量检查，按照《中国药典》（2020 年版）四部制剂通则的要求进行。吸入喷雾剂除符合喷雾剂项下要求外，还应符合吸入制剂（通则 0111）相关项下要求；鼻用喷雾剂还应符合鼻用制剂（通则 0106）相关项下要求。除另有规定外，喷雾剂应进行以下相应检查：每瓶总喷次、每喷喷量、每喷主药含量、递送剂量均一性、微细粒子剂量、装量差异、装量、无菌、微生物限度等，并符合各项规定。

考点：喷雾剂的概念与特点

自 测 题

一、选择题

【A 型题】

1. 下列关于气雾剂的叙述，错误的是（　　）
   A. 气雾剂喷出的药物均为气态
   B. 吸入气雾剂吸收速率快
   C. 增加了药物稳定性
   D. 起全身作用者还可避免胃肠道的不良反应
   E. 能减少局部给药的机械刺激

2. 可用作气雾剂中抛射剂的是（　　）
   A. 液状石蜡　　B. 水
   C. 七氟丙烷　　D. 乙基纤维素
   E. 十二烷基硫酸钠

3. 下列属于气雾剂阀门系统的是（　　）
   A. 橡胶封圈　　B. 耐压容器
   C. 抛射剂　　D. 药物
   E. 附加剂

4. 下列关于吸入粉雾剂的叙述错误的是（　　）
   A. 吸入粉雾剂靠患者主动吸入药物至肺部发挥作用
   B. 吸入粉雾剂按药物贮存形式分类分为胶囊型、泡囊型和贮库型吸入粉雾剂
   C. 吸入粉雾剂药物呈干粉状，稳定性好，尤其适用于多肽和蛋白质类药物
   D. 吸入粉雾剂存在呼吸与揿压动作协调性的问题
   E. 患者使用吸入粉雾剂后需及时漱口

5. 下列关于喷雾剂的叙述错误的是（　　）
   A. 喷雾剂喷射动力是借助于手动泵的压力、高压气体、超声振动等机械力将内容物呈雾状喷出
   B. 喷雾剂大多用于局部用药

C. 喷雾剂中不含抛射剂
D. 喷雾剂不可用于吸入使用
E. 喷雾剂可不使用耐压容器包装

6. 下列有关气雾剂特点的叙述，正确的是（ ）
A. 只起局部治疗作用
B. 具有长效作用
C. 吸收快，作用迅速
D. 容器内压高，影响药物的稳定性
E. 供吸入用气雾剂吸收完全

7. 二相气雾剂为（ ）
A. 溶液型气雾剂 B. O/W 乳剂型气雾剂
C. W/O 乳剂型气雾剂 D. 混悬型气雾剂
E. 吸入粉雾剂

8. 气雾剂的质量评定不包括（ ）
A. 每瓶总揿次 B. 每揿主药含量
C. 雾滴（粒）分布 D. 泄漏率
E. 抛射剂用量检查

9. 以下对抛射剂叙述错误的是（ ）
A. 抛射剂可兼作药物的溶剂或稀释剂
B. 抛射剂可分为压缩气体与液化气体
C. 压缩气体常用喷雾剂的抛射剂
D. 气雾剂喷雾粒子大小、干湿与抛射剂用量无关
E. 抛射剂在气雾剂中起动力作用

10. 吸入粉雾剂的稀释剂是（ ）
A. 压缩气体 B. 乳糖
C. 吐温 80 D. 滑石粉
E. HFA-134a

【B 型题】

（第 11～13 题共用备选答案）
A. 溶液型气雾剂 B. 乳剂型气雾剂
C. 喷雾剂 D. 混悬型气雾剂
E. 吸入粉雾剂

11. 借助于手动泵的压力将药液喷成雾状的制剂（ ）
12. 采用特制的干粉吸入装置，由患者主动吸入雾化药物的制剂（ ）
13. 泡沫型气雾剂属于（ ）

（第 14～16 题共用备选答案）
A. HFA B. 甘油
C. 乳糖 D. 滑石粉
E. 维生素 C

14. 气雾剂的抛射剂是（ ）
15. 粉雾剂的稀释剂是（ ）
16. 可做抗氧剂的是（ ）

【X 型题】（多项选择题）

17. 有关气雾剂的正确表述是（ ）
A. 气雾剂由药物和附加剂、抛射剂、阀门系统三部分组成
B. 气雾剂按分散系统可分为溶液型、混悬型及乳剂型
C. 目前使用的抛射剂为压缩气体
D. 抛射剂的种类及用量直接影响溶液型气雾剂雾化粒子的大小
E. 具有速效和定位作用

18. 关于气雾剂的表述错误的是（ ）
A. 按气雾剂相组成可分为一相、二相和三相气雾剂
B. 二相气雾剂一般为混悬系统或乳剂系统
C. 按医疗用途可分为吸入气雾剂、皮肤和黏膜气雾剂及空间消毒用气雾剂
D. 气雾剂是指药物封装于具有特制阀门系统的耐压密封容器中制成的制剂
E. 吸入气雾剂的微粒大小以在 0.5～5μm 范围为宜

19. 与气雾剂雾粒的大小有关的因素是（ ）
A. 抛射剂类型 B. 抛射剂用量
C. 抛射剂压力 D. 阀门的类型
E. 容器的种类

20. 关于吸入粉雾剂的特点以下说法正确的是（ ）
A. 无胃肠道降解作用
B. 可避免肝脏首过效应
C. 大分子药物尤其适用于呼吸道直接吸入或喷入给药
D. 可用于胃肠道难以吸收的水溶性大的药物
E. 顺应性好

二、名词解释

1. 气雾剂
2. 喷雾剂
3. 吸入粉雾剂

三、填空题

1. 气雾剂按分散系统可分为________、________、________三类。
2. 气雾剂是由________、________、________、________四部分组成。
3. ________是气雾剂喷射药物的动力，并可兼作药物溶剂。
4. 填充抛射剂的方法有________、________两种

四、简答题

1. 气雾剂有哪些特点？
2. 分析下面处方各成分的作用，并写出制剂名称。

【处方】 异丙肾上腺素 2.5g 维生素 C 1.0g
1, 2-丙二醇 10.0g 乙醇 286.5g
HFA-134a 适量 共制 1000g

（宋碧辉）

第12章

药物制剂新技术与新剂型

药物制剂新技术与新剂型是药剂学发展最迅速的领域，涉及范围广、研究内容多，本章仅对发展较成熟、应用较多的新技术与新剂型进行阐述。

第1节　固体分散技术

一、概　　述

固体分散体（solid dispersion）是指难溶性药物以分子、胶态、微晶或无定形状态高度分散在某一固态载体物质中所形成的固体分散体系。将药物制成固体分散体所采用的制剂技术为固体分散技术。

固体分散体的主要特点是利用不同性质的载体使药物在高度分散状态下，可达到不同要求的用药目的：①增加难溶性药物的溶解度和溶出速率，从而提高药物的生物利用度；②延缓或控制药物释放，或控制药物于小肠释放；③利用载体的包蔽作用，可降低毒副作用；④延缓药物的水解和氧化；⑤掩盖药物的不良嗅味和刺激性；⑥使液体药物固体化等。固体分散体的主要缺点是药物的分散状态稳定性不高，久储容易产生老化现象。

固体分散体外观上呈固体块状，可根据需要粉碎成微粒后，加入辅料进一步制成颗粒剂、胶囊剂、片剂、微丸、栓剂、软膏剂及注射剂等。

链 接　固体分散体的发展

1961年Sekiguchi等最早提出固体分散体的概念，并以尿素为载体，用熔融法制备了磺胺噻唑固体分散物，口服该固体分散体制剂后发现，其吸收和排泄均比口服磺胺噻唑明显加快。

此后，研究人员用PEG、PVP、尿素等水溶性载体材料对难溶性药物固体分散物又进行了广泛的研究。进一步证实了将难溶性药物制成固体分散体是增加难溶性药物溶解度和溶出速率的有效方法。

近年来，人们用水不溶性聚合物、肠溶性材料、脂质材料等为载体制备固体分散体，利用此技术制备缓控释制剂，使固体分散技术的研究进入新的发展阶段。例如，硝苯地平-邻苯二甲酸羟丙甲纤维素（HP-55）固体分散体颗粒剂提高了原药的生物利用度，体外释放实验表明具有较好的缓释作用。

二、固体分散体的载体材料

固体分散体的溶出速率很大程度上取决于所用载体材料的特性。载体材料除符合一般药用辅料的要求外，还应能使药物得到最佳分散状态或缓释效果，价廉易得。固体分散体所用载体材料可分为水溶性载体材料、难溶性载体材料和肠溶性载体材料三大类。载体材料可根据制备目的单一选用，也可联合应用，以达到要求的速释、缓释或肠溶效果。

（一）水溶性载体材料

常用的有高分子聚合物、表面活性剂、有机酸、糖类、醇类及纤维素衍生物等。

1. 聚乙二醇类　最常用的水溶性载体之一，常见型号是PEG 4000与PEG 6000，凝点低（50～58℃），具有良好的水溶性（1∶2～1∶3），亦能溶于多种有机溶剂，可使某些药物以分子状态分散，并可防止药物聚集。毒性较小，化学性质稳定（但180℃以上分解），能与多种药物配伍，不干扰药物的含量分析。

2. 聚维酮类 聚维酮（PVP）为无定形高分子聚合物，无毒，熔点较高，对热稳定（150℃变色），易溶于水和多种有机溶剂，对许多药物有较强的抑晶作用。PVP易吸湿，制成的固体分散体对湿的稳定性差，贮藏过程中易吸湿而析出药物结晶。例如，尼莫地平-PVP固体分散体能显著提高尼莫地平的体外溶出速率，但经相对湿度75%，40℃放置3个月后，溶出速率又回到原药的水平。

3. 表面活性剂类 作为载体材料的表面活性剂大多含聚氧乙烯基，其特点是溶于水或有机溶剂，载药量大，在制备固体分散体的过程中可阻滞药物产生结晶，是较理想的速效载体材料。常用的有泊洛沙姆188（poloxamer188）、吐温80、卖泽等。尼非地平用poloxamer188，288，407通过熔融法制成的固体分散体，以poloxamer188溶出速率最快。

4. 有机酸类 该类载体材料的分子量较少，常用的有枸橼酸、琥珀酸、酒石酸、胆酸、去氧胆酸等。此类载体材料易溶于水而不溶于有机溶剂，不适合对酸敏感的药物。

5. 糖类与醇类 糖类常用的有右旋糖、半乳糖和蔗糖等，醇类有甘露醇、山梨醇、木糖醇等。它们的特点是水溶性强，毒性小，因分子中有多个羟基，可同药物以氢键结合生成固体分散体，适用于剂量小、熔点高的药物，尤以甘露醇为最佳。

6. 纤维素衍生物 常用羟丙纤维素（HPC）、羟丙甲纤维素（HPMC）等，他们与药物制成的固体分散体难以研磨，需加入适量乳糖、微晶纤维素等来改善。

（二）难溶性载体材料

1. 纤维素类 常用的如乙基纤维素（EC），无毒，无药理活性，是一理想的不溶性载体材料。EC能溶于乙醇、苯、丙酮等有机溶剂，结构中所含的羟基能与药物形成氢键，有较大的黏性，作为载体材料其载药量大，稳定性好，不易老化。

2. 聚丙烯酸树脂类 此类载体材料为含季铵基的聚丙烯酸树脂Eudragit（包括E、RL和RS等几种）。此类产品在胃液中可溶胀，在肠液中不溶，广泛用于制备缓释固体分散体。此类固体分散体中加入水溶性载体材料PEG或PVP等可调节释药速率。

3. 脂质类 胆固醇、β-谷甾醇、棕榈酸甘油酯、胆固醇硬脂酸酯、巴西棕榈蜡及蓖麻油蜡等脂质材料均可作为载体制备缓释固体分散体。脂质类载体降低了药物溶出速率，延缓了药物释放。可加入表面活性剂、糖类、PVP等水溶性材料，以适当提高其释放速率，达到满意的缓释效果。

（三）肠溶性载体材料

1. 纤维素类 常用的有醋酸纤维素酞酸酯（CAP）、羟丙甲纤维素酞酸酯（HPMCP，其商品有两种规格，分别为HP-50、HP-55）及羧甲乙纤维素（CMEC）等，均能溶于肠液中，可用于制备胃中不稳定的药物在肠道释放和吸收、生物利用度高的固体分散体。也可采用肠溶材料制备缓释固体分散体，由于此类固体分散体在胃中药物不溶出，在肠液中溶出，控制了药物的释放，使制剂获高效、缓释的结果。

2. 聚丙烯酸树脂类 常见型号有Eudragit L-100及Eudragit S-100，分别相当于国产Ⅱ号及Ⅲ号聚丙烯酸树脂，前者在pH6以上的介质中溶解，后者在pH7以上的介质中溶解，有时两者联合使用，可制成缓释速率较理想的固体分散体。

三、固体分散体的制备方法

药物固体分散体的常用制备方法有4种，采用何种固体分散技术，主要取决于药物的性质和载体材料的结构、性质、熔点及溶解性能等。

（一）熔融法

将药物与载体材料混匀，加热至熔融，也可将载体加热熔融后，再加入已粉碎的药物（60～80目）熔融，再将熔融物在剧烈搅拌下迅速冷却成固体，或将熔融物倾倒在不锈钢板上成薄膜，在板的另一面吹冷空气或用冰水使骤冷成固体。再将此固体在一定温度下放置变脆成易碎物，放置的时间及温度根据不同的品种而定。如药物-PEG类固体分散体，只需室温放置；而灰黄霉素-枸橼酸固体分散体则需 37℃或更高温度下放置。此法制得的固体分散体，药物在载体中有较高的分散状态，本法较简便、经济，适用于对热稳定的药物，多用熔点低、不溶于有机溶剂的载体材料，如 PEG 类、Poloxamer、枸橼酸、糖类等，但不耐热的药物和载体不宜用此法，以免分解、氧化。对受热易分解、升华及多晶型转换的药物，可采用减压熔融或充惰性气体的方法。

也可将熔融物滴入冷凝液中使之迅速收缩、凝固成丸，这样制成的固体分散体俗称滴丸。常用冷凝液有液状石蜡、植物油、甲基硅油及水等。在滴制过程中能否成丸，取决于丸滴的内聚力是否大于丸滴与冷凝液的黏附力。冷凝液的表面张力小，丸形就好。

（二）溶剂法

根据载体能否溶于有机溶剂，可将此法分为共沉淀法和溶剂分散法两种方法。

共沉淀法是指将药物与载体材料共同溶于有机溶剂中，蒸去有机溶剂后使药物与载体材料同时析出，干燥即得。蒸发溶剂时，宜先用较高温度蒸发至黏稠再突然冷冻固化；也可将药物和载体溶于溶剂中，然后喷雾干燥或冷冻干燥，除尽溶剂即得。该法主要适用于熔点较高或不够稳定的药物和载体的固体分散体的制备。本法制备的固体分散体分散性好，但使用有机溶剂，且用量大，成本较高，且有时难以除尽。因为在制备固体分散体时选择载体一般为水溶性很强的物质，而药物多为难溶性，选择适合的共溶剂较为困难。

溶剂分散法是指药物溶于有机溶剂中，将不溶于此溶剂的载体材料分散于其中，与药物混匀，蒸去有机溶剂，干燥即得。此分散物也可采用喷雾干燥或冷冻干燥得到。此法不用选择药物和载体的共同溶剂，只需选择能溶解药物的溶剂即可。

（三）溶剂-熔融法

将药物用适当的溶剂溶解后，与熔融的载体混合均匀，蒸去有机溶剂，冷却固化而得。本法可适用于液态药物，如鱼肝油、维生素 A、维生素 D、维生素 E 等，但只适用于剂量小于 50mg 的药物。凡适用熔融法的载体材料均可采用。制备过程一般除去溶剂的受热时间短，产物稳定，质量好。但注意选用毒性小的溶剂，与载体材料易于混合的溶剂。通常药物先溶于溶剂再与熔融载体材料混合，必须搅拌均匀，防止固相析出。

（四）研磨法

将药物与较大比例的载体材料混合后，强力持久地研磨一定时间，不需加溶剂而借助机械力降低药物的粒度，或使药物与载体材料以氢键相结合，形成固体分散体。研磨时间的长短因药物而异。常用的载体材料有微晶纤维素、乳糖、PVP 类、PEG 类等。

四、固体分散体的验证

药物与载体材料形成的固体分散体可选用下列方法进行物相鉴定，必要时可同时采用几种方法。

（一）溶解度及溶出速率

将药物制成固体分散体后，无论是何种类型的固体分散体，药物的溶解度和溶出速率会有改变。例如，药物亮菌甲素的溶解度，亮菌甲素与 PVP（1∶5）共沉淀物中为 249.97±13.53mg/L，在物理混合物中为 32.3±1.85mg/L，纯原药为 37.9±4.17mg/L，可见共沉淀物的溶解度大大增加。

（二）热分析法

常用方法有差示热分析法（DTA）与差示扫描量热法（DSC）。通过比较药物、载体、药物载体混合物及药物载体形成的固体分散体的 DSC 曲线，可根据固体分散体中的药物特征吸热峰改变或消失来判断是否形成固体分散体。

（三）X 射线衍射法

每一种药物在不同的衍射波段有晶体的特征衍射峰，形成固体分散体后这些峰均消失，说明药物是以无定形存在于固体分散体中的。

（四）红外光谱法

如布洛芬-PVP 共沉淀物的红外光谱图表明，布洛芬及其物理混合物均于 1720cm^{-1} 波数有强吸收峰，而共沉淀物中吸收峰向高波数位移，强度也大幅度降低。这是由于布洛芬与 PVP 在共沉淀物中以氢键结合。

（五）核磁共振波谱法

醋酸棉酚-PVP 固体分散体，将醋酸棉酚、PVP（1∶7）固体分散体及固体分散体经重水交换后分别测定核磁共振谱，发现醋酸棉酚图谱中 δ15.2 有一个共振尖峰，这是由于分子内氢键产生的化学位移。当与 PVP 形成固体分散体后，该峰消失，但在 δ 14.2 和 δ16.2 处出现两个钝形化学位移峰，与重水交换后消失。这是 PVP 对醋酸棉酚氢键磁场干扰而出现的自旋分裂现象，提示 PVP 破坏醋酸棉酚的分子内氢键，而形成了醋酸棉酚和 PVP 的分子内氢键，即形成了固体分散体。

考点： 固体分散体的定义、特点、常用的载体材料，固体分散体的制备方法及验证方法

第2节 包 合 技 术

一、概　述

包合物（inclusion compound，inclusion complex）是指一种分子被全部或部分包藏于另一种分子的空穴结构内形成的特殊复合物。这种包合物由主分子和客分子两种组分组成，具有包合作用的外层分子称为主分子，被包合到主分子空间中的小分子物质称为客分子。主分子（包合材料）具有较大的空穴结构，足以将客分子（药物）容纳在内，形成分子囊。包合技术是指将客分子包嵌于主分子的空穴结构中形成包合物的技术。

药物分子经包合后，溶解度增大，稳定性提高，可实现液体药物粉末化，可防止挥发性成分挥发，掩盖药物的不良气味和味道，调节释药速度，提高药物的生物利用度，降低药物的刺激性和毒副作用等。

包合物的形成与稳定性取决于主分子和客分子的立体结构和二者极性。客分子必须和主分子的空穴形状和大小相适应。被包合的有机药物应符合下列条件之一：药物分子的原子数大于 5；如具有稠环，稠环数应小于 5；药物的分子量在 100～400；水中溶解度小于 10g/L，熔点低于 250℃。无机药物大多不宜用环糊精包合。

包合物根据结构、性质及其形状可以分成以下几种类型。

1. 按结构和性质分类

（1）多分子包合物：主分子由氢键相连，按一定方向松散地排列形成晶格洞穴，客分子包嵌入内，包合材料有尿素、去氧胆酸、硫脲等。

（2）单分子包合物：单个主分子空穴包含单个客分子，包合材料有环糊精类。

（3）大分子包合物：天然或人工大分子化合物形成的多孔结构，可容纳一定大小的客分子，如葡聚糖凝胶、纤维素等。

2. 按几何形状分类

（1）笼状包合物：是客分子进入几个主分子构成的笼状晶格中而成，其空间完全闭合包接过程为非化学结合，包合物的形成主要取决于主分子和客分子的大小，如对苯二酚（氢醌）包合物（图 12-1）。

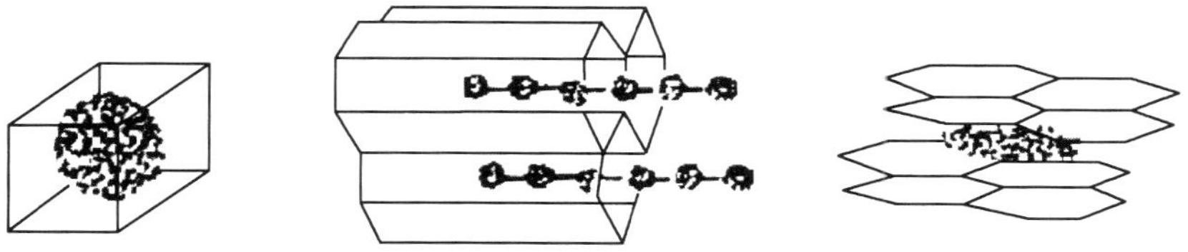

a. 笼状包合物　　b. 管状包合物　　c. 层状包合物

图 12-1　包合物类型图

（2）管状包合物：是由一种分子构成管形或筒形空洞骨架，另一种分子填充其中而成。尿素、硫脲、环糊精、去氧胆酸等均形成管状包合物（图 12-1）。

（3）层状包合物：如胶岭石黏土、皂土等层状空间中包封碳水化合物、乙醇、甘油形成的包合物；石墨包封客分子形成的包合物（图 12-1）。

二、包合材料

目前在制剂中常用的包合材料为环糊精及其衍生物。

1. 环糊精（cyclodextrin，CD）　环糊精是指淀粉用嗜碱性芽孢杆菌经培养得到的环糊精葡萄糖转位酶作用后形成的产物，是由 6～12 个 D-葡萄糖分子以 1, 4-糖苷键连接而成的环状低聚糖化合物，为水溶性的非还原性白色结晶性粉末，结构为中空圆筒形，其俯视图见图 12-2。常见的环糊精有 α、β、γ 三种，分别由 6、7、8 个葡萄糖分子构成。三种环糊精的空洞内径及物理性质有很大差别（表 12-1）。

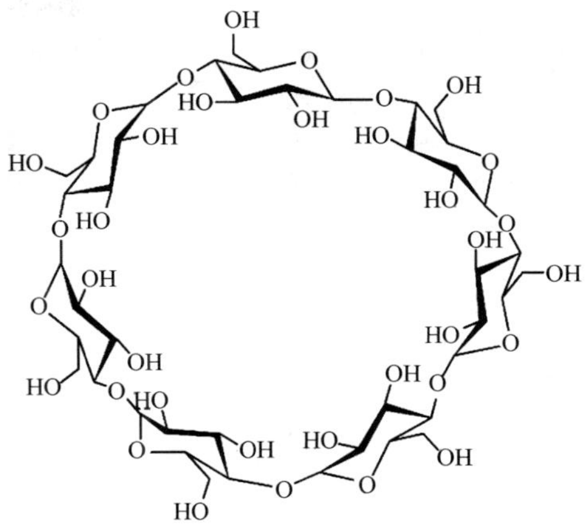

图 12-2　β-环糊精结构俯视图

表 12-1　三种环糊精的基本性质

项目	α-CD	β-CD	γ-CD
葡萄糖单体数	6	7	8
分子量	973	1135	1297
分子空洞内径（nm）	0.45～0.6	0.7～0.8	0.85～1.0
分子空洞外径（nm）	14.6±0.4	15.4±0.4	17.5±0.4
空穴深度（nm）	0.7～0.8	0.7～0.8	0.7～0.8
空洞体积（nm^3）	17.6	34.6	51.0
$[\alpha]_D^{25}$（H_2O）	+150.5°±0.5°	+162.5°±0.5°	+177.4°±0.5°
溶解度（g/L，20℃）	145	18.5	232
结晶形状（水中得到）	针状	棱柱状	棱柱状

三种环糊精中以 β-CD 的空洞大小适中，水中溶解度最小，最易从水中析出结晶，随着水中温度升高溶解度增大（表 12-2）。CD 对酸较不稳定，对碱、热和机械作用都相当稳定。CD 与某些有机溶剂共存时，能形成复合物而沉淀，可利用 CD 在溶剂中溶解度不同而进行分离。β-CD 在不同溶剂中的溶解度见表 12-3。

表 12-2　β-CD 不同温度的水中溶解度

温度（℃）	20	40	60	80	100
水溶解度（g/L）	18	37	80	183	256

环糊精能包合的物质很多，如卤素、稀有气体、无机化合物及若干有机化合物等。CD 包合药物的状态与 CD 的种类、药物分子的大小、药物的结构和基团性质等有关。将前列腺素用三种 CD 包合后形成的状态示意图如图 12-3 所示。

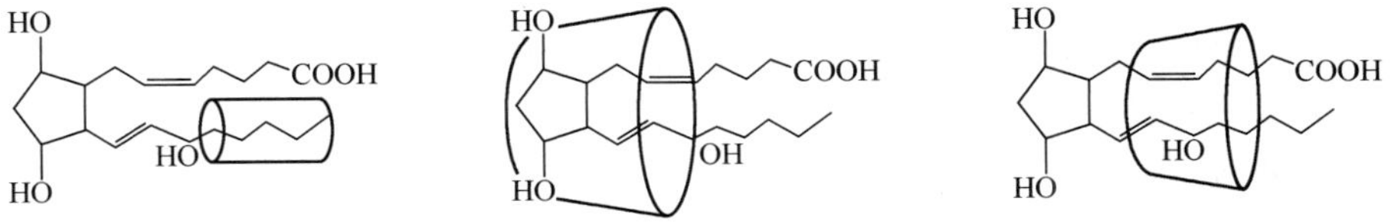

A. α-CD　　B. β-CD　　C. γ-CD

图 12-3　三种 CD 包合前列腺素 F2α 示意图

表 12-3 β-环糊精在某些溶剂中的溶解度（g/L）

温度（℃）	25			45		
其他溶剂（ml）	0	500	1000	0	500	1000
水（ml）	1000	500	0	1000	500	0
甲醇	19	3.0	<1.0	40.0	12.0	<1.0
乙醇	19	16.0	<1.0	40.0	41.0	<1.0
丙醇	19	17.0	<1.0	40.0	53.0	<1.0
异丙醇	19	27.0	7.0	40.0	81.0	<1.0
乙二醇	19	7.0	104	40.0	21.0	121.0
丙二醇	19	17.0	20.0	40.0	44.0	44.0
丙三醇	19	4.0	43.0	40.0	15.0	88.0
丙酮	19	5.0	<1.0	40.0	13.0	<1.0

2. 环糊精衍生物 β-CD 具有适宜的空穴大小，但水溶性低，对 CD 结构修饰可进一步改善 CD 的理化性质。

（1）水溶性环糊精衍生物：常用的有葡萄糖衍生物、羟丙基衍生物及甲基衍生物等。

在 CD 分子中引入葡糖基（用 G 表示）后其水溶性显著提高，β-CD、G-β-CD、2G-β-CD 溶解度（25℃）分别为 18.5g/L、970g/L、1400g/L。G-β-CD 为常用的包合材料，包合后可提高难溶性药物的溶解度，促进药物的吸收，降低溶血活性，还可作为注射用的包合材料。如雌二醇-G-β-CD 包合物可制成注射剂。

羟丙基-β-CD 呈无定形，极易溶于水，β-CD 的葡萄糖残基中有 C-2、C-3 和 C-6 三个羟基的氢原子可以被羟丙基取代，控制反应条件可以分别形成以 2-羟丙基-β-CD 为主或以 3-羟丙基-β-CD、6-羟丙基-β-CD 为主的羟丙基-β-CD 混合物。羟丙基-β-CD 是目前研究最多、对药物增溶和提高药物稳定性最好的 CD 衍生物。

甲基-β-CD 主要有 2, 6-二甲基-β-CD 和 2, 3, 6-三甲基-β-CD，溶解度均大于 β-CD，在 25℃水中的溶解度分别为 570g/L 和 310g/L，既溶于水又溶于有机溶剂，形成的包合物水溶性较强，可提高药物的溶出速度。CD 甲基化后，由于封闭了其分子内羟基，可以抑制其药物的不稳定性反应。

（2）疏水性环糊精衍生物：常用作水溶性药物的包合材料，以降低水溶性药物的溶解度，使具有缓释性。常用的有 β-CD 分子中羟基的 H 被乙基取代的衍生物，取代程度越高，产物在水中的溶解度越低。乙基-β-CD 微溶于水，比 β-CD 的吸湿性小，具有表面活性，在酸性条件下比 β-CD 更稳定。

三、包合物的制备方法

包合物的制备方法有饱和水溶液法、研磨法、超声波法、冷冻干燥法和喷雾干燥法等。包合材料和包合方法要根据药物的性质和医疗用途来选择。

（一）饱和水溶液法

将环糊精饱和水溶液同药物或挥发油按一定的比例混合，在一定温度下搅拌、振荡一定时间完成包合，经冷藏、过滤、干燥即得环糊精的包合物。此法也可称为重结晶法或共沉淀法。

制备条件如下。①包合过程中影响包合率的主要因素包括投料比、包合温度、包合时间、搅拌方式等。②客分子为油，投料比一般认为油：β-CD=1：6 时，包合效果比较理想。投料比例选择以不同比例的主、客分子投料进行包合，再分析不同包合物的含量和产率，计算应选择的投料比。难溶性药物可加少量丙酮或异丙醇等有机溶剂溶解。在水中溶解度大的药物加入某些有机溶剂，以促使包合物析出。③包合时混合时间 2～4h。包合温度一般定在 30～60℃较适宜。一般认为增加包合温度可提高包合率，但包合温度过高也会影响药物的稳定性，并会使挥发油的挥发速度加快。④包合方法的选择根据设备条件进行试验，饱和水溶液法为常用方法。

（二）研磨法

取环糊精加入 2～5 倍量的水研匀，加入客分子药物至研磨机中充分混匀研磨成糊状，经低温干燥，溶媒洗涤除去未包封的药物，再次干燥，即得包合物。工业化大生产中采用胶体磨法制备包合物。

（三）超声波法

在 β-CD 加入客分子药物，混合后立即用超声波发生器（超声波破碎仪或超声波清洗机）在适宜的强度下超声适当时间以代替搅拌，将析出沉淀经溶媒洗涤、干燥即得稳定的包合物。

（四）冷冻干燥法和喷雾干燥法

先将药物和包合材料在适当溶剂中包合，再采用冷冻干燥法或喷雾干燥法除去溶剂。如对易溶于水的包合物，干燥过程中易分解、变色的药物用冷冻干燥法制得，其产品疏松、溶解度好，可制成注射用粉针。喷雾干燥法适用于难溶性或疏水性药物，遇热较稳定的药物用此法，由于干燥温度高，受热时间短，产率高。制得的包合物可增加药物溶解度，提高生物利用度。

四、影响包合作用的因素

（一）药物选择

β-CD 为环外亲水、环内疏水的中空筒型结构。由于其特殊的空间结构和性质，能与许多物质（特别是脂溶性物质）形成包合物。

1. 在增溶作用方面，CD 对难溶性药物在水溶液中的增溶作用，与所用的 CD 及被增溶的药物分子的结构和性质有关。一般认为，药物分子水中溶解度越低，CD 包合作用使药物分子水中溶解度增加的程度越大。例如，紫杉醇的溶解度比氢化可的松溶解度要小得多，CD 对前者的增溶作用比后者就大得多。

2. 可解离的药物与 CD 形成包合物的稳定性与药物的解离状态有关。药物以分子形态与 CD 形成的包合物稳定性高于以离子形态与 CD 形成的包合物。例如，氯丙嗪分子形态的包合物稳定性是离子形态包合物的 4 倍；苯妥英分子-β-CD 包合物的稳定性是苯妥英离子-β-CD 包合物的 3 倍。

3. CD 对离子型药物增溶作用与 pH 有关，如 β-CD 对吲哚美辛、普拉西泮、乙酰唑胺和磺胺甲噁唑的增溶作用均随 pH 的下降而增大。

4. 一些高分子化合物如水溶性纤维素衍生物可与 CD 形成络合物，该络合物与 CD 分子理化性质不同。在 CD 水溶液中加入这类聚合物可通过增大药物分子-CD 包合物的表观稳定常数提高 CD 对疏水性药物分子的增溶作用。例如，0.25%（W/V）PVP 加到 CD 水溶液中可使羟丙基-β-CD 对一系列药物的增溶作用提高 12%～129%。

（二）药物与环糊精的比例

可通过实验确定比例，先以不同比例的主客分子投料进行包合，再分析不同包合物的含量和产率，并计算应选择的投料比。大多数 CD 包合物组成摩尔比为 1∶1 形成稳定的单分子化合物。但体积大的客分子比较复杂，当主分子 CD 用量不合适时，也可使包合物不易形成，表现为客分子含量很低。

（三）药物的极性或缔合作用的影响

由于 CD 空穴内为疏水区，疏水性或非离解型药物易进入而被包合，形成的包合物溶解度较小；极性药物可嵌在空穴口的亲水区，形成的包合物溶解度大。自身可缔合的药物，往往先发生缔合，然后再进入 CD 空穴内。

（四）包合作用竞争性的影响

包合物在水溶液中或含有少量乙醇的水溶液中与客分子药物处于一种动态平衡状态，环糊精的浓度越高，包合物的生成量增加，最终达到饱和状态。同时客分子越大，降低包合物的形成和解离速度，且客分子的离子化也会降低包合物的生成和解离速度。在制备包合物时，如加入其他药物或有机溶剂与被包合的药物客分子产生竞争结合，将原包合物中的药物置换出来，影响包合效果。

五、包合物的验证

药物与 CD 是否形成包合物，可根据包合物的性质和结构状态，采用下列方法进行验证，必要时可同时用几种方法。

（一）X 射线衍射法

晶体药物在 X 射线衍射时显示该药物晶体的衍射特征峰，而药物的包合物是无定形状态，没有衍射特征峰。如萘普生、β-CD 的物理混合物是两者衍射峰重叠，而萘普生-β-CD 包含物无药物衍射峰说明包合物是处于无定形状态。

（二）红外光谱法

红外光谱可提供分子振动能级的跃迁，这种信息直接和分子结构相关。如萘普生与 β-CD 的物理混合物在 1725～1685cm^{-1} 有羰基峰，但包合物此峰的强度明显减弱，这是由于包合时萘普生的分子间氢键断裂，分子进入 CD 空穴内引起的。

（三）核磁共振谱法

在 NMR 谱上原子的化学位移大小可推断包合物的形成。^{1}H-NMR 谱用于含有芳香环的药物测定，而不含有芳香环的药物宜采用 ^{13}C-NMR 法。如应用 ^{1}H-NMR 测定酮洛芬 β-CD，发现 H_3、H_5 的化学位移明显向高场位移，位移差有 0.1ppm，可认为酮洛芬的芳香环部分被包合于 β-CD 的空穴内。

（四）荧光光度法

从荧光光谱曲线的峰位及高度来判断是否形成了包合物。例如，盐酸氯米帕明与 CD 包合物的荧光光谱，在波长 351nm 处包合物的荧光强度明显增强。

（五）圆二色谱法

非对称的有机药物分子对组成平面偏振光的左旋和右旋圆偏振光的吸收系数不相等，称为圆二色性，若将它们的吸收系数之差对波长作图可得圆二色谱图，用于测定分子的立体结构，判断是否形成包合物。例如，维 A 酸 CD 包合物将维 A 酸溶于二甲亚砜后有明显的圆二色性，由于 CD 为对称性分子无圆二色性，故维 A 酸 CD 包合物虽也有圆二色性，但与维 A 酸比有显著性差异，可说明形成了包合物。

（六）热分析法

热分析法是基于结晶型药物在融化过程中吸热来对其结晶程度进行定性或定量分析的方法。热分析法中以差示热分析（DTA）和差示扫描量热法（DSC）较常用，药物包合于 CD 后，药物的结晶程度大大减弱或消失，因此在热分析图谱上无法检测到药物结晶的吸热峰。

（七）紫外分光光度法

从紫外吸收曲线中吸收峰的位置和峰高可判断是否形成了包合物。例如，生姜挥发油在波长 237.8nm 处有吸收峰，生姜挥发油的 β-CD 混合物在此波长下仍存在最大吸收，如将两者制成包合物则吸收峰消失，与 β-CD 的峰形相似。

考点：包合物的定义、特点、常用的包合材料，包合物的制备方法及验证方法

第 3 节　微囊与微球制备技术

一、概　　述

微囊（microcapsule）是指利用天然或合成高分子材料（简称囊材）将固体或液体药物（简称囊心物）包裹制成的微小胶囊。通常其粒径在 1～250μm 的称微囊，粒径在 0.1～1.0μm 的称亚微囊，粒径在 10～100nm 的称纳米囊。将药物包裹在囊材中制成微囊的技术称为微囊化技术。

微球（microsphere）是指药物分散或溶解在高分子材料中形成的微小球状实体。通常其粒径在 1～250μm 的称微球，粒径在 0.1～1.0μm 的称亚微球，粒径在 10～100nm 的称纳米球。将药物分散在高分子材料中制成微球的技术称为微球化技术。

微囊与微球的大小接近，外观相似（通常呈粒状或圆球形），但结构不同。微囊是包囊结构，而微球是骨架结构高分子材料与药物混合而成的。微囊或微球往往作为一种中间体，根据需要制备成各种

微粒制剂。

药物微囊化（或微球化）的特点如下。

（1）掩盖药物的不良气味，如鱼肝油、大蒜素等制成微囊化制剂后，可以有效地掩盖药物的不良气味。

（2）提高药物的稳定性，如挥发油类药物微囊化后能防止其挥发，提高了制剂的物理稳定性；易氧化药物β-胡萝卜素、易水解药物阿司匹林，微囊化后能够提高药物的化学稳定性。

（3）使液态药物固态化，如油类、香料和脂溶性维生素制备成微粒后，便于制剂的生产、贮存和使用。

（4）防止药物在胃内失活或减少药物对胃的刺激性，如尿激酶、红霉素易在胃内失活，氯化钾对胃的刺激性较大，微囊化可克服这些副作用。

（5）使药物浓集于靶区，抗肿瘤药物制成微粒型靶向制剂，可将药物浓集于肝或肺部等靶区，提高疗效，降低毒副作用。

（6）控制药物的释放速度，具有缓（控）释性，用缓释、控释微囊化材料将药物制成微囊后，可以延缓药物的释放，延长药物作用时间，达到长效目的。例如，美西律微囊骨架片、复方甲地孕酮微囊注射剂等。但是，微粒制剂载药量有限、质量控制及生产工艺比较复杂。

二、载体材料

微囊或微球制备时所需的材料称为载体材料，通常微囊包囊所需的材料称为囊材。微囊与微球的基本组成有主药、载体材料、附加剂。其中附加剂有稀释剂、稳定剂、增塑剂、控制释放速率的阻滞剂及吸收促进剂等。

载体材料的一般质量要求包括：①无毒、无刺激性；②性质稳定；③有适宜的释放速率；④有一定的强度和可塑性，能完全包封囊心物；⑤能与药物配伍，不影响药物的药理作用及含量测定；⑥黏度、穿透性、亲水性、溶解性和降解性等性质符合要求。通常载体材料包括天然高分子材料、半合成高分子材料和合成高分子材料三大类。

（一）天然高分子材料

天然高分子囊材是最常用的囊材与载体材料，稳定、无毒、成膜性好。

1. 明胶 是氨基酸与肽交联形成的直链聚合物，聚合度不同的明胶具有不同的分子量，其平均分子量在15 000～25 000，从动物的皮、骨中获得胶原经部分水解而得，是目前常用的微囊材料之一。因制备时水解方法的不同，明胶分酸法明胶（A型）和碱法明胶（B型）。A型明胶的等电点为7～9；B型明胶稳定且不易长菌，等电点为4.7～5.0。两者的成囊性无明显差别，可生物降解，几乎无抗原性，通常可根据药物对pH的要求选用A型或B型，制备微囊的用量为20～100g/L，加入10%～20%甘油或丙二醇可改善明胶的弹性。

2. 阿拉伯胶 是由糖苷酸及阿拉伯酸的钾、钙、镁盐所组成的一种天然植物胶。阿拉伯胶不溶于乙醇，易与氨基比林与生物碱等起变色反应。一般不单独使用，常与明胶等量配合作用，用作囊材的用量为20～100g/L，亦可与白蛋白配合作复合材料。

3. 海藻酸盐 是采用稀碱从褐藻中提出的多糖类化合物。能溶于不同温度的水中，不溶于乙醇、乙醚及其他有机溶剂。海藻酸钠可与 $CaCl_2$ 生成不溶于水的海藻酸钙，可用此法固化成囊。可与聚赖氨酸或甲壳素合用作复合材料。热压灭菌法或环氧乙烷灭菌法会使海藻酸盐的黏度降低或发生断键，而膜过滤除菌对其无影响。

4. 壳聚糖 由甲壳素去乙酰化后得到的一种天然聚阳离子多糖，可溶于酸或酸性水溶液，但在水及有机溶剂中均难溶解，无毒、无抗原性，在体内能被溶菌酶等酶解，具有优良的成膜性和生物降解性，在体内可溶胀成水凝胶。

5. 蛋白类 用作囊材的有玉米蛋白、白蛋白、鸡蛋白等，无明显的抗原性，可生物降解。常用化学交联剂（戊二醛、甲醛等）固化或不同的温度加热交联固化，通常用量为300g/L以上。

（二）半合成高分子材料

半合成高分子材料多系纤维素衍生物，如羧甲基纤维素、邻苯二甲酸醋酸纤维素，毒性小，黏度大，成盐后溶解度增大。

1. 羧甲纤维素钠（CMC-Na） 属阴离子型高分子电解质，常与明胶配合作复合囊材，常用浓度为 0.1%～0.5%。CMC-Na 遇水溶胀，体积可增大 10 倍，水溶液的黏度大，可以单独用作成球材料。

2. 邻苯二甲酸醋酸纤维素（CAP） 略有醋酸味，但在强酸中不溶，可溶于 pH＞6 的水溶液。分子中含有游离羧基，其相对含量决定其水溶液的 pH 及 CAP 的溶解性。用作囊材时可单独使用，浓度为 3%左右，也可与明胶配合使用。

3. 甲基纤维素（MC） 在水中溶胀成澄清或微浑浊的胶体溶液，可与明胶、CMC-Na、PVP 等配合作复合囊材，用作囊材浓度为 10～30g/L。

4. 乙基纤维素（EC） 化学稳定性高，不溶于水、甘油和丙二醇，可溶于乙醇。适用于多种药物的微囊化，可加入增塑剂改善其可塑性，遇强酸易水解，故对强酸性药物不适宜。

5. 羟丙甲纤维素（HPMC） 能溶于冷水成为黏性胶体溶液，长期贮存稳定，几乎不溶于无水乙醇、乙醚或丙酮。HPMC 水溶液具有透明度高、性能稳定的特点。

（三）合成高分子材料

合成高分子材料可分为非生物降解和生物降解两类。非生物降解且不受 pH 影响的囊材有聚酰胺、硅橡胶等。非生物降解但可在一定 pH 条件下溶解的囊材有聚丙烯酸树脂、聚乙烯醇等。聚酯类是应用最广的可生物降解的合成高分子囊材，如聚碳酯、聚氨基酸、聚乳酸（PLA）、丙交酯乙交酯共聚物（PLGA）、聚乳酸-聚乙二醇嵌段共聚物等。其中，PLA 和 PLGA 是被 FDA 批准的可降解材料，而且已有产品上市。

三、微囊的制备

微囊制备方法可分为物理化学法、物理机械法和化学法三大类。

1. 物理化学法 本法是指囊心物（药物和附加剂）与囊材在一定条件下形成新相析出，故又称相分离法。本法在液相中进行，是在囊心物与囊材的混合物中，加入另一种物质或采用其他手段，用以降低囊材的溶解度，使囊材从溶液中凝聚沉积在囊心物的表面，形成囊膜，然后经过固化，形成微囊的方法。本物理化学法制备微囊可分为四个步：囊心物的分散、囊材的加入、囊材的沉积、微囊的固化，如图 12-4 所示。根据形成新相的方法不同又可分为凝聚法、溶剂-非溶剂法、液中干燥法、改变温度法。

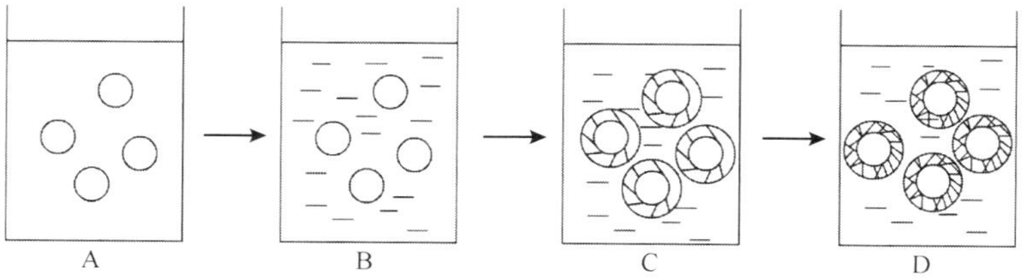

图 12-4 凝聚法制备微囊步骤示意图

A. 囊心物分散在液体介质中；B. 加入囊材；C. 囊材包裹于囊心物表面；D. 囊材固化

（1）凝聚法

1）单凝聚法：先将药物乳化或混悬于某种水溶性囊材（如明胶）溶液中，再加入一种强亲水性凝聚剂如硫酸钠、硫酸铵等强亲水性电解质溶液或乙醇、丙醇等强亲水性非电解质溶液，由于大量水分子与凝聚剂结合，体系中囊材的溶解度降低而凝聚出来，在经固化处理最后形成微囊。制备工艺流程图如图 12-5 所示。

这种凝聚是可逆的，在某些条件下（如高分子物质的浓度、温度及电解质的浓度等）出现凝聚，而一旦解除凝聚条件（如加水稀释），已凝聚的囊膜就会很快消失，即所谓解聚现象。利用单凝聚法的可逆性，凝聚与解聚反复多次进行，直至形成的微囊囊形（可用显微镜观察）达到满意。最后利用高分子物质的某些理化性质使凝聚的囊膜硬化，使之成为不凝结、不粘连、不可逆的球形微囊。

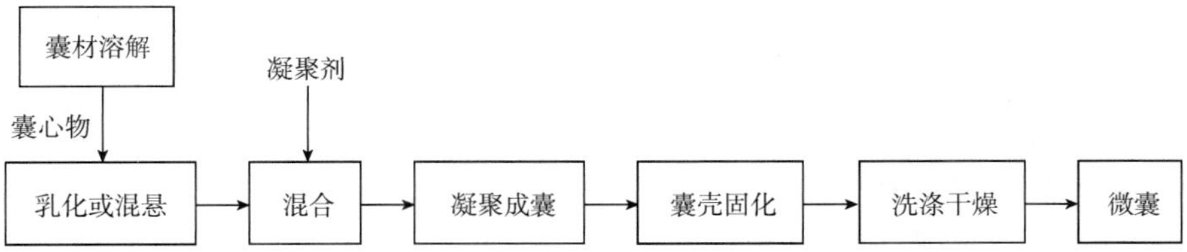

图 12-5　单凝聚法制备微囊工艺流程图

2）复凝聚法：是使用带相反电荷的两种高分子材料作为复合囊材，在一定条件下交链形成微囊的方法。该法适用于难溶性药物的微囊化。例如，用阿拉伯胶（带负电荷）与明胶（pH 在等电点以上带负电荷，在等电点以下带正电荷）按 1∶1 的比例作为囊材，药物先与阿拉伯胶混合，制成混悬液或乳剂，负电荷胶体为连续相，药物（囊心物）为分散相，在 50～55℃下与等量明胶混合（此时明胶带负电荷或基本上带负电荷）。然后用稀酸调节 pH4.5 以下，使明胶全部带正电荷，与带负电荷的阿拉伯胶凝聚，使药物被包裹。可与明胶作复合囊材的天然植物胶还有桃胶、果胶、杏胶、海藻酸等，合成纤维素有 CMC 等。

以明胶-阿拉伯胶为囊材复凝聚法制备微囊的工艺流程如图 12-6 所示。

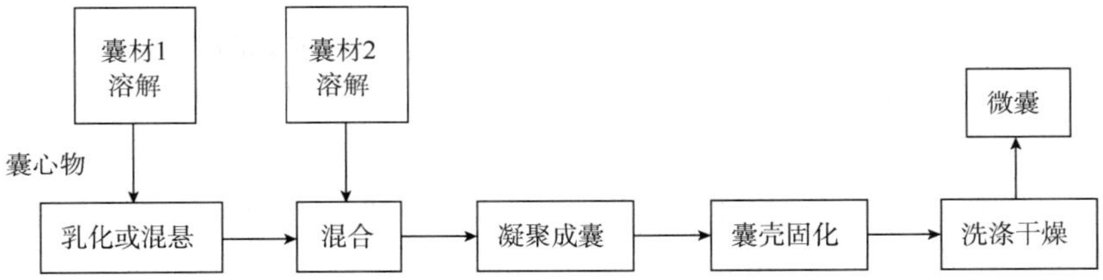

图 12-6　复凝聚法制备微囊工艺流程图

（2）溶剂-非溶剂法：是在囊材溶液中加入一种不溶解囊材的溶剂（非溶剂），引起相分离而将囊心物包成微囊的方法。本法所用囊心物可以是水溶性、亲水性的固体或液体药物，但在包囊溶剂和非溶剂中均不溶解，也不发生化学反应。常用囊材的溶剂与非溶剂组合见表 12-4。使用疏水囊材，需用有机溶剂溶解，疏水性药物可与囊材溶液混合，亲水性药物不溶于有机溶剂，可混悬或乳化在囊材溶液中。然后加入争夺有机溶剂的非溶剂，使材料溶解度降低，从溶液中分离，除去有机溶剂即得。

表 12-4　常用囊材的溶剂与非溶剂组合

囊材	溶剂	非溶剂	囊材	溶剂	非溶剂
乙基纤维素	四氯化碳（或苯）	石油醚	聚乙烯	二甲苯	正己烷
醋酸纤维素	丁酮	异丙醚	聚醋酸乙烯酯	氯仿	乙醇
苄基纤维素	三氯乙烯	丙醇	苯乙烯马来酸共聚物	乙醇	乙酸乙酯
聚氯乙烯	四氢呋喃（或环己烷）	水（或乙二醇）			

（3）液中干燥法：是指先把囊材溶液作为分散相分散于不溶性的溶剂中形成乳剂，然后除去乳滴中的溶剂而固化成囊的方法。根据所用溶剂的不同，可以形成 W/O 型、O/W 型乳剂，用复乳法可形成 O/W/O 型、W/O/W 型乳剂；根据连续相介质的不同，可分为水中干燥法和油中干燥法。

（4）改变温度法：通过控制囊材溶液的温度，降低囊材的溶解度，使其沉淀成囊。例如，用白蛋白为囊材时，先制成 W/O 型乳剂，再升高温度将其固化；用蜡类物质为囊材时，可先在高温下熔融，药物混悬或溶解于其中，制成 O/W 型乳剂，然后降温固化成囊。

2. 物理机械法 该法是将药物在气相中进行微囊化，可用于固态或液态、水溶性或脂溶性的药物的微囊化。根据使用的机械设备和成囊方式的不同可分为以下几种方法。

（1）喷雾干燥法：将囊心物分散于囊材溶液中，将此混合物喷入惰性的热气流使液滴收缩成球形，溶剂迅速蒸发，囊材收缩成壳将囊心物包裹而成微囊。制得的微囊接近圆形结构，粒径为5～600μm。成品质地疏松，为自由流动的干粉。

本法中混合液的黏度、均匀性、药物及囊材的浓度、喷雾的速率、喷雾方法及干燥速率等均可影响微囊的质量。微囊的干燥过程中应注意静电引起的粘连，囊材中加入聚乙二醇作为抗黏剂，可降低微囊带电而减少粘连。二氧化硅、滑石粉、单硬脂酸甘油酯、硬脂酸镁等也可以粉状加入微囊成品中，以减少贮存时的粘连，改善微囊的流动性。

（2）喷雾凝结法：是将囊心物分散于熔融的囊材中，然后将此混合物喷雾于冷气流中，使囊膜凝固而成微囊。凡在室温下为固体，但在较高温度下能熔融的囊材，如蜡类、脂肪酸和脂肪醇等，均可采用喷雾凝结法。

（3）空气悬浮法：亦称流化包衣法，是利用垂直强气流使囊心物悬浮在气流中，将囊材溶液通过喷嘴喷射于囊心物表面，热气流将溶剂挥干，囊材便在囊心物表面沉积成膜而成微囊。所得微囊粒径一般在100～150μm，囊材可以是多聚糖、明胶、树脂、蜡、纤维素衍生物及合成聚合物。在悬浮成囊过程中，药物虽已微粉化，但在喷雾成囊时，微粉化药物仍可能黏结，因此可加入第三种成分如滑石粉或硬脂酸镁，先与微粉化药物黏结成一个单位，然后再通过流化包衣，可克服微粉化药物的黏结。

（4）多孔离心法：利用圆筒高速旋转的离心力使囊材溶液形成液态膜，囊心物在离心力作用下，高速穿过液态膜形成微囊，再用非溶剂、凝结或去溶剂等方法加以固化，即得微囊。

（5）锅包衣法：利用包衣锅将囊材溶液喷在固态囊心物上，然后挥干溶剂形成微囊，导入包衣锅的热气流可加速溶剂挥发。

3. 化学法 利用单体或高分子在溶液中发生聚合或缩合反应，生成囊膜而制成微囊的方法。其特点是不加凝聚剂，常先制成W/O型乳浊液，再利用化学反应交联固化。

（1）界面缩聚法：亦称界面聚合法，在分散相（水相）与连续相（有机相）的界面上发生单体的缩聚反应，所形成的聚合物囊材将囊心物包成微囊。

（2）辐射交联法：是用聚乙烯醇（或明胶）为囊材，以γ射线照射，使囊材在乳浊液状态发生交联，经处理得到聚乙烯醇（或明胶）的球形微囊。所得微囊的粒径在50μm以下。此法工艺简单，成型容易，不经粉碎就能得到粉末状的微囊。由于囊材是水溶性的，交联后能被水溶胀，因此，凡水溶性的固体药物均可采用。但由于辐射条件所限，不易推广使用。

四、微球的制备

微球与微囊的制备方法类似，微囊囊材也可用作微球的载体。根据药物、载体材料的性质及制备条件不同而形成微囊或微球。常用制备微球的方法有凝聚法、乳化分散法及聚合法三种。

1. 凝聚法 是指利用外界物理化学因素，如用带相反电荷、脱水、溶剂置换等措施影响药物和载体材料的混合液，从而改变载体材料的溶解度，使载体材料凝聚包裹药物而从溶液中析出。

2. 乳化分散法 是指药物与载体材料溶液混合后，将其分散在不相溶的介质中形成类似油包水（W/O）或水包油（O/W）型乳剂，然后使乳剂内相固化分离制备微球的方法。又可分为以下三种。

（1）加热固化法：指利用蛋白质受热凝固的性质，在100～180℃的条件下加热，使乳剂的内相固化、分离制备微球的方法。常用血清白蛋白为载体材料，药物必须是水溶性的。将药物与25%白蛋白水溶液混合，加至含适量乳化剂的油相中，制成油包水型初乳；另取适量油加热至100～180℃，控制搅拌速度将初乳加入热油中，约20min，使白蛋白乳滴固化成球，用适宜的溶剂洗涤除去附着的油，过滤，干燥即得。

（2）交联剂固化法：是指对于一些受热易变质的药物，可采用化学交联剂如甲醛、戊二醛、丁二酮等使乳剂的内相固化、分离而制备微球的方法。该法载体材料具有水溶性，能达到一定浓度，且分散后相对稳定。在稳定剂和匀化设备配合下，分散相达到所需大小。常用的载体材料有白蛋白和明胶等。

（3）溶剂蒸发法：是指将水不溶性的载体材料和药物溶解在油相中，再分散于水相中形成 O/W 型乳剂，蒸发内相中的有机溶剂制得微球的方法。

3. 聚合法　是指以载体材料单体发生聚合反应，在聚合过程中将药物包裹形成微球的方法。制得的微球具有粒径小、易于控制的特点。

（1）乳化/增溶聚合法：指将聚合物的单体用乳化或增溶的方法高度分散，然后再引发剂的作用下，使单体聚合，同时包裹药物制成微球。该法要求载体材料具有良好的乳化性和增溶性，且聚合反应易于进行。

（2）盐析固化法：称交联聚合法，该法类似用单凝聚法制备微囊的原理，向含有药物的高分子单体溶液中加入适量的盐类沉淀剂如硫酸钠，使溶液浑浊而不产生沉淀，制得的颗粒粒径为 1～5μm，然后再加入交联剂固化，可得到稳定的微球。

五、影响微囊、微球粒径的因素

粒径是评价微囊、微球质量的重要指标。粒径可直接影响药物的释放、生物利用度、载药量、口感、有机溶剂残留量及体内分布与靶向性等。口服粒径小于 200μm 的微囊或微球（与黏性的液体或食物共服）时，在口腔内无异物感。影响微囊、微球粒径的因素有以下几种。

（一）囊心物大小

囊心物大小可影响微囊的粒径和粒径分布。例如，制备粒径约为 10μm 的微囊时，囊心物粒径应为 1～2μm；制备粒径约为 50μm 的微囊时，囊心物粒径应在 6μm 以下。

（二）囊材用量

一般药物粒子越小，其表面积越大，需制成囊壁厚度相同的微囊所需囊材越多。

（三）制备方法

制备方法将影响微囊的粒径，见表 12-5。

表 12-5　微囊化方法及其适用性和粒径范围

微囊化方法	适用的囊心物	粒径范围（μm）	微囊化方法	适用的囊心物	粒径范围（μm）
空气悬浮	固态药物	＞35	锅包衣	固态药物	＞5
相分离	固态和液态药物	＞2	喷雾干燥和凝结	固态和液态药物	5～600
多孔离心	固态和液态药物	＞1			

（四）制备温度

不同的温度可影响微囊的粒径。以乙基纤维素制备茶碱微囊为例，不同成囊温度对微囊粒径的影响见表 12-6。

表 12-6　温度对茶碱微囊粒径的影响

微囊粒径（μm）		＜90	＜150	＜180	＜250	＜350	＜425	＜710	＜1000
不同温度下的微囊重量分布（%）	0℃	12.0	49.8	95.8	97.8	98.3	99.1	99.9	—
	40℃	0.5	3.9	10.3	62.0	76.3	89.2	93.9	98.4

（五）搅拌速率

在一定速度范围内，高速搅拌粒径较小，低速搅拌粒径较大。但过高的搅拌速度将使微囊、微球因碰撞合并而粒径变大。例如，明胶为囊材时，以相分离法制备微囊的搅拌速率不宜太高，所得微囊粒径为50～80μm；因高速搅拌产生大量气泡，影响微囊的产量和质量。而采用界面缩聚法搅拌速率要快，若搅拌速率为 600r/min 时粒径为 100μm，提高到 2000r/min 时粒径为 10μm。例如，界面缩聚法制备转化酶微囊，搅拌速率分别为 450r/min 与 1200/min 时，平均粒径分别为 19μm 与 63μm。

（六）附加剂浓度

采用界面缩聚法，分别加入浓度为 0.5%与 5%的脂肪酸山梨坦 85，前者可得小于 100μm 的微囊，后者则得小于 20μm 微囊。例如，用丙交酯乙交酯（质量比 78：22）共聚物为囊材制备醋酸炔诺酮微囊时，乳化剂明胶加入浓度不同时得到的粒径也不相同：1%明胶得 70.98μm，2%明胶得 79.81μm，3%明胶得 59.86μm，4%明胶得 46.77μm。

（七）囊材相黏度

一般微囊的平均粒径随最初囊材相黏度的增大而增大，降低黏度可以降低平均粒径，如在成囊过程中加入少量滑石粉降低囊材相黏度，可减小微囊粒径。

六、微囊与微球的质量评价

由微囊或微球制成的制剂，除制剂本身应符合药典的规定以外，还应进行以下项目的评价。

（一）形态、粒径及其分布

1. 形态观察　微囊应为圆整球形或椭圆形的封闭囊状物，微球应为圆整球形或椭圆形的实体。可采用光学显微镜观察，粒径小于 2μm 的可采用扫描电镜、透射电镜或原子力显微镜观察，均应提供照片。

2. 粒径及其分布　应采用适当的仪器测定微粒的粒径平均值及其分布的数据或图形。可采用显微镜法、电子显微镜法和光散射法等。粒径分布的表示方法有重量分布法、体积分布法和数目分布法等。

（二）载药百分量与包封率的检查

1. 载药百分量　是指微囊或微球中所包含药物的重量百分数。一般采用溶剂提取法测定载药百分量，所选的溶剂应使药物最大限度地溶出而最少溶解囊材，溶剂本身也不应干扰测定。

2. 包封率　是指实际被包载于微囊或微球中的药物重量与制备时投入药物重量的比值百分数。

制备微囊或微球时投入的药物一般会有一些没有被包载入微粒内，呈游离状态或被吸附在器皿或颗粒表面，应通过适当的方法如凝胶色谱柱法、离心法或透析法进行分离后测定。微粒制剂的包封率一般不得低于 80%。

（三）药物的释放度检查

微囊和微球中药物的释放速率可采用《中国药典》（2020 年版）通则 0931 释放度测定法进行测定。

（四）有机溶剂残留量检查

凡制备工艺中采用有机溶剂的，均应测定有机溶剂残留量，应按照《中国药典》（2020 年版）通则 0861 残留溶剂测定法测定，并符合规定。

（五）突释效应和渗漏率的检查

药物在微粒制剂中一般有三种情况，即吸附、包入或嵌入。在体外释放实验时，表面吸附的药物会快速释放，称为突释效应。开始 0.5h 内的释放量要求低于 40%。

如果微囊和微球产品分散于液体介质中贮存，应检查渗漏率。

考点：微囊与微球的定义、特点、常用的载体材料，微囊与微球的制备方法

第 4 节　纳　米　粒

一、概　述

19 世纪 70 年代，Narty 等首先将纳米粒（nanoparticle）用作药物载体。40 多年来，纳米粒制剂在

药剂学领域得到广泛的研究与应用，已经显示出特殊的医疗价值。纳米粒是指药物或与载体辅料经纳米化技术分散形成的粒径＜500nm的固体粒子。药剂学中的药物纳米粒主要包括载药纳米粒和药物纳米晶体两类。

载药纳米粒是指药物溶解、包裹、分散或吸附在适宜的载体或高分子材料中形成的纳米粒。载药纳米粒可分为骨架实体型的纳米球和膜壳药库型的纳米囊。

除了对纳米级别药物载体的研究，人们还将目光转向了药物本身的纳米化技术——药物纳米晶体。药物纳米晶体是指由药物晶体及少量稳定剂所形成的胶体分散药物传递系统，药物晶体的粒径处于纳米尺寸范围，通常为10～1000nm。其特点是可实现不借助载体直接把药物纳米化，制备工艺简单，载药量高，可以显著改善难溶性药物的溶解度和生物利用度。可用于制备口服、静脉注射、肺部、经皮等给药途径的制剂。

二、常用载体材料

用于制备载药纳米粒的材料主要有两大类：天然高分子材料，如脂类、糖类、蛋白质等；合成与半合成材料，如聚酯及其共聚物（如聚乳酸、乳酸-乙醇酸共聚物）、聚丙烯酸树脂类、聚乙烯醇、硬脂酸等。

链 接 常用的聚酯及其共聚物

聚乳酸（PLA）和乳酸-乙醇酸共聚物（PLGA）是常用的两类聚酯及其共聚物。PLA和PLGA已经被FDA列入美国“公认安全使用物质”（GRAS），即可生物降解、生物相容和生物可吸收，降解产物无毒、无致畸和致癌性。可用于植入和注射给药。目前，有多种以PLA、PLGA为载体的缓释制剂已经正式上市，如诺雷得（醋酸戈舍瑞林缓释植入剂）、贝依（注射用醋酸亮丙瑞林微球）等。

三、载药纳米粒的制备方法

（一）乳化聚合法

乳化聚合法以水作为连续相，是目前制备载药纳米粒最主要的方法之一。将单体分散于水相乳化剂中的胶束内或乳滴中，单体遇到OH^-（或其他引发剂分子）或经高能辐射发生聚合，在聚合反应终止前后经相分离形成纳米粒。

1. 聚氰基丙烯酸烷酯（PACA）纳米粒 PACA纳米粒极易生物降解，在体内几天即可消除。PACA的降解速率基本上随烷基碳原子数的增加而降低，在甲、乙、丁、异丁和己酯中，丁酯降解最慢，体内耐受性好。聚合反应在室温下，以水中的OH^-作为引发剂，故pH对聚合反应速率影响较大，碱性溶液时反应快。以0.5%右旋糖酐为稳定剂的聚氰基丙烯酸丁酯纳米粒在pH 2时粒径最小（130nm），而pH为1或3时粒径约增大50%，pH再高则反应太快不易成球。

碱性药物可起引发剂的作用，药物可以结合进入聚合物链中，也可以在聚合后再加入药物。

2. 聚甲基丙烯酸甲酯（PMMA）纳米粒 PMMA纳米粒由γ辐射乳化聚合法或化学引发聚合法制备。该法在水性介质中进行聚合，可避免使用有机溶剂，有时可加入羟丙基甲基丙烯酸甲酯（HPMA），以提高甲基丙烯酸甲酯（MMA）单体的水溶性。聚合物的平均分子质量及纳米粒的粒径均随单体浓度的增大、引发剂（如过硫酸钾）浓度的降低及温度的降低而增大。制备PMMA纳米粒时一般不加乳化剂。加入高分子保护胶（如蛋白质），可使纳米球粒径分布变窄。药物可在聚合前加入，或先制成空白纳米粒，再浸吸药物。

（二）天然高分子凝聚法

天然高分子材料可由化学交联、加热变性或盐析脱水而凝聚成纳米囊或纳米球。

1. 白蛋白纳米球 将白蛋白与药物溶解或分散于水中作水相，在40～80倍体积的油相中搅拌或超声乳化得到W/O型乳剂，将此乳剂快速滴加到热油（100～180℃）中并保持10min，白蛋白变性形成含有水溶性药物的纳米球，再搅拌冷却至室温，加醚分离即得。白蛋白纳米球的粒径及其分布基本上不受白蛋白浓度、乳化时间、超声波的强度、水/油两相体积比等因素的影响。粒径受乳剂加入热油时的操作影响，快速滴加粒径较小，反之粒径大且分布宽。

2. 明胶纳米球 明胶作为载体材料时可胶凝后化学交联。例如，将 W/O 型乳剂中的明胶乳滴冷却至胶凝点以下，用甲醛交联固化，即可获得明胶纳米球。例如，将 300g/L 的明胶溶液 3ml（含有 1.8mg 丝裂霉素）在 3ml 芝麻油中乳化，将形成的乳剂在冰浴中冷却，使明胶乳滴完全胶凝，再用丙酮稀释，过滤干燥即得。

3. 多糖纳米球 将多糖溶于含药的磷酸盐缓冲液中，加入丙烯酸环氧丙酯（或还有偶联剂），室温搅拌，反应 10 天，离心分离即得。

（三）液中干燥法

含药物的挥发性溶剂作油相，乳化剂加入水相，在搅拌、超声或高压乳匀机的作用下形成 O/W 型乳剂，除去挥发性溶剂后即可得到纳米粒。纳米粒的粒径取决于溶剂蒸发之前形成乳滴的粒径，可以通过调节油水两相比例、黏度、容器及搅拌器的形状和温度等因素控制。

例如，曲安奈德聚乳酸（PLA）纳米球的制备：取 20mg 曲安奈德与 400mg PLA 溶于 2ml 氯仿中作为油相，与 0.5%明胶溶液 40ml 在 15℃以下超声乳化 45min，制得 O/W 型乳剂。乳剂升温至 40℃缓慢蒸发氯仿，再超声蒸 45min 除尽氯仿，离心，水洗后将纳米粒混悬于水，冻干。制备的纳米粒平均粒径 476nm，收率为 79.2%，其中药物收率为 71%，载药量 4.5%。

（四）自动乳化法

自动乳化的基本原理是：在特定条件下，乳剂中的乳滴由于界面能降低和界面骚动形成纳米级乳滴，再经固化、分离，即得纳米粒。

例如，用 DL 丙交酯-乙交酯共聚物（PLGA）制备那法瑞林（NA）纳米球：120mg PLGA、3mg NA 混悬于 1.5ml 水中，加混合溶剂（15ml 丙酮、0.5ml 二氯甲烷）混匀，搅拌下加入 50ml PVA 水溶液（20g/L）中，形成 O/W 型乳剂，丙酮迅速扩散进入水相，而水扩散入乳滴，引起聚合物沉积形成纳米球。纳米球表面吸附 PVA 能阻止搅拌时纳米球的粘连与合并，二氯甲烷从混合溶剂中挥发，纳米球在水中进一步固化。

（五）固体脂质纳米球的制备

固体脂质纳米球（SLN）是指以生物相容的高熔点脂质为骨架材料制成的纳米球。由于骨架材料在室温时是固体，故 SLN 既具物理稳定性高、药物泄漏少、缓释性好的特点，又兼有脂质体毒性低、易于大规模生产等优点。常用的高熔点脂质有饱和脂肪酸甘油酯、硬脂酸、混合脂质等。常用制备方法如下。

1. 熔融-匀化法 是制备 SLN 的经典方法，即将熔融的高熔点脂质、磷脂和表面活性剂在 70℃以上高压匀化，冷却后即得粒径小（约 300nm）、分布窄的纳米球。用高速搅拌器也可制得 650nm 左右的纳米球。

2. 冷却-匀化法 是将药物与高熔点脂质混合熔融，冷却后与液氮或干冰一起研磨，然后和表面活性剂溶液在低于脂质熔点 5～10℃的温度进行多次高压匀化。

3. 微乳法 是在熔融的高熔点脂质中加入磷脂、乳化剂与水，制成微乳，再将微乳倒入冰水中冷却即得。

（六）磁性纳米粒

磁性纳米粒可在外加磁场的引导下，选择性地到达并定位于靶器官，药物以受控的方式从载体中释放，从而实现高效、速效、低毒的目的。常用的磁性物质有纯铁粉、磁铁矿、铁酸盐、铁铝合金、铁镍合金、铁蛋白等，尤以磁流体为磁性材料居多。磁流体是 Fe_3O_4 的胶态悬浮体，它因粒子直径小、灵敏度高、性质稳定、原材料易得而被广泛应用。

链 接 纳米粒的稳定性

灭菌 纳米粒常用于制备注射剂，一般需要进行灭菌，并测定灭菌后纳米粒的质量是否发生变化。

贮存 纳米粒的贮存稳定性较差，容易发生聚集、结块，应根据纳米粒的制备材料和剂型，选择适当的贮存条件。

冷冻干燥 由于用于制备纳米粒的聚合物材料在水溶液中易发生降解，引起纳米粒形态变化和聚集，还可能导致药物的泄漏和变质。将纳米粒冷冻干燥可以明显提高其稳定性。

四、药物纳米晶体的制备

药物纳米晶体的制备方法，按照原理通常可分为三类：Bottom-up 技术（自下向上法）、Top-down 技术（自上向下法）及组合技术。

（一）Bottom-up 技术

Bottom-up 技术是指将含有药物的良溶剂加入到另一种不良溶剂中使药物浓度过饱和而析出结晶的方法。根据技术原理可分为微量沉淀法、超临界流体法等。

1. 微量沉淀法 是将溶有难溶性药物的良溶剂溶液加入到可混溶的不良溶剂中，通过控制析晶条件来制备纳米晶体。该方法的优点是对仪器的要求不高，成本低，操作简单，可一步完成。制得的粒子粒径小、分布窄。

2. 超临界流体法 是指将药物溶解在超临界液体（如 CO_2）中，当该液体通过微小孔径的喷嘴减压雾化时，随着超临界液体的迅速气化析出纳米晶体粒子。其优点在于技术简单、成本较低，使用了对环境无害的溶剂，可制备出高纯度的无任何有机溶剂残留的纳米晶体。其缺点在于超临界流体消耗大，且不适用于在超临界流体中不溶解的药物。

3. 酸碱汽化泡腾辅助沉淀法 是指利用酸碱溶液中和反应产生 CO_2，利用汽化泡腾作用控制溶液药物微小晶体的形成而制备药物纳米晶体的方法。该法制备工艺简单，成本较低，但要求药物不能被酸碱破坏，且可能会使用有机溶剂。

（二）Top-down 技术

Top-down 技术是指利用机械力将粒径较大的药物颗粒减小为纳米尺寸颗粒的方法。Top-down 工艺重现性好且易于产业化，是药物纳米晶体应用最广的制备技术。

1. 介质研磨技术 是依靠研磨介质（玻璃珠或陶瓷球等）制备药物纳米晶体的方法。该法制备过程简单，可操作性强，制备的纳米晶体粒径分布均一，易于产业化。因制备过程可控制温度而适用于热不稳定性药物。

2. 高压均质技术 先将药物微粉化（粒径小于 25μm）制成混悬液，然后在高压匀质机的高压泵作用下，强行高速通过匀化阀的狭缝，制得纳米混悬剂的方法。该技术影响药物粒径大小和粒度分布的因素主要有压力、循环次数及药物本身性质等，但是该技术生产效率不高，循环次数较多，不适合硬度较大的药物。一般得到微米级粒子。

（三）组合技术

制备药物纳米晶体时，单一技术难以达到粒径均匀、稳定性好，多种技术联用可补足其缺点使制剂安全有效。将“Bottom-up”和“Top-down”技术联合使用，可以更好地控制药物纳米晶体的粒径大小，并加快生产速度。常用技术如下。

1. 微量沉淀-高压均质组合技术 此法联合微量沉淀法与高压均质法，一方面利用沉淀法获得粒径小于 25μm 的初始晶体粒子，从而减少高压均质机狭缝堵塞的风险，提高高压均质过程中药物粒径减小的效率；另一方面运用高压均质法的均化作用使药物晶型趋于完美，克服沉淀法所得的晶体粒子粒径分布不均匀、易产生奥斯瓦尔德熟化的问题，增加纳米晶体粒子的物理稳定性。

2. 高压空化沉淀-均质组合技术 该技术也是联合微量沉淀法与高压均质法，但与微量沉淀-高压均质组合技术不同之处在于纳米晶体的形成发生在高压均质空化区域，即微量沉淀的过程同时伴随着高压均质，纳米晶体粒子一经形成便受到高压空化作用、破碎力及冲撞力等作用，从而控制晶体的长大，提高纳米晶体粒径的均一性。

3. 喷干分散-高压均质组合技术与冻干分散-高压均质组合技术 将难溶性药物与稳定剂的溶液分别经喷雾干燥或冷冻干燥，使药物均匀分散于稳定剂骨架分子中而形成药物分散物，然后将其重新分散到水中经高压均质而制备药物纳米晶体的方法。

4. 沉淀-冻干-高压均质组合技术 该技术是将沉淀法、冻干法、均质法结合在一起的方法。首先将药物溶解在有机溶剂中，再加入到水相中从而沉淀形成较小晶体，随后利用冷冻干燥对原料进行改性，除去在沉淀步骤中所使用的有机溶剂，最后经过高压均质使其粒径达到纳米范围。

5. 转子-定子高速剪切-高压均质联用技术 该技术是联合转子-定子高速剪切技术与高压均质技术进行纳米晶体制备的方法，首先药物混悬液经转子-定子高速剪切机，剪切预处理，然后再经高压均质制备稳定均一的纳米晶体混悬液，该技术可减少高压均质的压力，提高均质效率，同时可显著提高纳米晶体的稳定性。

除了 Top-down 和 Bottom-up 技术联用外，近年来又出现了共晶联合 Bottom-up 技术制备药物纳米晶体。药物共晶是药物活性成分和共晶配体按照一定的比例，通过氢键或其他共价键等分子间作用力形成的一种新晶型。

五、纳米粒的质量评价

纳米粒的质量要求基本上与微囊和微球一致，《中国药典》（2020 年版）均采用同一指导原则，其中明确了控制质量应检查的项目有以下几项。

1. 形态、粒径及其分布 应为球形或类球形，无粘连。采用电镜观察形态，激光散射粒度分析仪测定粒径及其分布。

2. 再分散性 冻干品的外观应为细腻疏松块状物，色泽均匀；加一定量液体介质振摇，应立即分散成澄清的均匀胶体溶液。

3. 包封率与渗漏率 分别测定系统中的总药量和游离的药量，从而计算出包封率。纳米粒贮存一定时间后再测定包封率，计算贮存后的渗漏率。

4. 突释效应 纳米粒在开始 0.5h 内的释放量应低于 40%。

5. 有机溶剂残留量 在制备纳米囊和纳米球过程中采用了有机溶剂的，须检查其残留量，残留量应符合《中国药典》的要求。

考点：纳米粒的分类，载药纳米粒的常用制备材料、常用制备方法，药物纳米晶体的制备方法，纳米粒的质量评价指标

第5节 脂 质 体

一、概 述

脂质体（liposome）是指药物被类脂双分子层包封成的微小囊泡。1965 年英国 Bangham 通过电子显微镜观察溶于水中的磷脂时发现了脂质体的存在，1968 年由 Sessa 正式提出名词“liposome”。经过 50 多年的发展，脂质体已经广泛应用于药剂学领域。

脂质体根据其结构中所包含的双分子类脂质膜层数可分为单室脂质体和多室脂质体。含有单层双分子层类脂质膜的囊泡称为单室脂质体，它又分大单室脂质体（LUVs，粒径 0.1～1.0μm）和小单室脂质体 SUVs，粒径一般小于 200nm）。由多层类脂质双分子层构成的脂质体称为多室脂质体（MLVs），粒径在 1～5μm。

（一）脂质体的组成与结构

脂质体由类脂和附加剂组成。当类脂分子如磷脂悬浮于水溶液中聚集形成脂质体时，其两条疏

水链指向内部，亲水基在膜的内外两个表面上，磷脂双层构成一个个封闭小室，内部包含一定体积的水溶液。磷脂双层形成的囊泡又被水相介质分开。磷脂与胆固醇排列成单室脂质体的结构见图 12-7。

在显微镜下，脂质体的外形除了常见的球形、椭圆形之外，还会有长管状结构，且各种大小和形状可以共存。

单室脂质体中水溶性药物的溶液只被一层类脂质双分子层所包封，脂溶性药物则分散于双分子层中。多室脂质体中有几层脂质双分子层，被水膜隔开，水溶性药物分散在水膜中，脂溶性药物则分散于几层双分子层中。

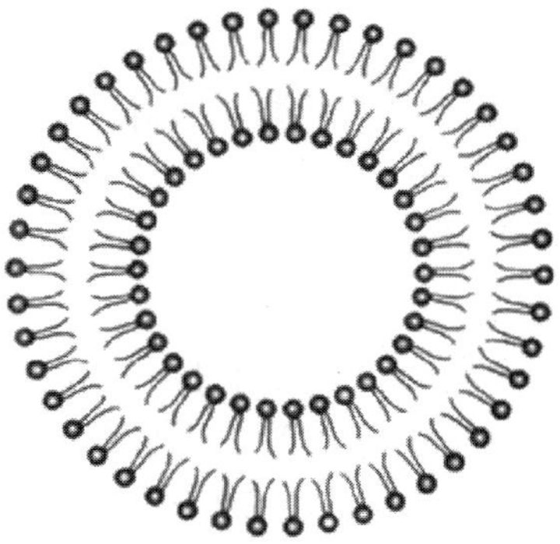

图 12-7 脂质体示意图

链 接 脂质体注射剂

脂质体的概念最早由 Bangham 等于 1965 年提出，1990 年开始应用于注射剂领域。注射用两性霉素 B 脂质体是第一个脂质体注射剂。随后，阿霉素脂质体、盐酸多柔比星脂质体等脂质体产品相继问世，在抗肿瘤、疫苗等领域发挥着不可替代的作用。目前，我国已批准生产的脂质体注射剂主要有抗感染的两性霉素 B 脂质体注射剂、盐酸多柔比星脂质体注射剂以及抗肿瘤的紫杉醇脂质体注射剂等。近年来，一大批新型脂质体不断涌现，具有靶向性准、药效久、稳定性高、毒副作用小等优点，已成为各类新型载体研究的热点之一。当前，脂质体注射剂研究主要集中于长循环脂质体、纳米结构类脂质体、阳离子类脂质体等。

（二）脂质体的性质

1. 相变温度 脂质体膜的物理性质与介质温度关系密切。当温度升高时，脂质体双分子层中酰基侧键从有序排列变为无序排列，从而引起脂膜物理性质的一系列变化，可由胶晶态变为液晶态，膜的横切面增加，双分子层厚度减小，膜流动性增加，这种转变时的温度称为相变温度。脂质体膜相变温度的高低取决于其组成磷脂的种类，因此可以使用两种或两种以上的磷脂混合制备脂质体，不同的磷脂各有特定的相变温度，在一定条件下可同时存在不同的相。

2. 脂质体荷电性 含酸性脂质，如磷脂酸（PA）和磷脂酰丝氨酸（PS）等的脂质体荷负电；含碱基（氨基），如十八胺等的脂质体荷正电；不含离子的脂质体显电中性。脂质体表面的电性对其包封率、稳定性、靶器官分布及对靶细胞的作用均有较大的影响。

（三）脂质体的特点

由于脂质体的特殊结构，作为药物载体的研究越来越受重视。药物被脂质体包裹后称为载药脂质体，具有以下主要特点。

1. 脂质体的靶向性 脂质体以静脉给药时，可被巨噬细胞作为外界异物吞噬，选择性地集中于单核-巨噬细胞系统，70%～89%集中于肝、脾。在脂质体的设计中利用某种物理或化学因素的改变，如病变部位温度、用药部位 pH 等的改变可以引发脂质体选择性释放药物。在脂质体上连接配体，通过配体分子的特异性专一地与靶细胞表面的互补分子相互作用，还可以实现脂质体的主动靶向给药。

2. 脂质体的缓释性 将药物包封于脂质体中，可药物减缓代谢和排泄，延长药物在血液中的滞留时间。

3. 降低毒性 药物被脂质体包封后，主要被网状内皮系统的巨噬细胞所吞噬，在肝、脾和骨髓等网状内皮细胞较丰富的器官中集中，药物在心、肾中累积量明显降低。因此，脂质体可明显降低对心、肾或正常细胞有毒性药物的毒性。

4. 提高药物稳定性 不稳定的药物被脂质体包封后受到脂质体双层膜的保护，可提高稳定性。同时脂质体也增加了药物在体内的稳定性。

二、脂质体的膜材

脂质体由类脂和附加剂组成。很多类脂可用于制备脂质体，其中磷脂最常用。

（一）磷脂类

磷脂类分为天然磷脂和合成磷脂两类，其是由一个磷酸基和一个季铵盐基组成的亲水性基团，和由两个较长的烃基组成的亲脂性基团构成。天然磷脂包括卵磷脂、脑磷脂、大豆磷脂；合成磷脂主要有二棕榈酰磷脂酰胆碱（DPPC）、二棕榈酰磷脂酰乙醇胺（DPPE）、二硬脂酰磷脂酰胆碱（DSPC）等，其均属氢化磷脂类，具有性质稳定、抗氧化性强、成品稳定等特点。

（二）附加剂

常用的附加剂有胆固醇、十八胺、磷脂酸等。胆固醇具有调节膜流动性的作用，故又称为脂质体“流动性缓冲剂”。当低于相变温度时，胆固醇可使膜减少有序排列，增加流动性；高于相变温度时可增加膜的有序排列，减少膜的流动性。十八胺、磷脂酸可以改变脂质体表面电荷性质。

三、脂质体的制备方法

目前制备脂质体的方法很多，现将常用和主要的方法介绍如下。

（一）薄膜分散法

薄膜分散法是最早且至今常用的方法。薄膜分散法将磷脂、胆固醇等膜材溶于氯仿或其他有机溶剂（脂溶性药物可加入有机溶剂）中，旋转蒸发，在烧瓶内壁形成薄膜后加入含水溶性药物的磷酸盐缓冲液，进行振摇，可形成大多层脂质体。

形成的脂质体可以通过各种机械方法进一步分散，制成各类脂质体，如干膜超声法、薄膜-振荡分散法、薄膜-匀化法、薄膜-挤压法等。

（二）逆相蒸发法

逆相蒸发法（REV）是将磷脂等膜材溶于有机溶剂，如氯仿、乙醚等，加入待包封的药物水溶液（水溶液：有机溶剂=1：3～1：6）进行短时超声，直到形成稳定的 W/O 型乳剂。然后减压蒸发除去有机溶剂，达到胶态后滴加缓冲液，旋转帮助器壁上的凝胶脱落，在减压下继续蒸发制得水性混悬液。通过凝胶色谱法或超速离心法，除去未包入的药物，即得大单层脂质体。本法适合于包裹水溶性药物及大分子生物活性物质。

（三）冷冻干燥法

该法是将磷脂高度分散于缓冲盐溶液中，经超声波处理与冷冻干燥，再将干燥物分散到含药物的水性介质中，形成脂质体。冻干温度、速度及时间等因素对脂质体的包封率和稳定性都有影响。

（四）注入法

将磷脂与胆固醇等类脂质及脂溶性药物共溶于有机溶剂中（油相），把油相匀速注射到高于有机溶剂沸点的恒温水相（可含水溶性药物）中，加完后不断搅拌至有机溶剂除尽为止，即制得大多室脂质体。脂质体混悬液二次高压乳匀或超声，所得成品大多为单室脂质体。

（五）超声波分散法

先将水溶性药物溶于磷酸盐缓冲液，将磷脂、胆固醇与脂溶性药物共溶于有机溶剂中，然后将前者加入后者，搅拌蒸发除去有机溶剂，残液经超声波处理，分离出脂质体。多室脂质体经超声波处理可得单室脂质体。

四、脂质体的修饰

脂质体在体内虽具有被动靶向的特点，主要分布到网状内皮系统的组织与器官（肝、脾）中，通过对脂质体进行修饰，可以提高脂质体的靶向性。

（一）长循环脂质体

脂质体表面经适当修饰后，可避免被单核-巨噬细胞系统吞噬，延长在体内循环系统的时间，称为长循环脂质体。例如，脂质体用 PEG 修饰，其表面被柔顺而亲水的 PEG 链部分覆盖，极性 PEG 基增强了脂质体的亲水性，减少血浆蛋白与脂质体膜的相互作用，降低被巨噬细胞吞噬的可能，延长在循环系统的滞留时间，因而有利于肝、脾以外的组织或器官的靶向作用。将抗体或配体结合在 PEG 末端，既可保持长循环，又能实现靶体识别。

（二）免疫脂质体

在脂质体表面接上某种抗体，可以提高脂质体的识别能力和结合于靶细胞的能力，提高脂质体的专一靶向性。例如，在丝裂霉素 C（MMC）脂质体上结合抗胃癌细胞表面抗原的单克隆抗体制成免疫脂质，在体内该免疫脂质体对胃癌靶细胞的 M85 杀伤作用比游离 MMC 提高 4 倍。

（三）糖基脂质体

不同糖基连接在脂质体表面可制成具有不同靶向性的脂质体。例如，带有半乳糖残基的脂质体可被肝实质细胞所摄取；带甘露糖残基的脂质体可被 K 细胞摄取；氨基甘露糖衍生物的脂质体可富集于肺部。

（四）温度敏感脂质体

通过改变脂质体膜材的组成，改变脂质体的相转变温度，可以实现温度敏感的目的。在相变温度时，脂质体中磷脂从胶晶态过渡到液晶态，可增加脂质体膜的通透性，增加药物的释放速率；偏离相变温度，则释放减慢。

（五）pH 敏感脂质体

肿瘤间质液的 pH 明显低于周围正常组织，利用这一特点设计了 pH 敏感脂质体，此类脂质体在低 pH 范围内可释放药物。其原理是 pH 降低时，可导致脂肪酸羧基质子化而与膜融合，增加膜的通透性。

五、脂质体的质量评价

1. 形态、粒径和粒径分布 脂质体粒径大小和分布均匀程度与其包封率和稳定性有关，直接影响载药脂质体的治疗效果。脂质体形态与粒径的观察方法主要有光学显微镜法、电子显微镜法、电感应法（如 Coulter 计数器）、光感应法（如粒度分布光度测定仪）、激光散射法等。

2. 包封率与载药量 脂质体包封率主要有重量包封率、体积包封率、药脂包封比。一般采用重量包封率，测定时需要分离出载体脂质体和游离药物。

$$包封率=\frac{脂质体中包封的量}{药物总量（投料量）}\times 100\%$$

3. 渗漏率 渗漏率表示脂质体贮存期间包封率的变化情况，是脂质体稳定性评价的主要指标。定义为贮存期间包封量的减少与刚制备时脂质体包封率之比。

$$渗漏率=\frac{贮存后渗漏到介质中的药量}{贮存前包封的药量}\times 100\%$$

在膜材中加入一定量胆固醇可加固脂质双层膜，减少膜流动，降低渗漏率。

4. 磷脂的氧化程度 磷脂容易被氧化。在含有不饱和脂肪酸的脂质体混合物中磷脂的氧化分 3 个阶段：单个双键的偶合、氧化产物的形成、乙醛的形成和键断裂。因各阶段产物不同，氧化程度很难用一种试验方法评价。

（1）氧化指数测定：氧化指数是检测双键偶合的指标。磷脂的氧化偶合物在 230nm 左右有紫外吸收峰，因而有别于未氧化的磷脂。测定方法：将磷脂溶于无水乙醇配成一定浓度的澄明溶液，分别测定 233nm 及 215nm 处的吸光度，计算氧化指数（A_{233nm}/A_{215nm}），磷脂的氧化指数应控制在 0.2 以下。

（2）氧化产物测定：卵磷脂氧化产生丙二醛和溶血磷脂，丙二醛在酸性条件下可与硫代巴比妥酸（thiobarbituric acid，TBA）反应，生成一种红色染料（TBA-pigment），该化合物在波长 535nm 处有特异性吸收，吸收值的大小即反映磷脂的氧化程度。

5. 脂质体体内分布试验 常用体内分布试验来评价脂质体能否导药于靶组织。试验多以小鼠（也有用家兔）作为试验对象，将药物同位素标记或不标记包入脂质体后，通过静脉注射或腹腔注射等途径给药，测定不同时间血药浓度。并定时将受试动物处死，剖取脏器、组织，捣碎分离取样，用闪烁计数法或药物含量测定方法进行检测，与同剂量游离药物比较各组织药物的滞留量，进行药物动力学处理，以此评价脂质体在体内的行为。

考点：脂质体的概念、分类、组成、性质、特点、常用膜材、制备方法，脂质体的修饰方法及质量评价指标

链 接 类脂质体（niosomes）

类脂质体亦称泡囊，是用非离子型表面活性剂与（或不与）胆固醇及其他物质构成的单室或多室囊泡。又称为非离子表面活性剂囊泡。类脂质体具有内水相和脂质双分子层，结构类似于脂质体。其特点是稳定性高于脂质体，可克服脂质体因磷脂氧化而带来的毒性，是一种有前途的新型药物传递系统。

类脂质体的制备方法与脂质体相近，如由薄膜分散法制得的卡铂泡囊与异烟肼泡囊等，均具有缓释与肺靶向的双重性质，可提高药效，降低毒副作用。

第 6 节 缓释、控释制剂

一、概 述

缓释、控释制剂（简称缓控释制剂，又称缓控释给药系统）是在普通制剂的基础上发展起来的。普通制剂需要频繁给药、血药浓度波动大，因而毒副作用大，患者顺应性较差。与普通制剂相比，药物制成缓释、控释制剂后不仅可以在较长时间内维持体内药物有效浓度，减少用药的总剂量，大大提高患者的顺应性；还可以将药物输送到特定靶器官，在一定程度上改善药物的理化性质和药理活性，因此被广泛用于治疗多种疾病。近年来缓控释给药系统已成为药剂学领域的重要发展方向之一。

（一）缓释、控释制剂的概念

缓释制剂（sustained-release preparation）是指在规定的释放介质中，按要求缓慢地非恒速释放药物，与相应的普通制剂比较，给药频率减少一半或有所减少，且能显著增加患者用药依从性的制剂。缓释制剂用药后能在较长时间内持续释放药物而实现长效治疗作用，如硝苯地平缓释胶囊、盐酸二甲双胍缓释片等。

控释制剂（controlled-release preparation）是指在规定释放介质中，按要求缓慢地恒速释放药物，与相应的普通制剂比较，给药频率减少一半或有所减少，血药浓度比缓释制剂更加平稳，且能显著增加患者用药依从性的制剂。控释制剂用药后能在预定的时间内自动以预定速度释放，使血药浓度长时间恒定维持在有效浓度范围，如盐酸维拉帕米渗透泵控释片。

（二）缓释、控释制剂的特点

缓释、控释制剂与普通制剂相比其主要特点在于药物释放缓慢，吸收入血后可维持较长时间的有效治疗血药浓度。

1. 缓释、控释制剂的优点

（1）使用方便：对半衰期短的或需要频繁给药的药物，可以减少服药次数，提高患者服药的顺应性，使用方便。

（2）缓慢释放药物，毒副作用小：可使血药浓度平稳，峰谷波动小，有利于保持药物恒定的疗效，增加药物治疗的稳定性，减小药物的毒副作用。特别适用于治疗指数低的药物。

（3）疗效好：可减少用药总剂量，用最小剂量发挥最佳治疗效果。

（4）可以实现定时、定位释放药物：一些缓释、控释制剂可以实现定时（如脉冲制剂）、定位（如结肠定位制剂）释放药物，更适合疾病的治疗。

2. 缓释、控释制剂的局限性

（1）成本较高：缓释、控释制剂的生产工艺一般比较复杂，导致其成本和价格较高。

（2）剂量调节不灵活：临床应用剂量调节灵活性较低，如出现毒副作用较大等特殊情况，无法立刻停止治疗。

（3）适用药物受限：根据现有的科技水平，并非所有药物都适宜制成缓释、控释制剂。

二、缓释、控释制剂的释药原理

缓释、控释制剂的释药原理主要有控制溶出、扩散、溶蚀或扩散与溶出相结合。也可利用渗透压或离子交换实现缓控释。

1. 控制溶出速度来控制药物释放　由于药物的释放受溶出速率的限制，溶出速率慢的药物天然具有缓释特点。根据溶出速率公式（12-1），减小药物的溶解度，增大药物的位径，可降低药物的溶出速率，达到长效作用。

$$\frac{dC}{dt} = KA(C_s - C) \tag{12-1}$$

式中，dC/dt 为溶出速度；A 为固体的表面积；C_s 为溶质在溶出介质中的溶解度；C 为 t 时间溶液中溶质的浓度；K 为溶出速度常数。

2. 控制扩散过程来控制药物释放　以扩散为主的缓释、控释制剂，药物首先溶解成溶液后再从制剂中扩散出来进入体液，其释药受扩散速率的控制。以控制扩散为主的缓释、控释制剂可分为骨架型和储库型。储库型主要依赖半透膜的控制，药物首先溶解成溶液，然后再从制剂中扩散进入体液。骨架型则通过骨架本身，当水进入骨架中，药物溶解并通过骨架中的孔洞向外扩散。

3. 控制溶蚀与扩散相结合来控制药物释放　某些骨架型制剂，如生物溶蚀性骨架系统、亲水凝胶骨架系统、膨胀型控释骨架，药物可从骨架中扩散出来，且骨架本身也处于溶蚀的过程。其释药过程是骨架溶蚀和药物扩散的综合效应过程。

4. 渗透泵控释原理　此类制剂是以渗透压作为药物释放的动力，能恒速释放药物，实现零级释放。渗透泵口服后，衣膜在胃肠液中选择性地使水渗入片芯使药物溶解成饱和溶液，其渗透压远大于体液渗透压。由于膜内外渗透压差的存在，药物由小孔持续泵出，其量与渗透进来的水量相等。

5. 离子交换控制药物释放　含有药物的离子交换树脂其药物释放仅与环境中的离子有关。由水不溶性交联聚合物组成的树脂，其聚合物链的重复单元上含有成盐基团，药物可结合于树脂上。当带有合适电荷的离子与离子交换基团接触时，通过交换将药物游离释放出来。简单的药-树脂复合物通常无法实现满意的缓控释效果，可以通过对含药树脂包衣进行调节。

三、缓释、控释制剂的类型

（一）骨架型缓释、控释制剂

骨架型制剂是指药物和一种或多种惰性骨架材料通过压制、融合等技术制成的制剂，药物均匀地分散在骨架中，骨架起到储库作用。通过骨架材料控制药物的释放。常见的骨架制剂以亲水凝胶骨架缓释制剂最为普遍。下面介绍常见的骨架型缓释、控释制剂。

1. 亲水凝胶骨架片　水溶性药物在亲水凝胶骨架片中的释放机制主要是扩散和凝胶层的不断溶蚀，释药速度取决于药物通过凝胶层的扩散速度。对于水中溶解度较小的药物来说，其释放机制主要表现为凝胶层的溶蚀。制备亲水凝胶骨架片的常用材料有羟丙甲纤维素（HPMC）、甲基纤维素（MC）、羟乙基纤维素（HEC）、羧甲纤维素钠（CMC-Na）、海藻酸钠等。

2. 溶蚀性骨架片　此类制剂由溶蚀性材料制成，如蜂蜡、巴西棕榈蜡、硬脂酸等。随着骨架的逐渐溶蚀，通过孔道扩散与蚀解控制药物释放。溶蚀性骨架片常用的制备方法有湿法制粒压片法、溶剂蒸发法、熔融法和热混合法等。

3. 不溶性骨架片　不溶性骨架片由水不溶性材料制成，常用的有聚乙烯、EC、甲基丙烯酸-丙烯酸甲酯共聚物等。药物从中释放分为三步：消化液渗入骨架内、药物溶解和药物从骨架的孔道中扩散出来，最后一步是限速步骤。药物释放后，骨架最终随粪便排出体外。常见的不溶性骨架片有：胃滞留片、生物黏附片、颗粒状骨架型压制片等。

（二）膜控型缓释、控释制剂

膜控型缓释、控释制剂是用包衣材料对制剂进行包衣处理，以控制药物的扩散和溶出的缓释、控释制剂。控释膜通常为半透膜或微孔膜，释药动力是基于膜内外的渗透压或药物分子在聚合物中的溶出和扩散行为。常见的膜控型缓释、控释制剂有微孔膜包衣片、膜控释小片、肠溶膜控释片、膜控释小丸等。

（三）渗透泵控释制剂

渗透泵主要由药物、半透膜、渗透压活性物质和推动剂组成，利用渗透压原理实现对药物的控制释放。口服渗透泵制剂是目前应用最广泛的渗透泵制剂，一般由片芯和包衣膜两部分构成（图 12-8）：片芯外包一层半透性的聚合物外膜，用激光在膜上开一个或多个大小适宜的释药小孔。

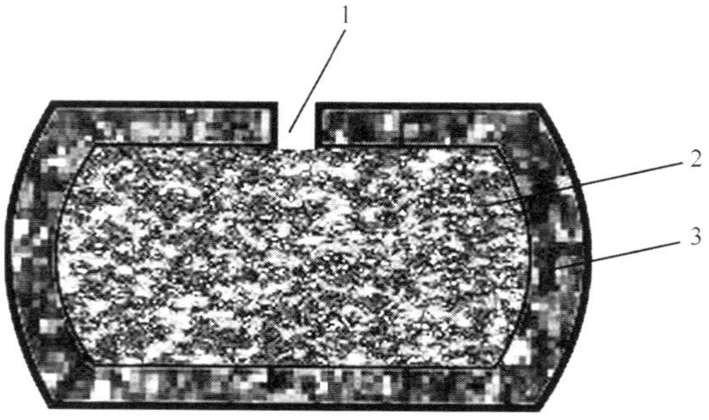

图 12-8 单室口服渗透泵片示意图
1. 释药小孔；2. 片蕊；3. 包衣膜

当片芯中药物尚未被完全溶解时，释药速率按恒速进行；当片芯中药物浓度逐渐低于饱和浓度时，释药速率逐渐以抛物线式徐徐降低。可以通过调整渗透压活性物质的组成调节片芯内的渗透压。常用渗透压活性物质有乳糖、果糖、葡萄糖、甘露醇等。常用的半透膜材料有醋酸纤维素、EC 等。

链 接 脉冲给药系统

时辰药理学研究表明，许多疾病的发作具有周期性：如哮喘病最易在深夜发作；胃溃疡患者夜间胃酸分泌增多；高血压、心脏病易在凌晨发作。脉冲给药系统是根据时辰药理学特性设计的一种与疾病发作节律变化相符的新型迟释给药系统，是近年来新型缓释、控释制剂的研究热点之一。

脉冲给药系统具有以下几点优势：在疾病发作时可以迅速达到药物治疗浓度，发挥疗效；按时辰节律性释药，提高药物的生物利用度，减轻不良反应；防止细菌耐药性的产生等。然而由于剂量及剂型限制，脉冲给药系统仅对于节律性发作且不需要长时间维持恒定血药浓度的疾病才能达到理想疗效。适用范围为抗心绞痛药、抗高血压药和抗哮喘的支气管扩张药等。

四、缓释、控释制剂的设计

（一）生物利用度

缓释、控释制剂与普通制剂相比应具有生物等效性，其生物利用度为普通制剂的 80%～120%。若药物吸收部位主要在胃与小肠，宜设计每 12h 服 1 次；若药物在结肠也有一定吸收，则可考虑每 24h 服 1 次。

（二）峰谷浓度比（C_{max}/C_{min}）

缓释、控释制剂达到稳态时的峰浓度和谷浓度之比应小于普通制剂。一般半衰期短、治疗指数窄的药物，可设计每 12h 服 1 次；而半衰期长或治疗指数宽的药物则可 24h 服 1 次。若设计零级释放剂型，如渗透泵，其峰谷浓度比显著低于普通制剂，血药浓度更加平稳。

（三）辅料

缓释、控释制剂的释放速度可以通过选择适当的辅料进行调控。主要是通过应用高分子化合物作为阻滞剂来实现。根据不同的缓控释原理，可以分为骨架型缓释材料、包衣型缓释材料和增稠型缓释材料。通过选择不同的缓控释材料、改变材料配比和改变工艺等方法实现不同的药物释放要求。

（四）药物的选择

1. 剂量 制备缓释、控释制剂的药物其给药剂量一般根据普通制剂的用法和剂量来设计。一般认为 0.5～1.0g 的单剂量是常规制剂的最大剂量，这仍然适于缓释制剂。剂量大、药效剧烈、溶解吸收差和剂量需要精密调节的药物，一般不宜制成缓释或控释制剂。一般缓释、控释制剂的剂量是普通剂型的 2～4 倍，故普通制剂剂量大于 1 g 时不适合制成缓释、控释制剂。

2. 溶解度、解离度和 p*K*a　口服药物进入胃肠道后，首先要溶出才能被吸收，处于溶解状态的分子型药物比较容易通过生物膜。大多数药物呈现弱酸性或弱碱性，在胃肠道中，解离型药物水溶性大；非解离型的药物脂溶性大，容易通过脂质生物膜。因此药物的 p*K*a 和吸收环境关系密切，需注意消化道 pH 对药物释放过程的影响。

3. 分配系数　药物口服进入胃肠道后，药物的分配系数对其能否有效地透过生物膜起决定性作用。分配系数太大的药物，因脂溶性强，药物与脂质膜的结合力强，不能进入血液循环中；分配系数太小的药物，较难通过生物膜，故生物利用度较差。具有适宜分配系数的药物不仅能透过脂质膜，而且能进入血液循环。

4. 半衰期（$t_{1/2}$）　缓释、控释制剂一般适用于半衰期较短的药物（$t_{1/2}$=2～8h），可以降低药物体内浓度的波动性。药物半衰期太短（$t_{1/2}$<60min）或太长（$t_{1/2}$>12h）者不宜制成缓释、控释制剂。

五、缓释、控释制剂的体内、外评价

（一）体外评价

释放度是缓释、控释制剂体外评价最重要的指标之一，《中国药典》（2020 年版）缓释、控释制剂指导原则规定，缓释、控释制剂的药物释放度实验可采用溶出仪测定，目前有篮法、桨法、小杯法、桨碟法、转筒法、流池法、往复筒法七种测定方法。

1. 释放度试验条件　模拟体温应控制在 37℃±0.5℃，释放介质以去空气的新鲜水为最佳，或根据药物的溶解性、处方要求、吸收部位，选择稀盐酸（0.001～0.1mol/L）或 pH 3～8 的磷酸盐缓冲液。对难溶性药物不宜采用有机溶剂，可加少量表面活性剂，如十二烷基硫酸钠等。释放介质的体积应符合漏槽条件，一般要求不少于形成药物饱和溶液量的 3 倍，并脱气。缓释、控释制剂应研究不同 pH 条件下的释放，应选择释放与体内吸收特性最相关的 pH 作为质量控制的条件。

2. 释放度取样点的设计　除迟释制剂外，体外释放速率试验应能反映出受试制剂释药速率的变化特征，且能满足统计学处理的需要，释药全过程的时间不应低于给药的间隔时间，且累积释放率要求达到 90%以上。除另有规定外，制剂质量研究中，通常将释药全过程的数据作累积释放率-时间的释药速率曲线图，制订出合理的释放度检查方法和限度。

缓释制剂从释药速率曲线图中至少选出 3 个取样时间点，第 1 点为开始 0.5～2.0h 的取样时间点（累积释放率约 30%），用于考查药物是否有突释；第 2 点为中间的取样时间点 *t*（累积释放率约 50%），用于确定释药特性；最后的取样时间点 *t*（累积释放率>75%），用于考查释药量是否基本完全。此 3 点可用于表征体外缓释制剂药物释放度。

控释制剂除以上 3 点外，还应增加 2 个取样时间点。此 5 点可用于表征体外控释制剂药物释放速度。释放百分率的范围应小于缓释制剂。

缓释制剂的释药数据可用一级方程拟合。控释制剂的释药数据可用零级方程拟合。

3. 结果分析　为了直观地说明不同 pH 条件下药物释放的差异，释放曲线最好做三维图，即时间、pH 和释放量。药物释放数据常用 4 种模型进行数学拟合：零级方程、一级方程、Higuchi 方程和 Peppas 方程，对可能的释药机制进行分析。

（二）体内评价

缓释、控释制剂的体内评价主要包括生物利用度和生物等效性评价。

生物利用度是指活性物质从药物制剂中释放并被吸收后，在作用部位可利用的速度和程度，通常用血浆浓度-时间曲线来评估。如果含有相同活性物质的两种药品药剂学等效或药剂学可替代，并且它们在相同摩尔剂量下给药后，生物利用度（速度和程度）落在预定的可接受限度内，则被认为生物等效。《中国药典》（2020 年版）规定缓释、控释制剂的生物利用度与生物等效性试验应在单次给药与多次给药两种条件下进行。

单次给药（双周期交叉）试验的目的在于比较受试者空腹状态下服用缓释、控释受试制剂与参比制剂的吸收速率和吸收程度的生物等效性，并确认受试制剂的缓控释药物动力学特征。

多次给药试验的目的是研究受试缓释、控释制剂与参比制剂多次连续用药达稳态时药物的吸收程度、稳态血药浓度和波动情况。

有关受试者要求和选择标准、参比制剂、试验设计及过程、数据处理和生物利用度及生物等效性评价规定，详见《中国药典》（2020 年版）。

（三）体内外相关性评价

体内外相关性是将制剂的生物学性质或由生物学性质衍生出来的参数与同一制剂的物理化学性质之间建立合理的定量关系。缓释、控释制剂要求进行体内体外相关性试验，它应反映整个体外释放曲线与血药浓度-时间曲线之间的关系。只有当体内外具有相关性，才能通过体外释放曲线预测体内情况。

《中国药典》（2020 年版）将体内外相关性归纳为以下三种。

（1）体外释放曲线与体内吸收曲线上对应的各个时间点应分别相关，这种相关简称点对点相关，表明两条曲线可以重合或者通过使用时间标度重合。

（2）应用统计矩分析原理建立体外释放的平均时间与体内平均滞留时间之间的相关。由于能产生相似的平均滞留时间可有很多不同的体内曲线，因此平均滞留时间不能代表体内完整的血药浓度-时间曲线。

（3）将一个释放时间点（$t_{50\%}$、$t_{90\%}$等）与一个药动学参数（如 AUC、C_{max}或 t_{max}）之间单点相关，但这只能说明部分相关。

考点：缓控释制剂的概念、特点、制剂中药物释放的机理、类型、设计、评价指标

第 7 节 靶 向 制 剂

一、概 述

（一）靶向制剂的概念

靶向制剂也称靶向给药系统（targeting drug delivery system，TDDS），是指采用载体将药物通过循环系统浓集于或接近靶器官、靶组织、靶细胞和细胞内结构的一类新制剂，能提高疗效并显著降低对其他组织、器官及全身的毒副作用。

随着生物药剂学和药物动力学的发展，人们研究发现采用常规制剂给药后，药物会自由地、不加选择地分布到全身各组织器官，导致病灶部位的药物浓度大大降低；而其分布到其他部位的药物不但没有治疗作用，反而可能引起毒副作用。若想提高病灶部位的药物浓度，就必须增加剂量，提高全身循环系统的药物浓度。这样虽可增加药物的治疗效果，但同时也提高了用药风险。尤其对于化疗药物，其对正常细胞也具有较大的毒副作用。将药物制成靶向制剂，药物可浓集于靶组织、靶器官、靶细胞。靶向制剂不仅要求药物可到达病灶部位，而且要求药物在病灶部位具有一定浓度和滞留一定时间，达到靶向定位的作用，提高疗效，避免药物作用于其他组织造成的毒副作用。

理想的靶向制剂应具备定位浓集、控制释放和可生物降解三要素，具有提高药物的安全性、有效性、可靠性和患者顺应性的优点，拥有广阔的临床应用前景。

链 接 靶向药物概念的起源

靶向制剂的概念起始于 1906 年德国免疫学家 Paul Ehrlich，作为化学疗法的奠基人之一，他提出了所谓的“魔弹”的设想，希望通过化合物作为靶向分子将药物或病毒带到病变部位，进而减少对正常组织和细胞的损伤。Paul Ehrlich 发明的“魔弹”名为抗“666”，是一种治疗梅毒的制剂。受到当时科学水平的限制，该药物虽然对梅毒的治疗有效果，但并非真正意义上的靶向制剂，它的治疗过程缓慢、痛苦且风险较大。

（二）靶向制剂的分类

靶向制剂的分类方法有多种。根据靶向药物在体内可到达的部位可分为三级：①第一级指可到达特定靶组织或靶器官；②第二级指可到达特定靶细胞；③第三级指可到达细胞内特定细胞器。按靶向给药机制，可以将靶向给药制剂分为三类：被动靶向制剂、主动靶向制剂和物理化学靶向制剂。

1. 被动靶向制剂 是指将药物包裹或嵌入各种类型的微粒给药系统中，根据机体对微粒的不同滞留性实现靶向富集的制剂，也可称为自然靶向制剂。常用的微粒给药系统有乳剂、脂质体、纳米粒、微球等。

2. 主动靶向制剂 使用修饰的药物载体作为“导弹”，将药物定向运送到靶区浓集发挥药效。最常用的修饰分子是受体的配体和单克隆抗体。

载药微粒或连接特定的配体，可与靶细胞的受体结合；或连接单克隆抗体成为免疫微粒，从而避免巨噬细胞摄取，改变微粒在体内的自然分布而到达特定的靶部位。亦可将药物修饰成前体药物，到达体内特定部位被激活，发挥靶向作用。

3. 物理化学靶向制剂 通过设计特定的载体材料和结构，使其能够响应于某些物理或化学条件而释放药物。

例如，利用磁性材料制成磁性给药系统，在体外磁场引导下，定位于特定靶区；应用温度敏感材料制成热敏感给药系统，在热疗机作用下，实现药物在特定区域释放；应用pH敏感材料制备pH敏感给药系统，药物可在体内特定pH部位释放；采用栓塞给药制剂可阻断靶区的血液供应和释放药物，达到栓塞和靶向的双重作用。

二、被动靶向制剂

被动靶向制剂实现靶向释放药物的机制：体内单核-巨噬细胞系统具有丰富的吞噬细胞，可以将一定大小的微粒吞噬，再通过正常的生理过程运送到肝脏、脾脏等器官。一些较大的微粒由于无法通过毛细血管床，可以被截留在某些部位。通常小于50nm的微粒缓慢积集于骨髓；200～400nm的微粒主要集中于肝脏；小于7μm的微粒一般被肝、脾巨噬细胞摄取；大于7μm的微粒通常被肺最小毛细血管床以机械滤过的方式截留，被单核白细胞摄取进入肺组织或肺气泡。由此可见，粒径是影响被动靶向制剂的首要因素。

除此之外，微粒表面的性质对于药物的体内分布也有较大的影响。例如，带负电的微粒易于被肝脏的巨噬细胞吞噬而滞留于肝；带正电的微粒易被肺毛细血管截留而滞留于肺部。

1. 脂质体 脂质体具有被动靶向作用，具体表现在以下几方面。

（1）经静脉给药后作为异物可被巨噬细胞吞噬，从而释放药物，使药物局部浓度提高。70%～80%浓集于肝、脾和骨髓等单核-巨噬细胞较丰富的器官，是理想的治疗肝炎、肝寄生虫、肝肿瘤和防止肿瘤扩散转移的药物靶向载体，可显著提高上述疾病的药物治疗指数。

（2）脂质体流经血栓部位时，所受压力发生变化，使包裹的药物优先释放出来，集中在血凝块周围，使局部药物浓度显著升高。

（3）利用病变组织通透性：肿瘤组织和炎症组织的通透性较正常组织高，脂质体可以穿过血管内皮间隙而靶向病变组织。

2. 微球（囊） 作为靶向制剂的微球（囊）粒径一般控制在1～250μm范围内。可生物降解的载体材料是制备靶向微球（囊）的首选，如蛋白类（明胶、白蛋白）、糖类（葡聚糖、壳聚糖）、合成聚合物（聚乳酸）等。微球类制剂研究较多的有明胶微球、白蛋白微球和聚乳酸微球等。

聚乳酸在体内水解的最终产物是水和CO_2，具有很好的可生物降解性，同时也具有很好的生物相容性和生物可吸收性。1997年FDA就已经批准将聚乳酸作为医用手术缝合线以及用于注射用微囊、微球、埋植剂等制剂的制备。

3. 注射用乳剂 乳剂作为静脉注射给药载体其靶向性与其他微粒制剂相似：乳滴被巨噬细胞吞噬，高度浓集于肝、脾；而肌肉、皮下或腹腔注射，则具有淋巴靶向性。影响注射用乳剂的靶向分布因素如下。

（1）乳滴粒径：乳滴在 0.1～0.5μm 时，则被肝、脾、肺和骨髓的单核-巨噬细胞系统的巨噬细胞所吞噬，从而靶向到这些组织。2～12μm 粒径的乳滴可被毛细血管截留，其中 7～12μm 粒径的乳滴可被肺机械性滤取，从而靶向作用于肺部。

（2）乳化剂用量和种类：对于 O/W 型乳剂，乳化剂用量增加，乳滴粒径降低，其靶向性随之变化。乳化剂种类不同，所制备乳滴的表面性质不同，体内分布亦有差异。如以卵磷脂制备的微乳，主要被单核-巨噬细胞系统吞噬而靶向肝脾；改用 Poloxamer338 作乳化剂，则可避免单核-巨噬细胞系统吞噬，靶向作用于炎症部位。

（3）乳剂的类型：O/W 型乳剂静脉注射后易集聚于炎症部位；而 W/O 型乳剂经肌肉、皮下或腹腔注射后，易聚集于淋巴器官，是目前将抗癌药输送至淋巴器官最有效的剂型。

（4）油相的浓度和种类：影响药物的释放性、对组织的亲和性，从而影响其靶向性。

4. 纳米粒 纳米粒粒径为 0.1～100.0nm，作为靶向制剂具有如下特点：①提高对肿瘤细胞的选择性；②降低对正常组织如心肌的毒性；③防止药物在转运过程中过早失活；④在靶部位缓释；⑤改进给药方案，降低剂量、缩短给药时间，减少给药次数。

三、主动靶向制剂

主动靶向制剂包括修饰的药物载体和前体药物两大类，相对于被动靶向制剂具有更好的靶向效果。

（一）修饰的药物载体

主动靶向制剂可以利用修饰的药物载体作为“导弹”，将药物定向地运送到靶区浓集发挥药效，是目前药剂学和生物材料学较为热门的研究领域之一。常用的修饰药物载体介绍如下。

1. 修饰脂质体

（1）长循环脂质体：脂质体表面经修饰后，可避免被单核-巨噬细胞系统吞噬，延长在体内的循环时间，增大载体寻找靶向区域的机会，因此称作长循环。例如，脂质体被 PEG 修饰，表面覆盖部分 PEG 链，脂质体的亲水性增强，巨噬细胞系统识别和吞噬的可能性降低，从而延长其在循环系统的滞留时间。同时，将抗体或配体结合在 PEG 的末端，还可以保持对靶体的识别。

（2）免疫脂质体：在脂质体表面接上单克隆抗体或基因抗体，借助抗体与靶细胞表面抗原在分子水平的识别能力来特异性地杀伤靶细胞，达到治疗目的。例如，阿昔洛韦脂质体上连接抗细胞表面病毒糖蛋白抗体，制成的阿昔洛韦免疫脂质体，可识别并靶向作用于眼部疱疹病毒结膜炎的病变部位。

（3）糖基修饰脂质体：脂质体表面结合不同糖基，在体内可产生不同的分布。例如，带有半乳糖残基的脂质体可被肝实质细胞摄取；带有甘露糖残基的脂质体可被 K 细胞摄取；带有氨基甘露糖的脂质体，可集中分布于肺内。

2. 修饰微球 微球表面结合相应的抗原、抗体、PEG 等，可以改善微粒的靶向性。例如，用聚合物将抗原或抗体吸附或交联成的免疫微球，不但可以载药实现靶向治疗，标记和分离细胞用于诊断和治疗，还可以进一步使免疫微球带有磁性，提高靶向性和专一性。

3. 免疫纳米球 是将单克隆抗体与纳米球结合，通过静脉注射实现主动靶向。例如，人肝癌单克隆抗体 HAb18 与载有米托蒽醌的白蛋白纳米粒结合，可特异性识别靶细胞 SMMC7721 人肝癌株，产生选择性杀伤作用。

4. 受体介导的主动靶向制剂 利用某些器官和组织上特定的受体，可与其特异性的配体或抗体发生专一性结合的特点，将药物（或载体）与配体或抗体结合，进而将药物导向特定的部位。目前研究较多的受体主要有表皮生长因子受体、低密度脂蛋白受体、白介素受体、转铁蛋白受体等。常用的配体有糖蛋白、脂蛋白、多肽和铁蛋白等。

（二）前体药物

前体药物是将活性药物（也称为母药）通过一定方法衍生成药理惰性物质，在体内经化学反应或酶反应，释放出活性药物而发挥疗效。要使前体药物具有靶向性，须具备下列条件：①前体药物转化的反应物或酶均应仅在靶部位才存在或表现出活性；②前体药物能与药物受体充分接触；③靶部位须有足够量的酶或其他条件降解前体药物，从而释放出足够量的母药；④释放出的母药应能在靶部位滞留一定时间。对于稳定性不好或者在体内转运受到阻碍的前体药物，可以进一步制备其前体衍生物，称为双前体药物或前-前体药物。

例如，可以利用癌细胞比正常细胞含较高浓度的磷酸酯酶和酰胺酶的特性，将某些抗癌药制成磷酸酯或酰胺类前体药物，使其在肿瘤部位水解、释放出活性药物，靶向产生抗癌作用。利用结肠特殊菌落产生的酶的作用，在结肠释放出活性药物，从而达到结肠靶向作用。

链 接 肝肿瘤靶向给药

肝癌是肝脏最常见的原发性恶性肿瘤，中国肝癌的死亡率在恶性肿瘤中位居第二。肝靶向给药系统（hepatic targeted drug delivery system，HTDDS）可以通过不同的靶向机制将药物有效地输送至肝脏的病变部位达到增效减毒的效果。

研究较多的肝脏被动靶向制剂包括纳米粒、微球、微乳、脂质体和药质体等。通常单纯的被动靶向制剂在肝靶向性方面效果不是很理想，故常常利用主动靶向的机制，选择一些特异性材料来修饰提高靶向性。其中修饰材料主要包括多糖及其衍生物类（半乳糖、壳聚糖、甘露糖、透明质酸等）、类脂类、抗体类等。此外，动脉栓塞靶向给药系统、磁性导向给药系统等肝脏物理化学靶向制剂也有着广泛的研究。

四、物理化学靶向制剂

（一）磁性靶向制剂

磁性靶向制剂是将磁性物质包裹于载药微粒中，利用体外磁场将药物导向靶部位的制剂。常用的磁性物质有 FeO·Fe_2O_3（Fe_3O_4）磁粉或磁流体。

1. 磁性微球 磁性药物微球，简称为磁性微球，由磁性材料、骨架材料和药物三部分组成。聚合物制成的磁性微球注射到动物体内，在外加磁场导航下移向病变区，从而提高药物的治疗效果，降低对正常细胞的伤害。例如，磁性明胶微球经兔耳缘静脉注射，兔头颈部加磁场 20min，微球主要集中在头颈部靶区，比未加磁场的分布量高 15 倍。除了用于实体肿瘤的治疗，磁性微球还可用于骨髓净化，便于自身骨髓移植。例如，修饰后的微球可通过单抗与骨髓中的癌细胞结合，通过外加磁场将其清除。

2. 磁性纳米粒 将磁性物质包封于纳米粒中，可制得磁性纳米粒。在磁场作用下可以更有效地避免吞噬细胞的吞噬；还可以在微血管中形成栓塞，阻断肿瘤供血。例如，小鼠静脉注射 D-放线菌素磁性纳米囊，在鼠双肾置外加磁场，鼠肾的 D-放线菌素量提高了 3 倍。

（二）栓塞靶向制剂

动脉栓塞是通过插入动脉导管将栓塞靶向制剂输入到靶组织或靶器官，通过阻断靶区的供血和营养使肿瘤细胞坏死；同时，还可将载体携带的抗肿瘤药释放出来，起到栓塞和靶向双重作用。常用的栓塞靶向制剂有栓塞微球和栓塞复乳。

动脉栓塞技术虽然广泛应用于临床，但栓塞后复发率较高，且易建立侧支循环，主要原因之一是栓塞制剂不够理想。理想的栓塞制剂应该栓塞完全、作用持久、安全可靠，具有化疗作用。

（三）热敏靶向制剂

热敏靶向制剂是利用外部热源对靶区进行加热，靶区温度略高于周围未加热区域，实现载体内药物在靶区释放的一类制剂。热敏脂质体是研究较多的一类热敏靶向制剂，除此之外还有热敏凝胶、胶束等制剂。

1. 热敏脂质体 脂质体的物理性质与介质温度密切相关。利用相变温度不同可制成热敏脂质体。

在相变温度时可使脂质体的类脂质双分子层从胶晶态过渡到液晶态，增加脂质体膜的通透性，此时包封的药物释放速率亦增大，而偏离相变温度时则释放减慢。将不同比例的二棕榈磷脂酰胆碱（DPPC）和二磷脂酰胆碱（DSPC）混合，可制得不同相变温度的热敏脂质体。例如，将 3H 甲氨蝶呤热敏脂质体注入荷 Lewis 肺癌小鼠的尾静脉，然后用微波加热肿瘤部位至 42℃，4h 后，在循环系统中的放射活性为对照组的 4 倍。

2. 热敏免疫脂质体 对热敏脂质体进行进一步修饰，在膜上交联抗体，可获得热敏免疫脂质体。在交联抗体的同时可完成对水溶性药物的包封。这种脂质体同时具有物理化学靶向与主动靶向的双重作用，如阿糖胞苷热敏免疫脂质体等。

3. 磁靶向热敏脂质体 在外加磁场的作用下，磁靶向热敏脂质体随血液循环到达靶向部位。药物在无磁场作用下被安全包封，起到药物储库的作用；在有外加磁场时通过磁热化使微环境温度升高，迅速将药物释放出来。

（四）pH 敏感靶向制剂

疾病状态会改变病理组织（发炎、感染、肿瘤组织）的 pH，利用这种 pH 差异，选择适当的载体材料可以将药物选择性地运输到靶区域。

pH 敏感脂质体是一类对 pH 敏感，脂质双分子层稳定性随环境 pH 变化的脂质体。例如，肿瘤间质 pH 低于周围正常组织细胞，当 pH 敏感脂质进入肿瘤部位时由于 pH 降低，导致脂质体膜结构发生改变与细胞膜融合，加速释药。二棕榈酸磷脂或十七烷酸磷脂为膜材制备成载药脂质体具有 pH 敏感性。

五、靶向制剂的评价指标

靶向性可采用以下 3 个参数来评价。

1. 相对摄取率（r_e）

$$r_e = \frac{(\mathrm{AUC}_i)_p}{(\mathrm{AUC}_i)_s}$$

式中，AUC_i：由浓度-时间曲线求得的第 i 个器官或组织的药时曲线下面积，下标 p 和 s 分别表示药物制剂及药物溶液。r_e 大于 1 时，表示药物制剂在该器官或组织有靶向性，r_e 越大，靶向效果越好；r_e 等于或小于 1 时，表示无靶向性。

2. 靶向效率（t_e）

$$t_e = \frac{(\mathrm{AUC})_{\text{靶}}}{(\mathrm{AUC})_{\text{非靶}}}$$

式中，t_e 值表示药物制剂或药物溶液对靶器官的选择性。t_e 值大于 1 时，表示药物制剂对靶器官比某非靶器官有选择性；t_e 值越大，选择性越强；药物制剂的 t_e 值与药物溶液的 t_e 值相比，其比值大小可以反映药物制剂的靶向性能。

当考虑器官组织的体积、重量时，靶向效率可用下式表示：

$$t'_e = \frac{(\mathrm{AUC})_{\text{靶}} \times (\text{重量或体积})_{\text{靶}}}{(\mathrm{AUC})_{\text{非靶}} \times (\text{重量或体积})_{\text{非靶}}}$$

3. 峰浓度比（C_e）

$$C_e = \frac{(C_{\max})_p}{(C_{\max})_s}$$

式中，$C_{\max}$：峰浓度。每个组织或器官中 C_e 值的大小，表明药物制剂改变药物在该组织器官中的分布效果。C_e 值越大，意指改变药物分布的效果越明显。

考点： 靶向制剂的概念、分类，常见的被动靶向制剂、主动靶向制剂、物理化学靶向制剂，靶向制剂的评价指标

自测题

一、选择题

【A 型题】

1. 不属于包合物制备方法的是（　　）
   A. 熔融法　　B. 饱和水溶液法
   C. 研磨法　　D. 冷冻干燥法
   E. 喷雾干燥法
2. 固体分散体中，药物与载体形成低共溶混合物药物的分散状态是（　　）
   A. 分子状态　　B. 胶态
   C. 分子复合物　　D. 微晶态
   E. 无定形
3. 下列一般不作为固体分散体材料的是（　　）
   A. PEG 类　　B. 聚维酮
   C. 甘露醇　　D. 泊洛沙姆
   E. 淀粉
4. 挥发油制成包合物的主要目的是（　　）
   A. 防止药物挥发
   B. 减少药物的副作用
   C. 掩盖药物的不良嗅味
   D. 能使药物具有靶向性
   E. 减少药物的刺激性
5. 将维 A 酸制成环糊精包合物的目的主要是（　　）
   A. 降低维 A 酸的溶出度
   B. 减少维 A 酸的挥发性损失
   C. 产生靶向作用
   D. 提高维 A 酸的稳定性
   E. 产生缓解效果
6. 单凝聚法制备微囊的叙述错误的是（　　）
   A. 可选择明胶-阿拉伯胶为囊材
   B. pH 可对成囊产生影响
   C. 单凝聚法属于相分离的范畴
   D. 适合难溶性药物的微囊化
   E. 如果囊材是明胶，制备中可加入甲醛为固化剂
7. SLN 是哪种剂型的英文缩写（　　）
   A. 类脂质体　　B. 磁性微球
   C. 固体脂质纳米球　　D. 长循环纳米球
   E. 微球
8. 下列哪种方法不是脂质体的制备方法（　　）
   A. 逆相蒸发法　　B. 冷冻干燥法
   C. 超声波分散法　　D. 高分子凝聚法
   E. 注入法
9. 最适于制备缓释、控释制剂的药物半衰期为（　　）
   A. ＜1h　　B. 2～8h
   C. 24～32h　　D. 32～48h
   E. ＞48h
10. 下列哪一个不是亲水性凝胶骨架片的材料（　　）
   A. HPMC　　B. 聚乙烯醇
   C. EC　　D. 海藻酸钠
   E. HEC
11. 若药物主要在胃和小肠吸收，宜设计成多长时间口服一次的缓控释制剂（　　）
   A. 6h　　B. 12h
   C. 18h　　D. 24h
   E. 48h
12. 渗透泵型片剂控释的机制是（　　）
   A. 减少溶出
   B. 片外渗透压大于片内，将片内药物压出
   C. 减慢扩散
   D. 片内渗透压大于片外，将片内药物压出
   E. 利用膜控制释放
13. 可用于不溶性骨架片的材料为（　　）
   A. 乙基纤维素　　B. 卡波姆
   C. 脂肪类　　D. 单棕榈酸甘油酯
   E. PEG
14. 不是缓控释制剂释药原理的是（　　）
   A. 溶出原理　　B. 扩散原理
   C. 渗透压原理　　D. 毛细管作用
   E. 离子交换原理
15. 控释小丸或膜控型片剂的包衣中加入 PEG 的目的是（　　）
   A. 助悬剂　　B. 致孔剂
   C. 成膜剂　　D. 乳化剂
   E. 助溶剂
16. 测定缓释、控释制剂释放度时，至少应测定几个取样点（　　）
   A. 1 个　　B. 2 个
   C. 3 个　　D. 4 个
   E. 6 个
17. 关于渗透泵型控释制剂，叙述错误的是（　　）
   A. 渗透泵型片剂在包衣片剂的一端用激光开一细孔，药物由细孔流出
   B. 渗透泵型片剂的释药速度与 pH 有关，在胃内与肠内的释药速度不同
   C. 半渗透膜的厚度、渗透性、片芯的处方、释药小孔的直径是制备渗透泵的关键
   D. 渗透泵型片剂以一级释药，为控释制剂
   E. 渗透泵型制剂常用的渗透压活性物质是 PEG
18. 下列属于主动靶向制剂的是（　　）
   A. 糖基修饰脂质体
   B. 聚乳酸微球
   C. 静脉注射用乳剂
   D. 氰基丙烯酸烷酯纳米囊

E. 注射用微球

19. 属于物理化学靶向的制剂是（ ）

A. 长循环脂质体 B. 栓塞靶向制剂

C. 微球 D. 复乳

E. 纳米粒

20. 下列关于靶向制剂的概念正确的描述是（ ）

A. 靶向制剂又叫自然靶向制剂

B. 靶向制剂是指进入体内的载药微粒被巨噬细胞摄取，通过正常生理过程运至肝、脾等器官的剂型

C. 靶向制剂是利用某种物理或化学的方法使靶向制剂在特定部位发挥药效的制剂

D. 靶向制剂是通过载体使药物浓集于病变的给药系统

E. 靶向制剂即是纳米制剂

【B 型题】

（第 21～24 题共用备选答案）

A. PEG 类 B. 丙烯酸树脂 RL 型

C. β-环糊精 D. 淀粉

E. HPMCP

21. 不溶性固体分散体载体材料（ ）

22. 水溶性固体分散体载体材料（ ）

23. 包合材料（ ）

24. 肠溶性载体材料（ ）

（第 25～26 题共用备选答案）

A. 明胶与阿拉伯胶 B. 西黄蓍胶

C. 磷脂与胆固醇 D. 聚乙二醇

E. 半乳糖与甘露醇

25. 制备普通脂质体的材料是（ ）

26. 用于长循环脂质体表面修饰的材料是（ ）

（第 27～29 题共用备选答案）

A. 长循环脂质体

B. 免疫脂质体

C. 半乳糖修饰的脂质体

D. 甘露糖修饰的脂质体

E. 热敏感脂质体

27. 用 PEG 修饰的脂质体是（ ）

28. 表面连接上某种抗体或抗原的脂质体是（ ）

29. 特定温度下释放的脂质体是（ ）

（第 30～33 题共用备选答案）

A. 单棕榈酸甘油酯 B. 聚乙二醇 6000

C. 甲基纤维素 D. 甘油

E. 乙基纤维素

30. 可用于亲水性凝胶骨架片的材料为（ ）

31. 可用于溶蚀性骨架片的材料为（ ）

32. 可用于不溶性骨架片的材料为（ ）

33. 可用于膜控片的致孔剂（ ）

【X 型题】

34. 关于固体分散物的说法，正确的有（ ）

A. 药物以分子、胶态、微晶或无定形状态分散在载体材料中

B. 载体材料包括水溶性、难溶性和肠溶性三类

C. 可使液体药物固体化

D. 药物的分散状态好，稳定性高，易于久储

E. 固体分散物不能进一步制成注射剂

35. 固体分散体的制备方法有（ ）

A. 熔融法 B. 研磨法

C. 溶剂法 D. 溶剂-熔融法

E. 溶剂-非溶剂法

36. 包合物的验证方法有（ ）

A. X 射线衍射法 B. 红外光谱法

C. 核磁共振谱法 D. 热分析法

E. 紫外分光光度法

37. 常用下列哪些方法制备包合物（ ）

A. 饱和水溶液法 B. 冷冻干燥法

C. 研磨法 D. 界面缩聚法

E. 喷雾干燥法

38. 下列属于载药纳米粒的制备方法的是（ ）

A. 乳化聚合法 B. 高分子凝聚法

C. 液中干燥法 D. 自动乳化法

E. 水中干燥法

39. 固体脂质纳米球的制备方法有（ ）

A. 熔融-匀化法 B. 冷却-匀化法

C. 高分子凝聚法 D. 微乳法

E. 乳化聚合法

40. 药剂学中的药物纳米粒主要包括（ ）

A. 载药纳米粒 B. 纳米球

C. 纳米囊 D. 药物纳米晶体

E. 固体脂质纳米粒

41. 脂质体的修饰包括（ ）

A. 免疫脂质体 B. 糖基脂质体

C. 温度敏感脂质体 D. pH 敏感脂质体

E. 长循环脂质体

42. 常用的脂质体的制备方法有（ ）

A. 注入法 B. 薄膜分散法

C. 超声波分散 D. 凝聚法

E. 逆相蒸发法

43. 药物被脂质体包封后的主要特点有（ ）

A. 具有靶向性

B. 具有缓释性

C. 具有细胞亲和性与组织相容性

D. 降低药物毒性

E. 提高药物稳定性

44. 下列哪些属于骨架型缓控释制剂（ ）

A. 渗透泵型片 B. 胃内滞留片

C. 亲水凝胶骨架片 D. 植入剂

E. 不溶性骨架片

45. 哪种属于膜控型缓控释制剂（ ）

A. 渗透泵型片 B. 膜控释小丸

C. 胃内滞留片　D. 溶蚀性骨架片
E. 微孔膜包衣片

46. 不宜制备缓、控释制剂的药物是（　）
A. 体内吸收比较规则的药物
B. 生物半衰期短的药物（$t_{1/2}$<1h）
C. 生物半衰期长的药物（$t_{1/2}$>24h）
D. 剂量较大的药物
E. 作用剧烈的药物

47. 控缓释制剂的特点是（　）
A. 减少服药次数
B. 维持较平稳的血药浓度
C. 维持药效的时间较长
D. 减少服药总剂量
E. 缓释控释制剂血药浓度比普通制剂高

48. 常用的渗透压活性物质有（　）
A. 乳糖　B. 果糖
C. 甘露醇　D. 葡萄糖
E. 氯化钠

49. 下列哪些属于主动靶向制剂（　）
A. 微球　B. 修饰的纳米囊
C. 微囊　D. 前体药物
E. 免疫微球

50. 不具有靶向性的制剂是（　）
A. 脂质体注射液　B. 混悬型注射液
C. 口服乳剂　D. 纳米球注射液
E. 静脉乳剂

51. 理想的靶向制剂应具有哪些特点（　）
A. 定位浓集　B. 控制释放
C. 可生物降解　D. 制备方法简单
E. 成本低廉

二、名词解释

1. 固体分散体
2. 包合物
3. 微囊与微球
4. 药物纳米晶
5. 脂质体
6. 缓释制剂
7. 控释制剂
8. 靶向制剂
9. 前体药物

三、简答题

1. 请简述药物纳米晶体的制备方法。
2. 举例说明靶向制剂的分类。
3. 试述缓释、控释制剂的特点。
4. 简述渗透泵控释片的释药原理及特点。

（于宗琴　王晓芸）

第 13 章

药物制剂的稳定性

第 1 节　概　　述

一、药物制剂稳定性的意义

药物制剂的稳定性是指药物制剂从制备到使用期间质量发生变化的速度和程度。稳定性的研究目的是考查药物制剂的质量在温度、湿度、光线等条件的影响下随时间变化的规律，为确定药品的生产、包装、贮存、运输条件提供科学依据。因此，药物制剂的稳定性是考查药物制剂质量的重要指标，是确定药物制剂使用期限的主要依据。在新药的研究和开发时必须考查外界因素和处方因素对药物稳定性的影响，新药申请必须呈报有关稳定性研究资料。因此，为了提高制剂质量，保证药品疗效与安全，提高经济效益，必须重视药物制剂从开发到临床应用全过程的稳定性研究。

二、药物制剂稳定性研究的任务

药物制剂稳定性一般包括化学、物理和生物学稳定性三个方面。化学稳定性是指由于水解、氧化等化学降解反应，使药物含量（或效价）、色泽产生变化。例如，青霉素类在碱性条件下，β-内酰胺环开环水解，生成青霉酸而失去抗菌活性。物理稳定性，主要指制剂的外观、溶解性、混悬性、乳化性等物理性能方面的变化。例如，混悬剂中药物微粒结块、结晶生长，乳剂的分层、合并、破裂，片剂的崩解时限、溶出度发生改变等。生物学稳定性一般指药物制剂由于受微生物的污染，而使产品变质、腐败，尤其是含糖、蛋白质等营养性物质的液体制剂更容易受到微生物污染。

药物制剂稳定性是一个复杂的问题，有时伴随着化学稳定性的问题，也同时发生物理与生物稳定性问题，其结果都将导致产品质量下降甚至不合格。药物制剂的稳定性对制剂安全、稳定、有效都会产生很大影响，其研究的主要任务是探讨影响药物制剂稳定性的因素与稳定化措施，同时研究药物制剂稳定性的试验方法，制订药品的有效期，保证药品的质量，为新产品研发提供稳定性依据。

考点：药物制剂稳定性包括的三个方面

第 2 节　药物制剂的化学稳定性

一、药物制剂稳定性的化学动力学基础

化学动力学是研究化学反应在一定条件下的速度规律、反应条件（温度、压力、浓度、介质、催化剂等）对反应速度与方向的影响以及化学反应的历程等方面问题的学科。化学动力学在制药工业中有着广泛的应用，如在药物制剂的制备、贮存、使用过程中，可用于研究药物在体外与体内的反应速度及其影响因素；如药物在体内的变化规律及与疗效强度之间的关系；预测药物体外贮存时一定条件下药物的贮存期等。

反应速度是指单位时间内药物浓度的变化，一般可用以下通式表示：

$$-\frac{\mathrm{d}C}{\mathrm{d}t}=kC^{n} \tag{13-1}$$

式中，k 为反应速度常数；C 为反应物的浓度；n 为反应级数；t 为反应时间。反应级数是用来阐明反应物浓度对反应速度影响的大小的参数。当 n=0 时，为零级反应；当 n=1 时，为一级反应；当 n=2 时，为二级反应，以此类推。在药物制剂的各类降解反应中，虽然有些药物的降解反应机制很复杂，但多数药物及其制剂都可以按零级、一级、伪一级反应处理。

（一）零级反应

零级反应速度受反应物的溶解度、光化反应中光的照度及其他因素影响，而与反应物浓度无关。零级反应的速度方程为

$$-\frac{\mathrm{d}C}{\mathrm{d}t}=k_0 \tag{13-2}$$

积分后得：

$$C=-k_0t+C_0 \tag{13-3}$$

式中，C_0 为 t=0 时反应物浓度；C 为 t 时反应物的浓度；k_0 为零级速率常数。C 与 t 呈线性关系，直线的斜率为$-k_0$，截距为 C_0。

通常将反应物消耗一半时所需的时间作为半衰期，记为 $t_{1/2}$，零级反应的半衰期为

$$t_{1/2}=\frac{C_0}{2k_0} \tag{13-4}$$

在药物降解反应中常用降解 10%所需的时间作为有效期，记为 $t_{0.9}$，零级反应的有效期为

$$t_{0.9}=\frac{0.1C_0}{k_0} \tag{13-5}$$

（二）一级反应

一级反应的反应速度与反应物浓度的一次方成正比，其速率方程为

$$-\frac{\mathrm{d}C}{\mathrm{d}t}=kC \tag{13-6}$$

积分后得浓度与时间关系：

$$\lg C=-\frac{kt}{2.303}+\lg C_0 \tag{13-7}$$

式中，k 为一级速率常数。以 $\lg C$ 与 t 作图呈直线，直线的斜率为$-k/2.303$，截距为 $\lg C_0$。

一级反应的半衰期为

$$t_{1/2}=\frac{0.693}{k} \tag{13-8}$$

由此式可知，恒温时，一级反应的 $t_{1/2}$ 与反应物浓度无关。

一级反应的有效期为

$$t_{0.9}=\frac{0.1054}{k} \tag{13-9}$$

由式（13-9）可知，恒温时一级反应的 $t_{0.9}$ 与反应物浓度无关。

课堂互动

已知物质 A 的分解反应是一级反应，当 A 起始浓度为 0.1mol/dm 时，分解 20%的 A 需时 50min，试计算：（1）计算反应的速率系数 k。（2）计算该反应的半衰期 $t_{1/2}$。

（三）反应级数的测定

一般来说，为了确定化学反应速度方程，求算 $t_{0.9}$ 和 $t_{1/2}$，就必须先确定降解反应的级数，求出反应速度常数方可。在实践中多采用图解法来测定反应级数，图解法是利用各级反应所特有的线性关系

来确定反应级数。若以 lg$C$ 与 t 作图呈直线，则为一级反应；以 C 对 t 作图呈线性关系，则为零级反应；以 $1/C$ 对 t 作图呈直线，则为二级反应。

链 接 反应速度常数

反应速度常数 k 表示在反应中各反应物为单位浓度时的速度，k 值与反应物的浓度无关，而与温度、溶剂、反应物的性质有关。不同的化学反应具有不同的反应速度常数；同一反应也因温度不同而具不同的反应速度常数；反应速度常数反映在给定温度、溶剂等条件下化学反应的难易，k 值越大，反应速度越快。

（四）温度对反应速率的影响与药物稳定性预测

1. 温度对反应速率的影响 温度升高时，绝大多数化学反应速率增大。Arrhenius 根据大量的实验数据，提出了著名的 Arrhenius 经验公式，即速率常数与温度之间的关系式。

$$k = Ae^{-E/RT} \tag{13-10}$$

式中，k 为降解速率常数；A 为频率因子；E 为反应活化能；R 为气体常数；T 为热力学温度，式（13-10）取对数形式为

$$\lg k = \frac{-E}{2.303RT} + \lg A \tag{13-11}$$

一般说来，温度升高，导致反应的活化分子分数明显增加，从而反应的速率加快。对不同的反应，温度升高，活化能越大的反应，其反应速度增加得越多。

2. 药物稳定性的预测 在药剂学中 Arrhenius 方程可用于制剂有效期的预测。根据 Arrhenius 方程以 lg$k$ 对 $1/T$ 作图，此图称 Arrhenius 图，直线斜率为$-E/$（2.303R），由此可计算出活化能 E，将直线外推至室温，就可求出室温时的速度常数（$k_{25℃}$），由 $k_{25℃}$可求出分解 10%所需的时间（即 $t_{0.9}$）或室温贮藏若干时间以后残余的药物的浓度。

实验时，将样品置于不同温度的恒温器（如恒温水浴、烘箱等）中，温度点一般不少于 4 个，定时取样测定其浓度（或含量），求出各温度下不同时间药物的浓度变化。以药物浓度或浓度的对数对时间作图，以判断反应级数。然后求出不同温度下的反应速度常数，以反应速度常数的对数对反应温度的倒数作图即可得到 Arrhenius 图。

二、制剂中药物化学降解途径

药物由于化学结构不同，其降解反应类型也不一样，水解和氧化是药物降解的两个主要途径。其他如异构化、聚合、脱羧等反应，在某些药物中也有发生。有时一种药物还可能同时产生两种或两种以上的降解反应。

（一）水解

水解反应是药物降解的主要途径之一，属于这类降解的药物主要有酯类、酰胺类。

1. 酯类药物的水解 含有酯键药物的水溶液，在 H^+或 OH^-或广义酸碱的催化下水解反应加快。特别在碱性溶液中，由于酯分子中氧的负电性比碳大，故酰基被极化，亲核性试剂 OH^-易于进攻酰基上的碳原子，而使酰氧键断裂，生成醇和酸，酸与 OH^-反应，使反应进行完全。在酸碱催化下，此类药物的水解一般符合一级或伪一级反应。例如，盐酸普鲁卡因的水解生成对氨基苯甲酸与二乙氨基乙醇，此分解产物无明显的麻醉作用。盐酸可卡因、硫酸阿托品、氢溴酸后马托品等也都属于此类药物。酯类的水解会使溶液的 pH 下降，即提示可能发生水解反应。

2. 酰胺类药物的水解 酰胺类药物水解以后生成酸与胺。属于这类的药物有氯霉素、青霉素类、头孢菌素类、巴比妥类等。青霉素类药物分子中存在不稳定的 β-内酰胺环，容易降解。例如，氨苄西林只宜制成注射用无菌粉末。头孢菌类分子中也有 β-内酰胺环，故易水解。例如，头孢唑林钠在酸性或碱性环境中均会水解失效，其水溶液在 pH 为 4～7 时较稳定，可与 0.9%氯化钠注射液、5%葡萄糖注射液等配伍使用。

（二）氧化

氧化也是药物降解的主要途径之一。药物氧化分解一般是在空气中氧的作用下自动氧化，又称自由基反应。氧化过程比较复杂，受热、光、微量金属离子等影响较大，有时多种反应同时存在。药物的氧化过程与化学结构有关，如酚类、烯醇类、芳胺类、吡唑酮类、噻嗪类药物较易氧化。药物氧化后，不仅效价损失，而且可能发生颜色变化或沉淀。

1. 酚类药物　这类药物分子中具有酚羟基，如肾上腺素、左旋多巴、吗啡、去水吗啡、水杨酸钠等。如左旋多巴氧化先生成有色物质，最后产物为黑色素。

2. 烯醇类药物　这类的代表药物是维生素 C，由于分子中含有烯醇基，极易氧化且过程复杂。在有氧条件下，先氧化形成去氢抗坏血酸，然后水解形成 2, 3-双酮古罗糖酸，再进一步氧化形成草酸与 L-丁糖酸。在无氧条件下，发生脱水作用和水解反应，生成呋喃甲醛和二氧化碳，由于 H^+的催化作用，在酸性介质中脱水作用比碱性介质快，实验中证实有二氧化碳气体产生。

3. 其他类药物　芳胺类如磺胺嘧啶钠，吡唑酮类如保泰松，噻嗪类如盐酸氯丙嗪、盐酸异丙嗪等，这些药物都易氧化，其中有些药物氧化过程极为复杂，常生成有色物质。含有碳碳双键的药物，如维生素 A、维生素 D 的氧化是典型的游离基链式反应。光、氧及金属离子等都能加速氧化反应过程，因此在生产和贮存此类药物制剂时，应尽量避免这些因素的影响，以保证产品质量。

（三）其他反应

1. 异构化反应　异构化分为光学异构和几何异构两种。通常药物的异构化使生物活性降低甚至没有活性。

（1）光学异构化：是指化合物的光学特性发生了变化，可分为外消旋化作用和差向异构化作用。例如，左旋肾上腺素具有生理活性，在 pH4 的水溶液中产生外消旋后只有 50%的活性；四环素在酸性条件下，4 位上碳原子出现差向异构形成 4 位差向四环素，现在已经分离出差向异构四环素，治疗活性比四环素低。

（2）几何异构化：是指化合物的顺反式之间发生的转变。例如，维生素 A 的活性形式是全反式，在 2，6 位形成顺式异构化，此种异构体的活性比全反式低。

2. 聚合反应　聚合是两个或多个分子结合在一起形成复杂分子的过程。氨苄西林水溶液在贮存过程中能发生聚合反应，一个分子的 β-内酰胺环裂开与另一个分子反应形成二聚物，此过程可继续进行导致形成高聚物。一般这类聚合物能诱发氨苄西林产生过敏反应。塞替派在水溶液中易聚合失效，以聚乙二醇 400 为溶剂制成注射液，可避免其在水中的聚合。

3. 脱羧反应　对氨基水杨酸钠在光、热、水分存在的条件下很易脱酸，生成间氨基酚，后者还可进一步氧化变色。盐酸普鲁卡因注射液变黄，是因为普鲁卡因水解产物对氨基苯甲酸逐渐脱羧生成苯胺，而苯胺在光线影响下氧化生成有色物质。

三、影响制剂中药物化学降解的因素与稳定化方法

（一）处方因素及稳定化方法

制备任何一种制剂，首先要进行处方设计，因为处方的组成对制剂稳定性影响很大。pH、广义酸碱催化、溶剂、离子强度、表面活性剂、处方中辅料等因素，均可影响易于水解的药物的稳定性。

1. pH 的影响　一些酯类、酰胺类药物常受 H^+或 OH^-催化水解，这种催化作用称为专属酸碱催化或特殊酸碱催化，其降解速度主要受 pH 的影响。当 pH 很低时，主要是酸催化；当 pH 较高时，主要是碱催化。反应速度常数与 pH 关系的图形，称为 pH-速度图，见图 13-1，曲线最低点对应的 pH 为 pHm，也就是该 pH 条件下液体制剂中的药物最稳定。

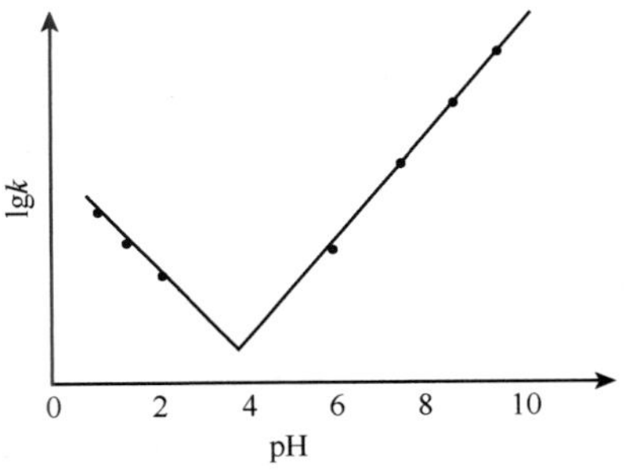

图 13-1　pH-速度图

调节 pH 要同时考虑稳定性、溶解度和药效三个方面的因素。pH 调节剂一般为盐酸和氢氧化钠，也常用与药物本身相同的酸和碱，如硫酸卡那霉素用硫酸、氨茶碱用乙二胺等。如需维持药物溶液的 pH，则可用磷酸、醋酸、枸橼酸及其盐类组成的缓冲系统来调节。常见药物最稳定的 pH 见表 13-1。

表 13-1　常见药物最稳定的 pH

药物	最稳定 pH	药物	最稳定 pH
盐酸丁卡因	3.8	苯氧乙基青霉素	6.0
盐酸可卡因	3.5～4.0	毛果芸香碱	5.12
溴丙胺太林	3.3	氯洁霉素	4.0
三磷酸腺苷	9.0	地西泮	5.0
对羟基苯甲酸甲酯	4.0	氢氯噻嗪	2.5
对羟基苯甲酸乙酯	4.0～5.0	维生素 B_1	2.0
对羟基苯甲酸丙酯	4.0～5.0	吗啡	4.0

2. 广义酸碱催化的影响　按照 Bronsted-Lowry 酸碱理论，给出质子的物质称为广义的酸，接受质子的物质称为广义的碱。一些广义酸碱也能催化药物的水解反应，药物经广义酸或碱催化而发生的水解称为广义酸碱催化或一般酸碱催化。为保持相对恒定 pH，配制药物溶液时，往往需要加入缓冲剂调节其 pH，常用的缓冲剂有醋酸盐、磷酸盐、枸橼酸盐、硼酸盐。为了观察缓冲液对药物的催化作用，可用增加缓冲剂的浓度，但保持离子强度不变（pH 恒定）的方法，配制一系列的缓冲溶液，然后观察药物在这一系列缓冲溶液中的分解情况，如果分解速度随缓冲剂浓度的增加而增加，则可确定该缓冲剂对药物有广义的酸碱催化作用。为了减少这种催化作用的影响，在实际生产处方中，应尽量选用没有催化作用的缓冲系统或低浓度的缓冲液。

3. 溶剂的影响　根据溶剂和药物的性质，溶剂可能由于溶剂化、解离、改变反应活化能等而对药物制剂的稳定性产生显著影响。大部分药物在非水溶剂中稳定性比水中高，对于易水解的药物，在制备时采用非水溶剂如乙醇、丙二醇、甘油等使药物的水解速度降低，而使其稳定。含有非水溶剂的注射液，如苯巴比妥注射液就避免了苯巴比妥水溶液受 OH^- 催化水解。溶剂对稳定性的影响比较复杂，对于具体药物应通过实验进行确定。

4. 离子强度的影响　在制剂处方中，离子强度的影响主要来源于用于调节 pH、调节渗透压、防止氧化等需要而加入的附加剂，包括缓冲液、渗透压调节剂、抗氧剂、电解质等。这种影响可用下式表示：

$$\lg k = \lg k_0 + 1.02 Z_A Z_B \sqrt{\mu} \tag{13-12}$$

式中，k 为降解速度常数；k_0 为溶液无限稀释（μ=0）时的速度常数；μ 为离子强度；Z_A、Z_B 分别为溶液中离子和药物所带的电荷。以 lg$k$ 对 $\sqrt{\mu}$ 作图可得一直线，其斜率为 $1.02Z_AZ_B$，外推到 μ=0 可求得 k_0。

根据式（13-12）可知，相同离子间的反应，对于带负电荷的药物离子而言，如果受 OH^- 催化，则由于盐的加入会增大离子强度，从而使分解反应的速度加快；如果受 H^+ 催化，则分解反应的速度随着离子强度的增大而减慢。对于中性分子的药物而言，分解速度与离子强度无关。

5. 表面活性剂的影响　溶液中加入表面活性剂可能影响药物稳定性。一些容易水解的药物，加入表面活性剂可使稳定性增加，这是因为表面活性剂在溶液中形成胶束可阻碍 H^+、OH^- 对药物分子的攻击。例如，苯佐卡因易受碱催化水解，加入 5%的十二烷基硫酸钠后，表面活性剂在溶液中形成胶束，苯佐卡因增溶在胶束周围形成一层所谓“屏障”，阻止 OH^- 进入胶束，而减少其对酯键的攻击，因而增加苯佐卡因的稳定性。有时表面活性剂会加快某些药物分解速度，如聚山梨酯 80 可加速维生素 D 降解，降低其稳定性。因此对具体药物应通过实验来确定表面活性剂对药物稳定性的影响。

6. 处方中辅料的影响　对于半固体和固体制剂，在选择辅料的时候也应当考虑药物稳定性的同题。栓剂、软膏剂等药物的稳定性与制剂处方的基质有关。例如，栓剂基质聚乙二醇可使阿司匹林（乙酰水杨酸）分解，产生水杨酸和乙酰聚乙二醇。如阿司匹林片，采用硬脂酸镁为润滑剂，则会与乙酰水杨酸反应形成乙酰水杨酸镁，增加了药物制剂的 pH，使乙酰水杨酸溶解度增加，分解速度加快。因此生产阿司匹林片时应选用滑石粉或硬脂酸作为润滑剂。

（二）外界因素及稳定化方法

外界因素包括温度、光线、空气、湿度与水分、金属离子、包装材料等。这些是制订产品生产工艺条件及包装设计必须考虑的要素。其中温度对各种降解途径均有影响，光线、空气、金属离子对易氧化药物影响较大，湿度与水分主要影响固体制剂，包装材料是各种产品都必须考虑的因素。

1. 温度的影响 温度是外界因素中影响药物制剂稳定性的重要因素之一，药物制剂在制备和贮藏过程中，必须考虑温度的影响。一般来说，温度越高，反应速度越快。根据 Van't Hoff 规则，温度每升高 10℃，反应速度约增加 2～4 倍。不同反应增加的倍数可能不同，故上述规则只是一个粗略的估计。药物制剂生产中，常有加热溶解、干燥、灭菌等操作，应制订合理的生产工艺，减少温度对药物稳定性的影响。一些生物制品、抗生素等对热敏感的药物，可以采用固体剂型、使用冷冻干燥和无菌操作、产品低温贮存等来保证产品的质量。

2. 光线的影响 光是一种辐射能，辐射能量的单位是光子。光子的能量与波长成反比，光线波长越短，能量越大，故紫外线更易激发化学反应。易被光降解的物质叫光敏感物质。光敏感的药物有硝普钠、氯丙嗪、异丙嗪、维生素 B_2、叶酸、维生素 A、维生素 B、辅酶 Q_{10} 等。光敏感的药物制剂，在制备过程及贮存中要避光，可加入抗氧剂、遮光剂及采用棕色玻璃瓶包装或容器内衬垫黑纸，避光贮存，以提高稳定性。

3. 空气的影响 大气中的氧是引起药物制剂氧化的主要因素。大气中的氧进入制剂的主要途径有两个。其一，氧在水中有一定的溶解度，在平衡时，0℃为 10.19ml/L，25℃为 5.75ml/L，50℃为 3.85ml/L，100℃水中几乎没有氧；其二，在药物容器空间的空气中也存在着一定量的氧。各种药物制剂几乎都有与氧接触的机会。药物的氧化降解常为自动氧化，在制剂中只要有少量氧存在，就易发生氧化反应，故除去氧气是防止易氧化的药物制剂被氧化的根本措施。

为了防止易氧化药物的氧化，在制剂中必须加入抗氧剂。一些抗氧剂本身为强还原剂，它首先被氧化而保护主药免遭氧化，如亚硫酸钠、亚硫酸氢钠。另一些抗氧剂是链反应的阻化剂，能与游离基结合，中断氧化链反应，而其本身不被消耗。抗氧剂可分为水溶性抗氧剂与油溶性抗氧剂两大类，水溶性抗氧剂主要用于药物水溶液的抗氧作用，油溶性抗氧剂具有阻化剂的作用。此外还有一些药物能显著增强抗氧剂的效果，通常称为协同剂，如枸橼酸、酒石酸、磷酸等。使用抗氧剂时，还应注意主药是否与抗氧剂发生相互作用。亚硫酸氢盐可以与邻、对羟基苯甲醇衍生物发生反应，肾上腺素与亚硫酸氢钠在水溶液中可形成无光学与生理活性的磺酸盐化合物。

4. 金属离子的影响 微量金属离子对自动氧化反应有显著的催化作用，如 0.0002mol/L 的铜能使维生素 C 氧化速度增大 1 万倍。主要是缩短了氧化作用的诱导期，增加了游离基生成的速度。要避免金属离子的影响，应选用纯度较高的原辅料，操作过程中尽可能避免使用金属器具，同时还可加入螯合剂，如依地酸盐或枸橼酸、酒石酸、磷酸、二巯乙基甘氨酸等附加剂以提高药物制剂的稳定性。

5. 湿度和水分的影响 湿度与物料中含水量对固体药物制剂稳定性的影响很重要。水是化学反应的媒介，固体药物吸附了水分以后，在表面形成液膜，分解反应在液膜中进行。无论是水解反应，还是氧化反应，微量的水就能加快其进行，如阿司匹林、青霉素 G 钠盐、氨苄西林钠等。药物是否容易吸湿，取决于其临界相对湿度的大小。如氨苄西林钠的临界相对湿度仅为 47%，如果在相对湿度 75% 的条件下，放置 24h，可吸收水分约 20%而使粉末溶化。因此，制剂生产中应尽量避免药物与水分接触，包装应选用密封性好的材料。

6. 包装材料的影响 药物贮藏于室温环境中，主要受热、光、水汽及空气的影响。包装设计就是为了排除这些因素的干扰，但同时也要考虑包装材料与药物制剂的相互作用，通常使用的包装容器材料有玻璃、塑料、橡胶等。

玻璃的理化性能稳定，为目前应用最多的一类容器。有些玻璃会释放碱性物质或脱落不溶性玻璃碎片等，这是注射剂应特别重视的问题。棕色玻璃能阻挡波长小于470nm的光线透过，故光敏感的药物可用棕色玻璃瓶包装。

塑料是聚氯乙烯、聚苯乙烯、聚乙烯、聚丙烯、聚酯、聚碳酸酯等一类高分子聚合物的总称。为了便于成形或防止老化，塑料中需加入增塑剂、防老剂等附加剂。有些附加剂具有毒性，故药用包装塑料应选用无毒塑料制品。但塑料容器也存在透气、透湿、物质吸附与迁移等缺点，这些均会影响药物制剂的稳定性。包装材料的选择十分重要，应通过装样试验，以确定其适用性。

（三）药物制剂稳定化的其他方法

1. 改进药物制剂或生产工艺

（1）制成固体制剂：在水溶液中不稳定的药物，可制成固体制剂提高其稳定性。口服给药可制成片剂、胶囊剂、颗粒剂、干糖浆等，如阿司匹林片、维生素C片等；注射给药可制成注射用无菌粉末，如青霉素G钾粉针、头孢拉啶粉针等，可使稳定性大大提高。

（2）制成微囊或包合物：某些药物制成微囊可增加药物的稳定性，如维生素A制成微囊稳定性有很大提高，也有一些药物用环糊精制成包合物后，可防止药物氧化、光解、水解及挥发性成分挥发，提高药物的稳定性。

（3）采用粉末直接压片或包衣工艺：一些对湿热不稳定的药物，可以采用粉末直接压片或干法制粒。片剂包衣可隔绝氧气、水分及阻挡光线，它是解决片剂稳定性的常规方法之一，如对氨基水杨酸钠、氯丙嗪、异丙嗪等，均制成包衣片。

2. 制成难溶性盐 将容易水解的药物制成难溶性盐或难溶性酯类衍生物，可增加其稳定性。如青霉素G钾盐，可制成溶解度小的普鲁卡因青霉素G（水中溶解度为1∶250），稳定性显著提高。这是由于混悬液中药物的降解一般只受溶液中药物浓度的影响，而与产品中药物的总浓度无关。

考点：影响药物制剂稳定性的处方因素及稳定化方法、外界因素及稳定化方法

第3节 药物制剂的物理稳定性

一、制剂中主药的物理稳定性及稳定化方法

药物的物理状态决定药物的物理性质，这些性质均会影响药效及药物的安全性。制剂中的药物与辅料存在的物理状态有无定形、各种晶型、水合物和溶剂化物等。

（一）药物的无定形状态

药物的无定形较结晶型具有更高的溶解度，因此许多难溶性药物在处方设计时采用无定形的原料。但无定形药物的能量很高，随时间变化逐渐转化为低能量的结晶型，导致药物的溶解度下降。

（二）晶型的转变

药物在结晶时由于受各种因素影响，分子内和分子间键合方式发生改变，分子或原子在晶格空间排列不同，形成不同的晶体结构，这种现象称为多晶现象。同种药物因晶型不同，其理化性质（如溶解度、熔点、密度）也不同，故稳定性出现差异。例如，利福平有无定型、晶型A和晶型B三种形式，无定型稳定性较差。同时，药物制剂制备过程中如粉碎、加热、熔融、冷却、湿法制粒等都可能使晶型发生变化。因此在设计制剂时，要对晶型做必要的研究，弄清药物有几种晶型、何种晶型稳定、何种晶型有效。研究晶型的方法有差热分析和差示扫描量热法、X线单晶体结构分析、X线粉末衍射、红外光谱、核磁共振谱、热显微镜、溶出速度法等。

（三）蒸发

一些原辅料在室温下有较高的蒸汽压，容易导致药物的蒸发损失。可通过添加非挥发性固定剂来抑制药物蒸发。

二、药物制剂的物理稳定性及影响因素

1. 散剂 散剂常发生的不稳定性的变化有潮解、结块、变色、分解、霉变等，其稳定性影响因素主要为贮存湿度及包装材料。

2. 颗粒剂 颗粒剂常发生的不稳定性的变化有潮解、结块等，其稳定性因素主要为贮存湿度及包装材料。

3. 片剂 片剂常发生的不稳定性的变化有硬度、脆碎性、崩解时限、溶出速度等，其稳定性因素主要有贮存温度、湿度、处方、工艺、包装材料等。

4. 胶囊剂 胶囊剂常发生的不稳定性的变化有黏结、变形、渗漏或囊壳破裂等，其稳定性因素主要有贮存温度、湿度、处方、工艺、包装材料等。

5. 溶液剂 溶液剂在贮存中常发生的物理变化有沉淀、pH 变化、包装不严导致溶剂损失，会产生澄明度的变化。影响其稳定性的因素主要有温度、处方、工艺及包装材料等。

6. 乳剂 乳剂的不稳定性主要表现为转相、分层、絮凝、破裂及酸败等现象。影响其稳定性的因素主要有乳化剂的性质与用量、乳剂的黏度与温度、分散相的浓度与乳滴的大小。

7. 注射剂 注射剂在贮存中常发生可见异物、热原污染、细菌污染、pH 变化等现象。影响其稳定性的因素主要有处方、工艺及包装材料。

8. 栓剂 栓剂在存放过程中硬化，会使融变时间延长。其影响因素一般是栓剂基质的相变、结晶等。

考点：药物制剂的物理稳定性及影响因素

第 4 节 药物制剂稳定性试验方法

药物制剂稳定性试验的目的是考查药物制剂在温度、湿度、光线的影响下随时间变化的规律，为确定药品的生产、包装、贮藏、运输条件提供科学依据，同时通过试验确定药品的有效期。

药物制剂稳定性研究，首先应查阅原料药物稳定性有关资料，特别应了解温度、湿度、光线对原料药物稳定性的影响，并在处方筛选与工艺设计过程中，根据主药与辅料性质，进行影响因素试验、加速试验与长期试验。

稳定性试验的基本要求如下。

（1）稳定性试验包括影响因素试验、加速试验与长期试验。影响因素试验用 1 批原料药物或 1 批制剂进行；如果试验结果不明确，则应加试 2 个批次样品。生物制品应直接使用 3 个批次。加速试验与长期试验要求用 3 批供试品进行。

（2）原料药物供试品应是一定规模生产的。供试品量相当于制剂稳定性试验所要求的批量，原料药物合成工艺路线、方法、步骤应与大生产一致。药物制剂供试品应是放大试验的产品，其处方与工艺应与大生产一致。每批放大试验的规模，至少是中试规模。大体积包装的制剂，如静脉输液等，每批放大规模的数量通常应为各项试验所需总量的 10 倍。特殊品种、特殊剂型所需数量，根据情况另定。

（3）加速试验与长期试验所用供试品的包装应与拟上市产品一致。

（4）研究药物稳定性，要采用专属性强、准确、精密、灵敏的药物分析方法与有关物质（含降解产物及其他变化所生成的产物）的检查方法，并对方法进行验证，以保证药物稳定性试验结果的可靠性。在稳定性试验中，应重视降解产物的检查。

（5）若放大试验比规模生产的数量要小，故申报者应承诺在获得批准后，从放大试验转入规模生产时，对最初通过生产验证的 3 批规模生产的产品仍需进行加速试验与长期稳定性试验。

（6）对包装在有通透性容器内的药物制剂应当考虑药物的湿敏感性或可能的溶剂损失。

（7）制剂质量的“显著变化”通常定义为：①含量与初始值相差 5%，或采用生物或免疫法测定时效价不符合规定；②降解产物超过标准限度要求；③外观、物理常数、功能试验（如颜色、相分离、

再分散性、粘结、硬度、每揿剂量）等不符合标准要求；④pH 不符合规定；⑤12 个制剂单位的溶出度不符合标准的规定。

一、影响因素试验

药物制剂进行此项试验的目的是考查制剂处方的合理性与生产工艺及包装条件。供试品用 1 批进行，将供试品如片剂、胶囊剂、注射剂（注射用无菌粉末如为西林瓶装，不能打开瓶盖，以保持严封的完整性），除去外包装，并根据试验目的和产品特性考虑是否除去内包装，置适宜的开口容器中，进行高温试验、高湿试验与强光照射试验，试验条件、方法、取样时间与原料药相同，重点考查项目见附表。

（一）高温试验

供试品开口置适宜的恒温设备中，设置温度一般高于加速试验温度 10℃以上，考查时间点应基于药物本身的稳定性及影响因素试验条件下稳定性的变化趋势设置。通常可设定为 0 天、5 天、10 天、30 天等取样，按稳定性重点考查项目进行检测。若供试品质量有明显变化，则适当降低温度试验。

（二）高湿试验

供试品开口置恒湿密闭容器中，在 25℃分别于相对湿度 90%±5%条件下放置 10 天，于第 5 天和第 10 天取样，按稳定性重点考查项目要求检测，同时准确称量试验前后供试品的重量，以考查供试品的吸湿潮解性能。若吸湿增重 5%以上，则在相对湿度 75%±5%条件下，同法进行试验；若吸湿增重 5%以下，其他考查项目符合要求，则不再进行此项试验。恒湿条件可在密闭容器，如干燥器下部放置饱和盐溶液，根据不同相对湿度的要求，可以选择 NaCl 饱和溶液（相对湿度 75%±1%，15.5～60℃），KNO_3 饱和溶液（相对湿度 92.5%，25℃）。

（三）强光照射试验

供试品开口放在光照箱或其他适宜的光照装置内，可选择输出相似于 D65/ID65 发射标准的光源，或同时暴露于冷白荧光灯和近紫外灯下，在照度为 4500lx±500lx 的条件下，且光源总照度应不低于 1.2×10^6lux · hr、近紫外灯能量不低于 200W · hr/m^2，于适宜时间取样，按稳定性重点考查项目进行检测，特别要注意供试品的外观变化。

关于光照装置，建议采用定型设备“可调光照箱”，也可用光橱，在箱中安装相应光源使达到规定照度。箱中供试品台高度可以调节，箱上方安装抽风机以排除可能产生的热量，箱上配有照度计，可随时监测箱内照度，光照箱应不受自然光的干扰，并保持照度恒定，同时防止尘埃进入光照箱内。

此外，根据药物的性质必要时可设计试验，药物的溶液或混悬液，或在较宽 pH 值范围探讨 pH 与氧及其他条件应考查对药物稳定性的影响，并研究分解产物的分析方法。创新药物应对分解产物的性质进行必要的分析。冷冻保存的原料药物，应验证其在多次反复冻融条件下产品质量的变化情况。在加速或长期放置条件下已证明某些降解产物并不形成，则可不必再做降解产物检查。

二、加 速 试 验

此项试验是在加速条件下进行，其目的是通过加速药物制剂的化学或物理变化，探讨药物制剂的稳定性，为处方设计、工艺改进、质量研究、包装改进、运输、贮存提供必要的资料。供试品在温度 40℃±2℃、相对湿度 75%±5%的条件下放置 6 个月。所用设备应能控制温度±2℃、相对湿度±5%，并能对真实温度与湿度进行监测。在至少包括初始和末次等的 3 个时间点（如 0、3、6 月）取样，按稳定性考查项目检测。如在 25℃±2℃、相对湿度 60%±5%，条件下进行长期试验，当加速试验 6 个月中任何时间点的质量发生了显著变化，则应进行中间条件试验。中间条件为 30℃±2℃、相对湿度 65%±5%，建议的考查时间为 12 个月，应包括所有的稳定性重点考查项目，检测至少包括初始和末次等的 4 个时间点（如 0、6、9、12 月）。溶液剂、混悬剂、乳剂、注射液等含有水性介质的制剂可不要求相对湿度。

对温度特别敏感的药物制剂，预计只能在冰箱（5℃±3℃）内保存使用，此类药物制剂的加速试验，可在温度 25℃±2℃、相对湿度 60%±5%的条件下进行，时间为 6 个月。

对拟冷冻贮藏的制剂，应对一批样品在 5℃±3℃或 25℃±2℃条件下放置适当的时间进行试验，以了解短期偏离标签贮藏条件（如运输或搬运时）对制剂的影响。

乳剂、混悬剂、软膏剂、乳膏剂、糊剂、凝胶剂、眼膏剂、栓剂、气雾剂、泡腾片及泡腾颗粒宜直接采用温度 30℃±2℃、相对湿度 65%±5%的条件进行试验，其他要求与上述相同。

对于包装在半透性容器中的药物制剂，例如低密度聚乙烯制备的输液袋、塑料安瓿、眼用制剂容器等，则应在温度 40℃±2℃、相对湿度 25%±5%的条件（可用 $CH_3COOK \cdot 1.5H_2O$ 饱和溶液）进行试验。

三、长 期 试 验

长期试验是在接近药品的实际贮存条件下进行，其目的是为制订药品的有效期提供依据。供试品在温度 25℃±2℃、相对湿度 60%±5%的条件下放置 12 个月，或在温度 30℃±2℃、相对湿度 65%±5%的条件下放置 12 个月。至于上述两种条件选择哪一种由研究者确定。每 3 个月取样一次，分别于 0 个月、3 个月、6 个月、9 个月、12 个月取样，按稳定性重点考查项目进行检测。12 个月以后，仍需继续考查的，分别于 18 个月、24 个月、36 个月取样进行检测。将结果与 0 个月比较以确定药品的有效期。由于实测数据的分散性，一般应按 95%可信限进行统计分析，得出合理的有效期。如 3 批统计分析结果差别较小，则取其平均值为有效期限。若差别较大，则取其最短的为有效期。数据表明很稳定的药品，不作统计分析。

对温度特别敏感的药品，长期试验可在温度 5℃±3℃的条件下放置 12 个月，按上述时间要求进行检测，12 个月以后，仍需按规定继续考查，制订在低温贮存条件下的有效期。

对拟冷冻贮藏的制剂，长期试验可在温度−20℃±5℃的条件下至少放置 12 个月，货架期应根据长期试验放置条件下实际时间的数据而定。

对于包装在半透性容器中的药物制剂，则应在温度 25℃±2℃、相对湿度 40%±5%，或 30℃±2℃、相对湿度 35%±5%的条件进行试验。

四、稳定性重点考查项目

主要剂型的稳定性重点考查项目见表 13-2。

表 13-2　药物制剂稳定性重点考查项目

剂型	稳定性重点考查项目
片剂	性状、含量、有关物质、崩解时限或溶出度或释放度
胶囊剂	性状、含量、有关物质、崩解时限或溶出度或释放度、水分，软胶囊要检查内容物有无沉淀
注射剂	性状、含量、pH、可见异物、不溶性微粒、有关物质、应考查无菌
栓剂	性状、含量、融变时限、有关物质
软膏剂	性状、均匀性、含量、粒度、有关物质
乳膏剂	性状、均匀性、含量、粒度、有关物质、分层现象
糊剂	性状、均匀性、含量、粒度、有关物质
凝胶剂	性状、均匀性、含量、有关物质、粒度，乳胶剂应检查分层现象
眼用制剂	如为溶液，应考查性状、可见异物、含量、pH、有关物质；如为混悬液，还应考查粒度、再分散性；洗眼剂还应考查无菌；眼丸剂应考查粒度与无菌
丸剂	性状、含量、有关物质、溶散时限
糖浆剂	性状、含量、澄清度、相对密度、有关物质、pH
口服溶液剂	性状、含量、澄清度、有关物质
口服乳剂	性状、含量、分层现象、有关物质
口服混悬剂	性状、含量、沉降体积比、有关物质、再分散性
散剂	性状、含量、粒度、有关物质、外观均匀度
气雾剂（非定量）	不同放置方位（正、倒、水平）有关物质、揿射速率、揿出总量、泄漏率
气雾剂（定量）	不同放置方位（正、倒、水平）有关物质、递送剂量均一性、泄漏率
喷雾剂	不同放置方位（正、倒、水平）有关物质、每喷主药含量、递送剂量均一性(混悬型和乳液型定量鼻用喷雾剂)

续表

剂型	稳定性重点考查项目
吸入气雾剂	不同放置方位（正、倒、水平）有关物质、微细粒子剂量、递送剂量均一性、泄漏率
吸入喷雾剂	不同放置方位（正、倒、水平）有关物质、微细粒子剂量、递送剂量均一性、pH、应考查无菌
吸入粉雾剂	有关物质、微细粒子剂量、递送剂量均一性、水分
吸入液体制剂	有关物质、微细粒子剂量、递送速率及递送总量、pH、含量、应考查无菌
颗粒剂	性状、含量、粒度、有关物质、溶化性或溶出度或释放度
贴剂（透皮贴剂）	性状、含量、有关物质、释放度、黏附力
冲洗剂、洗剂、灌肠剂	性状、含量、有关物质、分层现象（乳状型）、分散性（混悬型）、冲洗剂应考查无菌
搽剂、涂剂、涂膜剂	性状、含量、有关物质、分层现象（乳状型）、分散性（混悬型）、涂膜剂还应考查成膜性
耳用制剂	性状、含量、有关物质、耳用散剂、喷雾剂与半固体制剂分别按相关剂型要求检查
鼻用制剂	性状、pH、含量、有关物质、鼻用散剂、喷雾剂与半固体制剂分别按相关剂型要求检查

注：有关物质（含降解产物及其他变化所生成的产物）应说明其生成产物的数目及量的变化，如有可能应说明有关物质中何者为原料中间体、何者为降解产物，稳定性试验中重点考查降解产物。

五、有效期统计分析

在确定有效期的统计分析过程中，一般选择可以定量的指标进行处理，通常根据药物含量变化计算，按照长期试验测定数值，以标示量（%）对时间进行线性回归，获得回归方程，求出各时间点标示量的计算值（y'），然后计算标示量（y'）95%单侧可信限的置信区间为 $y'\pm z$，其中：

$$z = t_{N-2} \cdot S \cdot \sqrt{\frac{1}{N} + \frac{(X_0 - \bar{X})^2}{\sum(X_i - \bar{X})^2}} \qquad (13\text{-}13)$$

式中，t_{N-2} 为概率 0.05，自由度 $N-2$ 的 t 单侧分布值；N 为组数；X_0 为给定自变量；$\bar{X}$ 为自变量 X 的平均值。

$$S = \sqrt{\frac{Q}{N-2}} \qquad (13\text{-}14)$$

式中，$Q = L_{yy} - bL_{xy}$；L_{yy} 为 yy 的离差平方和，$L_{yy} = \sum y^2 - (\sum y)^2 / N$；$L_{xy}$ 为 xy 的离差乘积之和，$L_{xy} = \sum xy - (\sum x)(\sum y) / N$；$b$ 为直线斜率。

将有关点连接可得出分布于回归线两侧的曲线。取质量标准中规定的含量低限（根据各品种实际规定限度确定）与置信区间下界线相交点对应的时间，即为药物的有效期。根据情况也可拟合为二次或三次方程或对数函数方程。

此种方式确定的药物有效期，在药物标签及说明书中均指明什么条件下保存，不得使用“室温”之类的名词。

考点： 药物制剂稳定性试验方法

自 测 题

一、选择题

【A 型题】

1. 下列不属于影响药物制剂稳定性的处方因素的是（　　）
   A. pH　B. 缓冲盐的浓度　C. 溶剂　D. 离子强度　E. 金属离子
2. 酚类药物降解的主要途径是（　　）
   A. 水解　B. 氧化　C. 光学异构化　D. 聚合　E. 脱羧
3. 酯类降解的主要途径是（　　）
   A. 水解　B. 氧化　C. 光学异构化　D. 聚合　E. 脱羧
4. 影响易于水解药物的稳定性，与药物氧化反应也有密切关系的是（　　）
   A. pH　B. 广义的酸碱催化　C. 溶剂　D. 离子强度　E. 表面活性剂

5. 某药按一级反应速度降解，反应速度常数为 $k_{25℃}$= 4.0 $\times 10^{-6}$（h^{-1}），该药的有效期为（ ）
A. 2.5 年 B. 2 年 C. 1.5 年
D. 3 年 E. 1 年
6. 盐酸普鲁卡因的主要降解途径是（ ）
A. 水解 B. 光学异构化
C. 氧化 D. 脱羧
E. 聚合
7. 下列关于药物稳定性的叙述中，错误的是（ ）
A. 通常将反应物消耗一半所需的时间称为半衰期
B. 大多数药物的降解反应可用零级、一级反应进行处理
C. 若药物降解的反应是一级反应，则药物有效期与反应浓度有关
D. 对于大多数反应来说，温度对反应速率的影响比浓度更为显著
E. 若药物降解的反应是零级反应，则药物有效期与反应浓度有关
8. 影响药物稳定性的环境因素不包括（ ）
A. 温度 B. pH
C. 光线 D. 空气中的氧
E. 空气湿度
9. 影响药物制剂稳定性的外界因素是（ ）
A. 温度 B. 溶剂 C. 离子强度
D. pH E. 广义酸碱

【B 型题】

（第 10～13 题共用备选答案）

药物制剂的稳定性试验：
A. 高温试验 B. 高湿度试验
C. 强光照射试验 D. 加速试验
E. 长期试验

10. 供试品要求 3 批，在温度 40℃±2℃，相对湿度 75%±5%的条件下放置 6 个月（ ）
11. 是在接近药品的实际贮存条件 25℃±2℃下进行，其目的是为制订药物的有效期提供依据（ ）
12. 供试品开口置适宜的密封洁净容器中，60℃放置 10 天，于第 5 天和第 10 天取样，按重点考查项目进行检测（ ）
13. 供试品开口置恒湿密闭容器中，在 25℃分别于相对湿度 90%±5%条件下放置 10 天，于第 5 天和第 10 天取样，按稳定性重点考查项目要求检测，同时准确称量试验前后供试品的重量，以考查供试品的吸湿潮解性能（ ）

【X 型题】

14. 主要降解途径是水解的药物有（ ）
A. 酯类 B. 酚类
C. 烯醇类 D. 芳胺类
E. 酰胺类
15. 药物降解主要途径是氧化的有（ ）
A. 酯类 B. 酚类
C. 烯醇类 D. 酰胺类
E. 芳胺类
16. 影响药物制剂降解的处方因素有（ ）
A. pH B. 溶剂
C. 温度 D. 离子强度
E. 光线
17. 包装材料塑料容器存在的主要问题有（ ）
A. 透气性 B. 不稳定性
C. 有透湿性 D. 有吸附性
E. 易破碎性
18. 以下对于药物稳定性的叙述中，错误的是（ ）
A. 易水解的药物，加入表面活性剂都能使稳定性增加
B. 在制剂处方中，加入电解质或盐所带入的离子，均可增加药物的水解速度
C. 需通过试验，正确选用表面活性剂，使药物稳定
D. 聚乙二醇能促进氢化可的松药物的分解
E. 滑石粉可使乙酰水杨酸分解速度加快
19. 防止药物氧化的措施有（ ）
A. 驱氧
B. 制成液体制剂
C. 加入抗氧剂
D. 加金属离子络合剂
E. 选择适宜的包装材料

二、填空题

1. 药物制剂稳定性研究的重点范围包括_________、_________、_________。
2. 药物制剂的化学降解途径有_________、_________、_________、_________。
3. 易发生氧化反应药物主要有_________、_________、_________、_________、_________。
4. 片剂稳定性重点考查项目有_________、_________、_________、_________。
5. 药物稳定性试验方法中影响因素试验包括_________、_________、_________。

三、名词解释

1. 药物制剂的稳定性
2. 化学稳定性
3. 广义酸碱催化
4. 药物降解半衰期

四、简答题

1. 药物化学降解的主要途径有哪些？哪些类药物易发生水解、氧化反应？
2. 影响药物制剂稳定性的处方因素有哪些？
3. 稳定性试验的基本要求包括哪几个方面？

（孙 萌）

第 14 章

生物药剂学与药物代谢动力学简介

第 1 节　生物药剂学概述

一、生物药剂学的概念

生物药剂学（biopharmaceutics）是研究药物及其剂型在体内的吸收、分布、代谢与排泄过程，阐明药物的剂型因素、生物因素和药物疗效之间相互关系的科学。它为正确评价剂型设计、确定合理的制备工艺与临床合理用药提供了科学依据，对指导给药方案的设计，探讨人体生理及病理状态对药物体内过程的影响，疾病状态时的剂量调整，剂量与药理效应间的相互关系及对药物相互作用的评价等有着重要的作用。

二、生物药剂学的研究内容与研究方法

生物药剂学主要研究在药效学上已证明有效的药物，当被制成某种剂型，以某种途径给药后经过吸收与分布，以一定的浓度维持一定时间，最终发挥治疗作用的过程，其主要研究内容可归纳为以下几个方面。

1. 剂型因素与药效关系的研究　生物药剂学研究的剂型因素不仅是指注射剂、片剂、胶囊剂、软膏剂和栓剂等药剂学的剂型概念，还包括与剂型有关的各种因素。主要有以下几种。

（1）药物的某些化学性质：如同一药物的不同盐、酯、络合物或前体药物，即药物的化学形式、药物的化学稳定性等。

（2）药物的某些物理性质：如粒子大小、晶型、溶解度、溶出速率等。

（3）药物的剂型及用药方法。

（4）制剂处方中所用的辅料的性质与用量。

（5）处方中药物的配伍及相互作用。

（6）制剂的工艺过程、操作条件及贮存条件等。

2. 生物因素与药效关系的研究　研究机体的生物因素主要包括以下几种。

（1）种族差异：是指不同的生物种类，如小鼠、大鼠、兔、犬、猴等实验动物和人的差异，即使为同一种生物，在不同的地理区域和生活条件下也会存在差异，如人种差异。

（2）性别差异：是指动物的雌雄和人的性别差异。

（3）年龄差异：新生儿、婴儿、青壮年和老年人的生理功能可能存在差异，因此不同年龄个体中药物的处置与对药物的反应可能不同。

（4）生理和病理条件的差异：生理因素、妊娠及各种疾病引起的病理因素能引起药物体内过程的差异。

（5）遗传因素：人体内参与药物代谢的各种酶的活性可能存在很大个体差异，这些差异可能是遗传因素引起的。

3. 体内过程机制与药效关系的研究　研究药物在体内的吸收、分布、代谢和排泄的机制对药效的影响，确保制剂的生物利用度和安全有效。

4. 生物药剂学的研究方法　研究溶出速率测定方法，如改进溶出度测定装置、溶出介质等实验条件的控制；建立各种新型给药途径体外实验方法；建立模拟体内过程的体外模型；研究以药物的理化参数预测机体的吸收；研究可以预测人体血药水平的动物实验模型。

考点：生物药剂学的研究内容

第 2 节　药物的吸收

吸收（absorption）是指药物从给药部位进入血液循环的过程。除了血管内给药不存在吸收过程外，非血管内给药的不同途径（如胃肠道给药、肌内注射、腹腔注射、透皮给药和其他黏膜给药等）都需经过吸收过程。

一、药物的跨膜转运

所给药物在作用部位达到有效浓度之前必须经过许多屏障，这些屏障是互相联系的生物膜，药物通过生物膜（或细胞膜）的现象称为膜转运。膜转运在药物的吸收、分布及排泄过程中起着十分重要的作用。药物的胃肠道吸收可以在胃、小肠、大肠、直肠等部位进行，但以小肠吸收最为重要。药物经胃肠道上皮细胞膜进入全身循环系统，而后到达对药物具有亲和性的脏器或组织中，而这时要再次穿过细胞膜。因此，学习生物膜的结构及性质，对理解药物的吸收机制极为重要。

1. 生物膜的结构　生物膜主要由脂质、蛋白质和多糖组成。其形态多种多样，取决于膜中物质分子的排列结构。

2. 生物膜性质

（1）生物膜的流动性：构成的脂双层是液态的，具有流动性。

（2）生物膜结构的不对称性：生物膜的蛋白质、脂类及糖类物质分布不对称。

（3）生物膜结构的半透性：生物膜结构具有半透性。由于膜的液体脂质结构特征，脂溶性药物容易通过，脂溶性很小的药物难以通过。镶嵌在膜内的蛋白质具有不同的结构和功能，能与药物可逆性结合，起到药物载体的作用。

3. 药物的跨膜转运方式　不同药物往往以不同的方式转运，有时同一药物在不同的组织也会采取不同的转运方式。常见的转运方式有以下几种。

（1）被动转运：是指存在于生物膜两侧的药物服从浓度梯度扩散原理，由高浓度侧扩散到低浓度侧的转运方式。被动转运的特点：不需要载体，生物膜对药物无特殊选择性；扩散过程与细胞代谢无关，因此不受细胞代谢抑制的影响，不消耗能量；不存在转运饱和现象和同类物竞争抑制现象。

链 接　被动转运的形式

被动转运分为简单扩散、膜孔转运和易化扩散三种形式，绝大多数有机酸或有机碱药物在消化道内的吸收都是由简单扩散跨膜转运的。

简单扩散属于一级速率过程，服从 Fick 扩散定律：$dC/dt=DAk(C_{GI}-C)/h$，式中，dC/dt 为扩散速度；D 为扩散系数；A 为扩散表面积；k 为分配系数；h 为膜厚度；C_{GI} 为胃肠道中的药物浓度；C 为血药浓度。当药物口服后，胃肠道中的浓度大于血中的药物浓度，则 C 可以忽略不计，且药物在吸收过程中，其 D、A、h、k 都为定值，可用透过系数 P 来表达，即 $P=DAk/h$，则有 $dC/dt=P\cdot C_{GI}$，即药物的扩散速度等于透过系数与胃肠道药物浓度的乘积。

（2）主动转运：是指借助于载体蛋白的帮助，药物分子由低浓度侧向高浓度侧转运的过程。主动转运的特点：逆浓度梯度转运，需载体、耗能，有饱和现象和竞争抑制性作用，有部位专属性。在肠、肾小管、脉络丛等上皮细胞上都存在主动转运过程。一些生命必需的物质，如氨基酸、单糖、

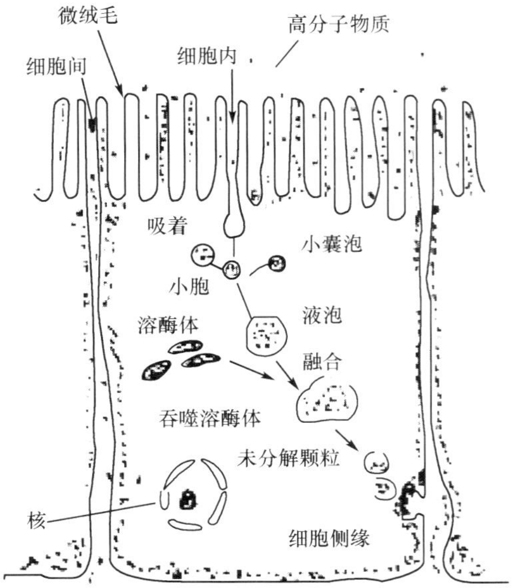

图 14-1 大分子膜动转运示意图

Na^+、K^+、I^-、水溶性维生素及有机酸、碱等弱电解质的解离型均以主动转运方式通过生物膜而被吸收。

（3）促进扩散：又称为易化扩散，是指某些物质在细胞膜载体的帮助下，由膜高浓度侧向低浓度侧扩散的过程。促进扩散的特点：顺浓度梯度转运，需载体，但不耗能，有饱和现象和竞争抑制性作用，也有部位专属性，如 D-葡萄糖、D-木糖和某些季铵盐类的转运。

（4）膜动转化：又称胞饮作用，是指通过细胞膜的主动变形将药物摄入细胞内或从细胞内释放到细胞外的转运过程（图 14-1）。膜孔转运包括物质向内摄入的胞吞作用（入胞作用）和向外释放的胞吐作用（出胞作用），如胰岛素分子被包裹在胰腺细胞小泡内，通过与质膜融合，逐渐将胰岛素释放到胰腺细胞外而进入血液，这是胞吐作用的一个典型例子。膜动转运是机体转运大分子化合物，如多肽和蛋白质的重要转运方式。

考点：药物的跨膜转运方式及异同点比较

二、药物经胃肠道吸收

1. 药物在胃肠道的吸收 胃肠道由胃、小肠和大肠 3 部分组成。胃为消化道中最为膨大的部分，表面积较小，吸收有限，大部分药物口服后，在胃中崩解、分散和溶解，但一些弱酸性药物在胃中有较好的吸收。药物在胃中的吸收机制主要是被动扩散。

小肠由十二指肠、空肠和回肠组成，全长 3～5m，直径 4cm。小肠表面有环状皱褶、绒毛和微绒毛，故吸收面积极大，约为 $200m^2$。其中绒毛最多的是十二指肠，向下逐渐减少。根据 Fick 定律，被动扩散的速度与表面积成正比，因此小肠（特别是十二指肠）是药物、食物等吸收的主要部位。小肠中药物的吸收以被动扩散为主，同时其他吸收机制也存在，如小肠也是某些药物主动转运的特异部位。大肠包括盲肠、结肠和直肠。大肠无绒毛结构，表面积小，因此对药物的吸收不起主要作用，大部分运行至结肠的药物可能是缓释制剂，肠溶制剂或溶解度很小而残留的部分。但直肠下端接近肛门部分，血管相当丰富，是直肠给药（如栓剂）的良好吸收部位。大肠中药物的吸收也以被动扩散为主。

2. 影响药物吸收的生物因素 口服药物的吸收在胃肠道上皮细胞进行，胃肠道生理情况的变化对药物的吸收过程会产生较大的影响。掌握和熟悉各种影响药物吸收的生物因素，对于药物的剂型设计及药物临床合理用药等方面都有着非常重要的指导意义。

（1）胃肠环境的影响：对于有机弱酸和有机弱碱药物来说，胃肠道 pH 将影响其游离型药物的多少，从而最终影响其吸收的多少。通常胃液 pH 为 1～3，十二指肠液 pH 为 4～5，小肠液 pH 为 6～7，大肠液 pH 为 7～8。由于胃液的 pH 呈酸性，有利于弱酸性药物的吸收；小肠自身分泌液是一种弱碱性液体，则成为了弱碱性药物最佳的吸收部位。但主动转运的药物在特定部位受载体或酶系统作用吸收，因此，这种药物的吸收不受消化道 pH 变化的影响。

（2）胃排空速率的影响：胃内容物经幽门向小肠排出称为胃排空，胃排空的快慢用胃排空速率来描述。胃排空速率与药物的起效快慢、药效强弱和持续时间均有密切关系。另外，胃排空速率对药物吸收的影响还与药物本身的性质有关。

（3）血流速率的影响：消化道周围的血流速率下降使得吸收部位不能维持漏槽条件，从而降低膜两侧浓度差，转运药物的能力下降，使药物吸收减少。血流速率对难吸收药物的影响较小，但对易吸收药物影响较大，如高脂溶性药物和自由通过膜孔的小分子药物的吸收即属血流限速过程。

（4）胃肠道代谢作用的影响：消化道黏膜内存在着各种消化酶和肠道菌丛产生的酶，它们既对食物有消化作用，又能使药物尚未被吸收就发生代谢反应而失去活性。药物的胃肠道代谢存在一种首过效应，对药物疗效有一定的甚至很大的影响。

考点：影响药物吸收的生物因素

3. 药物剂型因素对吸收的影响　广义的剂型因素应包括药物的理化性质（如溶解度、溶解速度、粒径、晶型等）、制剂处方（如辅料、附加剂、配伍等）、制备工艺、稳定性、剂型等，这些性质是进行药物处方研究前必须熟悉的基础知识。

（1）解离度：对弱酸性或弱碱性药物而言，由于受胃肠道 pH 的影响，药物以未解离型（即分子型）与解离型存在，而胃肠道上皮细胞膜的结构主体为脂质的双分子层，对于以被动扩散机制吸收的药物，分子型的药物易吸收，解离型的药物难以吸收。而药物中分子型所占的比例由吸收部位的 pH 和药物的解离常数 pK_a 所决定，同时又与油水分配系数（$K_{o/w}$）有关。这之间的关系可用 pH-分配假说来解释。

多数药物为有机弱酸或有机弱碱，其溶液中非解离型的多少可以用药物的解离常数与消化液 pH 的函数来表示。其关系可用 Henderson-Hasselbalch 方程式表示。

弱酸性药物

$$pK_a-pH=\lg\frac{[HA]}{[A^-]}=\lg\frac{C_u}{C_i} \quad (14\text{-}1)$$

弱碱性药物

$$pK_a-pH=\lg\frac{[HB^+]}{[B]}=\lg\frac{C_i}{C_u} \quad (14\text{-}2)$$

式中，C_u 和 C_i 分别为未解离型和解离型药物的浓度。从公式可知，在胃肠道 pH 条件下，弱酸性药物 pK_a 较低，故在胃中未解离型药物所占比例大，因此在胃中可较好吸收。而对于弱碱性药物 pK_a 较高，故在肠中未解离型药物所占比例大，因此在肠中可较好吸收。

例如，弱酸性药物水杨酸的 pK_a 为 3.0，在胃中解离型与未解离型的比例计算如下：

$$3.0-1.0=\lg(C_u/C_i)\text{，则有：}C_u/C_i=100:1$$

计算结果显示，水杨酸在胃中解离型与未解离型的比例为 1：100，即有 99%的水杨酸在胃中呈分子型，故易被吸收。

又如，弱碱性药物奎宁的 $pK_a=8.4$，

在胃中：$8.4-1.0=\lg(C_u/C_i)$，则有：$C_u/C_i=2.5\times10^7:1$

在小肠中：$8.4-6.0=\lg(C_i/C_u)$，则有：$C_i/C_u=250:1$

即弱碱性药物奎宁在胃中未解离型只有 1/2000 万，药物不能被胃吸收；进入小肠后，随着 pH 的升高，未解离型比例增大，奎宁在小肠的吸收比胃好得多。

根据 pH-分配假说，未解离型，即分子型药物透过生物膜可用图 14-2 表示。

考点：pH-分配假说的定义

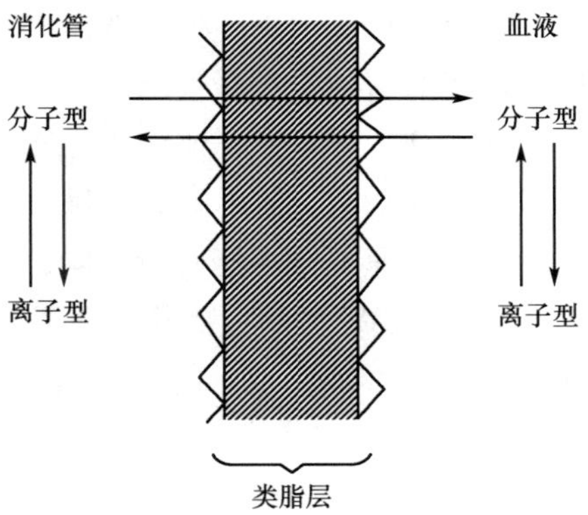

图 14-2　根据 pH-分配假说未解离型药物透过生物膜的模型

（2）脂溶性：某些药物口服后，即使以大量的非解离型状态存在，吸收仍然很差，原因是分子本身的脂溶性差，因此药物的吸收还与油水分配系数有关。

油水分配系数反映了药物脂溶性大小，通常油水分配系数大的药物脂溶性好。胃肠道上皮细胞为类脂膜，是药物吸收的通道，也是一层屏障。对弱电解质药物而言，即使药物以 100%的未解离型存在，但脂溶性不强，也不能较好地吸收，因此药物的脂溶性对其吸收十分重要。对于某些脂溶性小而吸收不好的药物，可通过结构改造来增加脂溶性。例如，氨苄西林制成吡呋喃氨苄西林后，脂溶性较好，因此吸收较好，生物利用度提高了 50%。

（3）溶出速率：药物的溶出速率是指在一定溶出条件下，单位时间药物溶解的量。口服固体制剂（如片剂、胶囊剂、丸剂等）经口服后在胃肠道中首先要崩解、溶解后药物才能透过生物膜被吸收。因此，对于难溶性药物或溶解缓慢的药物，溶出的快慢将直接影响药物的吸收速度和程度。

1）药物的溶出速率表示方法：可用 Noyes-Whitney 方程表示。

$$\frac{\mathrm{d}C}{\mathrm{d}t}=\frac{DS}{h}(C_{\mathrm{S}}-C) \tag{14-3}$$

式中，$\mathrm{d}C/\mathrm{d}t$ 为药物的溶出速率；D 为溶解药物的扩散系数；S 为固体药物的表面积；h 为扩散层厚度；C_{S} 为药物在液体介质中的溶解度；C 为 t 时间内药物在胃肠液或溶出介质中的浓度。

由于某一特定药物在固定的溶出条件下，其 D 和 h 为一定值，可用该药的特定的溶出速率常数 k 来表示，则有 $k=D/h$，由此可知，在漏槽条件下，溶出速率（$\mathrm{d}C/\mathrm{d}t$）与药物的溶出速率常数 k、固体药物颗粒的表面积（S）及药物溶解度（C_{S}）成正比。因此，增加药物的表面积及溶解度可提高药物的溶出速率，且可以采取以下措施提高药物的溶出速率：①减小药物的粒径（如微粉化、固体分散等），能增大药物的表面积，溶解速率加快；②振摇或搅拌（包括胃肠蠕动）能使扩散层厚度减小，促使溶出加快；③升高温度时，溶液黏度下降，扩散系数增大，则溶出速率加快；④采用成盐的方法，增加酸性或碱性药物的溶解度，从而提高溶出速率。

考点：提高药物的溶出速率的方法

2）影响药物溶出的理化性质

A. 药物的溶解度：药物的溶解度与溶出速率直接相关，当药物在扩散层中的溶解度增大，扩散层与总体液体可形成较大的浓度差，则药物溶出速率加快。由于弱酸或弱碱性化合物的溶解度与 pH 的关系甚为密切，且弱酸性药物的溶出速率随 pH 增加而增加，弱碱性药物的溶出速率随 pH 增加而降低，因此在胃液酸性环境中弱碱性药物的溶出速率最大，而弱酸性药物的溶出速率随胃液 pH 上升而逐渐增大。

B. 粒径：相同重量的药物粉末的表面积随粉末粒子直径的减少而增加，粒径和表面积的关系为

$$S=\frac{6}{d}\times\frac{W}{D} \tag{14-4}$$

式中，d 为药物粉末颗粒的平均直径（粒径）；D、W 分别为药物密度和质量，药物颗粒的表面积与粒径成反比。药物粒子越小，药物的溶出速率越大，吸收也越快。对于难溶或溶解缓慢的药物，其粒径是影响吸收的重要因素。但并非所有难溶性药物都需微粉化。例如，某些药物微粉化后会出现药物稳定性下降或对胃肠道刺激性增大等。

C. 多晶型：有机化合物普遍存在多晶型现象，即化学结构相同的药物，可因结晶条件不同而得到晶格排列不同的晶型。不同晶型化合物其化学性质虽相同，但它们的物理性质，如密度、硬度、熔点、溶解度和溶出速率等可能有所不同，并具有不同的生物活性和稳定性。不同晶型在一定条件下可以互相转化。一般亚稳定型的生物利用度高，而稳定型药物的生物利用度较低，甚至无效，因此在保证药物稳定性的前提下，对于一些难溶性药物，可选用亚稳定型为原料，以获得较高的溶出速率和较好的疗效。

D. 溶剂化物：药物含有溶剂而构成的结晶称为溶剂化物。若溶剂为水则称为水合物；不含水的结晶为无水物；溶剂为有机溶剂则称为有机溶剂化物。一般药物在水中的溶解度和溶解速度为有机溶剂化物＞无水物＞水合物。因此，在原料药生产时，将药物制成无水物或有机溶剂化物，有利于溶出和吸收，如氨茶碱、咖啡因、苯巴比妥的无水物也比其水合物溶解速率快。

3）药物在胃肠道中的稳定性：某些药物在胃肠道中不稳定。一方面是胃肠道 pH 的影响，可促进某些药物的分解，如红霉素在胃液中 5min 后仅残留 3.5%的活性。另一方面是由于药物不能耐受在胃肠道中的各种酶，出现酶解作用而失活，使吸收大大降低。例如，蛋白质、肽类药物极易被肠道酶系酶解而破坏其结构，失去药理活性。

防止药物在胃肠道不稳定的方法：制成药物的衍生物和前体药物，提高其稳定性。例如，红霉素

在酸性条件下不稳定，可制成肠溶制剂防止药物在胃中的降解和失效。

4）剂型的影响：不同的剂型具有不同的释放特性，且药物的剂型不同，给药的部位及吸收的途径也会有所不同，因此可能影响药物在体内的吸收的速率与量，从而影响药物的起效时间、作用强度、持续时间、毒副作用等。图 14-3 为不同剂型的药物在体内的过程，一般认为口服剂型生物利用度高低的顺序为溶液剂＞混悬剂＞散剂＞颗粒剂＞胶囊剂＞片剂＞包衣片。

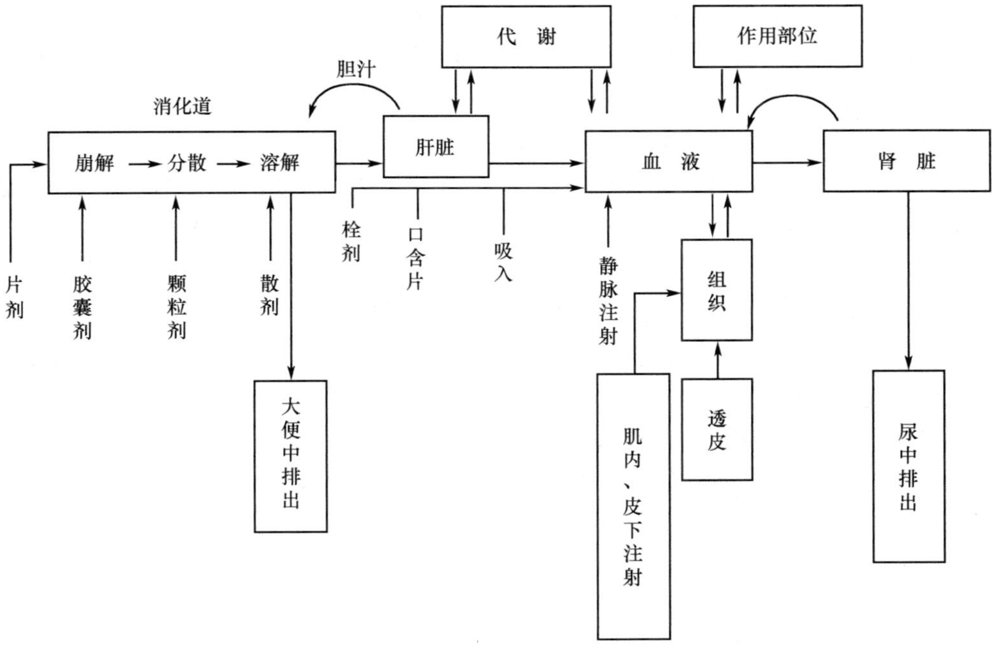

图 14-3　常见剂型的药物体内过程示意图

A. 溶液剂：由于药物以分子或离子状态分散在介质中，因此口服溶液剂的吸收是口服剂型中最快、较完全的，且生物利用度高。影响溶液剂中药物吸收的因素：溶液的黏度、渗透压、增溶作用、络合物的形成及药物稳定性等。

B. 乳剂：具有分散好、表面积大的特点，且在乳化剂的促进作用下，有较高的生物利用度。

C. 混悬剂：在吸收前，药物颗粒必须先溶解。因此，混悬剂的吸收速率次于水溶液，但比胶囊剂、片剂等固体制剂有较好的吸收。例如，将青霉素 V（苯氧甲基青霉素）制成混悬剂、胶囊剂、片剂 3 种剂型口服后，发现混悬剂的吸收情况要优于胶囊剂和片剂。

D. 散剂：为固体制剂，与其他固体制剂相比（如片剂），散剂的比表面积大，且散剂服用后不经崩解和分散过程，因此吸收的速度较其他固体口服制剂快，生物利用度高。

E. 胶囊剂：制备时不需加压力，服用后可在胃中迅速崩解，只要囊壳破裂，药物即可迅速分散，因此吸收较好，生物利用度也较高。胶囊中药物粒度、晶型、分散状态及稀释剂都可能影响其吸收。例如，磷酸氢钙用作四环素胶囊剂的稀释剂时，可生成难溶性的四环素钙盐，从而降低药物的吸收。

F. 片剂：是固体制剂中应用最广泛、生物利用度问题最复杂的剂型之一。主要原因是制备过程中加入黏合剂等辅料，并经加压成型，使得其有效表面积大大减小，从而减慢了药物从片剂中释放到胃肠液中的速度。片剂经口服，首先在胃肠道中崩解，分散成细小颗粒，待药物溶出后，才能被吸收。因此，片剂的崩解和溶出对药物的吸收起着重要作用。而影响片剂药物吸收的因素很多，除生物因素外，还有药物的粒度、晶型、pK_a 值、脂溶性、片剂的崩解度、溶出度、处方组成、制备工艺和贮存条件等剂型因素。

G. 辅料对吸收的影响：为增强药物的均匀性、有效性和稳定性，往往需要添加各种辅料，但完全惰性的辅料几乎是不存在的。辅料可能会改变药物的理化性质，也可能会直接影响制剂中药物在体内的吸收速度与程度。例如，弱碱性的硬脂酸镁会促使阿司匹林降解，因而不宜作为其片剂的润滑剂。

乳糖作为苯巴比妥胶囊的稀释剂，可显著加快药物的吸收，提高吸收率。淀粉是片剂中常用的崩解剂，其主要类型有玉米淀粉、马铃薯淀粉、米淀粉、葛粉、可压性淀粉，其中可压性淀粉制粒的片剂溶出速度最快，且同一种崩解剂用量不同，制备出的片剂的溶出速度也会不同。

因此，辅料的选用，不仅要考虑主药物理化学性质的稳定性及美观廉价，还应评价其是否影响药物的生物利用度，辅料与辅料之间是否存在相互作用而影响药物的吸收。

H. 制备工艺对吸收的影响：药物制剂的制备工艺对药物的吸收与溶出有很大影响。在药物与辅料的混合中，如将药物溶于适宜的溶媒中再与辅料混匀有利于溶出，混合时药物与辅料持久研磨也能加快溶出。在制粒过程中，物料混合时间、制粒方法、颗粒大小与松紧等都会对药物的吸收产生较大影响。而在压制片剂时，所施加的压力对溶出速度的影响也是个比较复杂的问题。通常随着压力的增加，颗粒紧密结合，孔隙率减小，药物溶出速度随之减慢；当压力过大时，颗粒可能被压碎成更小颗粒，甚至使药物结晶破裂，导致表面积增加，溶出速度增加。

考点：影响药物吸收的剂型因素

三、药物胃肠道外的吸收

除了口服经胃肠给药存在着药物的吸收问题外，非胃肠道血管外给药也存在着吸收问题，这些给药途径包括肌内及皮下注射、吸入给药、口腔黏膜给药、皮肤给药、直肠给药等。

1. 注射给药 注射是一种重要的给药方法，一些口服不吸收或在胃肠道中易降解破坏的药物常以注射方式给药。注射方法包括静脉、肌内、皮下、鞘内与关节腔内注射等多种，除关节腔内注射及局部麻醉药外，注射给药一般产生全身作用，且血管内注射，主要包括静脉推注与静脉滴注，无吸收过程。

注射部位不同，所能容纳的注射液容积，允许的药物分散状态及药物吸收的快慢也会有所不同。由于注射部位的周围都有丰富的血液或淋巴液循环，且影响吸收的因素比口服要少，故一般注射给药吸收快，生物利用度也较高。

2. 吸入给药 吸入给药能产生局部或全身治疗作用，涉及的剂型有吸入气雾剂、吸入喷雾剂和吸入粉雾剂。呼吸道的结构较为复杂，因此药物到达作用部位的影响因素也较多。

（1）首先，呼吸道的直径对药物粒子的到达部位有很大影响。随着支气管分支增加，药物粒子向肺深部运动过程中，易因撞击等原因而被截留。支气管病变的患者，腔道往往较正常人窄，更易截留药物。使用治疗药物之前，先用支气管扩张药，可提高药物的治疗作用。

（2）其次，呼吸道黏膜中存在多种代谢酶，如磷酸酯酶和肽酶。药物可能在肺部上皮组织进行代谢，从而失去活性，因而酶代谢也是肺部药物吸收的屏障因素之一。已有实验表明，5-羟色胺、去甲肾上腺素、三磷腺苷、缓激肽等均能在肺部被酶降解。

3. 口腔黏膜给药 口腔黏膜为脂质膜，一般以被动扩散的方式吸收。亲脂性药物由于分配系数大，膜渗透系数较高，吸收速度较快。口腔黏膜分布着丰富的血管，形成大血管网，药物经口腔吸收后，通过颈内静脉到达心脏，再随血液循环向全身分布，因此不存在胃肠道吸收后遇到的首过效应。例如，硝酸甘油是酯类药物，口服后会水解，以致到达循环之前即失效；另一方面也因硝酸甘油的脂溶性好，口腔吸收的速度快，且无首过效应，能迅速起效解除心绞痛，故以口腔给药最为适宜。

4. 皮肤给药 皮肤由表皮、真皮和皮下脂肪组织组成，其中表皮中的角质层具有保持水分的能力，是维持皮肤正常功能的必要条件，同时也是药物经皮肤吸收的主要屏障。

药物透过皮肤吸收有两种途径：一种途径是通过角质层进入真皮组织，属于被动扩散。一般认为，脂溶性强的药物，由于可以与角质层中的脂质相溶，角质层屏障作用小，而分子质量大、极性或水溶性的化合物难以通过。但当角质层受损时，药物的通透性显著增加，如在湿疹、溃疡或烧伤等创面上，药物的通透率可增加数倍至数十倍。不同部位的角质层厚度不同（足底和手掌＞腹部＞前臂＞背部＞前额＞耳后和阴囊），其吸收程度也是不同的。另一种途径是通过汗腺、毛孔和皮脂腺等进入真皮和皮下组织，大分子或解离型药物通过该途径吸收的概率较高（图 14-4）。

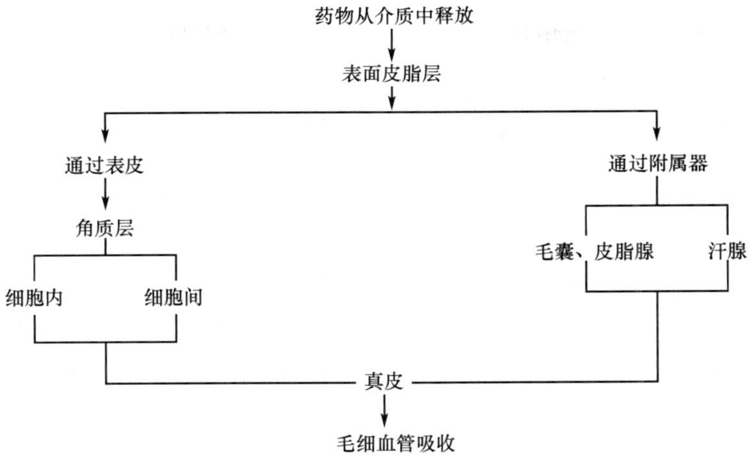

图 14-4　皮肤给药后药物吸收途径

5. 直肠给药　直肠黏膜表面无绒毛，皱褶少，其表面积比小肠要小得多，故直肠不是药物吸收的合适部位。但近肛门端血管丰富，故也是某些剂型，如栓剂、灌肠剂的特殊用药部位，吸收效果良好。直肠黏膜是类脂膜，故直肠吸收属于被动扩散，药物吸收与其脂溶性、解离度、溶解度、粒径和所用基质的种类等因素有关。例如，脂溶性药物能迅速从直肠吸收，离子型和非脂溶性药物吸收较差；阿司匹林栓剂，一种是过 100 目筛，平均粒径为 163μm 的药物粉末；另一种是颗粒状的，其表面积只有前者的 1/25。这两种栓剂经健康受试者使用 12h 后，粉末制的栓剂其总水杨酸盐排泄累积量为颗粒制的 15 倍。

6. 鼻黏膜给药　鼻黏膜给药多为局部作用，如杀菌、抗病毒、收缩血管、抗过敏药物，可制成溶液剂滴入鼻腔，也可以气雾剂给药。近年来研究发现许多药物通过鼻黏膜给药可以获得比口服给药更好的生物利用度。某些本来很难从鼻腔吸收的多肽和蛋白质类药物，通过加入吸收促进剂、酶抑制剂或以生物黏附性微球给药，能提高鼻腔吸收的生物利用度。

7. 眼部给药　眼部给药主要用于发挥局部治疗作用，如缩瞳、散瞳、降低眼压、抗感染等。甾体激素类抗炎药和抗感染药物在眼用制剂中应用最广泛。有些药物可以通过眼部给药进入体循环，发挥全身治疗作用。滴眼剂和眼膏剂是眼部给药最常见的剂型。

考点： 药物胃肠道外给药的方式

第 3 节　药物的分布、代谢、排泄

一、药物的分布

药物从给药部位吸收进入血液循环后，随着血液向脏器、组织、体液和细胞转运的过程称为药物的分布。不同药物在体内分布存在差异，由此直接影响到药物治疗的效果，同时还关系到药物在组织的蓄积和毒副作用等安全性问题。

多数药物的分布过程是可逆的，分布速度则受多个因素影响。药物只有达到靶器官才能发挥疗效，其作用强度与该部位药物浓度有关。因此，掌握药物在体内的分布规律，对于评价药物安全性和有效性具有十分重要的意义。影响分布的因素如下。

1. 血液循环　药物的分布是通过血液循环进行的，因此血液循环情况会影响药物的分布速度。血液循环对分布的影响又主要取决于组织的血流速率，又称灌注速率。通常血流量大、血液循环好的器官和组织，药物的转运速度和转运量相应较大。反之，血流量小、血液循环差的器官和组织，药物的转运速度和转运量相应较小。按血液循环速度的不同，大致可将体内的器官和组织分为循环快的器官，主要有脑、肝和肾；循环中等速率的组织，主要有肌肉和皮肤；循环慢的组织，主要有脂肪组织和结缔组织。

2. 血管通透性 毛细血管的通透性是影响药物向组织分布的重要因素。大多数药物以被动扩散方式透过毛细血管。由于毛细血管壁是有微孔的类脂质屏障，因此，分子型药物和脂溶性大的药物更易通过血管壁。非脂溶性药物的透过性则与分子量密切相关，多数药物的分子量为200～300，其半径在1nm以内，可从血管膜孔透出，通过血管的内皮细胞，进入组织间隙内部。

3. 药物的结合作用

（1）药物与血浆蛋白结合的影响：进入血液中的药物一部分与血浆蛋白结合成为结合型药物，一部分在血液中未与血浆蛋白结合成为游离型药物。通常只有游离型药物才能透过毛细血管向各组织和器官转运。因此，药物与血浆蛋白的结合会影响药物的分布，药物向组织分布主要取决于血液中游离型药物的浓度。

药物与血浆蛋白的结合是一种可逆的过程，可用关系式表示

$$D + P \rightleftharpoons DP \tag{14-5}$$

式中，D 为药物；P 为血浆蛋白。药物与血浆蛋白结合后，在血液传送过程中，处于结合型与游离型药物的动态平衡状态。其中，只有游离型药物不断透过生物膜转运至各组织和器官，而结合型药物则起着临时储库的作用，从而使血浆及作用部位在一定时间内保持一定的药物浓度。

另外，药物与血浆蛋白的结合具有饱和现象，因此当应用蛋白结合率高的药物时，由于给药剂量增大使蛋白出现饱和现象，或者同时服用另一种蛋白结合能力更强的药物后，又由于药物与血浆蛋白结合的特异性差，理化性质相近的药物间可产生竞争性结合，则会使得与蛋白结合能力弱的药物的浓度急剧增加，容易导致安全性问题。例如，磺胺类等有机阴离子药物可置换出与蛋白结合能力较弱的胆红素，使血浆中游离胆红素浓度增加，从而增加了中枢神经系统毒性。

（2）药物与组织结合：药物不仅能与血浆蛋白结合，而且能与组织中的多种成分结合，从而影响药物的分布。对于组织结合率很高的药物来说，其组织中的总浓度高于血浆中的游离型药物浓度。例如，保泰松在血浆中的游离型药物浓度仅占 2%，如果不发生强烈的组织结合，那么组织中的药物总浓度不应大于2%，但实际上，保泰松在肌肉组织中的总浓度高达39%，远远大于2%，这说明保泰松与肌肉组织发生了强烈的结合，导致肌肉组织中的药物浓度升高。

4. 药物的相互作用 药物相互作用主要对药物蛋白结合率高的药物有影响。主要是因为这种药物与另一种药物竞争结合蛋白位点，使游离型药物大量增加，引起该药的表观分布容积、半衰期、受体结合量等发生一系列改变，最终导致药效的改变和不良反应的产生。

5. 体内屏障 许多药物进入血液后，可快速分布到各组织，但往往难以进入到具有生理性屏障的组织。药物要进入这些组织必须通过相应的屏障，包括血-脑脊液屏障、胎盘屏障、血-眼屏障等。

（1）血-脑脊液屏障：是指脑毛细血管阻止某些物质由血液进入脑组织的一层脂质屏障，它是影响药物转运的关键因素。脑屏障包括以下3种：血-脑屏障、血-脑脊液屏障、脑脊液-脑屏障。大多数药物向中枢神经系统的转运，采用的是被动转运的方式，因此转运取决于该药物在pH7.4时的分配系数和解离度。在血浆pH7.4时，弱酸性药物主要以解离型存在，而弱碱性药物主要以非解离型存在，一般来说，弱碱性药物容易向脑脊液转运。除了药物在血液中的解离度和油水分配系数外，药物与血浆蛋白的结合程度也能在一定程度上影响血-脑脊液间的药物分配，但只有药物的亲脂性才是药物能否透过血-脑脊液屏障的决定因素。一些营养物质，如葡萄糖、氨基酸、胆碱、核苷酸等，是通过主动转运机制透过屏障的。而一些活性肽则可通过不同转运类型进行转运，如被动扩散、受体介导转运、载体介导转运、入胞-出胞转运、液相入胞转运和吸附入胞转运等。

（2）胎盘屏障：药物向胎盘转运除了和药物本身的理化特性有关外，主要受胎盘屏障的影响。胎盘是母体循环和胎儿之间的一道天然屏障，进入母体循环系统的药物必须穿过胎盘和胎膜，才能达到胎儿。胎盘作用类似于血-脑脊液屏障，胎盘转运机制包括被动转运和主动转运。

（3）血-眼屏障：是血液与视网膜、血液与房水、血液与玻璃体屏障的总称，可影响药物在眼内的

浓度，脂溶性药物及分子量小的药物易于通过。全身用药时，药物在眼内难以达到有效浓度，应采取局部给药。

考点：结合型药物的特点，影响药物分布的因素

二、药物的代谢

药物被机体吸收后，在体内各种酶及体液环境作用下，可发生一系列化学反应，导致药物化学结构上的转化，即药物代谢，又称生物转化。药物在体内的代谢可以自发进行，但绝大多数药物在体内的代谢均是在细胞特异酶的催化作用下进行的。通常药物的代谢产物的极性大于原型药物，更容易经肾脏和胆汁排泄。这些药物代谢酶主要位于细胞的内质网、微粒体、胞液、溶酶体及核模和脑质膜中，通常又可分为微粒体酶系和非微粒体酶系两大类。前者主要存在于肝，后者在肝、血液及其他组织中均有存在。

1. 代谢过程　药物代谢主要在肝内进行，其代谢过程可分两步进行。

（1）Ⅰ相反应：即氧化、还原和水解反应，一般是机体向药物中引入极性基团的过程。此类反应的结果为：使大部分有药理活性的药物转化为无药理活性的代谢物，称为灭活；小部分有药理活性的药物转化为仍具药理活性的代谢物；少数无药理活性的药物经转化，成为具备药理活性的代谢物，称为活化；另有极少数药物转化为毒性代谢物。

（2）Ⅱ相反应：即结合反应，药物或其代谢物与体内水溶性较大的内源性物质结合，如与葡糖醛酸、硫酸等结合，反应的结果可使药物水溶性和极性增高，利于药物经肾排出体外。

2. 药物转化酶系　药物的转化过程是在酶的催化下完成的，体内药物代谢除了某些催化特定底物的酶，如胆碱酯酶分解乙酰胆碱、单胺氧化酶分解去甲肾上腺素等外，绝大部分存在于肝中，故肝是药物代谢的主要器官，药物代谢酶也被称为肝药酶。绝大部分药物代谢酶存在于肝微粒体中，被称为微粒体混合功能氧化酶系统，其中最关键的酶为细胞色素 P450（因与一氧化碳结合后其吸收光谱主峰在 450nm 处）。肝药酶的特点有：①选择性低，具有广谱的催化多种药物的能力；②个体差异大，可因年龄、机体状态、营养状态等不同影响催化活性；③易受到化学物质的诱导或抑制。有些药物能使肝药酶的活性增强，称为药酶诱导剂（enzyme inducer），如苯巴比妥、利福平等。酶活性增强会加速药物的转化，使有些药物的药效下降。有的药物可使肝药酶活性降低，称为药酶抑制剂（enzyme inhibitor），如西咪替丁、氯霉素、异烟肼等。药酶抑制剂导致药物生物转化速度减慢，使药效增强。药酶诱导剂和药酶抑制剂还可增强或减慢自身的转化而导致药效的变化，如长期应用药酶诱导剂苯巴比妥后出现的耐受性可能与此有关。

3. 影响代谢的因素

（1）给药途径：同一药物其给药途径不同可影响药物的代谢过程，从而使药效受到影响。例如，平喘药特布他林静脉注射后原型药物占尿中总排泄量的 70%～90%，其余为硫酸结合物；而口服给药后，硫酸结合物明显增加，占尿中总排出量的 70%左右，这是因为经肠黏膜吸收时形成了硫酸化合物。

（2）给药剂量：药物的代谢大多需要酶的催化作用，有时药物的剂量增加到某种程度以上时，代谢反应呈饱和现象，以致血药浓度异常增高，造成药物中毒。

（3）药物的光学异构特性：不同的光学异构体具有不同的药理活性和副作用，主要原因是体内的酶及药物受体具有立体选择性，因此不同的异构体同样显示出明显的代谢差异。

（4）酶诱导或酶抑制作用：药物在体内的代谢多是在酶的催化下进行的，某些药物重复应用或与其他药物合并应用后，可促进酶的合成、抑制酶的降解或两种以上药物与代谢酶竞争结合，导致药物代谢发生变化，从而改变药物作用的强度和持续时间。

（5）生理因素：生理因素的差异，如种族、性别、个体、年龄、病理、饮食等，也会影响药物代谢过程。

三、药物的排泄

排泄是指体内原型药物或其代谢物排出体外的过程，是药物自体内消除的一种形式。药物的排泄

与疗效、疗效维持时间及毒副作用等密切相关。药物排泄的主要途径是肾脏，其次是胆汁。还可通过汗腺、唾液腺、乳腺、呼气等排泄，但排泄量很少。

1. 肾脏排泄 药物通过肾脏排泄有 3 个过程，即肾小球的滤过、肾小管重吸收与肾小管主动分泌。其排泄量是肾单位的滤过、重吸收和分泌的综合结果，即肾排泄率=滤过率+分泌率−重吸收率。

（1）肾小管的重吸收：肾小管毛细血管膜具有类脂的性质，因此药物从肾小管远曲小管的重吸收是以被动扩散方式进行，其重吸收的程度取决于药物的脂溶性、pK_a值和尿液的 pH。

脂溶性、非解离型药物易于重吸收，故被排泄的量减少。对于弱酸性或弱碱性药物来说，尿液 pH 是影响重吸收的另一因素，尿液 pH 影响药物的解离度，从而影响药物的吸收。临床上可用调节尿液 pH 的方法，作为解救药物中毒的有效措施之一。例如，巴比妥类、水杨酸类等药物中毒，可服用碳酸氢钠碱化尿液，加速药物排出。药物的重吸收也会受到食物或某些药物的影响。碳酸氢钠解救巴比妥类药物中毒，就是由于提高了尿液的 pH，降低了巴比妥类非解离型的浓度，从而减少了重吸收，促使药物大量排泄。

（2）肾小管主动分泌：指药物通过肾小管上皮细胞从肾小管周围的组织液转运入管腔的过程。肾小管主动分泌为主动转运过程，高度解离的有机弱酸及有机碱类药物都在肾小管内分泌，如氨基马尿酸、青霉素、噻嗪类、组胺等。

2. 胆汁排泄 有些药物或代谢物也可以通过毛细胆管膜向毛细胆管内分泌。胆汁排泄对原型药物而言是一个次要的排泄途径，但对药物的代谢物，特别是极性强的代谢产物来说则是主要的途径。能从胆汁分泌的药物需具备几个条件：①能主动分泌；②药物是极性物质，分子量超过 300（但超过 5000 的大分子或蛋白质不能排出）。

胆汁排泄的转运机制有被动扩散和主动转运两种。各种内源性物质、外源性物质及其代谢物是以主动转运方式向胆汁转运，而某些药物或代谢物经胆汁进入十二指肠后，又可在小肠重吸收返回门静脉血，形成肝肠循环。由于肝肠循环的存在，药物在体内能停留较长的时间，有时药物的血药浓度-时间曲线出现双峰现象。

3. 其他排泄方式 除了肾脏排泄、胆汁排泄，还存在一些其他排泄方式。乳汁的 pH 略低于血浆，有些弱碱性药物如吗啡等易在乳汁中浓集并进入乳儿体内。易挥发性药物如乙醇、乙醚等可经肺排出体外，有些药物也可自唾液腺、汗腺、泪液排出。

考点：pH 对药物在肾小管重吸收的影响

第 4 节 药物代谢动力学简介

一、概 述

药物代谢动力学（pharmacokinetic）是应用动力学原理与数学处理方法，定量研究药物及其代谢产物在生物体内吸收、分布、代谢和排泄（即 ADME 过程）动态变化的一门科学。

药物代谢动力学通过建立药物动力学模型，得出有关参数，揭示药物在体内的动态变化规律，并可指导临床给药方案。同时通过对药物制剂的生物利用度和生物等效性研究，掌握制剂的吸收规律，提高制剂的质量。同时对药物体内过程研究，对开发新的给药途径及新的剂型等方面都有着积极的意义。

二、药动学基本参数

1. 转运速率常数 速率常数（rate constant，k）是描述速度过程的重要动力学参数。速率常数的大小可以定量地比较药物转运速度的快慢，速率常数越大，转运越快。速率常数常以时间的倒数为单位，如 min^{-1} 或 h^{-1}。

一定量的药物，从一个部位转运到另一个部位，转运速率与转运药物量的关系的数学公式为

$$\frac{\mathrm{d}x}{\mathrm{d}t} = -kx^n \tag{14-6}$$

式中，dx/dt 为药物转运的速率；x 为药物量；k 为转运速率常数；n 为级数。n=1 时，k 为一级转运速率常数；n=0 时，k 为零级转运速率常数。

2. 达峰时间和峰浓度　药物经血管外给药吸收后出现的血药浓度最大值称为峰浓度（C_{max}），达到峰浓度所需的时间为达峰时间（t_{max}），如图 14-5 所示。两者是反映药物在体内吸收的速度和程度的两个重要指标，常用于药物吸收速率的品质评价。与吸收速率常数相比，它们能更直观和准确地反映出药物的吸收速率，因此更具有实际意义。药物的吸收速度快，则峰浓度高，达峰时间短，反之亦然。如图 14-6 所示，A、B、C 3 个制剂的吸收程度相似，但吸收速度不同，其中吸收速度 A＞B＞C。由此可见吸收速度是影响药物疗效或毒性的一个重要因素。

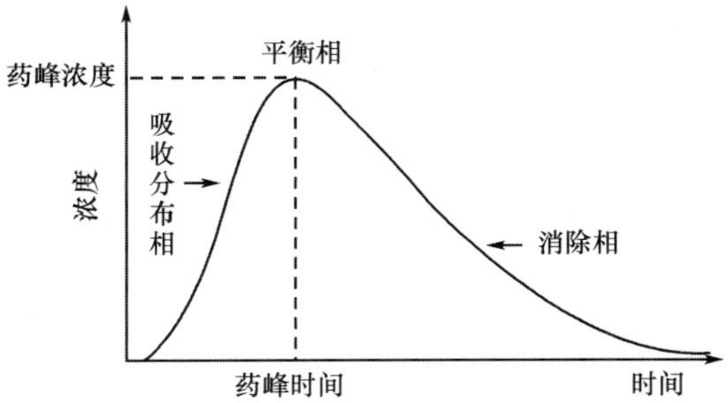

图 14-5　血管外给药吸收后 C_{max} 和 t_{max}

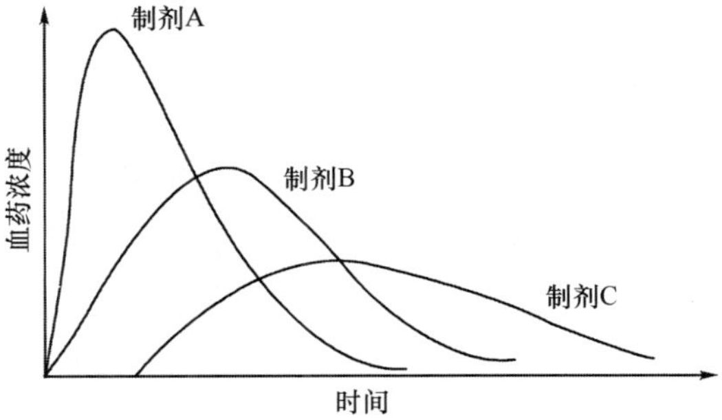

图 14-6　不同制剂的吸收速率

3. 生物半衰期（biological half-life，$t_{1/2}$）　指药物在体内的量或浓度降低 1/2 所需要的时间。生物半衰期是衡量一种药物从体内消除速度的指标。一般来说，代谢快、排泄快的药物，其生物半衰期短；代谢慢、排泄慢的药物，其生物半衰期长。

一级动力学的消除半衰期

$$t_{1/2} = \frac{0.693}{k} \tag{14-7}$$

生物半衰期的临床意义有以下几点。

（1）药物生物半衰期是在疾病状态下调整给药剂量的主要参考依据。它可明确药物在体内的停留时间、积蓄程度，以确定重复用药的给药间隔，以及器官病变时调整给药方案。

（2）生物半衰期改变可反映消除器官的功能状态，可用肌酐或菊粉检测肾的功能状态。

（3）每个药物有自己的 $t_{1/2}$，它是反映药物从体内消除快慢的指标，其长短与原血药浓度无关，但单位时间内消除的药量，则随血药浓度的变化而变化。

4. 表观分布容积（V）　指药物在体内达到动态平衡时，体内药量与血药浓度相互关系的一个比例常数，不代表药物在体内真实的容积，无直接的生理学意义，仅反映药物在体内分布的程度，因而称为表观分布容积，单位为 L 或 L/kg。对于单室模型的药物而言，分布容积 V 与体内药量 X 和血药浓度 C 之间的关系：$V=X/C$。

药物表观分布容积的大小取决于药物的脂溶性、膜通透性、组织分配系数及药物与血浆蛋白的结合率等因素。如果药物的血浆蛋白结合率高，则其组织分布较少，血药浓度高。根据药物的表观分布容积、体液分布情况，可推测药物在体内的大致分布情况，见表 14-1。

表 14-1　药物的表观分布容积

体液	细胞外液		细胞内液	总计
	血浆	血管外液		
占体重比值（%）	4～5	15～20	40～45	60～70
容积（L）	3	12	30	45

5. 稳态血药浓度 按一定剂量、一定时间间隔、多次给药后，体内血药浓度将达到稳定状态，这时的血药浓度为稳态血药浓度 C_{ss}。在达到稳态血药浓度的状态下，体内药物的消除速度等于药物的输入速度。绝大多数药物属于一级动力学消除，且各药都有其恒定的半衰期，当以半衰期相近的间隔时间，按一定剂量多次给药时，通常经过 4～5 个半衰期后，达到稳态血药浓度。

6. 体内总清除率（TBCL）或清除率（CL） 指单位时间内，从体内消除的药物表观分布容积数或从体内消除的含药血浆体积。清除率表示从血液或血浆中清除药物的速率或效率，并不表示实际被清除的药物量。清除率与消除速率常数和表观分布容积之间的关系可用 $CL=k \cdot V$ 表示。清除率的单位为 L/h 或 L/（h・kg）。

多数药物通过肝的生物转化或肾排泄从体内清除，因而药物的总清除率等于肝消除率 CL_h 与肾清除率之和 CL_r。

$$CL=CL_h+CL_r$$

7. 曲线下面积（AUC） 指以血药浓度为纵坐标，以取样时间为横坐标作图的时量曲线中，由坐标轴和曲线围成的面积称为曲线下面积。说明这一段时间内吸收到血液中的相对累积药量。

考点：药动学参数 k、$t_{1/2}$、V、C_{ss} 的定义和意义

三、生物利用度与生物等效性

1. 生物利用度

（1）含义：生物利用度（F）是指活性物质从药物制剂中释放并被机体吸收后，在作用部位可利用的速度和程度。它是评价药物吸收程度的重要指标。生物利用速度用吸收速率常数 ka 表示，用于衡量药物进入血液循环的快慢。生物利用度可用血药浓度-时间曲线下面积表示，以反映药物进入血液循环的多少，其达峰时间可比较制剂间的吸收快慢。

生物利用度分为绝对生物利用度和相对生物利用度，绝对生物利用度是以静脉注射制剂作为参比制剂，通常用于原料药及新剂型的研究，可比较两种给药途径的吸收差异。相对生物利用度主要用于比较同种药物不同剂型之间或同种制剂不同厂家之间的吸收差异，一般以吸收最好的剂型或制剂为参比标准。

$$\text{绝对生物利用度 } F=\frac{AUC_T}{AUC_{iv}}\times\frac{D_{iv}}{D_T}\times 100\% \qquad (14\text{-}8)$$

式中，AUC_{iv} 和 AUC_T 分别为静脉注射给药和血管外给药后的血药浓度-时间曲线下面积，D_{iv} 和 D_T 分别为静脉注射和血管外给药后的剂量。

$$\text{相对生物利用度 } F=\frac{AUC_T}{AUC_R}\times\frac{D_R}{D_T}\times 100\% \qquad (14\text{-}9)$$

式中，AUC_T 和 AUC_R 分别为服用受试制剂和参比制剂的血药浓度-时间曲线下面积，D_T 和 D_R 分别为受试制剂和参比制剂的剂量。

（2）生物利用度的临床意义

1）药物的吸收程度是用来衡量药物制剂中药物进入血液循环的量，即药物的吸收量。同一种药物的不同制剂，其吸收量可能不同。同一制剂，不同厂家的产品药物吸收量往往也存在差异，甚至同一厂家的制剂，不同生产批次也可出现吸收量的差异，从而影响药物疗效和安全性。例如，两种地高辛制剂均符合药典规定，但峰浓度相差 59%，血药浓度-时间曲线下面积相差 55%；水飞蓟宾糊精包合物比普通制剂的生物利用度提高 20 倍。

2）药物的疗效不但与吸收量有关，同时与药物的吸收速度密切相关。如果一种药物的吸收速度太慢，药物在体内不能达到有效的治疗浓度，即使药物全部被吸收，也不能达到治疗效果。图 14-7 中 A、B、C 3 种制剂具有相同的 AUC，但制剂 A 吸收快，达峰时间短，峰浓度大，已超过最小中毒浓度，因此临床上应用可能会出现毒性反应。制剂 B 达峰时间比制剂 A 短，血药浓度有较长时间落在最小中

毒浓度与最小有效浓度之间，因此可以得到较好的疗效。制剂 C 的血药浓度一直在最小有效浓度以下，所以在临床上可能无效。因此，应该以峰浓度、达峰时间和血药浓度-时间曲线下面 3 个指标全面地评价制剂的生物利用度，衡量制剂的疗效差异，为临床合理用药提供重要依据。

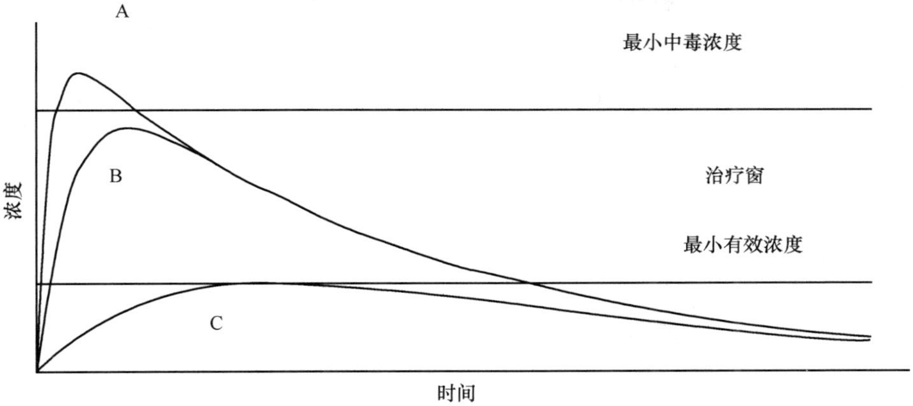

图 14-7　3 种不同制剂的血药浓度-时间曲线

2. 生物等效性　如果含有相同活性物质的两种药品药剂学等效或药剂学可替代，并且在相同摩尔剂量下给药后，生物利用度（速度和程度）落在可预定的可接受限度内，则被认为生物等效。通常意义的生物等效性研究是指采用生物利用度的研究方法，以药物动力学参数为终点指标，根据预先确定的等效标准和限度进行的比较研究。生物等效性是保证含同一药物的不同制剂体内行为一致性的依据，是判断所研发的产品是否可替代已上市药品使用的依据。

考点：生物利用度的定义和意义

链 接　仿制药一致性评价

根据《"十三五"国家药品安全规划》的有关规定，为全面提高仿制药质量，提升制药行业整体水平，保障公众用药安全，需开展仿制药质量一致性评价。

1. 在开展一致性评价过程中，药品生产企业须以参比制剂为对照，全面深入地开展比对研究。包括处方、质量标准、晶型、粒度和杂质等主要药学指标比较研究，以及固体制剂溶出曲线的比较研究，以提高体内生物等效性试验的成功率，并为将药品特征溶出曲线列入相应的质量标准提供依据。

2. 药品生产企业完成一致性评价研究后，按照《仿制药质量和疗效一致性评价工作程序》进行申报。

自 测 题

一、选择题

【A 型题】

1. 下列有关药物在胃肠道的吸收描述中哪个是错误的（　　）
   A. 胃肠道分为 3 个主要部分：胃、小肠和大肠，而小肠是药物吸收的最主要部分
   B. 胃肠道内的 pH 从胃到大肠逐渐上升，通常是胃 pH 1～3（空腹偏低，为 1.2～1.8，进食后 pH 上升到 3）、十二指肠 pH 4～5、空肠 pH 6～7、大肠 pH 7～8
   C. pH 影响被动扩散的吸收
   D. 主动转运很少受 pH 的影响
   E. 弱碱性药，如麻黄碱、苯丙胺在十二指肠以下吸收较差

2. 下列有关药物表观分布容积的叙述中，正确的是（　　）
   A. 表观分布容积大，表明药物在血浆中浓度小
   B. 表观分布容积表明药物在体内分布的实际容积
   C. 表观分布容积不可能超过体液量
   D. 表观分布容积的单位是升/小时
   E. 表观分布容积具有生理学意义

3. 大多数药物吸收的机制是（　　）
   A. 逆浓度差进行的消耗能量过程
   B. 消耗能量，不需要载体的高浓度侧向低浓度侧的移动过程
   C. 需要载体，不消耗能量向低浓度侧的移动过程
   D. 不消耗能量，不需要载体的高浓度侧向低浓度侧的移动过程

E. 有竞争装运现象的被动扩散过程

4. 下列无吸收过程的给药途径是（　　）

A. 口服　　B. 静脉注射

C. 肌内注射　　D. 直肠给药

E. 皮下注射

5. 生物药剂学中的药物剂型因素不包括（　　）

A. 药物的结构与性质　　B. 药物的理化性状

C. 用药方法　　D. 制备工艺

E. 种族差异

【B 型题】

（第 6～10 题共用备选答案）

A. 吸收　　B. 分布

C. 排泄　　D. 生物利用度

E. 代谢

6. 药物从一种化学结构转变为另一种化学结构的过程（　　）

7. 体内原型药物或其他代谢产物排出体内的过程（　　）

8. 药物从给药部位进入体循环的过程（　　）

9. 药物由血液向组织脏器转运的过程（　　）

10. 药物从剂型中到达体循环的相对数量和相对速度（　　）

【X 型题】

11. 可减少或避免肝首过效应的给药途径或剂型是(　　)

A. 舌下片给药　　B. 口服胶囊

C. 栓剂　　D. 静脉注射

E. 透皮吸收给药

12. 影响胃排空速度的因素是（　　）

A. 空腹与饱腹　　B. 药物因素

C. 药物的组成与性质　　D. 药物的多晶体

E. 药物的油水分配系统

13. 能使药物充分吸收的主要因素有（　　）

A. 适宜的油/水分配系数

B. 较大的离子化程度

C. 良好的溶出速率

D. 为稳定晶型

E. 粒径小

14. 固体口服制剂（丸、片、胶囊剂）口服至吸收的过程，错误的是（　　）

A. 制剂-释溶-崩解-生物膜-吸收

B. 制剂-生物膜-释溶-崩解-吸收

C. 制剂-生物膜-崩解-释溶-吸收

D. 制剂-崩解-释溶-生物膜-吸收

E. 制剂-崩解-释溶-吸收-生物膜

15. 肝肠首过作用大的药物可选用的剂型是（　　）

A. 口服乳剂　　B. 肠溶片剂

C. 透皮给药系统　　D. 气雾剂

E. 舌下片

二、填空题

1. 生物药剂学主要研究内容有______、______、______。

2. 生物膜的基本结构，是液晶态的______镶嵌和衬垫着具有各种生理功能，并能活动的______所构成。

3. 大多数脂溶性药物分子由______转运方式通过生物膜，而单糖、氨基酸、水溶性维生素则一般以______转运方式通过生物膜。______转运的速度与膜两侧浓度差成正比。

4. 药物的溶出速度可用______方程式来表示，从该式可知影响药物溶出速率的因素主要有______、______、______ 和______。

5. 药物在胃肠道中的主要吸收部位是______，影响药物胃肠道吸收的生理因素有______、______、______、______、______等；影响药物胃肠道吸收的理化性质有______、______、______、______等。

三、名词解释

1. 生物药剂学

2. 表观分布容积

3. 生物半衰期

4. 吸收

5. pH 分配学说

四、简答题

1. 试比较被动扩散与主动转运的特点。

2. 试用 pH-分配学说解释阿司匹林的 pK_a=3.5，在胃液 pH=1.5 和 pH=3.5 时的吸收情况。

3. 试分析一般片剂、胶囊剂、散剂的口服吸收速度的差异。

4. 哪些类型的片剂要进行溶出度测定？

（韩永红　陶　娟）

第 15 章

药物制剂配伍变化与静脉用药集中调配

第 1 节　药物制剂配伍变化

药物制剂配伍是指在药品生产或临床用药过程中，有选择地将两种或两种以上药物合在一起应用。药物制剂配伍变化是指药物制剂配伍过程中出现的物理、化学或药理学方面的变化。若药物制剂配伍有利于生产、能改善药物性质、增强疗效，则称为合理性配伍变化，如甲氧苄啶使磺胺药增效；反之，若药物制剂配伍发生不利于生产，使药物的治疗作用降低或消失甚至引起毒副作用的，则称为配伍禁忌，如西咪替丁能加快奥硝唑消除速度，从而使奥硝唑的疗效降低。因此，在配伍用药时应根据药物制剂成分的理化性质和药理作用，探讨其产生的原因和正确处理的方法，设计合理的处方、工艺。针对可能发生的配伍变化要有预见性，进行合理的配伍，避免配伍禁忌的出现，保证用药的安全、有效。

一、药物制剂配伍变化类型

1. 物理配伍变化　是指药物制剂配伍后发生物理性质的改变，如沉淀、潮解、液化、结块、分散状态、晶型、粒径等变化，从而影响制剂的外观和使用。物理配伍变化一般属于外观上的变化，如果条件改变有些制剂还可能恢复到原来状态。

2. 化学配伍变化　是指药物制剂配伍使用时发生了化学反应，如氧化反应、水解反应、分解反应、聚合反应等，产生了新的物质。配伍的结果可表现为产生浑浊或沉淀、变色、产气、润湿、液化及发生爆炸等，但也有些变化从外观上难以观察出来。这些变化不但影响药物制剂的制备，而且会使药物制剂的疗效发生改变或产生毒副作用。

3. 药理学配伍变化　是指药物配伍使用后，在机体内一种药物对另一种药物的体内过程或受体作用产生影响，而使其药理作用性质和强度、副作用、毒性等有所改变。药物的这些相互作用有的有利于治疗，有的则不利于治疗。

二、物理和化学配伍变化

药物在固体状态下配伍容易发生物理化学变化，主要是配伍时出现润湿、液化、硬结、变色、分解及产生液体等现象。

1. 溶解度改变　某些含有不同性质溶剂的制剂配伍使用时，常因药物在混合后的分散体系中的溶解度变小而析出沉淀。例如，含树脂的醇性制剂在水性制剂中析出树脂。

2. 吸湿、润湿、液化　药物在固体状态下配伍容易发生物理配伍变化，出现吸湿、润湿、液化等现象，给生产和贮存带来困难，影响药物制剂的稳定性和使用。

（1）吸湿：固体药物的吸湿程度与空气相对湿度有关，若生产环境的相对湿度在药物的临界相对湿度（CRH）以上，则固体药物吸湿性增强出现润湿甚至液化现象。

（2）润湿：结晶性药物放出的水，如含结晶水多的盐与其他药物发生反应形成含结晶水少的盐时，则放出结晶水使混合物润湿；药物间发生反应生成水，如制备泡腾片时常用碳酸氢钠与有机酸（如酒石酸），在稍高湿度下两者混合时会较快发生中和反应放出水，使混合物润湿。

（3）液化：形成低共熔混合物，如薄荷脑、樟脑、冰片混合时产生的液化。低共熔混合物能否液化或润湿，与药物熔点和混合物比例有关。药物粒径越细，产生润湿或液化的速度越快，研磨也能加快润湿或液化。

3. 结块 散剂、颗粒剂等固体制剂由于药物吸湿而又逐渐干燥引起结块。结块会使这类制剂的质量变坏或导致药物分解失效。

4. 分散状态或粒径改变 如混悬剂中分散相的粒径可因久储而变粗，或因聚结而分层或析出。分散状态或粒径改变可导致临床使用不便，甚至影响疗效。

5. 浑浊或沉淀 液体制剂若配伍不当，可能出现浑浊或沉淀。引起浑浊或沉淀的原因有水解反应、复分解反应等。例如，苯巴比妥钠的水溶液因发生水解析出沉淀；硝酸银遇含氯化物的水溶液即发生复分解反应产生沉淀等。

6. 产气 如碳酸钠、碳酸氢钠与酸类药物配伍发生中和反应放出二氧化碳气体，溴化铵等铵类药物与含磺酰胺结构的利尿药配伍可产生氨气，乌洛托品与酸配伍能分解放出甲醛等。

7. 变色 药物间发生氧化、还原、聚合、分解等反应时，可能会生成有色化合物或颜色上发生变化。例如，含酚羟基化合物与铁盐混合后，颜色加深；维生素 C 注射液与碱性氨茶碱注射液配伍，可使维生素 C 的分解变色速度加快；氨茶碱与乳糖混合后变成黄色等。

8. 爆炸 多数由强氧化剂与强还原剂配伍时引起。例如，氯化钾与硫、强氧化剂与葡萄糖、高锰酸钾与甘油等。

9. 产毒 如含朱砂的药物制剂与溴化物或含溴化物类药物配伍，产生有毒的溴化汞。

考点：物理配伍变化及原因、化学配伍变化及原因

三、药理学配伍变化

常见药理学配伍变化包括药理作用增强的协同作用、药理作用减弱或消失的拮抗作用，需要注意的是药物的协同作用和拮抗作用不单纯发生在治疗作用上，在毒副作用上也同样存在。有的药物制剂配伍使用后，导致疗效降低或加重不良反应，甚至产生习惯性、成瘾性和药源性疾病等严重后果，这些都属于配伍禁忌的范畴，应当严格防止。引起药理配伍变化的因素主要有以下几个方面。

1. 体内药物间的物理化学反应 如依地酸钙钠与铅、砷、汞、锑等金属离子形成络合物而起解毒作用，降血脂药物考来烯胺与甲状腺素、保泰松、洋地黄毒苷、华法林等产生吸附作用。

2. 药物动力学方面的相互作用 即影响药物吸收、分布、代谢、排泄等体内过程，如巴比妥类药物能诱发肝药酶对抗凝剂（如双香豆素类）的代谢，苯巴比妥能加速肠蠕动而使灰黄霉素吸收减少。

3. 影响药物在受体上的作用 如甲状腺素能提高华法林对受体的亲和力而增加华法林作用，阿托品能阻断乙酰胆碱受体而用于有机磷杀虫药的解毒。

四、配伍变化处方的处理

（一）配伍变化的预防

判断药物配伍变化是否发生，首先应将药物的理化性质、药理性质，药物制剂处方、工艺，用药对象、剂量、浓度、医师用药意图，以及引起配伍变化的各种因素、规律等作为分析判断的基础，然后通过实验研究加以验证。

1. 可见性配伍变化的实验方法 此法主要是用肉眼观察有无浑浊、沉淀、结晶、变色、产气等现象。

2. 测定变化点的 pH 许多注射剂的配伍变化是由于 pH 改变引起的，故预测配伍变化可用注射剂变化点的 pH 作为参考。

3. 稳定性试验 若在规定的时间如 6h 内，药物效价或含量的降低不超过 10%，则一般认为是可允许的。进行稳定性试验研究所用的方法应不受混合液中其他成分的干扰，并具有较高灵敏度。

4. 现代分析方法的应用 利用紫外光谱、薄层层析、气相色谱、高效液相色谱等方法可以鉴定配伍变化产生的沉淀物是何种成分，是否有新物质生成等。

5. 药动学、药理学及药效学实验　可分析药物配伍后是否产生药理学和药效上的变化，是否存在药理学或药效学的相互作用或配伍变化等。

（二）配伍变化的处理

1. 配伍变化的处理原则　在处方调剂过程中，按要求进行处方审核，审查处方发现疑问时，首先应与处方医师取得联系，了解用药意图，明确用药对象的具体情况，如患者的年龄、性别、病情及其严重程度、给药途径等。再结合药物的物理、化学和药理等性质，分析可能产生的配伍变化，对处方成分、剂量、发出量、用法等全面审核，确定解决方法，保证用药的安全有效。

2. 配伍变化的处理方法

（1）改变贮存条件：有些药物在患者使用过程中，温度、湿度、空气、CO_2、光线等贮存条件会加速药物沉淀、变色或分解，故这些药物应在密闭及避光条件下贮存，且发出的剂量不宜过多。

（2）改变调配次序：改变调配次序可克服一些不合理的配伍禁忌。

（3）改变溶剂：当药物溶液因达到饱和而析出沉淀或分层时，可通过改变溶剂用量或使用混合溶剂，来防止或延缓药物溶液析出沉淀或分层。

（4）调整溶液 pH：pH 的变化能使很多微溶性药物的溶解性和稳定性发生改变，故此类药物，尤其是注射用药物，精确控制 pH 是十分重要的。

（5）改变调配方法：注射剂稀释后再与输液混合或采用分别注射，可避免配伍变化或配伍禁忌。

（6）改变药物或改变剂型：在征得医师的同意下可改换药物，但要求替换的药物疗效应力求与原药物类似，用法也尽量与原方一致。

考点：配伍变化预防的方法及配伍变化的处理

第 2 节　静脉用药集中调配

一、概　　述

静脉用药集中调配是指医疗机构药学部门根据医师处方或用药医嘱，经药师进行适宜性审核，由药学专业技术人员按照无菌操作要求，在洁净环境下对静脉用药物进行加药混合调配，使其成为可供临床直接静脉输注使用的成品输液操作过程。静脉用药集中调配是药品调剂的一部分。医疗机构采用集中调配和供应静脉用药的，应当设置静脉用药调配中心（室）（PIVAS）。肠道外营养液和危害药品静脉用药应当集中调配与供应。

（一）国内外静脉用药集中调配的发展概况

输液是临床治疗疾病的重要手段，直接进入人体血液循环，其质量直接影响临床治疗效果和患者用药安全。绝大多数医院的静脉药物调配是由护士在治疗室内完成的，病区房间内无空气净化装置，由于不能保证调配药物环境的洁净度，微粒、热原、活性微生物等普遍存在，极易造成药液污染。住院患者由于病情较重，常需多药联用，另外，目前新药越来越多，药物之间的配伍变化越来越复杂；而医生相对缺乏必要的输液配伍知识，这使得医生在明确诊断后，有时很难确保用药方案的合理性。同时护士缺乏药物稳定性和相互作用方面的知识，仅能根据医嘱或凭经验配制，导致不合理用药现象难以控制。另外，从管理角度来讲，各病区治疗室从药房领取大量静脉输液，缺乏严格管理，往往造成药品缺失，包括过期失效、丢失等现象，浪费现象严重。

1969 年，世界上第一个 PIVAS 建于美国俄亥俄州立大学医院。随后，美国及欧洲各国的医院纷纷建立了自己的静脉药物调配中心。随着无菌技术的发展及严格的管理制度的建立和执行，由于调配中失误或污染造成对患者的伤害已从 20 世纪 70 年代的 20%降至 90 年代的 10%以下。迄今，美国 93%的营利性医院、100%的非营利性医院都建有规模不等的 PIVAS。欧洲各国、澳大利亚和日本也建有自己的 PIVAS。《美国药典》27 版已对静脉用药调配必须达到的条件作了明确的规定，如调配环境的要求、质量保证措施、人员培训等。随后，美国药剂师协会出版了相应的行业内控制标准。

我国的静脉用药集中调配起步较晚，在1998年，卫生部调研起草《医疗机构药事管理暂行规定》时提出了静脉用药集中调配的设想。1999年，我国第一个静脉用药调配中心（室）在上海市静安区中心医院建立，随后澳大利亚静脉用药调配中心的经验及标准逐步引入国内并被国内的部分医疗机构所借鉴。2002年1月，卫生部发布实施的《医疗机构药事管理暂行规定》中规定，医疗机构要根据临床需要逐步建立全肠道外营养和肿瘤化疗药物等静脉液体调配中心（室），实行集中配制和供应。2010年4月，卫生部颁布了《静脉用药集中调配质量管理规范》，该规范是静脉用药集中调配工作质量管理的基本准则，适用于肠道外营养液、危害药品和其他静脉用药调配的全过程。随着规范的执行，越来越多的医疗机构正在建立静脉用药调配中心（室）。

（二）静脉用药集中调配的意义

1. 保证药品调配的质量、提高静脉用药安全 国外有研究发现，在输液中加入或不加入药物的污染率分别为6.7%和3.9%；国内研究发现，输液中加入1种或2种药物时污染分别为12.7%和16.7%，而加入3种药物时，污染率急剧上升到44.3%。静脉药物调配中心使用按照GMP要求生产的药品，调配是在严格控制的洁净环境中，人员经过专门的培训，严格按照操作规程进行转移、混合，药品的最后使用是在封闭的系统中，从而大大降低了微生物、热原及微粒污染的概率，最大限度地降低输液反应，确保静脉用药的安全。尤其是在使用袋装输液调配后，可以大大减少空气介入对药液的污染。

2. 减少药品浪费，降低医疗成本 国外有调查发现，通过静脉药物调配中心，医疗资源和人力资源相对集中，可以显著降低医疗成本。通过集中化和标准化净化静脉输液混合药物，药物调配中心可以将药品集中贮存和管理，防止药品流失、变质失效和过期，从而减少浪费。

3. 加强职业防护 在传统的调配环境中，护理人员易受到某些危险药物的伤害。危险药物是指能产生职业暴露危险或危害的药物，主要包括肿瘤化疗和某些细胞毒药物。在静脉药物调配中心调配此类药物时，由于采用了生物安全柜，调配人员需穿戴专门的手套、隔离衣、护目镜及口罩，从而加强了对调配人员的防护；另一方面，通过隔离的环境和严格的操作规程，可以对危险药物的贮存、配制、运输、废弃物等诸多环节进行控制，减少了浪费和对环境的污染。

4. 提高护理质量 我国医院住院患者80%以上接受输液，85%的护士用于输液工作的时间超过75%。在以"病人为中心"医疗理念的推动下，将不应由护士承担的药物调配工作归还给理应承担此责任的药学专业人员，从而使护士有更多的时间用于为病人的治疗服务，提高了护士的工作效率，具有明显的社会效益与经济效益。上海市第六人民医院的一项调查发现，集中调配前，全院护士每天用于输液调配的时间约为150小时，合计19人，集中配置后，仅需12人，节约人力近37%。

5. 促进临床药学的发展，推广合理用药 药学专业人员充分利用统计数据展开药物利用、药物经济学等方面的研究，积极推动临床药学的发展。调配中心药学人员能获取临床信息，及时与临床沟通，加强医护药间的联系，推广合理用药。

二、静脉用药调配中心（室）

（一）静脉药物调配中心（室）的场所和设备

PIVAS应当在充分研究静脉用药情况和调配中心需要的规模、人员、设备的基础上进行。静脉用药调配中心（室）应当设于人员流动少的安静区域，且便于与医护人员沟通和成品的运送。设置地点应远离各种污染源，禁止设置于地下室或半地下室，周围的环境、路面、植被等不会对静脉用药调配过程造成污染。场所一般包括审方间、排药间、配置间、成品间、消毒准备间、药品周转库、办公室、更衣室、紧急疏散通道等，其中配置间可根据需要分为细胞毒药物、抗菌药物配置间和静脉营养药物及其他药物配置间等。应当配备一定数量的层流工作台（冲配必须保证在洁净度100级的超净台内进行）、生物安全柜等净化设备；冰箱、药品架、推车等合适的贮存运输设备；电脑、打印机、文件柜等办公设备。对PIVAS的投入应当符合安全、经济实用、易于清洗消毒、方便临床的原则。

链 接　生物安全柜

生物安全柜英文全称 biological safety cabinet，简称 BSC。它广泛应用于医药、临床、微生物及工业实验室。主要功能是在创造一个百级洁净层流的环境的同时，保护操作者和环境免于受到生物的危害。

生物安全柜可分为安全柜 I 级和安全柜 Ⅱ 级，用于人员安全与环境保护的通风安全柜。安全柜 Ⅱ 级又有 A 型、B_1 型、B_2 型和 B_3 型，安全柜 Ⅲ 级是一个完全密闭的、不漏气结构的通风安全柜，送入气流经高效过滤器送入安全柜。鉴于我国医院内药物使用的实际情况，建议在 Ⅱ 级生物安全柜内进行有潜在危害的药物配置，至少是细胞毒药物、致敏性抗生素、免疫抑制剂等药物的配置。目前大多数静脉药物配置中心选用的生物安全柜为 NSF49 标准的 Ⅱ 级生物安全柜 A/B_3 型。

（二）静脉药物调配中心（室）的人员组成

1. 人员组成　初期的静脉药物配置中心由药学人员、护理人员、工勤人员等组成，之后应逐步走向全部由药学专业技术人员承担配置任务，工勤人员协调完成。

（1）药学人员：根据《中华人民共和国药品管理法》和《医疗机构药事管理规定》“非药学技术人员不得直接从事药剂技术工作”的规定，调配中心工作中对医师医嘱或处方用药合理性的药学审核、药品管理等应由具有扎实的药学基础知识和临床用药知识的药师以上人员负责。药师负责监督、管理静脉药物配置中心，并运用其专业知识检查处方药物的配伍禁忌、相互作用及稳定性等。

从事工作内容：医嘱接收、审方、定批次、排药、校对、配置加药、成品核查、包装、药品管理、药学服务等。

（2）护理人员：长期以来，我国医疗机构的各种临床静脉用药混合配置工作都是由护士在病区操作完成的，护士具有熟练的药物配置技术，在静脉药物调配中心建立初期，护理人员经药学培训合格后，掌握无菌制药基本知识且熟悉医院各类药物的基本理化特性和药理作用，能严格遵守无菌操作技术，以负责加药配置操作。之后，在药学人员的逐步到位和专业培训合格情况下，由药学人员全部承担此项工作，护理人员归队。

工作内容主要是：在药师及其以上人员的指导下进行排药、核对、配置加药、拆包、工作间及用具的清洁消毒等。

（3）工勤人员：经过培训合格的工勤人员执行整理、清洁、包装、运送、设备维护等非药学技术工作。

2. 人员的规范化培训　规范化培训是工作人员进入静脉用药调配中心（室）工作后的重要组成部分，对提高医疗质量极为重要，是高水平人才形成过程的关键所在。规范化培训，能培养工作人员良好的职业素养，加深工作人员对静脉用药集中调配的工作环境流程管理及服务理念的全面认识，提高工作人员主动学习的能力，增强安全意识，养成良好的调配操作习惯，能有效地减少和避免医疗事故的发生。

规范化培训的形式有岗前培训、在岗培训和拓展培训 3 种，主要通过专题讲座、教学观摩、小组研讨、专家指导、参观考察、继续教育培训和课题研究等方式进行。规范化培训的具体内容有：①相关法律、法规、政策的培训，如《中华人民共和国药品管理法》《医疗机构药事管理规定》《处方管理办法》《静脉用药集中调配质量管理规范》等；②职业道德和工作作风的培训，如《医德医风》《医疗机构从业人员行为规范》《医学伦理》及心理素质等；③管理制度和标准操作规程的培训，如医院和部门的各项规章制度、净化区域与操作台的清洁消毒规程、人员进出净化区域的消毒与更衣规程、信息系统操作规程、设备操作与保养等；④“三基三严”培训，如药学、护理基本理论、基础知识与基本技能等。培训完毕，应从专业理论知识、操作技能综合能力等方面进行考核，考核成绩需存档，未经培训或培训不合格的人员一律不得上岗。

（三）静脉用药调配中心（室）工作流程

医疗机构静脉用药调配中心（室）的一般工作流程如图 15-1 所示。

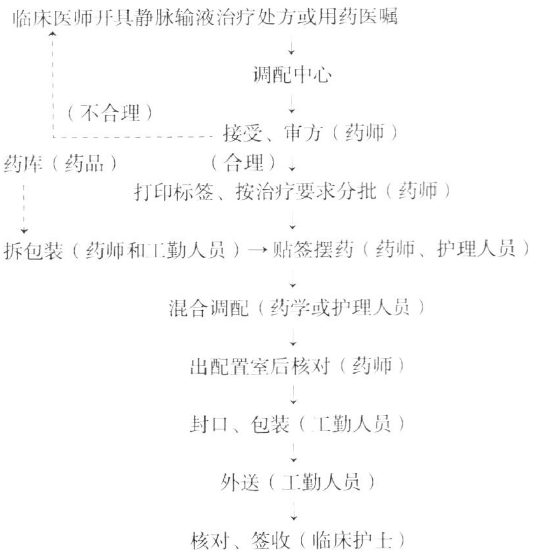

图 15-1　静脉用药调配中心（室）的工作流程示意图

1. 临床医师开具处方或用药医嘱　医师依据对患者的诊断或治疗需要，遵循安全、有效、经济的合理用药原则，开具处方或用药医嘱，其信息应当完整、清晰。病区按规定时间将患者次日需要静脉输液的长期医嘱传送至静脉用药调配中心（室），临时静脉用药医嘱调配模式由各医疗机构按实际情况自行规定。

2. 审核处方或用药医嘱　负责处方或用药医嘱审核的药师逐一审核患者静脉输液处方或医嘱，确认其正确性、合理性与完整性。审核内容主要包括以下几方面。

（1）形式审查：处方或用药医嘱内容应当符合《处方管理办法》、《病例书写基本规范》的有关规定，书写正确、完整、清晰，无遗漏信息。

（2）分析鉴别临床诊断与所选用药品的相符性。

（3）确认遴选药品品种、规格、给药途径、用法、用量的正确性与适宜性，防止重复给药。

（4）确认静脉药物配伍的适宜性，分析药物的相容性与稳定性。

（5）确认选用溶媒的适宜性。

（6）确认静脉用药与包装材料的适宜性。

（7）确认药物皮试结果和药物严重或者特殊不良反应等重要信息。

（8）需与医师进一步核实的任何疑点或未确定的内容。

对处方或用药医嘱存在错误的，应当及时与处方医师沟通，请其调整并签名。因病情需要的超剂量等特殊用药，医师应当再次签名确认。对用药错误或者不能保证成品输液质量的处方或医嘱应当拒绝调配。

3. 打印标签与标签管理

（1）经审核的处方或用药医嘱汇总数据后以病区为单位，将其打印成输液处方标签（简称输液标签）。核对输液标签上患者姓名病区、床号、病历号、日期，调配日期、时间、有效期，将输液标签按处方性质和用药时间顺序排列后，放置于不同颜色（区分批次）的容器内，以方便调配操作。

（2）输液标签由电脑系统自动生成编号，编号方法由各医疗机构自行确定。

（3）打印输液标签，应当按照《静脉用药集中调配质量管理规范》的有关规定采用电子处方系统运作或者采用同时打印备份输液标签方式。输液标签贴于输液袋（瓶）上，备份输液标签应当随调配流程，并由各岗位操作人员签名或盖签章后，保存 1 年备查。

（4）输液标签的内容除应符合相关规定外，还应注明需要特别提示以下事项：①按规定应当做过敏性试验或者某些特殊性质药品的输液标签，应当有明显的标识；②药师在摆药准备或者调配时需特别注意的事项及提示性注解，如用药浓度换算、非整瓶（支）使用药品的实际用量等；③临床用药过程中需特别注意的事项，如特殊滴速、避光滴注、特殊用药监护等。

4. 贴签摆药与核对

（1）摆药前药师应仔细阅读、核查输液标签是否准确、完整，如有错误或不全，应当告知审方药师校对纠正。

（2）按输液标签所列的药品顺序摆药，按其性质、不同用药时间，分批次将药品放置于不同颜色的容器内；按病区、按药物性质不同放置于不同的混合调配区内。

（3）摆药时需检查药品品名、剂量、规格等是否符合标签内容，注意药品的完好性及有效期，并签名或者盖签章。同时还需确认同一患者所用的同一种药品的批号相同。

（4）将输液标签整齐地贴在输液袋（瓶）上，但不得将原始标签覆盖。药师摆药应双人核对，并签名或盖签章。将摆有注射剂与贴有标签的输液袋（瓶）的容器通过传递窗送入洁净区操作间，按病区码放于药架（车）上。

（5）摆药后应及时对摆药准备室补充药品，应当注意药品有效期，按先进先用、近期先用的原则；补充的药品应当在专门区域拆除外包装，对氯化钾注射液等高危药品应当有特殊标识和固定位置。

5. 混合调配

（1）调配操作前准备 30min，按操作规程启动洁净间和层流工作台的净化系统并确认其处于正常工作状态，操作间的温度控制于 18～26℃、湿度为 40%～65%，室内外压差符合规定，操作人员记录并签名。然后按更衣操作规程，进入洁净区操作间，先用蘸有 75%乙醇的无纺布从上到下、从内到外擦拭层流洁净台内部的各部位。

（2）将摆好药品容器的药车推至层流洁净操作台附近相应的位置，调配药学技术人员应当按输液标签核对药品名称、规格、数量、有效期等的准确性和药品的完好性，确认无误后，进入加药混合调配操作。

（3）调配操作程序：选用适宜的一次性注射器，拆除外包装，旋转针头连接固定注射器，确保针尖斜面与注射器刻度处于相反方向，将注射器垂直放置于层流洁净台的内侧。用 75%乙醇或聚维酮碘消毒输液袋（瓶）的进针处，并放置于层流洁净台的中央区域。除去西林瓶盖，用 75%乙醇或聚维酮碘消毒安瓿瓶颈或西林胶塞，水针剂应在层流洁净台侧壁打开安瓿，应避免朝向高效过滤器的方向打开，以防药液喷溅到高效过滤器上，用注射器抽取所需要的药液，注入输液袋（瓶）轻轻摇匀。调配溶解粉针剂时，先用注射器抽取适量溶媒注入粉针剂的西林瓶内，必要时可轻轻摇动或置振荡器上助溶，待完全溶解后，用同一注射器抽出所需的药液量，注入输液袋（瓶）轻轻摇匀。调配结束后，再次核对无误签名，标注调配时间，并将调配好的成品输液和空西林瓶安瓿与备份输液标签及其他相关信息一并放入筐内，以供检查者核对。通过传递窗将成品输液送至成品核对区，进入成品核对包装程序。

（4）每完成一组输液混合调配操作后，应当立即清场，用蘸有 75%乙醇的无纺布擦拭台面，除去残留药液，不得留有与下批输液调配无关的药物、余液及用过的注射器和其他物品等。每天混合调配工作结束后，按清洁消毒操作程序进行清洁消毒处理。

（5）静脉用药混合调配时应注意：①不得采用交叉调配流程；②调配所用的药物，若非整瓶（支）用量，则需将实际用量在输液标签上明显标识，以便于校对；③如有 2 种以上的粉针剂或者注射液需要加入同一组输液调配时，应严格按药品说明书要求和药品性质顺序加入，对肠外营养液、高危药品和某些特殊药品的调配，应当制订相关的加药顺序调配操作规程；④调配过程中，输液出现异常或对药品配伍操作程序有疑点时应停止调配，报告当班负责药师或负责人，确认无误后方可重新调配并记录；⑤调配危害药品时应加强操作人员的职业防护等。

6. 成品输液的核对、包装与发放

（1）成品输液的检查、核对操作规程：①检查输液袋（瓶）有无裂纹，输液应无沉淀、变色、异物等；②进行挤压试验，观察输液袋有无渗漏现象，尤其是加药处；③按输液标签内容逐项核对所用输液和空西林瓶与安瓿的药名、规格、用量等是否相符；④核检非整瓶（支）用量的患者的用药剂量和标识是否相符；⑤各岗位操作人员签名是否齐全，确认无误后核对者应当签名或盖签章；⑥核查完成后，空安瓿等废弃物按规定进行处理。

（2）经核对合格的成品输液，用适宜的塑料袋包装，按病区分别整齐放置于有病区标记的密闭容器内，送药时间及数量记录于送药登记本。在危害药品的外包装上要有醒目的标记。

（3）将密闭容器加锁或加封条，钥匙由调配中心和病区各保存一把，配送人员及时送至各病区，由病区药疗护士开锁或启封后逐一清点核对，并注明交接时间，无误后，在送药登记本上签名。

考点：静脉用药调配流程

三、静脉用药调配中危害药品的配制

危害药品是指能产生职业暴露危险或者危害的药品，即具有遗传毒性、致癌性、致畸性，或对生育有损害作用以及在低剂量下可产生严重的器官或其他方面毒性的药品，包括肿瘤化疗药品和细胞毒药品。危害药品的调配对于人员、环境、设备、工作程序及废弃物的处理等都有着特殊要求。

（一）危害药品的调配操作规程

危害药品的加药混合调配须设立独立物理隔断的调配操作间，且在指定的生物安全柜中进行。生物安全柜使用时前挡玻璃开启高度不超过安全警戒线 18cm 处，确保负压，以防止危害药品气溶胶向外扩散。调配的具体操作：①穿好防护服，戴双层无粉橡胶手套或丁基橡胶手套并佩戴 N95 口罩。②调配前准备好混合调配所需的物品，包括无菌纱布、砂轮、签字笔、75%乙醇、乙醇喷洒壶、利器盒、专用密封袋和黄色垃圾袋。用 75%乙醇擦拭生物安全柜的台面和四壁，确认其各项指标符合要求。③安瓿型混合调配操作：轻拍安瓿，清空颈部液体，用适宜的消毒剂进行安瓿颈部、输液加药口的消毒，快速折断安瓿颈部，将安瓿颈部置于密封袋内，略微倾斜安瓿，插入针头，回拉活塞，抽取所需剂量的药液，移出针头，并将针头放入利器盒内，在注射器上连接个新的针头，将注射器内的药液加入输液中即可。④再次核对，准确无误后，在输液标签上签名或盖章，并再次清洁输液袋外表面和加药口，将危害药品成品输液用专门的密封袋单独包装并密封后传出。⑤及时清场，不得留有与下袋输液调配无关的任何药品与物品。废弃物应按危害药品废弃物处置原则处理。

（二）危害药品调配注意事项

1. 危害药品调配应当重视操作者的职业防护，调配时应当拉下生物安全柜防护玻璃，前窗玻璃不可高于安全警戒线，以确保负压。

2. 危害药品调配完成后，必须将留有危害药品的西林瓶、安瓿等单独置于适宜的包装中，与成品输液及备份输液标签一并送出，以供核查。

3. 调配危害药品用过的一次性注射器、手套、口罩及检查后的西林瓶、安瓿等废弃物，按规定由本医疗机构统一处理。

4. 危害药品溢出处理按照相关规定执行。

考点： 危害药品的概念及调配注意事项

四、全静脉营养液的配制

全静脉营养液是指完全从静脉供给患者所需的全部营养要素，使患者在不能进食的情况下仍然可以维持良好的营养状况，又称为肠外营养液。全静脉营养液包括水、碳水化合物、脂肪乳、电解质、维生素和微量元素等成分。全部营养物质经混合后同时均匀地输入体内，有利于其更好地利用和代谢。

（一）全静脉营养液的调配操作规程

调配操作程序按照《静脉用药集中调配操作规程》中的相应规范和操作规程进行操作。所有操作均应在水平层流台上进行，并严格按照无菌操作技术操作和保持处于“开放窗口”。按照全静脉营养液调配顺序进行。①将磷酸盐、微量元素分别加入氨基酸溶液中，充分混匀，以避免局部浓度过高。②将电解质及胰岛素分别加入葡萄糖或糖盐溶液中，充分混匀。③用脂溶性维生素溶解水溶性维生素后加入脂肪乳中，充分混匀。④灌装前关闭三升袋的所有输液管夹，先将葡萄糖或糖盐溶液和氨基酸溶液在三升袋通过缓慢按压充分混匀，最后灌入脂肪乳轻轻按压，充分混匀。调配结束后应将袋中多余的空气排出，关闭输液管夹，套上无菌帽。挤压全静脉营养输液袋，观察是否有液体渗出。调配好的静脉营养液口袋上应贴上输液标签。⑤每完成一组成品输液调配，应清洁操作台面。

（二）全静脉营养液调配注意事项

1. 含钙的电解质不可与磷酸盐同时加入同一输液瓶中，避免生成磷酸钙沉淀。

2. 多种微量元素与水溶性维生素不建议溶于同一输液瓶内。

3. 葡萄糖输液的 pH 为 3.5～5.5，当脂肪乳在 pH＜5 时容易影响稳定性，故不宜直接与脂肪乳混合。

4. 氨基酸不可与脂肪乳直接混合，氨基酸中常常加入磷制剂，如果阳离子浓度过高，直接与脂肪乳混合后会影响脂肪乳的稳定性。

5. 脂肪乳的 pH 约为 8，氨基酸先与脂肪乳混合，混合液的缓冲能力下降，后加入葡萄糖时，由于葡萄糖的 pH 在 3.5～5.5，有可能导致脂肪乳不稳定；两者直接混合也不利于操作者观察混合液的微粒异物。

考点：全静脉营养液的概念及调配注意事项。

自测题

一、选择题

【A 型题】

1. 下列配伍变化属于化学配伍变化的有（　　）
   A. 变色　　B. 吸湿
   C. 结块　　D. 潮解
   E. 溶解度改变
2. 下列属于物理配伍变化的有（　　）
   A. 变色　　B. 出现燃烧
   C. 发生爆炸　　D. 产气
   E. 分散状态或粒径变化
3. 当某些含非水溶剂的制剂与输液配伍时，引起药物析出的原因是（　　）
   A. 盐析作用　　B. 离子作用
   C. pH 的改变　　D. 溶剂组成改变
   E. 缓冲容量
4. 两性霉素 B 注射剂为胶体分散体系，将其加入到含大量电解质的输液中出现沉淀的原因是（　　）
   A. 盐析作用　　B. 离子作用
   C. pH 的改变　　D. 溶剂组成改变
   E. 缓冲容量

【B 型题】

（第 5～9 题共用备选答案）
A. 物理配伍变化　　B. 化学配伍变化
C. 药理学配伍变化　　D. 生物配伍变化
E. 药物学配伍变化

5. 产气现象属于（　　）
6. 协同作用属于（　　）
7. 溶解度改变属于（　　）
8. 产生有毒物质属于（　　）
9. 薄荷脑、冰片、樟脑共研液化属于（　　）

【X 型题】

10. 下列属于化学配伍变化的有（　　）
    A. 变色　　B. 产气
    C. 潮解　　D. 分散状态或粒径变化
    E. 某些溶剂性质不同的制剂相互配合使用时，析出沉淀
11. 产生注射剂配伍变化的因素有（　　）
    A. 配合量　　B. 配合顺序
    C. 反应时间　　D. 溶剂组成的改变
    E. 外界因素
12. 有关静脉用药集中调配的描述正确的是（　　）
    A. 根据医师处方或用药医嘱
    B. 经药师进行适宜性审核
    C. 由药学专业技术人员按无菌操作要求，在洁净环境下对静脉用药物进行加药混合调配
    D. 可供临床直接静脉输注使用
    E. 属于医疗机构药品调剂的一部分

二、名词解释

1. 药物配伍变化
2. 静脉用药集中调配

三、填空题

1. 药物制剂的配伍变化类型有________、________、________。
2. 必须实行集中调配与供应的是________、________。

四、简答题

简述静脉用药集中调配的意义。

（王丽梅）

实 训 指 导

实训 1　查阅《中国药典》

一、实 训 目 的

1. 掌握《中国药典》(2020 年版)的结构和内容组成。

2. 熟悉《中国药典》的使用方法，能够独立快速查阅到规定的有关项目和内容。

3. 了解《中国药典》的发展历程及网络在线检索《中国药典》的操作方法。

二、实训材料与器材

《中国药典》(2020 年版)一部、二部、三部、四部。

三、实 训 内 容

1. 查阅方法　首先根据拟查询的内容确定关键词，依照关键词的类别判断其可能被收载在哪一部药典，进一步根据拟查询的内容确定其在该部药典的位置(如凡例、正文、通则、辅料等)，然后通过查阅相应的目次或索引确定拟查阅内容所在的页码。

2. 查阅内容　通过纸质版、电子版药典及网络在线检索平台完成实训表 1-1 中规定内容的查阅，并记录查阅结果。

实训表 1-1　查阅内容表

序号	查阅项目	查阅结果		
		部别	页码范围	内容
1	常温的含义			
2	阴凉处的含义			
3	密闭的含义			
4	热水的含义			
5	溶解的含义			
6	细粉的含义			
7	六味地黄丸的处方、制法			
8	罗红霉素胶囊的类别、性状			
9	注射用奥美拉唑钠的规格、贮藏			
10	肌苷的类别、制剂			
11	胰岛素注射液的贮藏条件			
12	冻干人免疫球蛋白的保存、运输及有效期			
13	明胶空心胶囊的贮藏条件			
14	十二烷基硫酸钠的性状			
15	湿热灭菌法的概念			
16	注射剂的概念			

续表

序号	查阅项目	查阅结果		
		部别	页码范围	内容
17	药物制剂稳定性试验中加速试验的条件			
18	注射液项下，“1ml：10mg”的含义			
19	薄膜衣片的崩解时限			
20	枸橼酸-磷酸氢二钠缓冲液（pH7.0）的配制方法			

3. 注意事项

（1）《中国药典》（2020年版）有纸质版、电子版，也可通过网络进行在线检索。

（2）凡例是正确使用《中国药典》进行药品质量检定的基本原则，是对《中国药典》正文、附录及与质量检定有关的共性问题的统一规定。在每部药典中都有凡例内容，在正式查阅前首先要熟悉凡例的内容。

（3）应熟悉药物的分类方法，并能正确区分药物与辅料，以便查阅药典时能迅速地确定所属部别。

（4）正文按药品中文名称笔画顺序排列，同笔画数的字按起笔笔形一丨丿、乛的顺序排列，也可在索引中查阅。

四、思 考 题

1.《中国药典》（2020年版）中收载了对乙酰氨基酚的几种剂型？

2. 对《中国药典》（2020年版）不再收载的历版收载品种（因安全性、有效性问题撤市的除外），应该如何查找？

（祁秀玲）

实训2 纯化水的制备

一、实 训 目 的

1. 掌握纯化水制备的工艺流程、主要设备及作用。
2. 熟悉纯化水制备的操作规程。
3. 了解反渗透法制备纯化水的原理。

二、实训材料与器材

0.5t/h一级反渗透纯水装置、试管、烧杯、纳氏管、具塞量筒、移液管、玻璃棒、蒸发皿。

三、实 训 内 容

1. 生产前准备

（1）检查清场合格标志是否在清洁有效期内，如清场不合格或超出清场有效期，需重新进行清场，经检查合格后，方能进行操作。

（2）做好氨盐、氯化物、酸碱度的化验准备。

（3）检查设备状态标志，是否有已清洁和合格状态标志。

（4）悬挂本次运行操作状态标志。

2. 生产操作

（1）预处理

1）若石英砂过滤器、活性炭过滤器和软水器设为手动清洗和再生，开机前需要进行清洗；若为自动设置，可跳过。

2）检查保安过滤器和精密过滤器的压力。

3）检查预处理系统各阀门处于运行状态。

4）打开进水阀门，打开原水加压泵，进水，经石英砂过滤器、活性碳过滤器和软化器进行预处理。

（2）反渗透装置

1）当预处理的水合格后，打开反渗透膜加压泵、浓水阀门、排水阀，预处理水经过保安过滤器后，进入反渗透膜。

2）调节浓水调节阀，使纯化水水量达到设定值，一般浓水排放量为产水量的35%～50%。

3）反渗透水进入纯化水箱。

4）质量检测：纯化水水质检测项目有酸碱度、硝酸盐、亚硝酸盐、氨、电导率、总有机碳、易氧化物、不挥发物、重金属、微生物限度等。各具体标准及操作方法见《中国药典》纯化水项。

（3）关机

1）依次关闭高压泵和原水增压泵。

2）关闭总电源，仪器仪表归零。

（4）填写操作记录。

3. 清洁清场

（1）对设备、操作工具、容器进行清洁。

（2）对场地、操作台进行清洁和清场。

（3）经检查合格，发放清场合格证。

4. 注意事项

（1）石英砂过滤器、活性炭过滤器每七天清洗一次；过滤器压力大于0.1MPa时要更换。

（2）游离氯经活性炭过滤器后，不得超过0.1mg/L，以避免对反渗透膜造成损坏。

四、思 考 题

1. 纯化水生产中预处理的目的是什么？
2. 反渗透法制备纯化水有何优点？

（张彦焘）

实训3　低分子溶液剂的制备

一、实 训 目 的

1. 学会各种低分子溶液剂的制备方法。
2. 能进行低分子溶液剂制备过程中的基本操作。
3. 能正确、及时记录实验现象及数据。

二、实训材料与器材

1. 实训材料　碘、碘化钾、纯化水、蔗糖、95%乙醇、薄荷油、聚山梨酯80、纯化水。

2. 实训器材　天平、烧杯、三角烧瓶、玻璃表面皿、量筒、量杯、称量纸、滤纸、漏斗、玻璃棒、电炉、投药瓶、瓶签、瓶塞等。

三、实 训 内 容

（一）碘化钾溶液的制备

【处方】	碘	5g
	碘化钾	10g
	纯化水	加至100ml

【制法】 取碘化钾，加入少量纯化水溶解配成浓溶液，加入碘搅拌使溶解，再加入纯化水至 100ml，即得。

本品可调节甲状腺功能，用于缺碘引起的疾病如甲状腺肿、甲亢等的辅助治疗。每次 0.1～0.5ml，饭前用水稀释 5～10 倍后服用，一日 3 次。

【注意事项】

（1）碘的溶解度在水中为 1∶2950，加碘化钾可与碘生成易溶于水的络合物，增加碘在水中的溶解度，同时使碘稳定不易挥发，并减少其刺激性。

（2）为加快药物溶解，宜将碘化钾加适量纯化水配制成浓溶液，然后加入碘溶解。应特别注意加水量不能过多，一般不超过 10ml，以免溶液浓度太低难以助溶。

（3）碘具有强氧化性、腐蚀性和挥发性，称取时应用玻璃器皿，不能用称量纸称取，更不能直接置于天平托盘上称重，以防腐蚀天平；称取后不宜长时间露置在空气中；碘溶液应贮存于密闭玻璃塞瓶内，不得直接与木塞、橡皮塞及金属接触。

（4）本品一般不过滤，若需滤过，宜用垂熔玻璃滤器。

（二）单糖浆的制备

【处方】	蔗糖	85g
	纯化水	加至 100ml

【制法】 取纯化水约 45ml 煮沸，加蔗糖搅拌溶解后，继续加热至 100℃，趁热保温滤过，自滤器上添加纯化水，使其冷至室温制成 100ml，搅匀即得。

本品含蔗糖为 85%（g/ml），常用作矫味剂和黏合剂使用。

【注意事项】

（1）制备时加热温度不宜过高，时间不宜过长，以防蔗糖焦化和转化糖生成过多，影响质量。但若加热时间太短，达不到灭菌效果。

（2）包装容器洗净后应干热灭菌。趁热灌装后应将容器密塞倒置放冷后，再恢复直立，以防蒸汽冷凝成水珠存于瓶颈，使糖浆发酵变质。

（3）本品应密封，在 30℃以下避光保存。

（三）薄荷水的制备

【处方】	薄荷油	0.5ml
	聚山梨酯 80	2ml
	纯化水	加至 1000ml

【制法】 取薄荷油与聚山梨酯 80 混匀后，加纯化水适量至全量，搅匀，即得。

本品为无色澄明液体，有薄荷清香味，为芳香矫味药与驱风药。

【注意事项】

（1）薄荷油在水中溶解度较小，约为 0.05%，故加入适量聚山梨酯 80 作增溶剂促进其溶解。

（2）本品亦可采用稀释法，用浓薄荷水 1 份加蒸馏水 39 份稀释制得。

四、思 考 题

1. 碘化钾在复方碘溶液制备中起到什么作用？说出复方碘溶液的制备原理及操作注意事项。
2. 蔗糖的焦化与转化对制得的糖浆剂质量有何影响？

（贾　雷）

实训4 高分子溶液剂的制备

一、实训目的

1. 学会高分子溶液剂的制备方法。
2. 能进行高分子溶液剂制备的基本操作。
3. 能正确、及时记录实验现象及数据。

二、实训材料与器材

1. 实训材料 胃蛋白酶、单糖浆、稀盐酸、橙皮酊、羟苯乙酯溶液（5%）、羧甲纤维素钠、甘油、香精、纯化水。

2. 实训器材 天平、烧杯、玻璃表面皿、量筒、量杯、药匙、称量纸、滤纸、漏斗、玻璃棒、电炉、投药瓶、瓶签、瓶塞等。

三、实训内容

（一）胃蛋白酶合剂的制备

【处方】	胃蛋白酶	1g
	稀盐酸	1ml
	橙皮酊	1ml
	单糖浆	5 ml
	羟苯乙酯溶液（5%）	0.5ml
	纯化水	加至 50ml

【制法】 取稀盐酸、单糖浆加入约 35ml 纯化水中，缓缓加入橙皮酊、羟苯乙酯溶液，随加随搅拌；取胃蛋白酶分次缓慢撒于上述液面，待其自然膨胀溶解后，再加纯化水至全量，搅匀即得。

【用途】 本品为棕色液体，用于缺乏胃蛋白酶或病后消化功能减退引起的消化不良症。

【注意事项】

（1）胃蛋白酶分解蛋白活力最大的 pH 范围是 1.5～2.5，酸性过高可降低其活性甚至完全失活，配制时稀盐酸应先用纯化水稀释。

（2）胃蛋白酶为高分子化合物，溶解时应将其撒于含适量稀盐酸的液面上，放置，自然膨胀胶溶（约 1h）。应注意不得加热助溶或用热水溶解，以防失去活性；不得剧烈搅动，以防止黏结成团和降低酶活性；不得用脱脂棉、滤纸滤过，因胃蛋白酶带正电荷，脱脂棉、滤纸等带负电荷，产生吸附胃蛋白酶的作用。

（3）胃蛋白酶吸湿性强，不宜长时间露置于空气中，称取时操作应迅速，称好后即时分次撒在液面上；久储易减效，不宜大量制备，应新鲜配制。

（4）橙皮酊为醇性制剂，量取时注意采用干燥器具。和水性制剂混合时宜慢加、快搅拌。

（二）羧甲纤维素钠胶浆的制备

【处方】	羧甲纤维素钠	2.5g
	甘油	30ml
	羟苯乙酯溶液（5%）	2ml
	香精	适量
	纯化水	加至 100ml

【制法】 取羧甲纤维素钠粉末分次加入热纯化水（约 50ml）中，轻轻搅拌使其溶解，然后加入甘油、羟苯乙酯溶液、香精，最后添加纯化水至全量，搅匀，即得。

【用途】 本品为润滑剂，用于腔道、器械检查或肛检时。

【注意事项】

（1）羧甲纤维素钠在冷、热水中均可溶解，但在冷水中溶解缓慢。于60℃以下加热稳定，若超过80℃长时间加热，黏度降低。配制时若用少量乙醇润湿，再按上法溶解，效果更好。

（2）羧甲纤维素钠遇阳离子型药物及碱土金属、重金属盐能发生沉淀，故应选用羟苯酯类防腐剂，不能使用季铵类和汞类防腐剂。

（3）本制剂中甘油起保湿、增稠和润滑作用，随着甘油浓度增加，胶浆剂的黏度也逐渐增加。

四、思考题

1. 分析胃蛋白酶合剂处方中各组分的作用。
2. 羧甲纤维素钠胶浆的制备过程中应注意什么问题？

（贾　雷）

实训5　混悬剂的制备

一、实训目的

1. 掌握混悬剂的一般制备方法。
2. 会对混悬剂进行质量评定。
3. 解释助悬剂、润湿剂、絮凝剂及反絮凝剂等在混悬液中的应用。
4. 能正确、及时记录实验现象及数据。

二、实训材料与器材

1. **实训材料**　炉甘石、氧化锌、甘油、羧甲纤维素钠、三氯化铝、枸橼酸钠、沉降硫、硫酸锌、樟脑醑、5%苯扎溴铵溶液、吐温80、纯化水。

2. **实训器材**　天平、乳钵、50ml带塞量筒（或带刻度有塞比浊管）、量筒、量杯、称量纸、滤纸、漏斗、小烧杯或投药瓶等。

三、实训内容

（一）炉甘石洗剂

【处方】　按实训表5-1中处方配制炉甘石洗剂。

【制法】　处方1的制法是加液研磨法。先将炉甘石、氧化锌置乳钵中，加甘油和适量水研磨成糊状，逐渐加水至全量；处方2的制法同处方1，羧甲纤维素钠应先用少量水溶胀后加热溶解，加入前者的糊状物；处方3的制法是将炉甘石、氧化锌置乳钵中，加甘油和适量水研磨成糊状，加水至全量后再加入三氯化铝；处方4的制法同处方3，但最后加入枸橼酸钠而不是三氯化铝。

实训表5-1　炉甘石洗剂四处方

处方	1	2	3	4
炉甘石（120目）	4g	4g	4g	4g
氧化锌（120目）	4g	4g	4g	4g
甘油	5ml	5ml	5ml	5ml
羧甲纤维素钠		0.25g		
三氯化铝			0.1g	
枸橼酸钠				0.25g
纯化水加至	50ml	50ml	50ml	50ml

【用途】　本品为粉色混悬液，外用于急性瘙痒性皮肤病，如湿疹、痱子等。

【注意事项】

（1）炉甘石与氧化锌为典型的亲水性药物，可以被水润湿，故先加入适量水和甘油研成细腻的糊状，使粉末为水分散，以阻止颗粒的凝聚，振摇时易悬浮。加水的量以成糊状为宜。

（2）本处方中的炉甘石和氧化锌应研细混合过 120 目筛。

（3）羧甲纤维素钠应先用少量水溶胀后，水浴加热（温度以控制在 60℃以下为宜）至完全溶解成为胶浆后使用。

（4）炉甘石洗剂为混悬剂，若配制不当或助悬剂使用不当，不易保持良好的悬浮状态，且涂用时也会有沙砾感，久储颗粒易聚结，虽振摇也不易再分散。改进措施：①应用高分子物质（如纤维素衍生物）作助悬剂；②用控制絮凝的方法来改进，可采用 0.2%的三氯化铝作絮凝剂或采用 0.5%枸橼酸钠作反絮凝剂等。

【质量检查与评定】 将配制好的几种炉甘石洗剂分别置于有刻度的具塞量筒中，密塞，用力振摇 1min，记录混悬液的开始高度 H_0，并放置，按照实训表 5-2 所规定的时间分别测定沉降物的高度 H，计算各个放置时间的沉降体积比，记入表中。沉降体积比在 0～1，其数值越大，混悬剂越稳定。

实训表 5-2 炉甘石洗剂 1h 内的沉降体积比（H/H_0）

时间（min）	处方 1	处方 2	处方 3	处方 4
5				
15				
30				
60				

（二）复方硫洗剂

【处方】 按实训表 5-3 中处方配制复方硫洗剂。

【制法】 处方 1 的制法：取沉降硫置乳钵中加甘油研匀，缓缓加入硫酸锌水溶液，研匀，然后缓缓加入樟脑醑，边加边研，最后加纯化水至全量，研匀即得；处方 2 的制法：取沉降硫置乳钵中加甘油和聚山梨酯 80 研匀，缓缓加入硫酸锌水溶液，研匀，然后缓缓加入樟脑醑，边加边研，最后加纯化水至全量，研匀即得；处方 3 的制法同处方 2，只须把聚山梨酯 80 改为 5%苯扎溴铵溶液即可。

实训表 5-3 复方硫洗剂三处方

处方	1	2	3	处方	1	2	3
沉降硫	1.5g	1.5g	1.5g	聚山梨酯 80		0.15ml	
硫酸锌	1.5g	1.5g	1.5g	5%苯扎溴铵溶液			0.2ml
樟脑醑	12.5ml	12.5ml	12.5ml	纯化水加至	50ml	50ml	50ml
甘油	5ml	5ml	5ml				

【用途】 用于治疗痤疮、疥疮、皮脂溢出及酒糟鼻等。

【注意事项】

（1）硫黄为典型的疏水性药物，不被水润湿但能被甘油润湿，故应先加入甘油使之充分分散，便于与其他药物混悬均匀，也可应用聚山梨酯 80 及 5%（ml/ml）苯扎溴铵代替甘油作润湿剂。

（2）硫黄有升华硫、精制硫和沉降硫三种，以沉降硫的颗粒最细，易制得细腻制品，故复方硫洗剂最好选用沉降硫。

（3）硫酸锌水溶液系将硫酸锌溶于 12.5ml 纯化水中并过滤制得。本制剂因含有硫酸锌而不能加入软皂作为润湿剂，因二者有可能产生不溶性的二价锌皂。

（4）樟脑醑应以细流缓缓加入水性溶液中并急速搅拌，防止樟脑醑因骤然改变溶媒而析出大颗粒。

樟脑醑中含有乙醇，能使硫黄润湿，故亦可将硫黄先用樟脑醑润湿。

【质量检查与评定】 将装有复方硫洗剂的具塞量筒放置 48h 使其自然沉降，然后将具塞量筒倒置翻转，并将底部沉降物重新分散所需反转的次数记录于实训表 5-4 中。一般所需翻转的次数越少，则说明混悬剂重新分散性越好。若始终未能分散表示结块，也应记录。具塞量筒倒置翻转一反一正记为 1 次。

实训表 5-4 复方硫洗剂重新分散实验数据

	处方 1	处方 2	处方 3
重新分散			
翻转分散			

四、思 考 题

1. 根据 Stokes 定律并结合处方分析影响混悬剂稳定性的主要因素有哪些？可采取什么措施提高混悬剂的稳定性？

2. 亲水性药物与疏水性药物在制备混悬剂时有什么不同？

3. 根据实训结果，说明炉甘石洗剂各处方和复方硫洗剂各处方的质量有何不同，并分析原因。

（贾 雷）

实训 6 乳剂的制备

一、实 训 目 的

1. 能采用干胶法、湿胶法和新生皂法制备乳剂。

2. 会进行乳剂类型的鉴别。

3. 能比较不同方法制备乳剂的液滴粒度大小、均匀度及其稳定性。

4. 能正确、及时记录实训现象及数据。

二、实训材料与器材

1. 实训材料 液状石蜡、阿拉伯胶、纯化水、氢氧化钙溶液、花生油（或其他植物油）、苏丹红、亚甲蓝。

2. 实训器材 瓷乳钵、天平、烧杯、三角烧瓶、试管、载玻片、盖玻片、显微镜、试管、滴管、量筒等。

三、实 训 内 容

（一）液状石蜡乳的制备

【处方】 液状石蜡 12ml

阿拉伯胶 4g

纯化水 加至 30ml

【制法】

（1）干胶法：将阿拉伯胶粉 4g 置干燥乳钵中，加入液状石蜡 12ml，稍加研磨，使胶粉分散后，加纯化水 8ml，不断研磨至发生噼啪声，形成稠厚的乳状液，即成初乳，再加纯化水适量，使成 30ml，研匀即得。

（2）湿胶法：取纯化水约 8ml 置乳钵中，加入 4g 阿拉伯胶粉研匀成胶浆后，分次加入液状石蜡，迅速向同一方向研磨，至制成稠厚的初乳，再加入适量纯化水，使成 30ml，研匀即得。

【用途】 本品为润滑性轻泻剂。用于治疗便秘，特别适用于高血压、动脉瘤、疝气、痔及手术后便秘者。

【注意事项】

（1）制备初乳时，干胶法应选用干燥乳钵；油相与胶粉充分研匀后应严格按液状石蜡、水、胶约为 3∶2∶1 的比例一次加水，迅速沿同一方向研磨。研磨时应注意方向一致，由乳钵体内部向外，再由外向内，其间不能改变研磨方向，也不宜间断研磨。如添加的水量不足或加水过慢时，易形成 W/O 型初乳，此时再研磨稀释也难以转变成 O/W 型，形成后亦极易破裂；若在初乳中添加水量过多，因外相水液的黏度较低，不能把油很好地分散成油滴，制成的乳剂不稳定、易破裂。

（2）本品以阿拉伯胶为乳化剂，故为 O/W 型乳剂，必须在初乳制成后加水稀释。所制得的乳剂为乳白色，镜检油滴应细小均匀。

（二）石灰搽剂的制备

【处方】 氢氧化钙溶液 30ml

花生油 30ml

【制法】 取氢氧化钙溶液与花生油置具塞三角烧瓶中，加盖用力振摇至乳剂形成即得。

【用途】 本品具有收敛、保护、润滑、止痛等作用，用于烧伤、烫伤的治疗。

【注意事项】

（1）本法系采用新生皂法制备乳剂。氢氧化钙与花生油中所含的少量游离脂肪酸经皂化反应形成钙皂后，作为乳化剂生成 W/O 型乳剂。实际应用中花生油用前应以干热法灭菌。其他常见的植物油如菜油、麻油等均可代替花生油。

（2）本处方中氢氧化钙溶液应为饱和溶液，制法为：取氢氧化钙 0.3g，置锥形瓶内，加纯化水 100ml，密塞摇匀，时时剧烈振摇，放置 1h，即得。用时倾取上层澄明液使用。

（3）本处方中氢氧化钙有收敛、杀菌作用，钙离子能使毛细血管收缩，抑制烧伤后的体液外渗，并能促进上皮细胞生成；钙皂还可中和酸性渗出液，减少刺激；花生油对创面也有滋润和保护作用。

（三）乳剂类型鉴别

1. 操作步骤

（1）稀释法：取试管 2 支，分别加入液状石蜡乳和石灰搽剂各 1 滴，再加入纯化水约 5ml，振摇、翻转数次，观察混合情况，并据此判断乳剂类型。

（2）染色法：将液状石蜡乳和石灰搽剂分别涂在载玻片上，分别用油溶性染料苏丹红和水溶性染料亚甲蓝染色，在显微镜下观察并判断乳剂类型。

将以上实训结果记入实训表 6-1。

2. 操作注意

（1）染色法所用检品及试剂，用量不宜过多，以防污染或腐蚀显微镜及影响观察结果。

（2）乳剂类型的鉴别方法见实训表 6-2。

实训表 6-1 乳剂类型鉴别现象和结果

乳剂名称	染色法		稀释法	乳剂类型
	内相染色情况	外相染色情况	稀释情况	
液状石蜡乳				
石灰搽剂				

注：内外相染色情况栏中填入能否染色及被何种染色剂染色。

实训表 6-2 O/W 型与 W/O 乳剂的鉴别

	O/W 型乳剂	W/O 型乳剂		O/W 型乳剂	W/O 型乳剂
外观	一般为乳白色	接近油的颜色	水溶性染料	外相染色	内相染色
稀释性	可用水稀释	可用油稀释	油溶性染料	内相染色	外相染色

四、思 考 题

1. 根据哪些条件来判断乳剂的类型？
2. 简述干胶法、湿胶法制备初乳的操作要点。
3. 石灰搽剂的乳化剂是什么？属何种类型的乳剂？

（贾　雷）

实训 7　橙皮酊的制备

一、实 训 目 的

1. 掌握浸渍法制备酊剂的方法及其操作要点。
2. 熟悉影响浸出的因素和特点，结合实训室条件，能够在浸出制剂制备中采取相应有效措施提高浸出效能。

二、实训材料与器材

1. 实训材料　橙皮、60%乙醇、纯化水。

2. 实训器材　天平、烧杯、广口瓶、量筒、量杯、称量纸、滤纸、纱布、漏斗。

三、实 训 内 容

【处方】	橙皮（最粗粉）	10g
	乙醇（60%）	适量
	共制	50ml

【制法】　按浸渍法制备。称取干燥橙皮（最粗粉）10g，置入广口瓶中，加 60%乙醇 50ml，密盖，时加振摇，浸渍 3～5 日，倾出上层清液，用纱布滤过，压榨残渣，压榨液与滤液合并，用 60%乙醇稀释至 50ml，静置 24h，滤过，即得。

【功能与主治】　理气健胃。用于消化不良，胃肠胀气。为芳香或苦味健胃药，亦有祛痰作用，常用于配制橙皮糖浆。

【用法与用量】　口服，一日 3 次，一次 2～5ml。一般不单独使用，常用作矫味剂。

【贮藏】　遮光，密封，置阴凉处。

【注意事项】

（1）新鲜橙皮与干燥橙皮的挥发油含量相差较大，故本品所用原料以干燥橙皮为宜，如用鲜橙皮为原料，投料量可酌情增加，乙醇浓度可增加至 70%，以保证有效成分的浸出。

（2）用 60%乙醇足以使其中的挥发油全部浸出，且乙醇浓度不宜过高，以防止橙皮中的苦味质与树脂等杂质过多的混入。

（3）浸渍时，应注意适宜的温度并时加振摇，以利于有效成分的浸出。

（4）浸渍法目前也可采用超声波强化浸出：即称取干燥橙皮粗粉 20g，置广口瓶中，加乙醇，密盖，置超声清洗机（工作频率为 25.5～36.5kHz，输出功率不少于 250W）的清洗糟内水液中，开机，超声浸出 1h，停机，倾取上层清液，滤过，残渣用力压榨，压榨液与滤液合并，静置 1h，滤过，即得。

（5）本品含乙醇量应为 50%～58%。

四、思 考 题

1. 根据浸渍温度和次数不同，浸渍法可分为哪些方法？
2. 浸渍法的特点和适应性各是什么？操作中应注意哪些问题？

（吴明凯）

实训8 大黄流浸膏的制备

一、实训目的

1. 掌握渗漉法制备流浸膏剂的方法及其操作要点。

2. 熟悉渗漉法的特点，能够根据影响浸出的因素，结合实训室条件，在浸出制剂制备中采取相应有效措施提高浸出效能。

二、实训材料与器材

1. 实训材料 大黄（最粗粉）、95%乙醇、纯化水。

2. 实训器材 天平、渗漉筒、铁架台、烧杯、玻璃棒、脱脂棉、容量瓶、量筒、量杯、称量纸、滤纸、纱布。

三、实训内容

【处方】	大黄（最粗粉）	100g
	乙醇（60%）	适量
	共制	100ml

【制法】 按渗漉法制备。取大黄最粗粉 100g，加 60%乙醇适量使均匀湿润膨胀后，分次均匀填装于渗漉筒中，加 60%乙醇浸渍 24h 后，以每分钟 1～3ml/kg 的速度缓缓渗漉，收集初漉液约 85ml，另器保存。继续渗漉，至渗漉液色淡为止，收集续漉液，浓缩至稠膏状，加入初漉液，混匀，用 60%乙醇稀释至 100ml，静置，待澄清，滤过，即得。

【功能与主治】 刺激性泻药，苦味健胃药。用于便秘及食欲不振。

【用法与用量】 口服。一次 0.5～1ml，一日 1～3ml。

【贮藏】 密封。

【注意事项】

（1）大黄内含有致泻下有效成分大黄酸和蒽醌苷类衍生物，不宜采用低浓度乙醇作溶剂，以避免苷类水解，且浓缩时温度不宜过高。

（2）药材粉碎程度与浸出效率有密切关系。对组织疏松的药材，选用其粗粉浸出即可；而质地坚硬的药材，则可选用中等粉或粗粉。粉末过细可能导致较多量的树胶、鞣质、植物蛋白等黏稠物质的浸出，对主药成分的浸出不利，且使浸出液与药渣分离困难，不易滤清使产品浑浊。大黄宜选用最粗粉，防止堵塞。

（3）装渗漉筒前，应先用溶剂将药粉湿润。装筒时应注意分次投入，逐层压平，松紧适度，切勿过松、过紧。投料完毕用滤纸或纱布覆盖，加几粒干净碎石以防止药材松动或浮起，加入溶剂始终保持高于药面 2～3cm，以防止药粉层干涸开裂。加溶剂时宜缓慢并注意使药材间隙不留空气，否则气泡上溢会破坏粉柱的松紧度使浸出不完全，渗漉速度以 1～3ml/min 为宜。

（4）收集 85%初漉液，另器保存。因初漉液有效成分含量较高，可避免加热浓缩而导致成分损失和乙醇浓度改变。

（5）本品为棕色的液体；味苦而涩，含乙醇量应为 40%～50%。

四、思考题

1. 渗漉法的特点和适应性各是什么？操作中应注意哪些问题？

2. 大黄流浸膏制备中为何将初漉液另器保存？续漉液低温浓缩的原因是什么？

（吴明凯）

实训9 0.9%氯化钠注射液的制备

一、实训目的

1. 熟练掌握小容量注射剂的操作步骤。
2. 熟练操作小容量注射剂制备常用的设备。
3. 学会对制备过程中出现的不合格品进行判断，找出原因，提出解决方案。
4. 能解决常用设备出现的一般故障，并能简单维修修复。
5. 学会按清场规程进行清场工作。

二、实训材料与器材

1. 实训材料 空安瓿瓶、纯化水、注射用水、氯化钠、活性炭等。

2. 实训器材 超声波洗瓶机、隧道式灭菌烘箱、电子秤、配液罐、钛滤器、微孔滤膜滤器、安瓿拉丝灌封机、安瓿检漏灭菌柜、灯检设备等。

三、实训内容

0.9%氯化钠注射液的制备

【处方】	氯化钠	90g
	注射用水	加至10000ml

0.9%的氯化钠注射液又称为生理盐水，其渗透压与人体血液非常接近，钠的含量也与血浆非常接近，所以0.9%的氯化钠注射液可维持细胞的正常形态和功能，其用途为维持体液的张力和供给电解质。在临床上一般是用作静脉输液的稀释剂，也可调节电解质平衡和外用清洗伤口。

【实训步骤】

1. 准备工作

（1）检查是否有清场合格证、设备是否有“合格”标牌与“已清洁”标牌。

（2）检查操作室的温度、湿度、压力、洁净度是否符合要求。

（3）按生产指令领取物料并复核。

（4）检查容器、工具、工作台面是否符合生产要求。

（5）检查电子秤的灵敏度、精确度是否符合要求。

（6）生产前需请QA人员确认检查。

2. 操作过程

（1）配液与过滤：按处方量称取氯化钠，注意核对品名、规格、数量，并做好记录，用稀配法按照配液罐操作规程配液，适时加入活性炭，最好分两次加入活性炭，配好的液体依次通入钛滤器及微孔滤膜滤器进行过滤，滤液经检测合格后备用。操作要点如下：对于不易滤清的药液可加0.1%～0.3%活性炭处理，并趁热过滤；微孔滤膜使用前应检查有无气泡、针孔、破损情况，测定起泡点。

（2）安瓿的洗烘灌：按照要求取合适的安瓿，注意核对规格、数量，依次开启安瓿超声波洗瓶机、隧道式灭菌烘箱、拉丝灌封机，按照标准操作规程开始洗瓶、烘干灭菌、灌装封口，每一步都要进行检查，合格后进入下一步。操作要点如下：洗瓶时，洗瓶机水箱水温应恒定在50～60℃；洗瓶过程中应随时检查水气压力；洗瓶速度一定要控制住，不宜过快；安瓿封口质量一定要随时查看，确保合格，挑出明显封口不严、泡头、尖头、碳化变黑的不合格品，并注意操作方式，避免安瓿破损，提高成品率；安瓿干燥灭菌时要控制安瓿经过烘箱隧道的速度。

（3）灭菌与检漏：将灌封后的安瓿推入检漏灭菌柜，依次进行灭菌、检漏、冲洗色迹，生产结束后，打开柜门取出安瓿。操作要点如下：灌封后立即灭菌，不能等待太久时间；灭菌时注意灭菌温度和时间，中间不能降温至规定温度以下，否则从头开始灭菌。

（4）灯检：在灯检箱下检视，剔除不合格品。

3. 清场工作

（1）清物料，把半成品、剩余物料放到指定地点。

（2）清设备，按照设备清洁消毒规程进行，清除机器内的玻璃渣，用注射用水冲洗配液罐、洗瓶机、干燥灭菌机、灌封机等，拆卸过滤装置并用注射用水将过滤装置及灌装管道冲洗干净。

（3）清房间，按照操作场地清洁消毒规程进行，清洁好房间、地漏等。

（4）关闭水电气门。

（5）填写清场记录表。

4. 质量检查

（1）装量：每支的装量均不得少于其标示量。

（2）可见异物检查：初试取20支供试品，除去容器标签，擦净容器外壁，必要时将药液转移至洁净透明的适宜容器内，将供试品置遮光板边缘处，在明视距离（指供试品至人眼的清晰观测距离，通常为25cm），手持容器颈部，轻轻旋转和翻转容器（但应避免产生气泡），使药液中可能存在的可见异物悬浮，分别在黑色和白色背景下目视检查，重复观察，总检查时限为20s。供试品装量每支在10ml及10ml以下的，每次检查可手持2支。50ml或50ml以上大容量注射液按直、横、倒三步法旋转检视。供试品溶液中有大量气泡产生影响观察时，需静置足够时间至气泡消失后检查。

结果判定：供试品中不得检出金属屑、玻璃屑、长度超过2mm的纤维、最大粒径超过2mm的块状物以及静置一定时间后轻轻旋转时肉眼可见的烟雾状微粒沉积物、无法计数的微粒群或摇不散的沉淀，以及在规定时间内较难计数的蛋白质絮状物等明显可见异物。供试品中如检出点状物、2mm以下的短纤维和块状物等微细可见异物，除另有规定外，应符合下列的规定。

非生物制品注射液静脉用：初试20支，如有1支检出，复试，初试、复试40支，超出1支检出，不符合规定；如2支或以上检出，不符合规定。

记录检查结果：记录可见异物检查结果（实训表9-1）。

实训表9-1 可见异物检查结果记录

不合格原因	漏气	玻璃屑	纤维	白点	白块	焦头	其他
总检支数							
废品支数							
成品合格率							

（3）无菌：不得有任何活的微生物。

（4）细菌内毒素检查：按照规程进行细菌内毒素检查，送其他单位检查，有条件的可以自己检查。

【注意事项】

1. 注射剂为无菌制剂，为了降低微粒、微生物和内毒素污染的风险，生产前后的每个阶段应采取措施降低污染。

2. 生产前应根据生产指令，认真核对原辅料的品名、数量、规格、质量等内容，配液时应根据原料的实际含量准确计算原料的用量，包含按照灌装量增加装量。

3. 注射剂生产中，安瓿的洗、烘、灌、封操作一般联动进行，应随时监控设备的运行情况，应尽可能缩短清洗、干燥和灭菌的间隔时间及灭菌至使用的间隔时间。

4. 灌封后的注射剂要立即进行灭菌。

【分析讨论】

1. **白块** 是指用规定的检查方法，能看到有明显的平面或棱角的白色物质。

2. **白点** 不能辨清平面或棱角的按白点计。但有的白色物质虽不易看清平面、棱角（如球形），但与上述白块同等大小或更大者，应作白块论。在检查中见似有似无或若隐若现的微细物，不作白点计数。

3. 少量白点 药液澄明、白点数量比微量白点较多，在规定检查时间内较难准确计数者。

4. 微量沉积物 指某些生化制剂或大分子化合物制剂，静置后有微小的质点沉积，轻轻倒转时有烟雾状细线浮起，轻摇即散失者。

5. 异物 包括玻璃屑、纤维、色点、色块及其他外来异物。

6. 特殊异物 指金属屑及明显可见的玻璃屑、玻璃块、玻璃砂、硬毛或粗纤维等异物。有闪烁性或有棱角的透明物即是玻璃屑。

【实训报告】

实训结束后，填写实训报告，记录实训操作过程并总结经验。

四、思 考 题

1. 0.9%氯化钠注射液配液的方法应该采用哪种方法？为什么？
2. 灌装实训过程中，出现泡头和碳化分别是什么原因造成的？
3. 灭菌实训时，应采取什么灭菌方法，灭菌条件是什么？

（张海松）

实训 10 氯霉素滴眼液的制备

一、实 训 目 的

1. 掌握一般滴眼剂的制备方法。
2. 熟悉净化工作台的使用方法。
3. 熟悉滴眼剂的处方组成。

二、实训材料与器材

1. 实训材料 氯霉素、硼酸、硼砂、三氯叔丁醇、注射用水。

2. 实训器材 灌装器、注射器、塑料滴眼瓶、配液容器。

三、实 训 内 容

氯霉素滴眼液的制备

【处方】	氯霉素	0.25g
	硼酸	1.9g
	硼砂	0.038g
	三氯叔丁醇	0.5g
	注射用水	加至 100ml

【制法】

（1）取注射用水约 90ml，加热至沸腾，加入硼酸、硼砂使其溶解。

（2）待冷至约 40℃，加入氯霉素、三氯叔丁醇搅拌使其溶解，加注射用水至 100ml。

（3）精滤至澄明后，100℃流通蒸汽灭菌 30min。

（4）无菌分装，质量检查，即得。

【注意事项】

（1）氯霉素易水解，但其水溶液在弱酸性时较稳定，本品选用硼酸缓冲液来调整 pH。

（2）氯霉素滴眼液在贮藏过程中，效价常逐渐降低，故配液时适当提高投料量，使其在有效贮藏期间，效价能保持在规定含量以内。

四、思考题

1. 处方中的硼砂和硼酸起什么作用?试计算此处方是否与泪液等渗。

2. 滴眼剂中选用抑菌剂应考虑哪些原则?本处方中的三氯叔丁醇可改用何种抑菌剂?使用浓度是多少?

(张海松)

实训11 散剂的制备

一、实训目的

1. 掌握散剂的制备工艺流程。
2. 能熟练使用等量递加法进行药物混合的操作。
3. 理解低共熔现象。

二、实训材料与器材

1. **实训材料** 水杨酸、氧化锌、硼酸、升华硫、麝香草酚、薄荷脑、薄荷油、樟脑、淀粉、滑石粉等。

2. **实训器材** 乳钵、药筛、天平等。

三、实训内容

(一)痱子粉

【处方】	水杨酸	1.4g
	氧化锌	6.0g
	硼酸	8.5g
	升华硫	4.0g
	麝香草酚	6.0g
	薄荷脑	6.0g
	薄荷油	6.0ml
	樟脑	6.0g
	淀粉	10.0g
	滑石粉	加至100g

【制法】 ①将硼酸、氧化锌、水杨酸、升华硫、淀粉、滑石粉研细,过七号筛,备用。

②取滑石粉饱和乳钵,将硼酸、氧化锌、水杨酸、升华硫、淀粉加入,混合均匀得混合细粉。

③取樟脑、薄荷脑、麝香草酚研磨至全部液化,加薄荷油混匀得低共熔混合液。

④用混合细粉吸收低共熔混合物。

⑤按等量递加法加入滑石粉。

⑥过七号筛,即得。

【注意事项】 ①樟脑、薄荷脑、麝香草酚混合时出现低共熔现象,不降低药效,可将低共熔液与薄荷油混匀后加细粉吸收。②滑石粉处方量较大,与其他细粉混合时,可采用等量递加法,利于混合均匀。

【用途】 具有散风祛湿,清凉止痒的功效。用于汗疹、痱毒、湿疮痛痒。

【质量检查】 外观均匀度检查:取本品适量,置光滑白纸上,平铺约 $5cm^2$,将其表面压平,在明亮处观察,应色泽均匀、无花纹与色斑。

（二）益元散

【处方】 滑石粉　30g

朱砂　1.5g

甘草　5g

【制法】 ①朱砂水飞得极细粉，甘草粉碎得细粉。②取少量滑石粉饱和研钵。③加朱砂置研钵中，采用等量递加法加入滑石粉混合均匀。④加入甘草混合均匀，过筛，即得。

【注意事项】 甘草难以一次性粉碎成细粉，需多次粉碎达到符合要求的细度。

【用途】 清暑利湿。用于感受暑湿，身热心烦，口渴喜饮，小便短赤。

【质量检查】 外观均匀度检查：同上法检查应符合规定。

四、思考题

1. 什么是等量递加法？适用于什么情况下粉末的混合？
2. 所得成品过七号筛，是多少目？属于什么等级的粉末？

（刘利军）

实训 12　颗粒剂的制备

一、实训目的

1. 掌握颗粒剂的制备方法。
2. 能采用挤压过筛制备出合格的颗粒，并对颗粒剂制备过程中出现的问题进行分析与处理。
3. 能采用双筛分法对颗粒进行整粒操作。

二、实训材料与器材

1. **实训材料** 益母草、糖粉、糊精、60%乙醇、维生素 C、酒石酸等。
2. **实训器材** 天平、乳钵、药筛、烘箱、电炉等。

三、实训内容

（一）益母草颗粒

【处方】 益母草　1000g

糖粉　10g

糊精　25g

60%乙醇　适量

【制法】 ①益母草浸膏的制备：取益母草，加水煎煮 2 次，第一次 2h，第二次 1h，合并煎液，浓缩至相对密度为 1.25（80℃）的浸膏，加入乙醇，搅匀，静置，沉淀，取上清膏，备用。②制软材：取清膏 10g，加入糖粉、糊精，制成软材。软材的标准为“手握成团，轻压即散”。③制湿颗粒：将制得的软材用 14 目药筛挤压制粒。④干燥：所得颗粒在 60℃干燥。⑤整粒：采用双筛分法，取一号筛与五号筛进行整粒，计算，判断粒度是否合格。

【注意事项】 ①浓缩浸膏时注意不断搅拌，防止变糊。②软材制备时可根据混合粉末的黏稠情况，用滴管慢慢加适量乙醇调整至适宜程度。③干燥时注意翻动，防止出现“内湿外干”现象。

【用途】 具有活血调经的功效。用于血瘀所致的月经不调，症见经水量少、淋漓不净。

【质量检查】

（1）粒度检查：取单剂量包装的 5 袋或多剂量包装的 1 袋，称定重果，置规定的上层（孔径大的一号筛）药筛中（下层为五号筛，五号筛下配有密合的接收容器），筛上加盖，保持水平状态过筛，左右往返，边筛动边拍打 3 分钟。取不能通过一号筛和能通过五号筛的颗粒和粉末，称定重量，计算百分比，不得超过 15.0%。

（2）溶化性：取供试品 10g，加热水 200ml，搅拌 5 分钟，立即观察，可溶性颗粒应全部溶化或轻微混浊。但不得有异物，中药颗粒剂还不得有焦屑。

（二）维生素 C 颗粒

【处方】

维生素 C	10g
糖粉	9g
糊精	10g
酒石酸	1g
60%乙醇	适量

【制法】 ①取酒石酸与维生素 C 混匀，再与糖粉、糊精等量递加混合均匀，得混合粉；②缓慢加入适量 60%乙醇，混匀制软材；③取软材挤压过筛，制湿颗粒、干燥、整粒，即得。

【注意事项】 维生素 C 结构中含不稳定基团，注意干燥温度不宜过高、干燥时间不宜过长。

【用途】 本品为维生素类药。用于预防维生素 C 缺乏症，也可用于各种急慢性传染疾病及紫癜等的辅助治疗。

【质量检查】 同上法检查应符合规定。

四、思 考 题

1. 实训中采用的是什么方法制备颗粒剂？该法不能适用什么物料？
2. 颗粒剂的质量检查项目包括哪些？

（刘利军）

实训 13 胶囊剂的制备

一、实 训 目 的

1. 掌握胶囊剂的制备方法，能用胶囊填充板完成硬胶囊的填充。
2. 熟悉胶囊剂的质量检查项目及方法。

二、实训材料与器材

1. **实训材料** 空心胶囊、对乙酰氨基酚、淀粉、滑石粉等。
2. **实训器材** 胶囊填充板、天平、乳钵、药筛等。

三、实 训 内 容

对乙酰氨基酚胶囊

【处方】

对乙酰氨基酚	30g
淀粉	5g
滑石粉	5g
共制成胶囊	100 粒

【制法】 ①内容物制备：淀粉、滑石粉置乳钵中混匀，过 100 目筛，加入对乙酰氨基酚混合均匀。②填充：将空胶囊的囊体囊帽分开，囊体排列入体板，囊帽排列入帽板（实训图 13-1）；将混合粉末装入囊体口，轻轻晃动胶囊板使填充均匀；刮去多余粉末；帽板倒扣，与体板套合，即得。

【用途】 为解热镇痛、非甾体抗炎药。用于普通感冒或流行性感冒引起的发热。缓解轻至中度疼痛如头痛、关节痛等。

【注意事项】 ①空胶囊的规格要选择合适。②囊帽与囊体套合时要一次到位，否则会引起胶囊壳变形。③装量差异检查时应将对应的胶囊、胶囊壳编号，防止混淆。

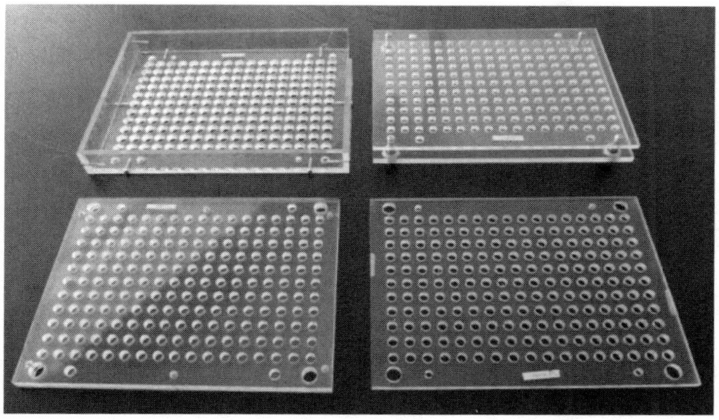

实训图 13-1　手工胶囊填充板示意图

【质量检查】 ①外观：观察是否圆整、光洁。②装量差异：除另有规定外，取供试品 20 粒，分别精密称定重量，囊壳用小刷或其他适宜的用具拭净，倾出内容物（不得损失囊壳），再分别精密称定囊壳重量，求出每粒内容物的装量与平均装量。每粒装量与平均装量相比较，超出装量差异限度的不得多于 2 粒，并不得有 1 粒超出限度 1 倍。判断所填充的胶囊是否合格。

四、思 考 题

试分析影响胶囊剂装量差异的因素及解决方法。

（刘利军）

实训 14　中药丸剂的制备

一、实 训 目 的

1. 掌握丸剂的制备工艺流程（塑制法）。
2. 能用搓丸板制备合格的中药丸。
3. 熟悉丸剂的特点及应用情况。

二、实训材料与器材

1. 实训材料　熟地黄、山茱萸（制）、牡丹皮、山药、茯苓、泽泻等。

2. 实训器材　搓丸板、天平、乳钵、药筛、电炉、烧杯等。

三、实 训 内 容

六味地黄丸

【处方】

熟地黄	80g
山茱萸（制）	40g
牡丹皮	30g
山药	40g
茯苓	30g
泽泻	30g

【制法】 ①炼蜜（中蜜）：加热沸腾至颜色呈黄棕色，用玻璃棒蘸取出现拉丝，出现淡黄色光泽，有翻腾均匀的细气泡，用手捻有黏性即可。②合药：取以上药粉（均为细粉）于乳钵内混合均匀，用药勺慢慢加炼得的中蜜，充分混匀，和成细腻滋润、软硬适中的丸块。③制丸条：利用搓丸板，将和好的丸块搓成大小均匀的丸条。④成丸：将丸条转入搓丸板槽孔上，套合，分割，整丸，得丸粒。

【注意事项】 ①物料要混合均匀，避免丸面色泽不均现象。②选择的炼蜜为中蜜，加热时温度达到 116～118℃，含水量 14%～16%，相对密度为 1.37 左右。③合药得丸块是本实训的关键操作。优良的丸块应软硬适宜、里外一致、无可见粉末、不黏手、不黏附器壁。

【用途】 本品具有滋阴补肾的功效。用于肾阴亏损，头晕耳鸣，腰膝酸软，骨蒸潮热，盗汗遗精。

四、思 考 题

所制得的中药丸按黏合剂分类属于哪一类丸？按制法分类又属于哪一类丸？

（刘利军）

实训 15 滴丸剂的制备

一、实 训 目 的

1. 理解滴丸剂制备的原理。
2. 能用滴制装置制备滴丸剂。

二、实训材料与器材

1. **实训材料** 氯霉素、聚乙二醇 6000、液状石蜡等。
2. **实训器材** 冷却装置、水浴锅、烧杯、天平等。

三、实 训 内 容

氯霉素耳丸

【处方】 氯霉素 10g

聚乙二醇 6000 20g

【制法】 ①将聚乙二醇 6000 热熔，加入氯霉素，搅拌溶解，得药液，置于水浴锅中 80℃恒温。②在冷却装置中装入液状石蜡。③用滴管将药液慢慢滴入冷却装置中成丸。④在收集口中收集冷凝后的滴丸，用纸吸去表面的液状石蜡，于阴凉处干燥，即得。

【注意事项】 滴管与冷却装置的距离需慢慢调整以制得完整成型的滴丸。

【用途】 为氯霉素类抗生素，适用于急、慢性化脓性中耳炎及乳突根治术后流脓者。对病原微生物引起的外耳道炎亦有效。

四、思 考 题

滴丸剂有何特点？基质与冷凝液的选择有何要求？

（刘利军）

实训 16 片剂的制备

一、实 训 目 的

1. 通过片剂制备，掌握湿法制粒压片的工艺过程。
2. 学会使用压片机进行压片的操作；学会压片过程中对片剂质量项目进行检查。
3. 考查机器压力和崩解剂等对片剂的硬度或崩解时间的影响。
4. 养成药品生产中卫生清洁及规范操作的意识。

二、实训材料与实训器材

1. **实训材料** 维生素 C、淀粉、糊精、酒石酸、50%乙醇、硬脂酸镁、甘草浸膏（粉末）、氯化铵、滑石粉。

2. **实训器材** 白瓷盘、18～20 目尼龙筛、烘箱、单冲（多冲）压片机、电子分析天平、片剂硬度仪、片剂脆碎度仪、崩解仪。

三、实 训 内 容

（一）维生素 C 片（规格：100mg）的制备

【处方】	维生素 C	50.0g
	淀粉	20.0g
	糊精	30.0g
	酒石酸	1.0g
	50%乙醇	适量
	硬脂酸镁	1.0g

【制法】

1. 按处方准备物料 硬脂酸镁过 100 目筛备用，称取维生素 C 粉或极细结晶、淀粉、糊精、硬脂酸镁、酒石酸，标识好质量、批号等信息。

2. 混合 将维生素 C、淀粉、糊精于白瓷盘中或适当容器中均匀。

3. 润湿剂配制 将酒石酸溶解于适量的 50%乙醇中，使溶解混匀。

4. 制软材 将配好的润湿剂一次性加入混合粉末中，加入时分散面要大，混合要均匀，至轻握成团、轻捏即散。

5. 制粒 软材通过 18～20 目尼龙筛制成湿颗粒。

6. 干燥 60℃以下干燥，当干燥接近要求时可升至 70℃以下，以加速干燥，干粒水分应控制在 1.5%以下。

7. 整粒 用 18～20 目尼龙筛整粒，粗粉研细通过筛网。

8. 总混 取 100 目筛，筛出干颗粒中的细粉，细粉与硬脂酸镁混匀，然后再与干颗粒混匀。

9. 压片 测颗粒含量，计算片重约为 0.17g，取直径 9mm 冲模进行压片。

【注意事项】 ①维生素 C 在润湿状态下较易氧化变色，尤其与金属（如铜、铁）接触时，金属离子催化氧化反应，更易变色。因此，在维生素 C 制粒时，应尽量缩短时间，并用尼龙网制粒，在 60℃以下较低温度干燥；②处方中的酒石酸为络合剂，与金属离子有络合作用，阻止金属离子对氧化反应的催化。也可改用 2%枸橼酸，同样具有稳定作用。由于酒石酸的量小，为提高混合均匀性，可溶解在适量润湿剂中使用。

（二）维生素 C 片（规格：100mg）的质量检查

本实训检查维生素 C 片的硬度、脆碎度、崩解时限和重量差异。

1. 硬度检查法 用片剂硬度仪进行测定。方法：将药片径向固定在两横杆之间，其中的活动柱杆借助弹簧沿水平方向对片剂径向加压，当片剂破碎时，活动柱杆的弹簧停止加压，仪器显示的压力即为片的硬度。一般测定 5 片，取平均值。囊形片取长轴或短轴放置测定，结果记录在实训表 16-1 中。

实训表 16-1 片剂硬度检查

品名规格：	批号：	标准依据：
每片硬度（N）：		
平均硬度（N）：		
结论：		
检验者/日期：		复核者/日期：

2. 脆碎度检查法 使用片剂脆碎度测定仪，按《中国药典》附录通则项下检查法，记录检查结果。检查方法及规定如下：片重为 0.65g 或以下者取若干片，使其总重量约为 6.5g；片重大于 0.65g 者取

10 片。用吹风机吹去脱落的粉末，精密称重，置圆筒中，转动 100 次。取出，同法除去粉末，精密称重，减失重量不得过 1%，且不得检出断裂、龟裂及粉碎的药片。如减失重量超过 1%时，应复测两次，三次的平均值不得过 1%。结果记录在实训表 16-2 中。

实训表 16-2 片剂脆碎度检查

品名规格：	批号：	标准依据：
检测前样品重（g）：		
检测后样品重（g）：		
脆碎度（%）：		
复测记录：		
结论：		
检验者/日期：	复核者/日期：	

3. **崩解时间检查法** 用片剂崩解测定仪进行测定。采用吊篮法，方法如下：取药片 6 片，分别置于吊篮的玻璃管中，每管各加一片，开动仪器使吊篮浸入 37g±1.0℃的水中，运行。从片剂置于玻璃管开始计时，至片剂破碎并全部固体粒子都通过玻璃管底部的筛网（Φ2mm）为止，该时间即为该片剂的崩解时间，应符合规定崩解时限（一般压制片为 15min）。如有 1 片不符合要求，应另取 6 片复试，均应符合规定。其他特殊片剂的检查方法参阅药典。结果列于实训表 16-3 中。

实训表 16-3 片剂崩解时限检查

品名规格：	批号：	标准依据：
崩解时间：		
复测情况：		
结论：		
检验者/日期：		复核者/日期：

4. **重量差异检查法** 取药片 20 片，精密称定总重量，求得平均片重后，再分别精密称定各片的重量。每片重量与平均片重相比较（凡无含量测定的片剂，每片重量应与标示片重比较）超出重量差异限度的药片不得多于 2 片，并不得有 1 片超出限度 1 倍。将上述实验结果列于实训表 16-4 中。

实训表 16-4 片剂重量差异检查

品名规格： 批号： 标准依据： 20 片平均重（g）：

片号	每片重（g）	每片重量差异（%）
1		
2		
3		
4		
5		
6		
7		
8		
9		
10		
11		
12		

续表

片号	每片重（g）	每片重量差异（%）
13		
14		
15		
16		
17		
18		
19		
20		
超限片数：		
超限1倍片数：		
结论：		
检验者/日期：	复核者/日期：	

四、思考题

1. 制备维生素C片时，颗粒干燥的温度有何要求，为什么？
2. 处方中的酒石酸有何作用？可以换成其他辅料吗？
3. 片重差异检查时，每片的重量差异（%）是如何计算的？

（王芝春）

实训17　参观药厂车间

一、实训目的

1. 了解药厂制剂生产特别是注射剂及固体制剂生产车间的基本布局、设计要求。
2. 了解和感受药厂车间的清洁卫生管理、状态标志管理、物料管理、设备管理等的管理制度及现场执行情况。
3. 了解制剂车间的空气净化设施及洁净分区。

二、实训内容

1. 参观学习生产人员进出洁净区规程。
2. 学习和记录房间状态标识、设备状态标识、物料标识。
3. 参观学习药品生产过程。
4. 实训流程（实训图17-1）。

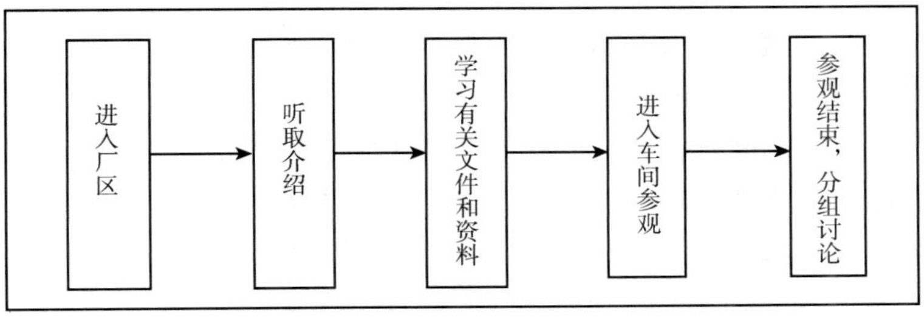

实训图17-1　实训流程

5. **注意事项**

（1）遵守车间有关规章，服从安排，注意安全和卫生。

（2）准备好工作服、帽、鞋等物品。

（3）听到、看到随时记录，供讨论用。

三、思 考 题

1. 该车间的主要生产岗位有哪些？用到哪些生产设备？
2. 药品生产车间的清洁和卫生是如何保证的？

（王芝春）

实训 18 栓剂的制备

一、实 训 目 的

1. 了解各类栓剂基质的特点及使用情况。
2. 熟悉栓模类型及使用。
3. 掌握热熔法制备栓剂的工艺，栓剂的一般质量评定内容及方法。

二、实训材料与器材

1. **实训材料** 甘油、干燥碳酸钠、硬脂酸、纯化水。

2. **实训器材** 栓模、蒸发皿、水浴锅、融变时限仪、天平、量筒、烧杯、烘箱、研钵、药匙等。

三、实 训 内 容

甘油栓的制备

【处方】 甘油 40g，无水碳酸钠 1g，硬脂酸 3.5g，水 5ml。

【制备方法】 热熔法制备栓剂的工艺流程：基质→熔化→加入药物粉末（混匀）→注入栓模（已涂润滑剂）→完全凝固→削去溢出部分→脱模→质检→包装。取 15 粒栓剂，因为制备时会有损失。将 1g 无水碳酸钠用 5ml 纯化水在蒸发皿内溶解完全后，加入 40g 甘油，再缓慢加入硬脂酸，少量多次，不断搅拌，在 85～95℃温度下保温，直至溶液澄明，将其倒入已预热的栓模（已涂润滑剂）内，于室温下放冷，刮掉栓模表面的废弃物，取出子弹头状的甘油栓。

【注意检查】

1. 制备甘油栓时，水浴要保持沸腾，且蒸发皿底部要接触水面，使硬脂酸细粉（少量分次加入）与碳酸钠充分反应，直至泡沸停止、溶液澄明、皂化反应完全，才能停止加热。产生的二氧化碳须除尽，否则所得的栓剂内含有气泡，影响美观。也有处方用硬脂酸钠直接和甘油加热混合制备，避免了皂化反应过程，提高了栓剂的质量。

2. 甘油栓中含有大量甘油（90%～95%），与皂化产生的硬脂酸钠，两者均具有轻泻作用。

【质量检查】

1. **外观色泽** 外观完整光洁，无色或几近无色的透明或半透明状。

2. **重量差异** 取栓剂 10 粒，精密称定总重量，求得平均粒重后，再分别精密称定各粒的重量。每粒重量与平均粒重相比较，超出重量差异限度的栓剂不得多于 1 粒，并不得超出限度 1 倍。平均重量与重量差异限度规定：栓剂质量小于 1.0g 为 1.0g，重量差异限度是±10%；栓剂质量 1.0～3.0g 时为±7.5%；栓剂质量大于 3.0g，重量差异限度是±5%。重量差异限度=（每粒重量–平均重量）/平均重量×100%。将以上制剂检查结果记录在实训表 18-1 内。

3. **融变时限** 使用融变时限测定仪进行测定。取供试品 3 粒，在室温放置 1h 后，分别放在 3 个金属架的下层圆板上，装入各自的套筒内，并用挂钩固定。将上述装置分别垂直浸入盛有不少于 4L

的37℃水的容器中，其上端位置应置于水面下90mm处，测试中，每隔10min在溶液中翻转一次。脂肪性基质的栓剂均应在30min内全部熔化，软化或触压时无硬心；水溶性基质的栓剂均应在60min内全部溶解。如有1粒不符合规定，应领取3粒进行复试。将结果填入实训表18-1中。

实训表18-1 栓剂质量检查结果

制剂	外观	重量（g）	重量差异限度	融变时限
甘油				

四、思 考 题

1. 栓剂因使用腔道不同，可以分为几类？我们今天做的甘油栓是属于哪一类？
2. 甘油栓栓膜内壁已涂润滑剂，这里的润滑剂是水溶性润滑剂还是脂溶性润滑剂？
3. 甘油栓是水溶性基质还是脂溶性基质？

（郑 丽）

实训19 软膏剂、乳膏剂的制备

一、实 训 目 的

1. 掌握研合法、熔合法和乳化法制备软膏基质的工艺过程。
2. 熟悉软膏剂和乳膏剂基质的分类、特点及应用。
3. 了解软膏剂、乳膏剂的一般质量要求及药物的加入方法。

二、实训材料与器材

1. 实训材料 水杨酸、醋酸氟轻松、硬脂酸甘油酯、硬脂酸、白凡士林、羊毛脂、三乙醇胺、十二烷基硫酸钠、羧甲纤维素钠、羟苯乙酯溶液（5%）、乙醇、甘油、纯化水等。

2. 实训器材 烧杯、研体、水浴锅、天平、称药纸、软膏盒（管）等。

三、实 训 内 容

（一）水杨酸软膏（油脂性基质）的制备

【处方】 水杨酸 1.5g　　白凡士林 28.5g

共制 30g

【制法】 称取白凡士林置水浴上熔融后，待温度降至60℃左右，加入粉碎的水杨酸（过六号筛），边加边搅拌（或研磨）至冷凝。

【注意事项】

（1）水杨酸有抗真菌、止痒、溶解角质等作用，常与苯甲酸等配成外用制剂，可治疗多种慢性皮肤病。

（2）白凡士林为油脂性软膏基质，采用熔合法（或研合法）制备。

【作用与用途】 为消毒防腐药（局部抗真菌药）。

（二）水杨酸软膏（水溶性基质）的制备

【处方】 水杨酸 1.5g　　羧甲纤维素钠 1.8g　　甘油 3.0g

羟苯乙酯溶液（5%）0.3ml　　纯化水适量　　共制 30g

【制法】 将羧甲纤维素钠（CMC-Na）撒在适量的纯化水中充分溶胀后，水浴加热使其溶解，然后加入甘油、羟苯乙酯溶液，轻加搅拌使其混合均匀，最后分次加入水杨酸细粉，混合均匀。

【注意事项】

（1）羧甲纤维素钠为白色纤维状粉末或颗粒，在冷、热水中均能溶解，冷水中溶解缓慢，但加热温不宜超过60℃。

（2）CMC-Na属高分子化合物，溶解时需充分吸水溶胀，其间不宜过多搅动，否则易成团块不易溶解，同时会产生气泡且不易消除。溶解前也可先用少量乙醇分散，再加水溶胀，然后加热有利于溶解。

【作用与用途】 为消毒防腐药（局部抗真菌药）。

（三）水杨酸乳膏的制备

【处方】 水杨酸 1.5g　硬脂酸甘油酯 0.6g　硬脂酸 2.4g
白凡士林 3.6g　甘油 2.1g　十二烷基硫酸钠 0.3g
羟苯乙酯溶液（5%）0.3ml　纯化水适量　共制 30g

【制法】 先将水杨酸研细过六号筛，备用。取硬脂酸甘油酯、硬脂酸和白凡士林在水浴或夹层锅中加热熔化并保持在70～80℃；另取甘油、纯化水加热至90℃，再加入十二烷基硫酸钠、羟苯乙酯溶于水相，然后将水相缓缓倒入油相中，边加边搅拌，直至凝固呈膏状。最后，将已粉碎的水杨酸加入上述基质中，搅拌混合使分散均匀。

【注意事项】

（1）本品为O/W型乳膏剂，硬脂酸和白凡士林为油相成分，十二烷基硫酸钠及硬脂酸甘油酯为混合乳化剂。

（2）在O/W型乳膏剂中加入白凡士林可以克服应用上述基质时干燥的缺点，有利于角质层的水合而有润滑作用。

（3）羟苯乙酯为抑菌剂，甘油为保湿剂。

（4）加入水杨酸时，基质温度宜低，以免水杨酸挥发损失，且温度过高，当本品冷凝后通常会析出药物结晶。本品应避免与铁或其他重金属器皿接触，以防水杨酸变色。

（5）本品用于治手足癣及体股癣，忌用于糜烂或继发性感染部位。

【作用与用途】 消毒防腐药（局部抗真菌药）。

（四）醋酸氟轻松乳膏的制备

【处方】 醋酸氟轻松 0.125g　三乙醇胺 10g　甘油 25g
硬脂酸 75g　羊毛脂 10g　白凡士林 125g
羟苯乙酯溶液（5%）10ml　纯化水适量　共制 500g

【制法】 将醋酸氟轻松研细后过六号筛，备用。取三乙醇胺、甘油、羟苯乙酯溶于水中，并在水浴上加热至70～80℃；另取硬脂酸在水浴上熔化，加入羊毛脂和白凡士林并保持在70～80℃。将水相在不断搅拌下加入油相中，并沿同一方向持续搅拌至凝固呈膏状。最后，将粉碎备用的醋酸氟轻松加入上述基质，搅拌混合使分散均匀。

【注意事项】

（1）醋酸氟轻松不溶于水，微溶于乙醇，也不能溶于处方中的油相成分，故需预先粉碎，待乳膏基质制好后分散于其中，由于其含量低，应注意混合均匀。

（2）此操作也可以将油相在搅拌条件下加入水相中，与将水相加入油相操作进行比较，水相加入油相操作更有利于后面清洁操作的进行。

【作用与用途】 具较强的抗炎作用，用于萎缩性皮炎和接触性、脂溢性、神经性皮炎及湿疹等。局部外用，涂于患处，一日2次。

四、思考题

1. 软膏剂、乳膏剂基质有哪些种类？各类有何特点？
2. 简述乳化法的操作要点及注意事项。
3. 对醋酸氟轻松乳膏进行处方分析：

（1）处方中的各组分起什么作用？

（2）试分析处方中油相成分、水相成分、乳化剂及乳剂的类型。

（孙振国）

实训 20　凝胶剂的制备

一、实训目的

1. 掌握水性凝胶基质的制备方法。
2. 熟悉凝胶基质的类型及特点。
3. 了解凝胶剂的质量要求。

二、实训材料与器材

1. 实训材料　卡波姆、羧甲纤维素钠、甘油、聚山梨酯 80、羟苯乙酯、氢氧化钠、乙醇、丙二醇、三乙醇胺、纯化水等。

2. 实训器材　研钵、天平、载玻片、盖玻片、显微镜、电热套、烧杯等。

三、实训内容

（一）以卡波姆为基质水凝胶

【处方】　卡波姆 940 1g　乙醇 5g　甘油 5g　聚山梨酯 80 0.2g　羟苯乙酯 0.1g　氢氧化钠 0.4g　纯化水加至 100g

【制法】　将卡波姆与聚山梨酯 80 及 30ml 纯化水混合，氢氧化钠溶于 10ml 水后加入上液搅拌均匀，再将羟苯乙酯溶于乙醇后逐渐加入搅匀，即得透明凝胶。

【注意事项】

（1）卡波姆为白色松散粉末，可在水中迅速溶胀而不溶解，因分子中存在大量的羧基而呈酸性。当用碱中和时，其在水中逐渐溶解、黏度升高而形成半透明状凝胶；在 pH 6～11 可达到最大的黏度和稠度。以氢氧化钠为 pH 调节剂，可增加形成凝胶的稳定性。

（2）电解质可使卡波姆凝胶的黏性下降，碱土金属离子及阳离子聚合物等均可与之结合成不溶性盐，强酸也可使卡波姆失去黏性，在配伍时必须避免。

（3）本类基质易失水和霉变，甘油为保湿剂，羟苯乙酯为抑菌剂。

（二）以纤维素衍生物为基质水凝胶

【处方】　羧甲纤维素钠 5g　三氯叔丁醇 0.5g　甘油 15g　纯化水加至 100g

【制法】　取羧甲纤维素钠与甘油研匀，加入热纯化水中，放置使溶胀形成凝胶，然后加三氯叔丁醇水溶液，并加水至 100g，搅拌均匀，即得。

【注意事项】

（1）纤维素衍生物可在水中溶胀或溶解形成胶状物，调节适宜的稠度可形成水溶性凝胶基质。

（2）本类基质涂布于皮肤有较强黏性，但易失水和霉变，故常需加入保湿剂和防腐剂。

（三）吲哚美辛凝胶剂制备

【处方】

吲哚美辛		1g
交联型聚丙烯酸钠（SDB-L-400）		1g
聚乙二醇 4000（PEG 4000）		8g
甘油		10ml
苯扎溴铵		1g
纯化水	加至	100g

【制法】　取 PEG4000 和甘油置烧杯中微热至完全溶解，加入吲哚美辛混匀，SDB-L-400 加入 80ml

水在乳钵中研匀后，将基质与PEG4000、甘油、吲哚美辛混匀，加入苯扎溴铵，搅匀，加水至100g，搅匀即得。

【注意事项】 SDB-L-400是一种高吸水性树脂材料，粒径在38～200μm内的SDB-L-400 90s吸水量为自重的200～300倍，膨胀成胶状半固体，具有保湿、增稠和皮肤浸润等作用。PEG为透皮吸收促进剂，其经皮渗透作用可提高2.5倍。本品有消炎止痛作用，用于风湿关节炎及类风湿性关节炎。

四、思 考 题

1. 凝胶基质有哪些种类？各类有何特点？
2. 根据吲哚美辛凝胶剂制备，分析讨论：

（1）分析处方中各成分的作用。

（2）本品采用何法制备？制备中操作要点有哪些？

3. 凝胶剂的特点及质量要求有哪些？

（孙振国）

实训21 包合物的制备

一、实 训 目 的

1. 掌握饱和水溶液法制备包合物的工艺。
2. 掌握包合物形成的验证方法。
3. 了解β-环糊精的性质及在药剂学中的应用。

二、实训材料与器材

1. **实训材料** β-环糊精，薄荷油，无水乙醇，硅胶G，1%香草醛硫酸溶液，乙酸乙酯，石油醚，羧甲纤维素钠等。

2. **实训器材** 带塞锥形瓶（100ml），标准滴管，玻璃棒，量筒（100ml），展开槽，干燥器，薄层板，研钵，水浴锅，电炉，分析天平等。

三、实 训 内 容

（一）薄荷油β-环糊精包合物的制备

【处方】	β-环糊精	4g
	薄荷油	1ml
	纯化水	50ml

【制法】 称取β-环糊精4g，放入100ml带塞锥形瓶中，加水50ml，加热溶解，降温至60℃，滴加薄荷油1ml，恒温搅拌2.5h，冷却，有白色沉淀析出，待沉淀完全后过滤，用无水乙醇5ml洗涤三次，至表面无油迹，抽滤至干，50℃干燥称重，计算收得率。

【注意事项】

（1）β-环糊精饱和水溶液要保温于60℃，否则不能得到澄清水溶液。

（2）包合物制备过程中，包合温度应控制在60℃±1℃，搅拌时间应充分，否则可影响收率。

（3）包合物收率的计算：

$$包合物的收得率=\frac{包合物量（g）}{β\text{-}环糊精量（g）+挥发油投入量（g）}\times 100\%$$

（二）薄荷脑β-环糊精包合物的制备

【处方】 β-环糊精 8g

薄荷脑　　　　　　　　　　1.16g

【制法】 称取β-环糊精置于研钵中，加入少量水，占β-环糊精质量的10%～20%，研磨5min，使之形成糊状物，称取薄荷脑加于研钵中，继续研磨40min，用无水乙醇5ml洗涤三次，抽滤至干，50℃干燥称重，计算收得率。

【注意事项】

（1）β-环糊精与薄荷脑的摩尔比为1∶1.05，要精确称量。

（2）薄荷脑极易挥发，必须迅速称量，称量完毕后盖严试剂瓶。

（三）包合物形成的验证方法——薄层色谱分析（TLC）

1. 硅胶G板的制作 按硅胶G-0.3%羧甲纤维素钠水溶液1∶3（g∶ml）的比例，调匀，铺板，自然干燥，110℃活化1h，备用。

2. 样品的制备

（1）薄荷油β-环糊精包合物0.5g，加95%乙醇的2ml溶解，过滤，滤液为样品a；薄荷油2滴，加入95%乙醇2ml溶解为样品b。

（2）薄荷脑β-环糊精包合物0.5g，加95%乙醇的2ml溶解，过滤，滤液为样品a；薄荷脑少许，加入95%乙醇2ml溶解为样品b。

3. TLC条件

（1）薄荷油-β环糊精包合物：取样品a和b分别约10μl点于同一硅胶板上，展开剂为乙酸乙酯-石油醚（15∶85）共溶系统，将点样后的硅胶板放入展开槽中饱和5min，斜行展开，喷1%香草醛硫酸液，烘干显色。

（2）薄荷脑-β环糊精包合物色谱条件同上。

4. 绘制TLC图，说明包合前后的特征斑点与R_f值的情况，试述包合物是否形成。

四、思考题

1. 制备包合物的关键是什么?应如何进行控制?

2. 本实验为什么选用β-环糊精为主分子?它有什么特点?

3. 除TLC可以证明形成了包合物以外，还有哪些方法可用于检验?

（于宗琴）

参考文献

曹德英，2013. 药剂学. 3 版. 北京：人民卫生出版社
陈灏珠，钟南山，陆再英，2013. 内科学. 8 版. 北京：人民卫生出版社
崔福德，2002. 药剂学. 北京：中国医药科技出版社
崔福德，2011. 药剂学. 7 版. 北京：人民卫生出版社
丁立，邹玉繁，2017. 药物制剂技术. 北京：化学工业出版社
方亮，2017. 药剂学. 7 版. 北京：人民卫生出版社
高蕾，马玉楠，王亚敏，等，2018. 吸入粉雾剂的处方与工艺研究解析. 中国新药杂志，27（9）：984-987
国家药典委员会，2020. 中华人民共和国药典. 2020 年版. 北京：中国医药科技出版社
胡英，周光芬，2013. 药剂学. 2 版. 北京：中国医药科技出版社
胡志芳，易生富，2018. 中药药剂学. 4 版. 北京：人民卫生出版社
李丽娟，2018. 探讨中药材及中药饮片质量控制对策. 现代诊断与治疗，29（17）：2819-2820
李忠文，2018. 药剂学. 3 版. 北京：人民卫生出版社
梁丹，庞胜，唐丽娜，等. 2015. 基于生产原理改革适用于本科实验教学的滴丸装置研究. 企业科技与发展，（07）：26-27
刘一，2006. 药物制剂知识与技能教程. 北京：化学工业出版社
马爱霞，2016. 药品 GMP 车间实训教程. 北京：中国医药科技出版社
马文苑，谢媛媛，王义明，等，2018. 基于生物测定方法的中药质量标准控制技术发展现状与展望. 中药与临床，9（4）：56-59
全国卫生专业技术资格考试用书编写专家委员会，2018. 全国卫生专业技术资格考试指导. 北京：人民卫生出版社
石燕红，2018. 中药材及中药饮片质量控制措施. 山西医药杂志，47（18）：2228-2231
王春燕，2017. 药剂学. 重庆：重庆大学出版社
王建新，杨帆，2015. 药剂学. 北京：人民卫生出版社
王健，段京莉，李邱雪，2016. 纳米晶提高难溶性药物溶出及生物利用度的研究进展. 沈阳药科大学学报，33（3）：253-258
于广华，毛小明，2015. 药物制剂技术. 2 版. 北京：化学工业出版社
岳鹏飞，刘阳，谢锦，等，2018. 药物纳米晶体制备技术 30 年发展回顾与展望. 药学学报，53（4）：529-537
张健泓，2013. 药物制剂技术. 2 版. 北京：人民卫生出版社
张健泓，2018. 药物制剂技术. 3 版. 北京：人民卫生出版社
张琦岩，2016. 药剂学. 2 版. 北京：人民卫生出版社
张元元，王绍花，盛华刚，2019. 纳米晶体药物制备技术的研究进展. 中国粉体技术，25（5）：56-62
张志荣，2014. 药剂学. 2 版. 北京：高等教育出版社
郑俊民，2009. 药用高分子材料学. 3 版. 北京：中国医药科技出版社
中华人民共和国卫生部，2010. 静脉用药集中调配质量管理规范
钟思雨，袁礼，夏新华，2017. 肝肿瘤靶向给药的研究进展. 中南药学，15（1）：65-69
朱照静，贾雷，2015. 药剂学. 2 版. 北京：科学出版社

教学基本要求

（112 学时）

一、课程性质和课程任务

药剂学是研究药物制剂的基本理论、处方设计、制备工艺、质量控制与合理应用等内容的综合性应用技术科学，具有工艺学的性质，对学生职业能力的培养和职业素养的养成起重要的支撑作用，是药学专业的一门重要专业核心课程。本课程的任务是培养学生具备熟练的常规制剂的制备和质量控制能力、具备利用药剂学基本知识和理论正确开展药学服务和药品养护的能力，培养学生“质量第一、依法生产、实事求是、科学严谨”的职业道德和工作作风，为从事药品生产、经营、使用等相关领域工作奠定基础。

二、课程教学目标

（一）职业素养目标

1. 坚决拥护中国共产党领导，树立中国特色社会主义共同理想，践行社会主义核心价值观，具有深厚的爱国情感、国家认同感、中华民族自豪感。

2. 树立质量第一、依法生产的理念，培养理论联系实际、实事求是的工作作风和科学严谨的工作态度。

3. 具有良好的职业道德和职业素养，崇德向善、诚实守信、爱岗敬业，具有精益求精的工匠精神；尊重劳动、热爱劳动，具有较强的实践能力。

4. 具有良好的身心素质和人文素养，具有感受美、表现美、鉴赏美、创造美的能力。

5. 具备良好的团队协作和沟通能力。

6. 具备一定的可持续发展能力。

（二）专业知识和技能

1. 熟练掌握临床常用剂型的常规生产技术、质量控制技术。

2. 学会一般（常规）制药设备的使用、保养技术；学会制剂辅料（或附加剂）的选择和使用。

3. 能运用所学知识在药品生产过程中发现问题、分析问题、解决问题。

4. 能根据剂型的特点指导患者合理用药，正确贮存与养护药品。

三、教学内容和要求

教学内容	教学要求			教学活动参考
	了解	熟悉	掌握	
一、绪论				理论讲授 多媒体 讨论 提问
（一）概述			√	
（二）药物剂型与传递系统		√		
（三）药用辅料	√			
（四）药品标准与药品质量管理规范			√	
二、液体制剂基础知识				理论讲授 多媒体 讨论 提问 示教
（一）制药卫生		√		
（二）制药用水			√	

续表

教学内容	了解	熟悉	掌握	教学活动参考
（三）液体的过滤			√	理论讲授 多媒体 讨论 提问 示教
（四）液体制剂的溶剂和附加剂		√		
（五）表面活性剂			√	
（六）药物的溶解度		√		
三、液体制剂				
（一）概述		√		
（二）低分子溶液剂			√	
（三）高分子溶液剂			√	
（四）溶胶剂	√			
（五）混悬剂			√	
（六）乳剂		√		
（七）不同给药途径用液体制剂	√			
（八）液体制剂的包装与贮藏	√			
四、浸出制剂				
（一）概述			√	
（二）中药浸提技术		√		
（三）浸出液的分离、纯化、浓缩与干燥		√		
（四）常用的浸出制剂		√		
（五）浸出制剂的质量控制	√			
五、注射剂与滴眼剂				
（一）概述			√	
（二）热原			√	
（三）注射剂的溶剂与附加剂			√	
（四）小容量注射液			√	
（五）输液		√		
（六）注射用无菌粉末			√	
（七）滴眼剂			√	
六、固体制剂单元操作				
（一）粉碎			√	
（二）筛分		√		
（三）混合与捏合			√	
（四）制粒			√	
七、散剂、颗粒剂、胶囊剂、中药丸剂、滴丸剂				
（一）概述		√		
（二）固体制剂常用辅料		√		
（三）散剂			√	
（四）颗粒剂			√	
（五）胶囊剂			√	
（六）中药丸剂			√	
（七）滴丸剂			√	

教学内容	了解	熟悉	掌握	
八、片剂				理论讲授 多媒体 讨论 提问 示教
（一）概述			√	
（二）片剂的制备		√		
（三）片剂的包衣			√	
（四）片剂的质量检查		√		
（五）片剂的包装与贮藏	√			
（六）片剂制备处方举例			√	
九、栓剂、膜剂与涂膜剂				
（一）栓剂		√		
（二）膜剂与涂膜剂		√		
十、外用膏剂与贴剂				
（一）软膏剂、乳膏剂与糊剂		√		
（二）凝胶剂	√			
（三）眼膏剂		√		
（四）贴膏剂	√			
（五）贴剂	√			
十一、气雾剂、吸入粉雾剂和喷雾剂				
（一）气雾剂		√		
（二）吸入粉雾剂		√		
（三）喷雾剂	√			
十二、药物制剂新技术与新剂型				
（一）固体分散技术		√		
（二）包合技术		√		
（三）微囊与微球制备技术		√		
（四）纳米粒	√			
（五）脂质体			√	
（六）缓释、控释制剂		√		
（七）靶向制剂		√		
十三、药物制剂的稳定性				
（一）概述			√	
（二）药物制剂的化学稳定性		√		
（三）药物制剂的物理稳定性			√	
（四）药物制剂稳定性试验方法		√		
十四、生物药剂学与药物代谢动力学简介				
（一）生物药剂学概述		√		
（二）药物的吸收		√		
（三）药物的分布、代谢、排泄		√		
（四）药物代谢动力学简介		√		
十五、药物制剂配伍变化与静脉用药集中调配				
（一）药物制剂配伍变化		√		
（二）静脉用药集中调配		√		

四、学时分配建议（112学时）

教学内容	学时数		
	理论	实践	小计
一、绪论	2	2	4
二、液体制剂基础	6	2	8
三、液体制剂	6	6	12
四、浸出制剂	6	2	8
五、注射剂与滴眼剂	8	4	12
六、固体制剂单元操作	4	0	4
七、散剂、颗粒剂、胶囊剂、中药丸剂、滴丸剂	6	6	12
八、片剂	8	8	16
九、栓剂、膜剂与涂膜剂	2	2	4
十、外用膏剂与贴剂	6	2	8
十一、气雾剂、吸入粉雾剂和喷雾剂	2	0	2
十二、药物制剂新技术与新剂型	8	2	10
十三、药物制剂的稳定性	2	0	2
十四、生物药剂学与药物动力学简介	4	0	4
十五、药物制剂配伍变化与静脉用药集中调配	2	0	2
机　动	2	2	4
合　计	74	38	112

五、教学基本要求的说明

（一）适用对象与参考学时

本教学要求主要为高职高专教育药品类药学专业“药剂学”教学提供参考性教学文件，建议总学时112学时，其中理论教学74学时，实践教学38学时。在总学时中理论学时包括复习2学时，实践教学包括实训考核2学时。各学校可根据本校实施性教学计划增减学时和教学内容。

（二）教学要求

本课程对教学要求分为掌握、熟悉、了解3个层次。掌握是要求学生能熟练应用所学知识和技能，分析、解决问题，能规范地进行专业技能操作和实训操作；熟悉是指要求学生基本掌握和能够应用所学知识和技能，能在教师指导下，根据实验实训要求，运用所学知识和技能完成各项实验实训任务；了解是要求学生能理解相关原理和知识点。

（三）实施建议

1. 教学内容选取　应根据医药行业发展和职业岗位需求的变化，按应用的重要程度和内容的先进程度科学增减。教学内容要对接现行版全国卫生专业技术资格药师（士）资格考试和国家执业药师考试大纲等主要内容。涉及剂型概念、质量要求、药用辅料内容要以现行版《中国药典》为准。实训教学项目相对较多，各教学单位可根据实际情况选择部分实训项目。

2. 教学方法与手段　本课程采用任务驱动、“教、学、做”一体化的教学模式以及灵活多样的教学方法与手段。采用的主要教学方法有任务驱动、案例分析、PBL教学、讲授、启发引导、小组讨论等，采用的主要教学手段有多媒体（包括电子课件、视频、动画、图片、教学仿真软件等数字资源）、实物展示（如不同剂型的药物制剂、仪器设备组件、包装材料）、示教、实训等。各种教学方法与手段可有机结合、灵活运用。

3. 课程评价方法　本课程是考试课，根据课程目标制订过程性评价和终结性评价相结合、理论考核与实践技能考核相结合的考核评价方式。建议过程性评价占30%，包括阶段性考试成绩、作业完成情况、参与学习情况、学习态度、实践操作表现、实践总结报告完成情况等；终结性评价占70%，包括期末理论考试成绩和实践技能考核成绩。

自测题选择题参考答案

第1章

一、选择题

【A型题】

1. D　2. C　3. C　4. C　5. E　6. B　7. D　8. D
9. C　10. E

【B型题】

11. E　12. D　13. B　14. B　15. C　16. D　17. A

【X型题】

18. ABE　19. ACDE　20. ABCDE

第2章

一、选择题

【A型题】

1. A　2. D　3. E　4. C　5. A　6. C　7. D　8. B
9. C　10. C

【B型题】

11. A　12. C　13. D　14. E　15. E　16. D　17. A
18. C　19. B

【X型题】

20. ABE　21. BC　22. ABCD　23. ABCD

第3章

一、选择题

【A型题】

1. C　2. A　3. A　4. B　5. B　6. D　7. B　8. C
9. C　10. B

【B型题】

11. D　12. A　13. C　14. E　15. B　16. E　17. D
18. C　19. B　20. A

【X型题】

21. AD　22. BC　23. ADE　24. ABCD　25. ABCE
26. ACDE　27. BCDE

第4章

一、选择题

【A型题】

1. C　2. B　3. C　4. B　5. A　6. D　7. D　8. E
9. D　10. D　11. A　12. C　13. B　14. B　15. B

【B型题】

16. D　17. A　18. E　19. B　20. C　21. E　22. B
23. A

【X型题】

24. ABCDE　25. BDE　26. BCDE　27. BCDE
28. ABD

第5章

一、选择题

【A型题】

1. D　2. D　3. C　4. D　5. A　6. B　7. D　8. C
9. D　10. C　11. A　12. D　13. C　14. A　15. D
16. A　17. D　18. B　19. D　20. D　21. B　22. D
23. A　24. A　25. D　26. B　27. D　28. C

【B型题】

29. B　30. C　31. D　32. E　33. D　34. C　35. A
36. B　37. D　38. C　39. A　40. B　41. D

【X型题】

42. BE　43. ABCD　44. ABCDE　45. ABE
46. ACD　47. ACDE　48. ACD　49. ACD
50. CDE　51. ACD　52. ABCD　53. ABDE
54. ABCDE

第6章

一、选择题

【A型题】

1. C　2. E　3. A　4. C　5. D　6. C　7. C　8. A
9. D　10. C　11. A　12. C　13. D

【B 型题】

14. E 15. A 16. D 17. B 18. C 19. A 20. C 21. D 22. B 23. E

【X 型题】

24. CD 25. ABCDE 26. ABC 27. ABCD 28. ABDE 29. CDE 30. ABCDE

第 7 章

一、选择题

【A 型题】

1. D 2. B 3. C 4. B 5. A 6. C 7. A 8. B 9. C 10. B 11. D 12. A 13. A 14. A 15. D 16. C 17. A 18. A 19. B 20. C 21. B 22. A 23. E 24. C 25. B 26. B 27. D 28. D 29. D 30. D 31. C 32. B 33. C 34. C 35. E 36. D 37. D 38. D 39. A

【B 型题】

40. A 41. C 42. B 43. D 44. E 45. D 46. E 47. C 48. B 49. C 50. E 51. D 52. A

【X 型题】

53. ABDE 54. BCD 55. BCE 56. ABCD 57. AE 58. ABCD 59. ABCE 60. BC 61. BCDE 62. ABDE 63. BCDE 64. ABCDE 65. AC

第 8 章

一、选择题

【A 型题】

1. E 2. E 3. C 4. B 5. E 6. B 7. D 8. C 9. C 10. A 11. E 12. B 13. A 14. A 15. E 16. D 17. C 18. A 19. C 20. E 21. D 22. B

【B 型题】

23. C 24. D 25. E 26. A 27. B 28. E 29. A 30. B 31. C 32. D 33. B 34. D 35. A 36. C 37. E 38. A 39. C 40. E 41. B 42. D

【X 型题】

43. ABDE 44. AD 45. ABC 46. CDE 47. AC 48. ACDE 49. ACDE 50. ABCD 51. ABCE 52. ACD

第 9 章

一、选择题

【A 型题】

1.E 2.D 3.A 4.A 5.C 6.A 7.E 8.E 9.D 10.A 11.A

【B 型题】

12.A 13.C 14.B 15.D 16.E 17.B 18.A 19.D 20.E

【X 型题】

21.BCE 22.ABDE 23.ABD

第 10 章

一、选择题

【A 型题】

1. B 2. E 3. A 4. C 5. B 6. D 7. B 8. E 9. B 10. E 11. A 12. A 13. C 14. C 15. A 16. C 17. D 18. B

【B 型题】

19. C 20. D 21. B 22. E 23. A 24. D 25. E 26. C 27. E 28. D 29. B 30. A

【X 型题】

31. BCDE 32. ACE 33. ABCE 34. ACDE 35. ABDE 36. ABCDE

第 11 章

一、选择题

【A 型题】

1. A 2. C 3. A 4. D 5. D 6. C 7. A 8. E 9. D 10. B

【B 型题】

11. C 12. E 13. B 14. A 15. D 16. E

【X 型题】

17. BDE 18. ABD 19. ABCD 20. ABDE

第 12 章

一、选择题

【A 型题】

1. A 2. D 3. E 4. A 5. D 6. A 7. C 8. D 9. B 10. B 11. B 12. D 13. A 14. D 15. B 16. C 17. B 18. A 19. B 20. D

【B 型题】

21. B 22. A 23. C 24. E 25. C 26. D 27. A 28. B 29. E 30. E 31. A 32. C 33. B

【X 型题】

34. ABC 35. ABCD 36. ABCDE 37. ABCE 38. ACD 39. ABD 40. AD 41. ABCDE 42. ABCE 43. ABCDE 44. CE 45. BE 46. BCDE 47. ABCDE 48. ABCD 49. BDE 50. BC 51. ABC

第13章

一、选择题

【A型题】

1. E 2. B 3. A 4. A 5. D 6. A 7. C 8. B 9. A

【B型题】

10. D 11. E 12. A 13. B

【X型题】

14. AE 15. BCE 16. ABD 17. ACD 18. ABE 19. ACDE

第14章

一、选择题

【A型题】

1. E 2. A 3. D 4. B 5. E

【B型题】

6. E 7. C 8. A 9. B 10. D

【X型题】

11. ACDE 12. ABC 13. ACE 14. ABCE 15. CDE

第15章

一、选择题

【A型题】

1. A 2. E 3. D 4. A

【B型题】

5. B 6. C 7. A 8. B 9. A

【X型题】

10. AB 11. ABCDE 12. ABCDE